科学出版社"十三五"普通高等教育本科规划教材

潜 水 医 学

徐伟刚　主编

U0222160

科 学 出 版 社

北 京

内 容 简 介

本书全面介绍了人员暴露于水下高气压环境所面临的各类医学问题及应对方法，是对当今国内外潜水和高气压医学领域积累的成熟理论知识和实践经验的系统总结。

全书分八篇，共二十八章，针对潜水和高气压活动中的"水下环境、气压、减压、气体分压、医学保障、健康维护"六大常规问题及"援潜救生"特殊问题，以模块化的方式展开，系统阐述了潜水和高气压物理学、生理学、装备学、潜水疾病和事故、各类潜水技术及其医学保障相关知识、高气压治疗，以及常用的减压表和加压治疗表及其使用方法。

本书既可用作高等医科院校、潜水学校和水下工程院校的教科书，又可作为从事与潜水和高气压作业相关的专业技术人员，包括潜水医学专业人员、高气压临床医护人员、潜水体检医师、潜水作业人员、休闲潜水爱好者、海洋工程技术人员、潜水管理人员的重要参考用书。

图书在版编目（CIP）数据

潜水医学/徐伟刚主编. —北京：科学出版社，2016.8
ISBN 978-7-03-049572-3

Ⅰ.①潜… Ⅱ.①徐… Ⅲ.①潜水医学 Ⅳ.①R84

中国版本图书馆 CIP 数据核字（2016）第 190968 号

责任编辑：朱 灵／责任印制：黄晓鸣
责任校对：彭珍珍 王晓茜

科 学 出 版 社 出版

北京东黄城根北街 16 号
邮政编码：100717
http://www.sciencep.com

广东虎彩云印刷有限公司 印刷
科学出版社发行 各地新华书店经销

＊

2016 年 8 月第 一 版 开本：889×1194 1/16
2023 年 4 月第十一次印刷 印张：25 1/2
字数：742 000

定价：70.00 元
（如有印装质量问题，我社负责调换）

《潜水医学》
编委会

主　编

徐伟刚

副主编

李润平

- -

编　委

刘文武　沈兴华　张　辉　姜正林　郭晓平　张　坤
王世峰　王晔炜　邴占香　张黎明　郎军添　顾靖华
　　　　陈锐勇　季春华　张　尉　衣洪杰

校　对

彭兆云　郑　娟　张亚楠

前　　言

《潜水医学》第八版自 2010 年出版至今已过六年。期间，我国潜水和高气压医学从理论到实践均有长足发展；在教学方面也进行了诸多改革。为适应潜水和高气压医学学科和高等医学教育的发展，有必要更新相关内容，出版更系统全面的教材。

近年来，发达国家广泛采用的以问题为导向的学习法（problem based learning，PBL）医学教学模式，正在国内医科院校中推广应用。虽然潜水医学属于"小众"医学门类，但从基础到应用、从预防到治疗、从装备到技术自成一体，如不考虑师资和硬件因素，特别适于采用 PBL 模式。PBL 教学需要对课程内容进行"模块化"分割和整合。我们经过数年探索，构建了潜水医学模块化教学方式。实践证明，新方式展开思路清晰、实施成效显著，是潜水医学教学的一大进步。

然而，之前各版教材均以传统的"从理论到应用、从基础到临床"思路展开，无法满足模块化教学需求。本版教材在更新和优化大量内容的前提下，对全部内容从头梳理、系统整合，针对潜水活动中遇到的"水下环境、气压分压、减压、气体、医学保障、健康维护"六大常规问题和"援潜救生"特殊问题，以模块化的方式展开，系统阐述了与潜水相关的生理学、物理学、卫生学、医学、装具与装备学的知识。

上述每一个问题，均以"一篇、数章"形式展开，作为一个模块；从问题的提出、相关理论（生理学、物理学等）、疾病及处置到预防措施等，全方位阐述主题内容。本书既可更好地用以指导模块化教学的开展，又有利于各类读者和受训者系统理解、全面掌握相关知识。

本书于 1965 年首次出版，本次修订已属第九版。前八版主编分别为倪国坛（第一、三、四版）、韩光（第二版，未署名）、杭荣椿（第五版）、陶恒沂（第六、七、八版）。毋庸置疑，前面各版的积累是本书成功再版的基础。

作为目前国内潜水和高气压医学领域唯一的教科书，本书既可用作高等医科院校、潜水学校、水下工程院校相关专业的本科生教材，也可供各级潜水医师、卫生领导干部、潜水医学教学研究人员、高气压临床医师及职业和休闲潜水人员参考应用，还可作为国防医学教育的科普教材。

我们力求本版修订科学合理，以适应潜水医学理论教学、临床治疗和实践保障需要。但限于编者水平，错漏难免，希望同行和读者不吝指正，以利于下一版继续改进。

2016 年 6 月

目　　录

第三章 潜水装具及其基本原理 045

第二篇 气 压

第四章 高气压对机体的影响 059

第五章 肺气压伤 070

第三篇　减　压

第十章 减压病 *116*

第十一章 加压系统 *133*

第四篇 气 体 分 压

第十二章 氧中毒 *145*

第五篇　医 学 保 障

第十五章　空气潜水 175

第十六章　氦氧潜水 187

第七篇　援潜救生

第二十八章　加压治疗表　　367

绪　　论

占地球表面总面积 70%以上的浩瀚海洋，是一座巨大的资源宝库，是国家、地区之间交往的重要通道，自古以来与人类生存和社会发展有着极为密切的关系。随着世界人口的增长、陆地资源的消耗、生态环境的失衡和海洋工程技术的发展，世界各国越来越把注意力转向蓝色的海洋。潜水活动是人类驾驭海洋的关键技术，海洋资源开发、水中工程建设、援潜救生打捞、科学研究探秘、水下运动竞技等活动均需要潜水技术的支撑。

一、潜水医学及其地位

潜水医学（Diving Medicine）是为潜水活动提供医学技术保障的医学科学门类。在了解潜水医学的概念和内涵之前，首先需了解什么是潜水。

（一）潜水的概念

包括人类在内的陆生动物，采取某种方式主动从陆地空气环境穿过气—水界面进入水下，在一定深度停留一定时间、完成一定操作后，按一定程序上升出水的全过程，称为潜水（dive，diving）。作为人类主动进入水下环境的一种手段，潜水在人类的原始时期就已经开始，发展至今，已经成为经济、国防、科学研究、体育运动和休闲娱乐领域不可或缺的技术。由于潜水活动发生于不同于空气的水下环境中，人类的生存条件发生了显著变化，进入水下的每一个环节都直接或间接地与医学相关。不论进入水下的目的是什么，首先必须保证潜水人员的生命安全和身体健康。

（二）潜水医学的概念

潜水医学，也常称作水下和高气压医学（Undersea and Hyperbaric Medicine，UHM）或潜水和高气压医学（Diving and Hyperbaric Medicine，DHM），是研究人在水下-高气压环境中所发生的生理、病理反应及其防治措施的一门边缘性、应用性学科，是对人类进入水下环境遭遇到的一系列医学问题的诊断、治疗和预防。从学科分类讲，潜水医学是职业医学和运动医学的一个分支，是潜水员职业教育的重要科目。国务院学位委员会和教育部在 2011 年修订的《学位授予和学科人才培养目录》中，潜水医学被归为"特种医学"一级学科下的二级学科。从学科内涵看，潜水医学兼具基础医学、临床医学和预防医学性质，全面关注水下-高气压活动中从基础、临床到预防的各类医学问题。

和潜水医学相关的几个学科名称包括"高气压医学"（Hyperbaric Medicine）"水下医学"（Undersea Medicine，Subaquatic Medicine，Underwater Medicine）"潜艇医学"（Submarine Medicine）和"高压氧医学"（Hyperbaric Oxygen Medicine）等，定义这些名称时容易出现歧义。简而言之，高气压医学是研究解决高气压环境中的医学问题及采用高气压手段治疗各种疾病的医学学科，高气压医学加上水下环境导致的医学问题（如淹溺、浸泡等）即组成了潜水医学（水下和高气压医学）；水下医学主要关注水下环境（也包括高气压）导致的医学问题，包括潜艇医学；潜艇医学主要关注水下密闭环境的医学问题，因涉及水下脱险，所以也涉及潜水医学相关内容；而高压氧医学是将高气压医学中形成的高压氧治疗手段应用于治疗各类临床疾病，国际上通常称为"高压氧治疗"，高气压医学的普遍原理、基本实践和一般规则是高压氧治疗的基础和根源。不论是"潜水医学"还是"水下医学"，关注的核心均是"高气压有关的医学问题"。

（三）潜水医学关注的内容

潜水医学关注水下环境和高气压相关的全部医学问题，包括水下环境和高气压及其对机体的影响；减压理论、算法模型和减压方法；潜水疾病和事故；潜水装备和高气压治疗设备；潜水呼吸气体；潜水员选拔和健康维护；各类潜水操作（包括潜艇脱险）的特殊医学问题及保障；等等。

人进入水下开展各类活动的制约因素主要来自以下五个方面：水下环境、潜水装备、呼吸气体、操作技术及人员自身，每个方面均会对人体产生重要影响，特别是当没有遵循科学规律或者出现装备故障或操作失当时，这种影响可能是致命的。这些因素的特点及其对机体的影响、机制、预防及救治均是潜水医学关注的重点。

（1）水下环境：作为一种生存介质，水和空气具有截然不同的特点。水的密度和阻力、静水压、水流、光和声在水中的传播、水温、水底物理性状、水下生物等因素，与地表正常大气环境迥然不同，都会对水下人员生存和活动产生影响。

（2）潜水装备：作为陆生生物的人类，进入水下高气压环境中活动，必须依赖潜水装备提供适宜于生存的微小环境，解决水下呼吸、抗寒等关键问题。潜水装备是人类在水下生存的"生命支持系统"，其设计、材料、工艺、功能均必须满足医学和生理学要求。

（3）呼吸气体：人进入水下需要解决的首要问题就是呼吸。为了对抗静水压，人在水下必须呼吸与所在深度压强相等的气体；而气压的升高会导致各组成气体成分的分压相应增高，会对机体产生各种特殊影响。潜水员既需要遵守基本的气体定律，又得遵循高气压医学和生理学的特殊规律，才可能最大程度地减小或避免不利影响。

（4）操作技术：水下高气压环境中的操作大体包括两大类，为适应水下高气压环境所进行的操作（可称为"基本程序"）及为完成作业任务所进行的操作（可称为"作业操作"）。基本程序是为保证潜水员生命安全和身体健康所必须遵守的技术规范，是实施作业操作的前提和基础；作业操作不可影响基本程序。例如，在一次 50 m 空气潜水中，下潜用了 4 min，在 50 m 停留了 25 min，从 50 m 上升减压到水面按规定用了 75 min；其中，下潜和上升时间均是基本程序，水下停留的时间也有很多规定，也是基本程序的重要部分，而作业操作只能在有限的 25 min 之内、在不影响基本程序的前提下完成。上升减压过程不仅时间长，而且还必须遵守特定的规范，即生理性惰性气体在体内的运动规律。因此，基本程序及很多作业操作所遵循的都是高气压医学生理学规范，必须要由医学人员来研究建立。

（5）潜水员：上述环境、装备、气体和操作因素，最终影响的都是潜水员的安全和健康；而潜水员本身的体格条件、精神状态及技术能力，更是直接影响自身的首要因素。在水下高气压环境中，潜水员的视听觉、语音、呼吸循环功能、神经系统等均会出现适应性反应或者当不利因素超过临界点时会导致病理性变化，个体综合素质直接影响着潜水员在水下高气压环境中的生存和作业能力。

水下环境对人体来说，是严酷的异常环境。潜水员能否安全、顺利地完成潜水过程、达到潜水目的，取决于对水下特殊环境各个因素的全面认识、理解，并研究制订出科学的解决措施。这些都需要潜水医学研究解决，并制订成应用规范，由潜水员掌握执行。

（四）潜水医学的地位

对于潜水人员，无论平时或潜水过程的各个环节，自始至终都需要潜水医学给予保障。为了适应水下高气压环境，潜水员的身心必须满足一些特殊要求，需要建立医学选拔标准用以选拔；为了更好地开展水下活动，潜水员身体应保持进入水下高气压环境的适应性，如在无潜水任务期间定期组织加压锻炼等；由于水下高气压环境的复杂性和显著的个体差异，潜水活动难免对机体产生一些病理性影响，甚至发生潜水疾病，必须要由潜水医学专业人员给予诊治；作为一项特殊职业或运动，从业人员必须掌握预防职业疾病或事故的方法，需要医学人员重视和加强疾病预防措施研究；潜水员使用的各类装备，其本质是解决潜水员在特殊环境中的生存和健康问题，这些装备的设计和工艺需要满足医学要求；在潜水过程中，潜水员下潜、水底停留、上升减压均必须严格遵循医学规范，如何让潜水员"下得去、呆得住、干得成、上得来"，如何保障潜水过程安全、高效地实施，均有赖于医学人员的持续研究、不断探索；最后，在潜水活动向更大深度、停留更长时间进展的过程中，会遇到一系列障碍，除了装备外，更多的制约因素是医学问题。

任何具体的潜水类型或方式，在有效应用于实践之前，均需要潜水医学开展大量研究工作，建立安全、有效的实践规范。这些工作必须在潜水活动开展之前完成；潜水向更大深度、更长时程的发展及相应的更安全、更便利的潜水装备的改良、发明和创造，必须先解决相应的生理学和医学问题；或者说，潜水的发展，在相当程度上依赖于人们对潜水生理学和潜水医学规律的掌握。

因此，医学是潜水活动的基础和先行。常规的商业、军事、科考或休闲潜水活动，虽然很可能不需要医学人员参与指导或保障，但是，首先，医学研究已经形成并建立了成熟的规范，普通潜水活动只需要遵照执行即可实现基本的安全和健康保障；其次，潜水活动参与者在受训时都接受过必要的医学知识培训，基本掌握了疾病预防甚至初级处置技能；再次，在正规的商业和军事潜水作业队伍中，必须要配备接受过医学专业训练的潜水医学技士（Diving Medical Technician，DMT）；最后，如果由于某种主观或客观因素导致潜水过程没有遵守基本程序，一旦发生问题就往往涉及人员伤害。在执行大深度和（或）长时程的潜水活动中，医学在其中的作用就会凸现，缺乏医学保障的复杂潜水很可能难以完成甚至导致伤亡事故。因此，现代潜水活动离不开医学技术的支撑和保障，潜水医学是潜水技术不可分割的核心部分。

总之，人进入水中执行任务，潜水技术是先决条件。为了安全顺利地完成潜水的全过程，必须在潜水前、潜水时及潜水后有潜水医学的切实保障；潜水技术、潜水装备要发展，先需有生理学原理在潜水中的成功应用，也要有常规医学科技能够解决潜水中出现的新的医学问题。因此，可以肯定的说，潜水医学在潜水活动、潜水技术及设备的发展中，具有关键性、先行性的重要作用。潜水医学以正常生理学为基础、以一般医学的理论和技能为依据，理论结合实践，在水下高气压环境中将相关医学、生理学、装备技术、水下操作等集成、应用、创新，保障现代潜水活动安全、健康、高效地实施。

二、潜水技术发展简史

潜水技术发展的历史，就是围绕着解决人在水下高气压环境中受到各种因素的影响后发生的医学-生理学问题而发明、创造和改进不同的潜水装备，形成不同的潜水方式，从而支持潜水的深度-时程不断拓展、延伸的历史。

（一）屏气潜水

不使用潜水呼吸器、在"一口气"的时间范围内潜至一定水深后上升出水，即为屏气潜水（breath-hold diving, apnea diving）（图 0-1①）。屏气潜水是人类最原始的潜水方式。在记载我国上古历史的古书《尚书》（即《书经》）的"禹贡"篇中，记录有夏禹时（约公元前 21 世纪）东方部落"淮夷"使用"蠙珠"（出于"珠贝"的珍珠）和"玑"（品位较低的珠），证明当时已有开展潜水采拾珠贝的活动。据考古发掘所见推测，在美索不达米亚，比《尚书》中记载的事件更早就存在珍珠饰物了。当然，这些珠贝是否可能使用工具从水底捞起，也未必不可。但作为有智能、生活在水边的人类，通过屏气潜水的方式进入水下，相信在远古时期就已经开始，用以获取水中食物和装饰品。

至于直接记载潜水的文字，最早见于我国的《诗经》（约公元前 1065～前 570 年），其中《周南·汉广》及《国风·邶风·谷风》篇内都明确地记载了"泳"（指潜水）。以后，春秋（《春秋左氏传·哀公十七年》）、战国（《列子·黄帝》和《庄子·达生》）、秦（《史记·秦始皇本纪》）、十六国（王嘉《拾遗记·秦始皇》）、南北朝（郦道元《水经注·江水》）、唐（刘恂《岭表录异》卷下）、五代十国（《十国春秋·南汉·后主本纪》）、宋（《宋史·列传·忠义五》，朱彧《萍州可谈》）、清（《清朝野史大观·清人逸事·任昭才》）等历代都有关于潜水的记载，且与水下探摸、救捞、战争、水产、体育运动等活动有联系。在古希腊，有关潜水的记载也有很多，如公元前 460 年就有人曾采用潜水方式探摸沉物、破坏敌船锚链等。

由于呼吸需求，屏气潜水的时间不可能很长；但其简便易行，在水下的可动性相对较好。因此在一定条件下仍不失为一种有用的潜水方式。例如，在西班牙的战舰上，很长时期都设有不使用潜水呼吸装置的潜水-游泳专职人员。日本等地的潜水采珠女（海女，Ama），采用屏气潜水方式入海采拾珠贝，可以达到 40 m 深。在现代生活中，屏气潜水的目的大体可分为三类：娱乐、作业、竞技。除了大众在游泳运动中经常进行的屏气娱乐外，职业人员可采用屏气潜水方式进行浅水障碍物（特别是爆炸物）清除，上述"海女"用以采集海产品或珠贝。而作为一项现代竞技运动，竞技潜水（competitive diving）或称为自由潜水（free diving），则正在被越来越多的人所了解和喜欢，目前最大深度纪录是 214 m（下潜时借助了压重，上升时借助了浮囊）。虽然竞技屏气潜水只是少数人进行的极限运动，但其中蕴含的人类的生理极限及变化机制还需要医学的探索。

（二）呼吸管潜水

人在水面以下口衔一根中空管呼吸水面以上的空气，称为呼吸管潜水（图 0-1②）。据传说，希腊亚里士多德观察到大象过河，水深淹没全身，大象举鼻向上，鼻孔露出水面，从容呼吸，潜水到达对岸，于是"仿生"地创造了呼吸管潜水。公元前 77 年，古罗马有记载：用芦苇管装备军队，借以潜水而隐蔽渡河。

我国明代"没（mò）水采珠"时，用"锡造弯环空管""对掩没人口鼻，令舒透呼吸于中"（《天工开物·珠玉》，1637）。现代的潜水呼吸管用于潜水时的水面游泳阶段，为节约用气、容易维持体位或便于观察水下。

使用呼吸管潜水当然简便，但不能倾侧，否则水会进入管内。虽然这可借改变呼吸管形状、利用防溅水装置和设置排水阀等方法部分解决，但仍然对水下活动方式及其姿势有相当的约束。此外，呼吸管的使用增加了呼吸无效腔，当然，这可以通过用嘴吸气和用鼻呼气来避免。然而，由于常人很难在 1 m 以深水下通过呼吸管进行呼吸，因为呼吸肌无法克服静水压对胸廓的压迫，所以呼吸管潜水只限于接近水面的活动。

（三）潜水钟潜水

潜水钟（diving bell）是由倒扣大桶发展而来的"罩器"状潜水装备。钟内的空气随着进入水下深度的增大而被不断压缩，保持与所处深度相同的压强，供潜水者呼吸。潜水者在钟内随钟下潜，在潜水钟覆盖范围内工作，或者当潜水钟没有触底时在钟附近工作（图 0-1③）。

有关潜水钟的最早记载，见于公元前 300 多年的希腊。早期都是采用最原始的方式，由于钟内空气被压缩并且不能更新，所以并不能维持长时间水下活动。1690 年，天文学家 Edmund Halley 发明了采用加重的空气桶连续补充潜水钟内气体的方法；到 18 世纪末，又有了采用压气机向钟内压注压缩空气的方法，既可迫使钟内气量增加与钟口齐平，钟内的气体亦可得到有效更新。

古时的潜水钟都无底门，称为"开放式潜水钟（开式钟）"。现代开式钟都有供气管与水面相通，由压缩机或储气罐供气，可不断更新气体。开式钟可用作潜水减压架，佩戴头盔或面罩的潜水员可在减压或加压过程中进入钟内空气环境中，或者在供气中断情况下进入钟内摘下头盔或面罩呼吸钟内气体，目前在实践中较少使用。然而，潜水钟的原理在潜水头盔、沉箱及各型下潜式加压舱中得到了很好的应用。1928 年，能通过水面供气独立控制钟内压的"密闭式潜水钟（闭式钟）"问世，可以在快速吊到水面后继续完成水下减压，所以又称为下潜式减压舱（submersible compression chamber，SCC）或者人员转运舱（personnel transfer chamber，PTC）（图 0-1④）。

（四）管供式潜水

潜水员佩戴头盔或头罩，通过供气管从水面压缩机或储气瓶获得呼吸气体，这样的潜水方式称为管供式潜水，也称为水面供气式潜水（surface-supplied diving）（图 0-1⑤）。

在 16～18 世纪，发展出现了皮革头盔（其实是扣在潜水员肩上、罩住潜水员头颈的"小潜水钟"），连接供气管至水面，试图向潜水员供气，但由于无法平衡水压，未获成功。直到 1689 年，Denis Papin 率先提议潜水钟内气体可通过压气泵提供，但直到 1789 年此设想才被 John Smeaton 用于制造第一个潜水气泵，并同时应用于管供式潜水。1837 年，Augustus Siebe 在 Charles 和 John Deane 前期探索的基础上，发明了与潜水服连为一体、带有排气阀的铜制头盔，使潜水员处于潜水服内的微小"密闭"环境中，奠定了现代管供式潜水的雏形。这种潜水方式，供气和排气均由潜水员手动操作——通过操作阀门控制进气、通过头盔排气阀控制出气，类似于给头盔通风，所以又称为通风式潜水（ventilative diving）。后来又经过改进，增加了语音通信等功能，自问世以来在商业和军事潜水领域得到了非常好的应用；在技术条件和保障措施都具备时，可以潜至 60 m 甚至更深水下作业。由于简单、易操作、价格相对低廉、性能比较稳靠，目前仍有不少小型潜水单位在使用这一类型潜水装具。

当将头盔-供气管潜水装具整合入 Venturi 原理（即由气流导致的负压吸引）和闭合循环装具原理，即形成了喷射-再生式潜水装具。在 19 世纪初试用，1939 年起应用于海上作业，主要用于进行氦氧潜水（heliox diving）。我国这一类型的装具型号名为 HY-6071，引进自前苏联，主要用于 60～150 m 潜水作业。

1864 年，Auguste Denayrouze 和 Benoît Rouquayrol 发明了压力调节器，用于水面供气式潜水；随着调节器技术的不断革新进步，整个呼吸器及配套的潜水服等装具变得越来越轻便，用气量也大大减少，而且进一步提升了作业安全性，目前在国内潜水作业机构得到普及。

水面供气式潜水装具稳定性较好，水面气源充足，潜水员可在水下长时间定点作业，水面对潜水员也有较好的监控，是现代商业和军事潜水作业最主要的潜水方式。

（五）自携式潜水

潜水者自己携带呼吸气源进入水下开展潜水活动，称为自携式潜水（图 0-1⑥）。被潜水员携带进入水下的，通常由气瓶、减压器和中压连接管等组成的装具称为自携式水下呼吸器（self-contained underwater breathing apparatus，SCUBA），为潜水员提供水下呼吸气体。

虽然早在公元前 900 年亚述的壁画浮雕中就有采用装满气体的皮囊进入水下活动的记载，但这很可能只是一种设想。直到 19 世纪，铁制的储气罐（William James，1825）、供气阀（Benoît Rouquayrol，1864）及氧气呼吸器（Henry Fleuss，1878）相继制成问世，显示了头盔-供气管潜水所不具备的一些优越性。到 20 世纪 30 年代，脚蹼等装具的发明又增加了自携式潜水在实践中的可应用性和灵活性。1943 年，Jacques-Yves Cousteau 和 Émile Gagnan 发明了实用可行的按需供气调节器（demand regulator）——可根据潜水者吸气的需要和深度的改变而自动调节供气量，不吸则不供，并被命名为"水肺"（aqualung）。

自携式水下呼吸器的发明，直接导致潜水参与者数量的迅速增长。由于其具有轻便、灵活、自由等特点，自携式潜水在军事、商业和科学领域得到了广泛的应用，休闲运动潜水也变得十分流行。

供气调节器的原则，适用于各种深度和各种呼吸气体。所以，目前几乎所有潜水装具都应用此原理。但由于为了达到不同目的而采用了不同的呼吸气体，其合适的潜水装具有所不同。通常使用空气者为开放式环路（开式），呼气入水，常应用于 40～50 m 以浅潜水；用氧气者多为闭合循环式（闭式），呼出的气体通过吸收剂罐清除二氧化碳（carbon dioxide，CO_2）和水汽后重新供给潜水员呼吸，通常应用于 10 m 以浅潜水，因为没有气泡产生，隐蔽性较好；如果采用人工配制的混合气，常采用闭式或半闭式，后者有少量气体持续加入呼吸环路，是现代循环呼吸器（circuit rebreather）常采用的供气方式，常用于 60 m 以深大深度潜水。

（六）抗压潜水

抗压潜水是指使用可抵抗水压的坚硬装具进行潜水的一种方式（图 0-1⑦）。潜水时，装具内保持正常大气压，潜水员呼吸常压空气，不受静水压的作用，故又称"常压潜水"（atmospheric diving）。

1715 年，John Lethbridge 发明了一个用毛皮覆盖加固的空气桶，上装一个能观察周围环境的玻璃窗及两个可伸出手臂的洞，并配有水密袖套，可以算是最早的常压潜水服，虽然潜水深度较小。1932 年，Joseph Peress 发明了具有实用意义的常压潜水装具，但直到 1971 年，此装具才逐渐应用于实践，潜水深度能达到 300 m。

限制常压潜水服应用的主要因素是笨重和操作不便，关键技术是耐压材料的轻量化和关节部位耐压活动结构的设计。随着现代科技的进步，相关技术一直在进展，最新设计的常压服工作深度多超过600 m。除了水面吊放外，某些常压潜水服还配备有动力，可扩大水下活动范围并增加行动的自主性。

如果采用耐压密闭容器作为载人潜器，也是常压潜水的一种方式。早期主要用于水下观察，后来出现了安装有机械手、有自航能力的潜器，有的还带有调压舱，可供人员在水下进出。潜艇就是一种大型、特殊的载人常压潜器。

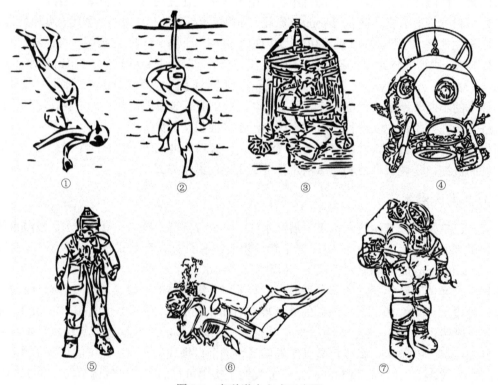

图 0-1　各种潜水方式示意图

注：①屏气潜水；②呼吸管潜水；③原始潜水钟潜水；④现代潜水钟潜水；⑤管供式潜水；⑥自携式潜水；⑦抗压潜水

（七）混合气潜水

采用非空气类呼吸介质进行的潜水即为混合气潜水。1919 年，Elihu Thomson 建议以氦气替代氮气用于深潜水，以避免氮麻醉和减轻呼吸阻力。1924 年，美国海军和矿产局联合进行了系列氦氧混合气潜水实验研究，证明呼吸氦氧混合气对人虽无明显危害，但易导致寒冷和氦语音（helium speech），并继而研制了减压表和特殊的作业设备，为现代深潜奠定了基础。1939 年，美国海军首次应用氦氧潜水打捞了沉没于 71 m 深的"角鲨号"潜艇，随后颁布了氦氧潜水水面减压表。为了节约使用氦氧（heliox）混合气，美国，苏联等研发了半闭合、喷射再生式装具，用气量最低只有同型开式装具的 10%。

由于早期大多数国家难以获得足够的氦气，氢气在潜水中的应用得到了关注。瑞典工程师 Arne Zetterstrom 发明了可安全使用氢气的潜水方法，并于 1945 年下潜到 161 m，但因人为因素探索被迫中断。直到 20 多年后，美国、法国、苏联、英国等国又继续了探索，潜水深度不断突破。1972 年，法国 Comex 公司完成了 610 m 氢氧（hydrox）常规潜水试验，随后结合饱和潜水技术，采用氢氦氧三元混合气，先后于 1988 年和 1992 年完成了海上 534 m 和实验室 701 m 巡潜试验。

（八）饱和潜水

如果在某一深度（压强）下持续停留一定时间后，溶解于体内的惰性气体达到完全饱和，继续停留其减压时间也不需要延长，这种潜水方式为饱和潜水（saturation diving）。1957 年，George Bond 率先提出了饱和潜水的概念，随后美国和法国分别进行了实验室和海上系列试验，取得成功，并很快应用于商业潜水作业。早期采用两种方式，一种是水下居住舱，潜水员休息和减压均在水下进行；1962年起采用了早于 1931 年即发明的甲板加压舱（deck compression chamber，DCC）-SCC 潜水系统，显著提升了潜水作业的安全性。在解决了一系列诸如高压神经综合征（high pressure nervous syndrome，HPNS）等医学问题后，采用饱和潜水技术，人类开始进入深潜时代，上述 534 和 70/m 潜水记录均是采用饱和潜水技术实现的，对商业和军事潜水作业产生了巨大的促进作用。

与常规潜水（非饱和潜水）相比，饱和潜水具有很多优越性，是现代长时间-大深度水下作业的关键技术手段。当然，饱和潜水需要庞大的设备系统及复杂的技术条件支持，对从业人员也有很高要求。

三、潜水医学发展简史

潜水医学是以人体在潜水时的主观感觉和出水后所出现的症状和体征等的记录而起始的。我国在战国时期就有相关记载。例如，《列子·黄帝》和《庄子·达生》中提到有"至人"可以"潜行不窒"，《列子》中还有"下潜黄泉，神气不变"的描写。这些记载反映了当时已经明确的科学现象：常人在"潜行"时会发生"窒"的感觉，较深水下潜水出水后可观察到潜水者有"神气"方面的变化。

明朝时（见《天工开物·珠玉》，1637），位于今天广东海康、广西合浦等沿海地区采珠贝的"没人"，在水下"气逼（憋）"时，摇撼系在腰间通水面的"长绳"，水面上的人员急忙把他"提引"出水；又"没人出水，煮热毹急覆之，缓则寒栗死"，明确地指出了潜水中存在的呼吸和寒冷两大问题，并记载了当时的解决方法和措施。

日本等地也从古就有屏气（裸体）潜水采拾珠贝的专门职业。其很早以前就认识到了海水低温会损害男性从业者的睾丸，甚至形成"冷冻去势（致阉）"。所以裸潜都由女性担任，并沿袭至今。

近代潜水医学起源于欧洲，早期的文字记载不多。1659 年，Robert Boyle 就观察到环境气压降低（用真空泵抽气）可引起蛇眼内气泡形成。19 世纪 30～40 年代，西欧各国的工业革命接近尾声，需要潜水作业的工程项目愈来愈多，潜水者队伍不断扩大，潜水和高气压作业迅速发展，潜水医学亦由萌芽至正式形成。

1841 年，Jacques Triger 首次报告了人在气压升高时有耳痛的感觉，说话时带有鼻音，呼吸变慢；较长时间在高气压下工作而减至常压后，有时发生肩、膝等关节严重疼痛，并有采用乙醇摩擦疼痛部位作为治疗的尝试。

1842 年，John Liddell 报道了潜水装具内压低于外界水压时，潜水员受压致伤的情况。

1845 年，B Pol 和 TJJ Wattelle 确认从高气压环境中减压可导致病痛，并称这种现象为"在离开时付出代价"，初步形成了减压病的概念。他们还发现患病者重新回到压力条件下可以缓解或消除病情，并以此法治疗这类病症。

1857 年，Hoppe Seyer 观察到减压太快血管内有气泡形成。

1869 年，de Mericout 观察到潜水者从水底上升到水面后有发生口鼻流血甚至发生瘫痪或死亡的现象，并把致伤原因归为上升过快。

1871 年，Bucquoy 认为减压之所以引起疾病，可能由于溶解在组织内的气体形成了气泡。

1872 年，Friedberg 也认为减压时血液内会形成气泡。同时，他提出气压增高引起耳痛的原因是由于气压的变化，因为气压不变时即使在高气压下耳也不会疼痛。

1878 年，Paul Bert 总结了大量的实验资料，出版了《气压-实验生理学研究》一书，对气压变化、高气压本身及各种高分压气体成分等引起的机体生理反应及病理变化进行了详细观察，对所观察到的一些现象提出了有实验根据的科学解释。例如，减压病是由于减压太快，溶于体内的氮形成气泡，故减压必须缓慢；呼吸纯氧可促进氮的排出（为后来吸氧减压理论和实践开辟了先河）；高压氧可引起动物发生惊厥等，为潜水-高气压医学作为一门系统的专业学科奠定了基础。

1890 年，Moir 首次用加压舱在潜水现场治疗减压病，非但确定了治疗减压病的特效方法，还有力地证明了减压病的病因是气泡。

1899 年，Lorraine Smith 确定了肺氧中毒，对进一步研究氧中毒和合理用氧，起到了启发性的作用。

1900 年，von Schrotter 实行了下潜和上升都缓慢等速度进行以预防减压病的方法。此即等速减压法（uniform decompression）。

1908 年，John Scott Haldane 等在预防发生潜水减压病的问题上，做了大量调查研究和动物实验及人体试验，提出了惰性气体在体内运行规律的假说，即"Haldane 学说"。根据这一学说他又创立了潜水阶段减压方法和减压表，对预防减压病发挥了巨大作用。Haldane 潜水减压原理和方法，成为现代潜水医学的重要基础，迄今仍在被应用和发展着。

1924 年，Sayers 等提出以氦气替换氮气进行大深度潜水，以减少压缩空气潜水时出现的类似酒醉的表现，试用于高气压作业。

1934 年，Adams 和 Pollak 通过病例和动物实验，明确了肺气压伤是由于肺内外压差过大、导致肺组织被撕裂引起，气体进入肺静脉后经左心而到达体循环动脉系统或可能进入邻近于肺的部位如胸膜腔、颈部皮下、纵膈、腹腔等。

1935 年，Albert R. Behnke 等最终确认氮麻醉是由呼吸气中的高分压氮引起；在此基础上，1937 年 End 等正式将氦氧混合气应用于深潜水，突破了氮麻醉的限制。

1957 年，George F Bond 根据潜水医学基本理论，提出了饱和潜水的概念和方法，使潜水和潜水医学进入了一个新时代。

1960 年，荷兰的 Ite Boerema 在纯氧加压舱内进行了心脏直视手术，并以高压氧治疗某些厌氧菌感染，获得成功，使潜水-高气压医学中的高压氧治疗功能受到其他临床学科的关注。在水下和高气压医学领域中，高压氧治疗的应用面最广、从业人员也最多，尤其是在中国，拥有世界上近 60% 的加压舱和更高比例的从业人员。然而，从学科本源而言，高压氧治疗永远属于高气压医学范畴，遵循高气压医学基本原理和通用规范。

1961 年，Zaltsman 首先观察到氦氧潜水时会出现颤抖现象，当时称为"氦颤抖"，并认为这是氮麻醉的先兆。1966~1967 年，Brauer 和 Miller 等确定这是由高气压本身引起，即是 HPNS 的一种表现。当时，还有研究者把早先（Case 等，1941）观察到的、后来被命名为"加压性关节痛"的症状和体征也归为是 HPNS 表现（Cousteau，1971）；当然，两者发病机制完全不同，是两种疾病，虽然都与高气压暴露有关。

1975 年，Christian Lambertsen 等确定了"等压气体逆向扩散综合征"，明确了机体与环境间、血液与组织间扩散率不同的惰性气体逆向扩散足以致病的现象，并对其机制进行了研究。纠正了在此之前普遍认为高气压条件下惰性气体只需压力相等就可以任意更换的不正确观念。

1983 年，Albert Bühlmann 系统优化了 Haldane 减压模型，并使用绝对压单位来计算组织中最大氮气负荷，使得计算出的减压方案也适用于高海拔潜水；他创立的 ZHL-8 和 ZHL-16 算法模型在现代潜水减压方案的计算中得到了广泛应用。

1985 年，Edward Thalmann 为闭式氮氧混合气潜水创立了线性指数算法和减压表，后又将该算法模型应用于闭式氦氧混合气潜水。

1986 年，DE Yount 等提出减压病气泡理论，并于 1991 年建立了可变渗透性模型（variable

permeability model，VPM），并用于潜水实践。

1999 年，Bruce Wienke 在 VPM 基础上创立了缩减梯度气泡模型（reduced gradient bubble model，RGBM），并先后应用于休闲运动潜水中氮氦氧、氮氧及空气潜水减压表的开发，被很多潜水减压电脑所采用。

进入 21 世纪以来，潜水医学（包括潜水生理学、卫生学等）从理论到方法与技术，正逐步深入、广为开拓，酝酿着新的突破。

四、潜水的基本程序

不论是出于商业、军事、科考还是休闲目的，潜水不仅是潜水员单个人的事务，而是一项需要协作完成的集体工作。以水面供气式潜水为例，需要包括潜水监督、潜水医学技士、潜水员、电话员、供气员、信号员、收放潜水胶管员（扯管员）等各类人员在内的潜水小组互相配合，深度较大的或者特殊类型的潜水，还应有潜水医师现场保障，才能够顺利完成潜水任务。无论采用何种潜水方式，为了确保潜水活动的安全和顺利，潜水作业组所有人员都必须熟悉和遵循潜水基本程序，各司其职。潜水过程的每一个具体环节，都存在特殊的医学问题，因此，对于潜水医师来说，必须熟悉和理解各阶段的医学保障工作。

（一）潜水前的准备工作

1. 制订潜水计划

接受潜水作业任务后，须先制订潜水计划，并报上级审批。计划需要考虑下列要素：潜水目的和内容、水下环境和操作过程中的危险因素及其处置、潜水方式、潜水装备、呼吸气体、作业人员及相关法规等。潜水计划由潜水业务主管会同潜水监督、潜水医师和相关作业保障人员研究制订。潜水医师在其中的作用，不仅是根据具体任务制订医学保障直接相关部分的计划，还得对整个计划进行把关，确保作业过程满足职业健康要求。

2. 人员准备

根据任务，选择和召集作业队人员，统一认识，明确分工和合作；结合具体任务，组织作业技术、装备操作、健康安全等知识、技能的培训，按需完成加压锻炼和体检等人员筛选和准备工作。以常规水面供气式空气潜水为例，潜水作业通常包括以下岗位：

（1）潜水监督：如设置潜水长（潜水指挥、潜水总监或类似叫法）岗位，由潜水长负责潜水现场各项工作，协调各岗位协同作业，潜水监督负责具体的某一项或一系列潜水任务的实际运作；如不设置潜水长，则由潜水监督负责现场各项指挥和管理工作。

（2）作业潜水员：一名或两名，入水完成水下作业任务。

（3）救护潜水员：也称备用潜水员，准备应急下潜，并且负责救护工作。

（4）电话员：操作潜水电话和监视仪（如有），负责与下潜人员进行联系。

（5）供气员：操作供气控制台。

（6）信号员：掌管信号绳，维护下潜人员安全并保持联系。

（7）扯管员：掌管潜水软管的跟进和回收。

（8）生命支持员、潜水医学技士：负责操作加压舱和现场基本医疗处置工作。

（9）潜水医师：在复杂潜水任务时可在现场配备潜水医师，负责整个医学保障工作，监督潜水作业安全实施，处置紧急情况。

除作业和救护潜水员外，上述（4）～（8）岗位人员也应由有资质的潜水员担任，才能更好地履行岗位职责。

3. 物资准备

包括潜水装具、加压系统、出入水装备、水下作业工具、潜水呼吸气体及其他物资和耗材等的准备和检查，须于指定的时间节点前完成和就位。

潜水医师等应和潜水员、设备保障人员一起，对潜水装具和加压系统设备等进行全面检查，并准备好实施医学保障工作的器材、药品和资料。

到达潜水现场后，应按规定展开和布置潜水设备、落实安全措施。在潜水前进行下潜前的装具检查。

（二）入水、下潜和着底

潜水员着装结束并得到命令后即可进入水中，从开始穿过气-水界面至头盔（顶部）刚没入水面以下，称为"入水"。检查装具的水密和气密，确认良好并得到允许后方可下潜。头盔刚没入水面以下的时刻称"入水时间"，潜水员开始下潜的时间点称为"离开水面"（leave surface，LS）。潜水员从水面向下直至到达水底或预定深度的整个过程称为"下潜"（descent），潜水员开始触及水底或预定深度叫做"着底"（reach bottom，RB），着底的时刻为"着底时间"。

（三）水底逗留

潜水员从着底到开始离底（leave bottom，LB）的整个过程称为"水底逗留"（sojourn bottom），离底的时刻称"离底时间"。在水底逗留期间内完成指定的水下作业任务。常规潜水的"水下工作时间"是从开始下潜（入水）到离底之间的时间，也称为"水底时间"（total bottom time，TBT）。

（四）上升及出水

潜水员离底后向水面进发的过程称为"上升"（ascent），上升至头部露出水面称为"出水"（surfacing）或者"到达水面"（reach surface，RS）；出水的时刻称为"出水时间"。当在一定深度水下停留一定时间后，潜水员应按特定的规则上升减压，通常采取上升一段距离、停留一定时间的方式进行阶段减压。

从离底到出水的一段时间称为"减压总时间"（total decompression time，TDT）。尽管下潜和上升出水两个过程在深度上总是相等的，但减压总时间一般要比下潜时间长得多。自开始下潜到出水的整个过程所用的时间，叫做"潜水总时间"（total time of diving，TTD）。

潜水医师应准确理解并熟悉上述各个概念，不要混淆。在每次潜水中均应准确记录在潜水日志上，这对于执行潜水作业的医学保障有重要意义。

潜水员出水后即开始卸装。在潜水结束后一定时间内，潜水医师仍应注意对潜水员进行医学追踪观察，因为一些重要潜水疾病出现在减压出水后一定时间内（图 0-2）。

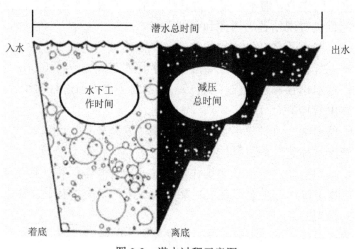

图 0-2 潜水过程示意图

（五）潜水中的通信联系

在潜水过程中，潜水员和水面人员甚至潜水员之间的通信联系，对于保证潜水作业的安全和顺利完成来说十分重要。潜水通信通常采取三种方式：电话语音联系、信号绳联系和视觉联系。

1. 电话语音联系

潜水员可采用对讲电话和水声电话。后者是利用声能、电能和机械能相互转换的原理，可在水中无线传输，主要用于自携式潜水。在采用特殊气体如氦氧混合气进行潜水时，由于语音发生改变，需要特殊的通话装置，以校正语音畸变，保证有效交流。

2. 信号绳联系

潜水员通过信号绳与水面保持联系，通过指定的拉绳信号表达特定的意义，如长拉一次表示"感觉如何"（水面）或"感觉良好"（水下）；点拉四下表示"停止"；等等。在能见度较差的水域进行自携式潜水时，两名潜伴之间也可采取信号绳维持距离、保持联系。信号绳通信方法虽然看似落后，交流效率低，易受干扰，但作为基本的或备用的联系方式，在特定条件下还是能发挥重要作用的。

电话员和信号员不仅应正确发出或接收信号，还应随时注意倾听潜水员的呼吸声音、观察排出的气泡，以及时判断潜水员状态和作业情况。

3. 视觉联系

在能见度良好的水域进行自携式潜水时，两名或多名潜水员之间可通过打手势、做出某种姿势或者写字在板上等方式进行交流。

五、小结和展望

为了解决在水下环境中遇到的各种问题，潜水科学必须应用其他学科的理论和方法；而作为潜水科学核心组成部分的潜水医学和生理学，其进展更是需要综合多种学科的相关知识和技术，尤其离不开正常生理学与一般医学学科。例如，关于凝血机制、炎症反应和内皮功能的研究，对减压病气泡非机械损伤机制的深入认识及非加压预防和治疗措施的筛选，均有着决定性的意义；根据超声回波原理研制成的气泡探测仪，对于减压病气泡形成的客观理解、病情诊断、防治措施的评估等，都有巨大裨益；依赖数学模型、物理学推演和计算机编程技术，研究者才能更客观地模拟体内惰性气体运动规律，建立和完善算法模型，并通过计算机程序实时计算个性化减压方案或形成减压表；等等。基础医学、临床医学、预防医学及物理学、数学、计算机科学、人机装备学等学科中相关技术的进步，是潜水医学向更高水平发展的基础。同时，在"受益"于其他学科进展的同时，潜水医学也必将在一定程度上"助益"潜水科学和医学科学的前进。

（徐伟刚）

第一篇

水 下 环 境

欲进入水下开展一定活动,必先认识水下环境及其对机体的影响。水下环境具有不同于空气环境的一系列特点,这些特点会对潜水员的水下活动和身体健康产生特殊影响。人类进入水下,需要采取各类特殊的装备以避免或减少水下不利环境的影响,同时也得探索针对这些特殊损伤的有效处置措施。

第 一 章

水下环境及其对机体的影响

水下环境除了缺乏人类生存所需的气体呼吸介质外，它的浮力、阻力，对热、光、声的传播等，均明显不同于空气环境。潜水员进入水下，将受到这些异常因素的影响，首先会干扰水下的活动，同时会导致生理反应或病理变化，甚至危及生命。潜水医学工作者必须首先了解水下环境的这些特点及其对机体的影响，才能探索防范和处置措施。

第一节　水　温

江河湖海中的水，因吸收了太阳的辐射热而具有一定的温度。除少数受烈日炙烤的热带海域及存在海底热泉的高温海域外，绝大多数水域对于人体而言是低温环境。水温是影响潜水员水下停留时间的关键因素。

一、水温的特点

由于水的比热容（specific heat capacity）比空气约大 3 倍，太阳的辐射热通过水的传导只能达到一定的深度，水温的升高或降低也较空气慢得多。下面以海水为例，说明水下温度的特点。

太阳辐射和海洋大气热交换是影响海水温度的两个主要因素，海流对局部海区海水的温度也会有明显的影响。整个海洋的水温变化在-2～30 ℃，存在日、月、年、多年周期性变化和不规则变化。

在水平方向，表层海水等温线的分布大致与纬圈平行，纬度越小、温度越高。在同纬度海区，暖流流经海域的水温较高，寒流流经海域的水温则较低。当然，在同一海域，夏季会比冬季水温高。太平洋、印度洋和大西洋表面年平均水温约为 17.4 ℃。

海水温度的垂直分布一般是随深度的增加而降低。表层水温较高，与水面大气温度接近甚至"相等"，故称等温层；向下是中间层，温度比表层低，深度稍增，温度即会有较大下降，故称跃变层；中间层以下直至海底为下层，温度渐降，每千米约下降 1～2 ℃，1000 m 以下水温在-1～5 ℃，比较恒定，故称渐变层。占大洋总体积 3/4 的海水温度在 0～6 ℃，全球海水平均温度约为 3.5 ℃。

我国北方海域 5 月份的水温，其表层和中间层厚度均只有 10 m 左右，平均水温分别为 14 ℃和13～6 ℃；下层则终年保持在 6 ℃以下（图 1-1）。

二、水中散热方式

人体感到舒适的水温约为 21 ℃，低于此温度就会感到寒冷。鉴于海水温度一般都低于人体温度，且潜水多在一定的深度下进行，故潜水时遇到的多数是低温。

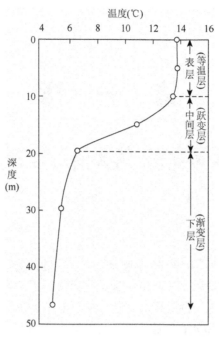

图 1-1　我国北方海域 5 月份水温示意图

　　裸潜时,皮肤直接与水接触,机体的热量将按温差梯度通过体表向水中散失。首先,由于水的导热系数比空气大 25 倍,所以主要以传导方式散失体热;其次,与皮肤最接近的水分子层受皮肤加热后很快离去,冷的水分子又流来替换,也会以对流方式带走很多体热。除了在加压舱内气体环境中,人在水中以辐射方式散失的热量很少。穿潜水服潜水时,虽然皮肤不与水直接接触,但仍能按温差梯度散失热量,只是散失得慢一点、少一些而已。除通过体表散热外,呼吸寒冷的压缩气体、特别是氦氧混合气时,还会从呼吸道通过蒸发散失大量热量。

三、体温调节

　　机体在水下受寒冷刺激后,可发生一系列增加产热和减少散热的反应。最初会出现外周血管收缩,使皮温下降,缩小与外界的温差,以形成"隔热层"保持深部能量,不过这种机制的隔热效果有限。当水温很低时,很快出现寒冷性血管扩张,这可能是因为人体外周组织冷却到一定程度时,交感神经失去了对血管的调节功能;寒冷也可反射性地引起肌紧张增加、颤抖等。最强烈的颤抖可产生 350～400 kcal/h 的热量。然而颤抖所产生的热量会很快经皮肤散失,这是由于皮肤与同部位的肌肉由相同的动脉供血所致。水下颤抖又往往使外周血管扩张,反而增加了体热散失。所以在水下,颤抖并非能提升人的低温耐力。有经验的潜水员对冷水的习服之一,就是减少在冷水中的颤抖反应。

　　人在水下低温环境中,又可通过升高代谢率、加速组织氧化来补偿机体热损失。如人在 6 ℃水中浸泡 17 min 后,代谢率由浸水前的 86 kcal/h 上升到 202 kcal/h;浸泡 40 min 后增大到 560 kcal/h。所有这些都是机体对寒冷暴露的重要的生理反应。

　　但是,当上述生理代偿过程不足以弥补散失的热量时,将出现体温降低继而发生功能障碍。通常认为,直肠温度低于 35 ℃,开始出现精神错乱、嗜睡、语言不清、感觉和运动功能障碍等体征,直肠温度低于 32 ℃,可失去知觉,疼痛反应消失,心跳缓慢,可能还有心律不齐;降至 30 ℃ 以下,则陷入昏迷,皮肤苍白或呈灰色,脉搏、呼吸微弱,血压降低,瞳孔对光反射消失,并出现代谢性酸中毒,生命垂危。

四、潜水员防护

　　由于人在水下失温发展快,易使潜水员失去自控而招致严重的潜水事故。如穿着保暖性差的潜水服潜入 5 ℃以下的低温水中，几分钟后就可发生低温而可能导致溺水；通风式潜水未戴手套的潜水员，如水下温度使手的皮温降低到 15 ℃，即可发生剧烈刺痛，随之出现麻木，以致不能觉察受伤流血。

在低于舒适温度的水中潜水，如果不采取防护和保暖措施，会导致潜水员体热丢失过多，可使潜水员工作效率和思维能力下降，而且易患减压病。水下低温的防护，主要依赖潜水服。对不同水温条件下的潜水，必须遵守相应的保暖措施规范（图 1-2）。对发生体温过低和过高潜水员的处理，参见第二章。

潜水服衣料压缩、呼吸气体密度增大、呼吸介质的导热性和呼吸散热等都是影响潜水员体温稳定的重要因素。潜水员穿着泡沫氯丁橡胶湿式潜水服（wet suit）潜水时，随着潜水深度增加，潜水服衣料会被压缩，潜水服会逐渐失去隔热能力。因此，进行大深度长时间潜水时，需使用厚的潜水服、干式潜水服（dry suit）或热水加热潜水服。

气体的热传导性能与气体的密度成正比。因此，当潜水深度增加时，气体屏障的热绝缘能力降低，呼吸散热增加，均可加快潜水员体热散失。当潜水员呼吸导热系数高的气体时，如氦氧混合气，呼吸散热的速率更快。1 个大气压下呼吸氦氧混合气时，呼吸散热占机体产热量的 10%，7 个大气压时，增加到 28%，而在 21 个大气压时，散热高达 50%。在这些情况下，仅靠普通保暖材料不能阻止体温降低，只能通过给体表和呼吸气体加热才有效。

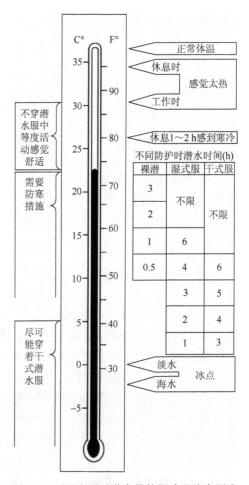

图 1-2 不同水温对潜水员的影响及防寒要求

第二节 水的阻力和浮力

一、水的阻力

人在水中移动时会受到水的阻力。潜水时所遇到的水的阻力，主要由以下两部分组成。①摩擦阻力：即水与物体之间相对运动过程中发生摩擦而形成的力；②压差阻力：物体移动时，其正面受水阻挡，动压强升高，而在物体后面，由于周围水流的惯性和水流方向的改变（填入物体后的空间），动压强下降，物体前后的压强差即形成压差阻力。压差阻力在很大程度上与物体的形状有关。若物体呈流线型，压差阻力就可缩小。

水的阻力值和水与物体的相对运动速度、接触面积及水的密度成正比。并且同物体的形状密切相关。即便潜水员静止，湍急的水流会给潜水员施加很大作用力，给水下作业和移动造成很大的困难。通风式潜水时，由于装具笨重，体积大，与水的接触面积增大，所受阻力就大，而穿贴身的湿式潜水服时，阻力就会很小。着湿式潜水服潜泳时若尽量保持流线型姿势，受到的阻力就会更小。

由于水的密度大于空气的密度近 800 倍，在其他条件相同的情况下，在水活动的阻力要比在空气中大近 800 倍。单就这一项而言，水下活动增加的体力负荷就会很大。

水的阻力对潜水员的影响主要表现在：①妨碍潜水员水下活动，影响水下作业效率；②为了克服水的阻力，潜水员要消耗很多体力。

二、水的浮力

水作用于浸入其中物体的垂直向上的力，称为浮力（buoyancy）。这个力的大小等于该物体排开水的重量。浮力若大于物体的重量，则物体上浮，称为正浮力；若小于物体的重量，则物体下沉，称为负浮力；若等于物体的重量，则物体可停留在水中任何一个水平上，既不上升也不下沉，处于悬浮状态，称为中性浮力。

物体在水中的浮沉状态取决于物体的密度和水的密度。物体密度越大，其受到的浮力相对于其质量而言，会越小，就越容易下沉。所以健壮结实、体脂含量较小的潜水员负浮力较大。海水的密度要比淡水高 2.5%左右，因此物体在海水中受的浮力要比淡水中的大，使得人在海里比在湖里更易于浮起。

三、潜水员的浮力

潜水员穿戴潜水衣、潜水帽后，由于体积的增加大于重量的增加，以致在水中形成正浮力不能下潜，因此潜水装具一般需要配备铅块、潜水鞋等压重物。通常情况下，潜水员应该在水中保持中性或适度负浮力。负浮力可使重潜水作业潜水员易于在水底站立，中性浮力有助于提高自携式潜水员水中游泳、变换深度和巡潜等的能力。

在穿着通风式潜水装具潜水时，因为潜水服内可容纳的气量大，而且供排气均由手动操作，需要准确调节浮力。有经验的潜水员，会根据水下活动的需要，通过增减潜水服内的气量来辅助在水中的活动。例如，在一定范围内使排气大于供气、增加负浮力，以加速下潜或防止被动上浮；使排气少于供气则可利用一定程度的正浮力便于爬高或搬运重物等。穿着干式潜水服或浮力背心时，也需要随时调节潜水服或背心内气量，以达到理想的浮力。

随着深度的改变，潜水服内的气体将被压缩或膨胀，需要及时补气或排气，才能持续维持适当浮态。穿着湿式潜水服时，随着潜水深度的增加，潜水服厚度会被压缩，除了保暖性能下降外，负浮力会增加。

另外，肺容量对潜水员的浮力有很大影响。吸气时胸廓膨胀，躯体浮力增大，呼气时相反。这在自携式潜水中浮力的调整中非常重要。

潜水员了解并正确利用沉浮规律，既可获得在水中活动的自由，还可安全、有效地完成潜水任务。如不能准确控制浮力，可能导致急速不受控制的下坠或"放漂"（blow up），引起"挤压伤"和"减压病"或"肺气压伤"等疾病。

工程技术人员在设计潜水装备时，也应理解这一规律。例如，自携式水下呼吸器的钢瓶或铝瓶，其质量应与其体积所排开的液体的质量相等或相近，即呈中性浮力。否则，需要额外增加浮力或配重，给使用带来不便。

四、潜水员的稳度

潜水员在水下行走或作业时，要采取各种不同的体位，如站立位、跪位、侧卧位等；不论采取何种体位，须力求使自身保持最稳定、舒适和便于操作的姿势。潜水员能够自如地保持身体处于平衡稳定的程度，称为潜水员的稳度。潜水员在水中的稳度主要决定于重心和浮心在人体轴上的位置关系。正常情况，重心在下，浮心在上，在一条垂直线上两点距离适当，是重装潜水员保持稳度的基本条件。而两者的位置关系，与压重物的佩戴和潜水服内的气量有关。通常，前者对潜水员稳度的影响较大。对于管供式或自携式轻装潜水，潜水员水平游动时则需要将浮心和重心调节到同一点上，才可能轻松维持水下平衡。对于重装潜水而言，造成潜水员不稳的原因一般包括以下几点。

（1）重心位置过高：因为压重物挂得过高，潜水员进入水中后，感到"头重脚轻"，容易倾倒甚至倒置，当潜水员两只潜水鞋都脱落时更容易发生。

（2）重心位置过低：主要是压铅挂得过低，重心位置下移，虽然不易倾倒，但在水中屈身或进行其他活动就比较困难。

（3）重心偏向一侧：当一侧压铅绳断开或一只潜水鞋脱落时，重心就会移向对侧，潜水员身体会向重心所在侧倾斜。

应当指出，潜水员的稳度固然决定于重心与浮心的位置关系，但不能忽视潜水员的主观能动性。当平衡受到破坏时，潜水员可通过主动调节，使身体维持于平衡状态。潜水员处于平衡不好的情况下进行作业，要额外消耗较多体力，会迅速地引起疲劳，甚至可能导致事故发生。因此，潜水医师一定要重视潜水员的稳度。

第三节　水下光和声的传播

一、光在水中传播的特点及对视觉的影响

光不容易在水中传播，水是光的"不良导体"。当光线由空气向水中传播时，在空气与水的交界面上，可发生光的反射及折射。经过折射进入水中的光，在传播过程中，会被不同程度地吸收，又会因水中混有泥沙微粒等而发生散射。这些都使潜水员的水下视觉受到显著影响，直接影响到潜水员观察水下物体的距离、尺寸、形状和颜色。

（一）能见度低

这是由于水对光的反射和吸收，消耗大量光能所致，当光线射向水中时，在水面发生反射。入射角越大，反射光量越多。如正午，阳光直射，入射角为零，反射光量很少，大部分光线透入水中，水下能见度要比上下午大气中同样照度时为好。光在水中传播时，水对光的吸收要比空气大千倍以上。光能受水分子和悬浮于水中的颗粒阻碍产热而消耗。因此水愈深或愈混浊，吸收光能愈多，能见度就愈低。光线每行进 1 m，在清澈水中吸收 10% 以上，在混浊的水中吸收可达 80%，甚至更多。在这样的水中，即使在夏季晴朗的中午，4 m 深处的照度仅 0.3～0.6 Lux，只相当于月夜亮度。

光线在水中遇到水分子和微粒物质后会出现非常明显的散射，会降低物体和背景之间的对比度，进一步降低水中的能见度，类似于空气中存在大雾时的情况。有时，散射能使光分散到本来是阴影或无照明区域，在一定程度上增加能见度。

（二）视力差

如不戴潜水面镜进入水下，角膜与水直接接触，由于水对光的折射率（1.333）与角膜的折射率（1.376）相差不多，光线从水入眼，屈光度比由空气入眼减少约 $40\ m^{-1}$（正常眼在空气中约 $59\ m^{-1}$），就会变成"远视"。此时，来自水下物体的光，经眼折射后在视网膜上形成的将是模糊不清的像，视力显著降低，为空气中视力的 1/200～1/100。

戴潜水头盔或潜水面镜进入水下，在水与角膜之间形成空气层，光线虽然仍由空气入眼，眼的屈光度得以保持，但由于光在水中散射和水中照度低等所致的视力降低现象依然存在。

（三）视野缩小

角膜接触水时，视野约为空气中的 3/4。这是由于光线从水中射入眼内，屈光度减小，原来视野

边缘上的光不能被折射到视网膜的边缘（图1-3）。

水下使用潜水装具时，虽然避免了角膜与水的直接接触，但头盔或面罩仍会影响视野范围。

（四）空间视觉改变

借以感知物体大小、形状、位置、距离等的视觉，称为空间视觉。戴头盔或面镜的潜水员在水下视物时，除视野缩小外，空间视觉还会发生放大、位移和失真。水下空间视觉发生放大和位移，是由于光从水中进入空气时发生折射所致（图1-4），折射的原因是光在不同介质中的传播速率不同。

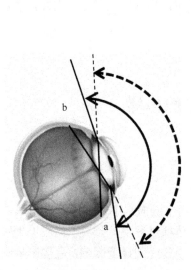

图1-3　角膜与水接触时视野缩小示意图

注：实线范围：在空气中的视野；虚线范围：
在水中的视野；a、b：视网膜边缘

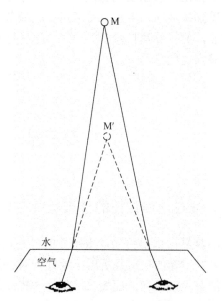

图1-4　水中空间视觉的位移和放大示意图

注：M：物体真实位置；M′：视觉位置

折射使得水下物体看起来比实际显得大一些，约为原物的 4/3；距离显得近些，约为原来距离的 3/4。如果水中物体离潜水员的距离达到一定程度，折射的效应恰好相反，物体看上去会比实际距离远些。水下亮度不足和对比度的下降也会影响潜水员正确估计水下物体的距离。

水中折射效应在潜水员的视野边缘比中心强，结果会产生视觉扭曲，使水下物体看起来发生变形，导致失真。有时潜水员在水下不能准确抓取物体，就是因为这种视觉扭曲效应干扰了手和眼的协调性。

水的混浊度可严重影响水下视力和距离感觉。水越混浊，越容易出现水中的物体看起来比实际距离稍远些的错觉。通常的规律是，离观察者越近的物体，看上去显得更近；水混浊度越大，看上去显得越远。

（五）色觉的改变

光谱中各种色光射入水中后，都将随着水深的增加而先后被吸收。长波先被吸收，短波后被吸收。一般红、橙、黄色光分别在水下 1 m、5 m、10 m 处被吸收掉；20 m 处仅绿、蓝色光能被保留下来，导致水下色觉的改变，也是导致水下视力下降和能见度下降的原因。例如，在水深 10 m 处，从伤口流出来的血，看起来不是红色而是蓝绿色；在水底看来是阴暗的鹅卵石，取到水面上可能是鲜红色的。

除水的深度外，水的含盐度、混浊度、水下悬浮微粒的大小和污染程度都不同程度地影响水的滤色特征。水中的悬浮颗粒易吸收波长短的光。因此在清澈的海水中蓝色和绿色最明显可见；在较混浊的近岸海水中绿色和黄色最明显可见；而在混浊的江水和港湾水中，黄色、橙色和红色最明显可见。

（六）补救措施

改善潜水员的水下视觉，一般采用以下补救措施。①采用人工照明：包括水上照明和水下照明，前者多用于浅水作业，后者常用于深水作业。但由于水对光线的吸收，即使光源强度成百倍地增加，水下能见度的增加也很有限。例如，照度增加 119 倍，水下能见度距离仅增加了 0.6 倍。②增加角膜与水之间的空气层：在角膜与水之间用空气层隔开，让光线由空气入眼，以保持眼的正常屈光度。头盔或面镜已是目前潜水作业中的必备装备。③减少头盔和面镜的遮光区域，同时增大头颈和眼球的转动扩大视野范围。

二、声音在水中传播的特点及水下听觉

（一）声波在水中的传播

声波是通过气体、液体或固体传播的一种周期性运动或者压力变化，由于水的密度比空气大近 800 倍，在水中产生声波需要更多能量，但一旦产生，在水中传播的速度和距离会更快、更远。声波在水中传播的速度约 1500 m/s，是在空气中的 4 倍多。在水中传播时声能衰减比在空气中少，而水对声波振动的阻尼作用比空气为大。

此外，水中存在不同温度的水层，被称为温跃层。水温越低，水的密度越大。当水层间存在密度差时，声波在两水层界面处的传播能力迅速下降。这就意味着，在同一水层可以听到 100 m 以外的声音，而在不同的水层，尽管离同一声源仅有数米远也不一定能听到。在浅水层或密闭空间，声波在空气/水和物体/水界面的反射导致声波传播异常，发生回声、死角和声音节点等。

声音在水中传播的这些主要特点，以及人在水下接收声音的传导途径的改变，使在水下的听力和听觉辨别力发生一系列的变化。

（二）听力改变

潜水员在水下的听力可能出现三种情况：听力减退、听力不变、听力增强。听力减退是主要改变，只是在某些特定条件下，才会出现听力不变或增高。

如耳部直接暴露于水中，外耳道仅残留少量的空气，传音主要依靠骨传导。水下的声阻抗与人体组织相近，当声波振动从水下传到头颅骨、肢体与躯干等部位时，其声能在界面上因反射消耗较少，故对传音有利，传到内耳的声量相比空气中大很多。但由气传导变为骨传导后，声音的听觉阈限明显提高，对语音范围内的频率尤其如此。例如，1000 Hz 的声音，在气传导时听觉阈限为 10^{-10} μw（0 dB），但在骨传导时却为 10^{-4} μw（60 dB），阈强度提高了 100 万倍。尽管声波在水中传播有些有利因素，但抵消不了不利因素造成的影响，结果还是发生听力减退。

戴头盔潜水时，外耳暴露于气体环境中，内耳感受声波仍通过气传导，但传音的过程中，大部分声能在水-金属和金属-空气的界面上被反射，听力仍会显著减退。同理，声音从头盔向外传入水中也明显减退。两个戴头盔的潜水员，即使距离很近，也难直接交谈，除非头盔直接接触。穿戴氯丁二烯橡胶湿式头罩，也会有效屏障 1000 Hz 以上的声波，声波频率越大，其屏障作用越强。

使用开放式呼吸器潜水时，呼吸器在潜水员头部会产生高分贝杂音，呼吸产生的气泡屏障还会进一步降低有效声压级，这些都会影响潜水员对声音的接收。

（三）听觉辨别能力改变

人在水中对音源的距离、方向、音色等辨别能力都降低。

（1）音色改变：在水中传播声音，其音色与在空气中有很大不同，如在水中敲击气瓶，只会发出短促、高调的敲击声，而无在空气中敲击时持续低音调的"余音"。又如水下爆炸声，听起来好像是用木棒击碎陶土罐所发出的声音。这些改变可能与水对低频率的声音吸收大，以及对发音物体振动的阻尼作用有关。

（2）音源距离改变：因为声音在水中传播的速度为空气中的 4 倍，故水中判断音源的距离只及实际距离的 1/4。

（3）音源定向能力改变：人在水中，若传音完全依靠骨传导，对音源方向的辨别能力极度降低以至于丧失。潜水员在水下寻找音源，常会走弯路，甚至朝相反方向移动。主要原因是传音途径由气传导改为骨传导，以及水中传音速度快，声音到达双耳的强度差和时间差发生紊乱，潜水员难以辨别。在空气中，人接收声音主要靠气传导，当声源发出声音到达双耳时，存在强度和次序的不同，借以判断音源方向。但在水中，人接收声音是由头颅骨甚至整个身体，加上声波的快速传播，准确辨别音源方向确实很困难。经过训练后，辨音能力会有一定的改善。当潜水员需要依靠声音判断物体或危险目标方位时，这种不利影响甚至会造成严重后果。

第四节 静水压及高气压

潜水时，水下环境诸因素中，静水压（hydrostatic pressure）改变是导致潜水员发生生理或病理变化的主要因素，是潜水医学关注的很多关键问题的起因，也是向深海进军的重要障碍。关于静水压对机体的影响，将在第二篇中阐述，本节主要介绍与静水压相关的物理知识。

一、静水压的形成与计算

压强（pressure）是指垂直施加于物体单位面积上的重量（重力）。静水压是由水的重量形成的。水垂直施加于水面以下物体单位面积上的重量称为静水压。

如果垂直作用于面积 S 上的重量为 F，那么面积 S 上所受的压强 $P=F/S$。在物理学中，重量（F）为物质的质量（m）乘以重力加速度（g），即 $F=mg$；质量为该物质的密度（D）乘以体积（V），即 $m=DV$；而体积又等于水面以下水柱的高度（h）乘以受力的单位面积（s），即 $V=hs$。故计算静水压的公式表达为：

$$P=\frac{F}{S}=\frac{Dhgs}{s}=Dgh \tag{1}$$

上式表明：水面以下不同深处的静水压，与该处水深和水的密度成正比；而在同一水深的各个方向上，其压强大小都相等。

二、静水压的表示方法

在国际单位制中，压强（包括静水压）的单位是帕斯卡（pascal，Pa），$1\,Pa=1\,kg/(ms^2)$，这里，m 为米，s 为秒。Pa 是个很小的压强单位，常用其倍单位千帕（kilo pascal，kPa）、兆帕（mega pascal，MPa）等表示（kilo=10^3，mega=10^6）。目前，与 Pa 并用的有工程大气压（technical atmosphere）、标准大气压（standard atmosphere）或米水柱（mH_2O）等压强单位。

（一）以 1 标准大气压（1 atm）即 760 mmHg（0.76 mHg）的质量换算

将已知水银密度(D)=13 595.1 kg/m^3，汞柱高度(h)=0.76 m；在纬度 45° 的重力加速度(g)=9.806 65 m/s^2，代入公式（1）得：

$$P=(13\,595.1\,kg/m^3)\times(9.806\,65\,m/s^2)\times(0.76\,m)=101\,325\,Pa$$

故 1 atm(760 mmHg)=101.325 kPa=0.101 325 MPa；1 mmHg=0.133 322 kPa。

（二）以 10 mH$_2$O 的重量换算

将已知淡水的密度(D)=1000 kg/m^3，水柱高度(h)=10 m，g=9.806 65 m/s^2，代入公式（1）得：

$$P = (1000 \text{ kg/m}^3) \times (10 \text{ m}) \times (9.806\ 65 \text{ m/s}^2) = 98\ 066.5 \text{ Pa}$$

如以海水的密度 1025 kg/m³ 计，则：

$$P = (1025 \text{ kg/m}^3) \times (10 \text{ m}) \times (9.806\ 65 \text{ m/s}^2) = 100\ 518.2 \text{ Pa}$$

故 10 mH₂O(淡水)=98.066 5 kPa=0.098 066 5 MPa；10 mH₂O(海水)=100.518 2 kPa=0.100 518 2 MPa。

（三）以 1 工程大气压 1 kgf/cm²（10 000 kgf/m²）换算

在纬度 45°，质量为 1 kg 的物质可获得 9.806 65 m/s² 的重力加速度。因此：

$$1 \text{ kgf/cm}^2 = (10\ 000 \text{ kg}) \times (9.806\ 65 \text{ m/s}^2)/\text{cm}^2 = 98\ 066.5 \text{ kg/(m} \cdot \text{s}^2) = 98\ 066.5 \text{ Pa}$$

（四）以英制中常用的 psi 换算

psi 为 pounds per square inch 的缩写，磅/平方英寸（lb/in²）。

$$1 \text{ psi} = 1 \text{ lb/in}^2 = (0.453\ 592\ 4 \text{ kg})/(2.54 \text{ cm})^2 = 0.070\ 306\ 96 \text{ kgf/cm}^2 = 6\ 894.757\ 7 \text{ Pa}$$

为便于实际应用，可将上述换算结果约简为：

$$1 \text{ atm} = 760 \text{ mmHg} \approx 1 \text{ kgf/cm}^2 \approx 10 \text{ mH}_2\text{O} \approx 100 \text{ kPa}（或 0.1 \text{ MPa}） \approx 14.7 \text{ psi}$$

三、绝对压和附加压

1. 绝对压

单位面积上所承受的总压强，称为绝对压（absolute pressure）。在压强后面注以"abs"，即表示绝对压。以"大气压"为单位表示时，称为绝对大气压（atmosphere absolute，ATA/atm abs）。人在水下，所受到的绝对压由两部分组成：①水面以下的静水压；②水面以上的大气压，用公式表示：

绝对压=静水压+大气压

例如，人潜入水下 30 m 深处，所受到的绝对压等于：

$$300 \text{ kPa}（静水压）+100 \text{ kPa}（大气压）=400 \text{ kPa}（\text{abs}）$$

必须指出，当考虑水下或加压舱内气体的生理作用时，都应按绝对压进行计算。

2. 附加压

单位面积上所承受的、不计大气压在内的那一部分压强，称为附加压（additional pressure）。附加压和绝对压之间的关系是：

附加压=绝对压−大气压

一般的压力表，都以正常大气压（常压）为基线，指针的起始点"零位"即表示 1 个大气压。因此，用压力表测得的压强是附加压。附加压也因而称为表压（gauge pressure）。为与绝对压相区别，有时可在附加压后注以"gauge"或"g"。但在一般情况下，在表压后不加任何说明，均指附加压，如要用表压表示绝对压时，必须用"abs"或用"绝对压"注明。但是，如果是指某一种气体的分压，不论是否注明，均指绝对压。人在加压舱内用压缩气体加压，表压每增加 100 kPa（1 kgf/cm²），就相当于增加 10 m 水深的静水压。因此，静水压实际上就是附加压。有时把人在加压舱内加压称为模拟潜水（simulated diving）。

综上所述，可以明确：①静水压可以用大气压表示，如水深 10 m 可以用 1 atm 或 2 ATA 表示；②所受附加压可以用水深表示，如在加压舱内加压到 200 kPa 附加压，可以用 20 m 海水表示。

四、静水压对潜水呼吸气体体积和压强的影响

由于静水压的存在，人在水下必须呼吸与所在深处压强相等的压缩气体（compressed gas）。如仍呼吸常压大气或压强不够的压缩气体，肺内压将低于外界环境压（ambient pressure），胸廓会受到挤压，发生呼吸困难。呼吸压缩气体，各气体组分的分压增加，会给潜水员带来一系列的影响，具体内容将于后面篇章分别介绍。

人在水下所受到的静水压，随水深增加而升高，随水深减小而降低。但是在不同水深处，相同幅度的深度增减引起绝对压和气体体积增减的百分比不同（表1-1）。在浅深度处，水深增减所引起的绝对压和气体体积改变的百分比大；而在大深度处，同样幅度的水深增减所引起变化的百分比较小。

潜水员水下呼吸高压气体，无论是潜水服还是体内含气腔室的气体压强和体积，都随静水压的改变而变化。这样，给潜水员带来的问题是：当潜水员下潜至较浅水层时，因为气体体积被压缩的比例较大，若供气跟不上潜水员的下潜速度，潜水服内压低于外界水压，潜水员将受挤压或者浮力减少而跌落。同样，在潜水员上升临近水面的阶段，潜水服内气体膨胀比例也较大，会因浮力增加而加快上升。更为重要的是，下潜时中耳内气体容易被压缩，如不及时加以平衡，易致挤压伤；而上升时，如果没有通过适当呼吸动作保证肺内气体有效排出，肺内气体过度膨胀，可导致肺内压猛增而引起"肺气压伤"。

表1-1　不同水深处静水压改变引起绝对压和气体体积改变的比例

水深		绝对压改变（kPa）	绝对压增减百分比		气体体积改变（m³）	气体体积增减百分比	
深度改变（m）	压强增减（kPa）		下潜增大（%）	上升减小（%）		下潜减小（%）	上升增大（%）
0 ↓↑ 10	100	100 ↓↑ 200	100	50	1 ↓↑ 1/2	50	100
10 ↓↑ 20	100	200 ↓↑ 300	50	33	1/2 ↓↑ 1/3	33	50
20 ↓↑ 30	100	300 ↓↑ 400	33	25	1/3 ↓↑ 1/4	25	33
30 ↓↑ 40	100	400 ↓↑ 500	25	20	1/4 ↓↑ 1/5	20	25
40 ↓↑ 50	100	500 ↓↑ 600	20	17	1/5 ↓↑ 1/6	17	20
50 ↓↑ 60	100	600 ↓↑ 700	17	14	1/6 ↓↑ 1/7	14	17
60 ↓↑ 70	100	700 ↓↑ 800	14	12	1/7 ↓↑ 1/8	12	14
70 ↓↑ 80	100	800 ↓↑ 900	12	11	1/8 ↓↑ 1/9	11	12
80 ↓↑ 90	100	900 ↓↑ 1000	11	10	1/9 ↓↑ 1/10	10	11

（徐伟刚）

第 二 章

水下环境引起的损伤

即便配备和使用了现代潜水装备和作业工具，进入水下仍随时可能遇到危险。这些危险主要来自于水介质本身的物理特性及生活在水中的一些生物。由于水对热的传导特性，在水下潜水员易发生体温过低或过高；在水下发生的各类事故，不论原因，最终很多会导致淹溺；当水下发生爆炸时，冲击波能量传播效率要比在空气中大得多；而海洋中生活的各种有毒有害生物，难免会对潜水员产生伤害。上述潜水环境引起的创伤，都需要潜水医学探索有效的预防、诊断、急救和治疗措施。

第一节 体 温 过 低

潜水员暴露的水下环境，一个重要的不利因素就是水下低温。潜水员要维持机体正常的核心温度，取决于机体的产热与散热之间的平衡。由产热和散热失衡导致的体温异常有两种情况：体温过高（hyperthermia）和体温过低（hypothermia）。无论是在加压舱内还是在水下，高压状态下热传导性、气体密度及比热的变化，都会引起散热增加，导致产热小于散热。即便是短时间内因体力活动而增加产热，一定程度上达到产热与散热的平衡，这种平衡也只能维持很短的时间，最终仍会出现散热大于产热，导致潜水员体温下降。

人体的体温正常范围为 36.2～37.2 ℃（直肠温度），腋窝和口腔温度较直肠温度稍低。如果机体核心温度（core temperature）低于 35 ℃，即发生体温过低。

一、致病原因

（一）潜水环境

潜水员暴露的环境不是水就是压缩气体。尤其是饱和潜水，潜水员间歇性地暴露于这两种环境中。高压下，环境的热交换特性产生了变化：辐射和蒸发散热减少，而传导散热增加。通常情况下，潜水员的体温高于环境水温。当潜水员快速浸入冷水中时，由于水的热传导性较大，热从皮肤传到水中引起散热。虽然机体的脂肪层具有一定的隔热性，而且机体可以通过一系列的反馈机制来增加产热、减少热散失，但浸泡在温度低于体温的水中，皮肤脂肪层提供的隔热效应并不能防止机体散热。而且机体通过颤抖方式产热，只会导致更多的热量散失，加快发生体温过低。即使是在赤道等气温和水温较高的区域，长时间的潜水也会导致潜在的体温过低。

（二）防护不当

潜水员使用的湿式潜水服厚度不足或者太过宽松，干式潜水服破损或穿着保暖衣过少，都可能引起失温增加。在低水温区域或者氢氧潜水需要使用热水加热潜水服时，由于供热系统故障、循环热水温度设定较低，或者潜水服性能不良，达到一定时间会导致潜水员体温过低。饱和潜水过程中，如居住舱内温度设定过低或者环控系统失效，也容易因环境温度过低导致潜水员体温过低。

（三）潜水员个人状态

如潜水员饮酒、精神状态不佳、过度疲劳、个体较为瘦小或者操作不熟练等也会增加体温过低的发生率。特别是患者如果并发有其他疾病（如甲状腺疾病导致代谢增加或下降）时，更容易发生体温过低。

二、分类

（一）根据机体核心温度的高低分类

（1）轻度体温过低（mild hypothermia）：核心体温处于 35～33 ℃。
（2）中度体温过低（moderate hypothermia）：核心温度处于 33～30 ℃。
（3）重度体温过低（severe hypothermia）：核心温度低于 30 ℃。

（二）根据发病过程分类

（1）急性或浸水型体温过低：常见于突然落入冷水中或者舱室氢氧环境温度突然降低，导致潜水员散热过快。只要及时得到有效处置，由于体内能量储备消耗较少，如无其他并发伤，一般可以自行复温。

（2）亚急性或衰竭型体温过低：一般由于长时间暴露于寒冷环境中（水下或加压舱内），身体储备的能量逐渐消耗，身体的产热不能代偿体热的丧失，从而出现体温过低。这一类潜水员自行复温的可能性较小，一般需要外界给予热量复温。

三、病理生理变化

（一）对神经系统的影响

体温过低对神经系统主要是抑制作用。轻度的体温过低可以降低机体代谢率，实验证明对神经系统有一定的保护性。当体温低于 33.5 ℃时出现脑电图的异常，视觉诱发电位也随着体温的降低而降低。体温低于 30 ℃时，出现意识丧失；降低到 27 ℃时，神经反射基本消失；降低到 25 ℃时，脑血管的自身调节明显减弱或消失，血流将受到严重影响。

（二）对心血管系统的影响

早期患者的心率、心排血量及平均动脉压是增加的。随着体温降低，继而出现心率减慢、心肌收缩力减弱、每分输出量减少及血压降低等。体温过低会出现各种心律失常：体温低于 30 ℃时可以出现心房颤动，低于 25 ℃时会出现心室颤动，低于 24 ℃则有可能出现心搏骤停。同时心电图上还可显示 PR 间期、QRS 间期和 QT 间期的延长。心电图上经常会出现 J 波（Osbom wave），特别是在侧方胸前导联上，但无特异性。

当皮肤温度低于 12 ℃时，毛细血管前括约肌功能受到影响，出现血管扩张，血流增加，使体温进一步降低。

（三）对呼吸系统的影响

早期，由于冷刺激而出现过度通气。随着体温下降，呼吸中枢受到抑制，呼吸频率降低，呼吸幅度下降，导致 CO_2 潴留。同时，体温过低还可减少呼吸道纤毛的运动，增加呼吸道分泌物的分泌量和黏滞度。体温低于 25 ℃时可能出现肺水肿。早期随着体温下降，氧离曲线一般左移，之后由于代谢产物积聚造成的酸中毒可使曲线右移。

（四）对肾功能的影响

早期体温下降可出现利尿作用，可能与周围血管收缩，中心血容量的增加及血管升压素被抑制和肾小管功能减低有关。随着体温的降低，肾血流减少，肾小球滤过率也相应减少。严重者可出现急性肾衰竭。

四、临床表现

患者除了体温下降外还有其他一些临床表现。

（一）轻度体温过低

一般都会出现寒战。由于末梢神经受到影响，会出现麻木感。健忘、发音困难、判断力下降、表情淡漠等也比较常见。心率早期增加，血压一般正常，意识和自主呼吸大多存在。

（二）中度体温过低

随着体温的降低，患者对刺激的反应能力下降，意识逐渐丧失。此时寒战会消失，出现四肢僵硬，自主运动减少。患者心率减慢和心排血量下降。心电图上 QT 间期延长，QRS 波之后出现 J 波等，同时还会出现心房颤动等其他心律失常的表现。期间患者呼吸逐渐减弱，瞳孔扩大。

（三）重度体温过低

此时患者一般处于昏迷或者半昏迷状态。呼吸极度减弱。脉搏、血压、瞳孔对光反射等减弱或消失，但是不能依据瞳孔对光反射的消失诊断患者死亡。有循环停止 9 h 抢救成功的报道。此时患者心室颤动出现的频率较高，危险性增加。

五、实验室检查

体温下降的早期阶段，由于过度通气，血气分析会出现呼吸性碱中毒的表现。随后由于 CO_2 的潴留及肝功能下降等造成代谢废物积聚，以及酸分泌增加、寒战致乳酸产生增加等，可出现代谢性酸中毒表现。

血液红细胞比容随着血容量的减少而增加。白细胞正常或轻度减少，血小板减少，血液黏滞度增加，易发生血栓。电解质变化中常见的是高钾，一般提示存在着代谢性酸中毒或横纹肌溶解或肾衰竭等损伤。而且体温过低可增加高钾对心脏的毒性作用。因此治疗时要进行钾离子监测。

细胞膜转运的抑制，减少了葡萄糖的利用。此外，由于体温降低抑制胰岛素分泌和其活性，靶细胞对胰岛素抵抗，皮质醇产生增加，因此早期高血糖比较常见。后期由于糖原的消耗会出现低血糖。血液尿素氮和肌酐由于肾清除率降低而有所升高。

六、治疗

（一）院前处理

院前处理主要是防止患者的体温继续降低。首先要使潜水员脱离寒冷的环境，尽快救捞出水或者升高舱内温度，换上干衣服，用毛毯等包裹，以避免体温继续下降。处置患者时动作要轻柔，尽量减少搬动，因为任何机械刺激都有可能导致心律失常。使患者保持水平位置，特别是当患者从水中救出时更应注意，以减少体位对血压的影响。密切观察呼吸、心率、脉搏、意识和瞳孔等生命体征。如果患者出现心脏停搏、呼吸停止，则应立即行心肺复苏。如呼吸道有梗阻，应清除异物，有条件可行插管通气，通气最好为加热湿化的纯氧。在复苏过程中，应边复温边复苏，因为如果体温低于 30 ℃，除颤基本是不可能的。体温的测量一般以鼓膜、食管下段、鼻咽部较为准确，但不易测量，因此可以选择其他部位，如口腔、腋窝、直肠等，其中以直肠较好。但这些部位接近体表，测得的体温较真实核心温度要低，判断时要注意。

还需注意患者是否存在危及生命的创伤，如大出血、脑外伤、冻伤、骨折等，如存在应尽快处理。由于体温过低会出现血容量、血液黏滞度、电解质、酸碱度等的改变，有实验显示高钾（>10 mmol/L），pH<6.5 和动脉氧张力降低的患者预后较差，因此还应积极纠正患者的内环境紊乱。对于复温，如果在院前有条件应该尽快展开，边复温、边治疗、边后送。

（二）院内治疗

延续院前的治疗及其他辅助治疗。对于没有呼吸心跳的患者应继续心肺复苏，及时处理并发创伤，纠治、稳定内环境，系统展开复温处置。

（三）复温

复温是体温过低患者的主要治疗措施。复温的方法比较多，有被动体外复温（passive external rewarming，PER）、主动体外复温（active external rewarming，AER）和主动核心复温（active core rewarming，ACR）等。对于不同患者应有针对性地采取不同的方法。

1. 被动复温

用隔热效果好的被单、毛毯等包裹患者，可在其周围形成一个空气层，然后通过患者自己的体温来复温，一条棉毯约能减少患者30%体热的散失，增加体温 1～2 ℃。这种方法主要适用于轻度或中重度体温过低患者的辅助治疗。复温速度一般为 0.4～2.0 ℃/h。应该在现场救治时即展开。

2. 主动体外复温

主动体外复温是将外部的热量转移到机体。主动体外复温的方法比较多，有热水浴、电热毯、外部辐射加热、热空气袋等。一般认为主动体外复温可能导致血管扩张，血压和核心体温进一步降低，甚至会导致心室颤动，国外有学者把这一特殊现象称为"after-drop"。可能由于体内到体表温度逐渐降低，复温的早期，核心仍然向其周围传递热量，同时由于血管扩张，周围较冷的血液流向体内，导致核心温度下降。同时，复温可使周围血管扩张，本来血容量就存在不足，因此容易产生低血压。这种方法一般适用于体温低于 32 ℃、既往健康的年轻、急性体温过低患者，或与主动核心复温相结合使用。

3. 主动核心复温

这一类方法包括呼吸道复温、静脉输液复温、胃肠道灌洗复温、腹膜透析、体外循环等。

（1）呼吸道复温：通过呼吸道给予加热（40～45 ℃）、湿化的纯氧来复温。复温的同时不仅给患者提供了足够的氧气，还可以刺激呼吸道纤毛的运动，减少呼吸道分泌物的量和黏滞度，而且不会增加肺充血和水肿，不会减少肺泡表面活性物质，也不会出现室性心律失常等。紧急情况下还可以使用呼气末正压或持续正压气道压力通气治疗。复温的速度一般是 1～2 ℃/h，与其他的复温方法相结合效果较好。

（2）静脉输液复温：将液体加热到 40～42 ℃后输注到体内也能起到很好的核心复温的作用。血液加热，有可能导致血液凝集、缩短红细胞的寿命及产生溶血，可以采用无钙离子的晶体液来稀释血液后加热。液体加热时容器材料要有热稳定性，不能释放对机体有害的物质。目前已有专用的液体加热装置。

（3）胃肠道灌洗复温：通过导管直接向胃肠道灌注热生理盐水或林格液也可以达到复温的目的，不足之处就是胃肠道接触面积有限，易引起反流，而且在灌洗时需停止心肺复苏，因此有一定的局限性。

（4）腹膜透析：以 40～45 ℃的液体进行腹膜透析也是常用的复温方法。向腹腔注入 2 L 等渗透析液，保留 20～30 min，然后吸出。腹膜透析时液体量比较大，一般 6 L/h，因此传送的热量较多，同时可直接对肝进行加热，增加肝的解毒功能和酶的活性。复温速度一般为 2～4 ℃/h。

（5）其他措施：包括心肺旁路（cardiopulmonary bypass，CPB）、体外循环（extra corporeal circulation，ECC）、动静脉旁路、静脉-静脉旁路等，主要用于重度体温过低的患者。CPB 是较为常用的方法，对于重度体温过低伴有心搏骤停或核心体温低于 32.2 ℃伴有心血管功能不稳定的患者效果较好；但是心搏骤停患者如体温大于 32.2 ℃，或者钾离子大于 10 mmol/L，或者伴有其他严重并发症时则不能使用。温度一般设定在 38～40 ℃，股动脉的血流一般为每分钟 2～3 L/min，这样每隔 3～5 min 就可以使核心温度提高 1～2 ℃。CPB 的最大缺点就是受设备和技术的限制，其复温速度一般为 4 ℃/h 左右。虽然可以通过增加流量和升高温度来提高复温的速度，但没有证据表明提高复温速度可以降低死亡率，因此治疗时不推荐提高复温速度。

（四）药物治疗

由于体温下降，药物与蛋白的结合增加，同时肝解毒功能和肾清除功能下降，易导致药物在体内积聚，因此患者复温后容易引起中毒。同时由于胃肠道功能减弱，导致口服药物吸收不良；由于血管的收缩，肌内注射也不能产生很好的效果。因此，治疗时要适当调整给药剂量和间隔时间。

七、预防

（1）严格把好体检关。潜水前对潜水员进行严格体检，尤其是从事寒冷水域潜水或有可能长时间暴露于低温环境的潜水员，需要有强健的体魄和较强的抗寒能力。

（2）有研究显示，氮麻醉、脱水、低血糖、晕船、CO_2 等会影响潜水员的颤抖，从而与体温过低存在一定关系。因此，有必要在潜水前或潜水过程中排除或控制易引起体温过低的相关因素。

（3）对整个潜水设备（包括供热装置、加压舱）进行全面检查。保证供热系统包括管路性能良好，正确设定和调整循环热水温度，防止过低或大幅度波动。保证潜水服完好、无破损。在一定温度水域的潜水时间与所采用的潜水服相匹配。确保加压舱温控系统性能良好，温度设定得当。

（4）增强适应性锻炼。机体全部或局部暴露在冷环境中，可产生一定程度的冷适应。虽然具体冷适应中暴露的温度和持续时间尚未有定论，但潜水员应定期进行一定程度的冷水暴露，增强耐寒能力。

第二节 体温过高

虽然体温过低是潜水员潜水时常见的体温相关问题，但在某些情况下也会出现体温过高，威胁潜水作业安全和潜水员的健康。当体核温度比正常体温高 1 ℃时，即可诊断为体温过高。

一、致病原因

潜水员体温升高多是因为暴露于过热环境，体内大量的热蓄积，机体内部和（或）外部的热负荷超过了机体的散热能力所导致。由于水蒸气的扩散性随着压力的增加而下降，最大蒸发速度也同时下降，因此，高气压暴露下，通过出汗来降低体温的效果会明显减弱。在氢氧潜水时，由于高压氢环境下热传导的增加和密度的增加，在环境温度增高时潜水员很容易出现热应激，而加压舱的隔热性会加快热应激的发生。

曾有高压舱内发生致死性体温过高的病例。在炎热天气下或在阳光直射区域的海上作业时，如果穿着防护潜水服，就特别容易发生体温过高。在采用高压救援舱进行逃生时，如暴露于较高的环境温度或者烈日下，很可能会导致严重的体温过高。在采用热水加热潜水服潜水时，如温度设定过高，一定时间后也会导致潜水员体温过高。在饱和潜水等长时间加压舱内停留时，若因各种原因导致舱温长时间过高，也会导致潜水员体温过高。

二、病理生理变化

过高的体温可直接损害细胞膜表面的离子通道和脂膜，造成细胞蛋白变性，细胞膜通透性增高，最终导致细胞损伤。有研究者提出体温过高的"类毒素血症"假说，其认为：因表皮血管扩张和肌肉血供增加，肠道的血流可减少约 80%，较长时间的缺血和缺氧破坏肠道黏膜的完整性，导致肠道通透性增加，使肠道细菌进入血液循环，释放大量的脂多糖，产生类毒素血症。

过热出汗导致机体大量失水，有效循环血量减少，导致循环功能受损。严重体温过高会损伤心肌细胞、导致胞内钙离子浓度升高、增加细胞耗氧量和 CO_2 产生、使心肌细胞处于缺血缺氧状态、影响心肌细胞的收缩能力，导致心率失常。

三、临床表现与实验室检查

轻症者出现头晕、头痛，全身无力，大汗、口渴、胸闷、心悸、呼吸急促、注意力不集中、动作不协调，甚至恶心、呕吐等。

体温若很快超过 38.5 ℃，潜水员可能突然昏迷、意识丧失或烦躁不安、神志恍惚、谵妄、嗜睡，或伴有癫痫样抽搐、肌强直、休克，皮肤灼热、面色潮红，无汗或大汗。脉搏洪而过速，血压初期略高，后期则下降。初期会出现呼吸性碱中毒，后期会发生代谢性酸中毒。早期瞳孔缩小，对光反射迟钝，晚期瞳孔散大，对光反射消失。可出现肝、肾损害和广泛的出血征象，或突然心力衰竭、肺水肿与呼吸衰竭。心电图可表现为 ST 段和非特异性 T 波改变。

实验室检查可发现血细胞总数、中性粒细胞增多，血小板和纤维蛋白原减少及凝血酶原时间延长，血液 CO_2 结合力降低，pH 下降（常为代谢性酸中毒所致），但过度呼吸也可使动脉血 CO_2 分压（$PaCO_2$）下降，血乳酸、非蛋白氮、酮体增高，血钾、钠、氯减少，血清酶上升。脑脊液压力升高，尿液浓缩，尿中有蛋白、红细胞、白细胞、管型或肌红蛋白。严重体温过高潜水员还会出现低血压和心动过速。

四、治疗

（一）降温治疗

患者的体温及体温过高的持续时间是影响预后的直接因素，而有效、迅速的降温治疗和正确的循环支持则是体温过高治疗的关键。

降温措施可分为体表降温、体内降温和药物降温三大类。前者包括冰水浴、冰袋、冰帽、控温毯等，后者包括静脉滴注冷盐水，冷盐水胃灌洗、灌肠、腹腔灌洗等，这些方法各有优劣。降温方式的选择最终取决于患者的病情和身体状况、现场可获得的降温设备与条件及操作者经验和技能。

（1）体表降温：如现场条件允许，应立即将患者肢体置于 4 ℃冷水中，每分钟可使体温下降 0.2 ℃。该方法可有效降低病死率，被很多学者认为是体温过高治疗的"金标准"。但缺点是冷水浴易引起患者反射性寒战和血管收缩导致体温反常升高，且无法监测患者直肠温度和生命体征。还可用冰水浸湿的毛巾或冰袋放置于颈部、腋窝、腹股沟等浅表大血管路过区域以达到降温目的。冰帽和控温毯也是目前院内降温的常用措施。每小时降温速度为 0.5～1.0 ℃，符合人体生理状态，既可达到降温目的又无降温过快引起的并发症。

（2）体内降温：采用冷生理盐水（4 ℃）静脉滴注、洗胃、灌肠也是迅速降低核心体温的有效方法。体内降温的作用局限，降温效果相对迟缓。血液滤过主要通过大量低温置换液与人体血液进行交换，清除致热源物质，从而快速有效地降低机体体温，尤其是脑部温度，减少对机体的损伤。

（3）药物降温：人工冬眠合剂将氯丙嗪（冬眠灵）50 mg，哌替啶（度冷丁）100 mg，异丙嗪（非那根）50 mg 配置成冬眠合剂，加入 5%葡萄糖液或生理盐水中静脉滴注，用于人工冬眠调节体温。同时，也可起到充分镇静和预防寒战作用。也有研究者采用 5-羟色胺（5-HT）受体 1A（5-HT1A）激动剂伊沙匹隆、5-HT2A 拮抗剂酮色林及丹曲洛林等进行药物降温。

体温下降后，让患者处于正常体温状态，且维持较小的波动范围。降温过程中注意肢体温度、颜色，避免压疮及冻疮发生。慎用退热药物降温，以免造成或加重患者凝血及肝肾功能的损害。单独降温方法效果差，临床多采用多种方法联合降温。同时，应严密观察意识、瞳孔，持续行心电监护观察血压、心率、呼吸频率和深浅度、血氧饱和度及电解质的变化，避免因降温过快、过低，或患者合并有冠状动脉粥样硬化性心脏病（冠心病）等原因而出现心律失常、血压下降、呼吸抑制等。对于少数患者体温降得过低可及时使用控温毯复温，避免出现不良反应。

（二）抗休克

扩充血容量，纠正酸中毒和低钾血症，合理应用升压药，是抗休克的基本措施。体温过高潜水员，水盐丢失不甚严重，故补液不宜过快，以免引起心力衰竭和肺水肿。右旋糖酐-40 有抑制血小板的作用，不宜使用。对有酸中毒倾向并有肝损害、右心衰竭者，应首选 5%碳酸氢钠静脉注射，或快速滴注。血钾低于 3 mmol/L，或有缺钾表现者，可口服或滴注氯化钾液；补钾速度宜慢，3 h 尿量少于 100 mL 应慎用。如血压仍未上升，可用去甲肾上腺素、间羟胺，但只在患者体温已下降时小量应用，以防引起外周血管收缩，阻碍体热放散。目前，趋向于扩充血容量后，选用舒血管药异丙基肾上腺素，以满足微循环灌流的需要，并能促进心肌收缩力，用量 0.1～0.2 mg，使收缩压维持在 90～100 mmHg，但要防止引起心率过快，甚至异位心律。也可用多巴胺于 5%～10%葡萄糖液中滴注，将其与异丙基肾上腺素合用，效果更好；或与间羟胺 20 mg 合用。如升压药效果不好，还可酌情选用激素静脉滴注。

（三）防治并发症

对于出现抽搐、惊厥及脑水肿、急性肾衰竭、高血钾症、肺水肿、肝功能衰竭、出血和继发感染等并发症者，也需及时处理，对于减少潜水员病死率至关重要。

五、预防

体温过高一般非常隐蔽，常在潜水员尚未意识到严重性时即出现危险后果。潜水员发生热应激的程度取决于水温、潜水时间、保暖衣和劳动强度等因素。体核温度最高安全值是 39 ℃。在冷水中穿着湿式潜水服从事重体力潜水作业时，潜水员体温可达到这一限度，在温水中不穿着防护服从事轻体力潜水作业时，潜水员体温也可达到这一限度。如果潜水员在工作期间感觉热且不舒服，应考虑减轻工作强度或缩短潜水时间。

体温过高的发生有个体差异。身体健康、体脂肪较少的潜水员发生体温过高的可能性较小，充分补充液体的潜水员比有脱水的潜水员发生体温过高的可能性小。潜水员应避免饮用乙醇或咖啡类饮料，因为这些饮料容易引起脱水。在温水中潜水，应避免服用抗组胺或阿司匹林类药物。

如必须在炎热环境潜水作业，可提前进行热适应训练。从短时间、轻体力作业的热暴露开始，身体热耐力的增加需要至少连续 5 天的温水潜水适应性训练。然而，即使完全适应了热环境，也不能完全避免潜水时发生体温过高；而且停止热暴露 3～5 天后，热适应能力会开始逐渐消退。

另外，在炎热环境潜水作业时，应避免加压舱受阳光直射；加压舱内及热水加热潜水服内温度应随时微调、确保符合要求。

第三节 淹 溺

淹溺（drowning）是指人在水中因较多的水进入呼吸道而引起窒息、血流动力学和血液生化改变及水电解质紊乱的"吸入性综合征"。据估计，全世界每年溺死的人数约占总人口的（5~6）/10万，其中85%为男性。在美国和澳大利亚，在引起死亡的各种事故中，淹溺是第二大原因，仅次于交通事故。淹溺是潜水员的首要直接死因。由于在普通医学书籍中已有比较详尽的阐述，本节仅就与潜水作业有关的淹溺作介绍。

一、病因

（一）使用头盔式潜水装具时

如发生头盔结构破损，或者通风式潜水服破损或与头盔连接处松脱，水会进入头盔内，此时只要保持直立、保证供气，戴紧面罩（若有），短时间内水不至于被吸入呼吸道；若同时因供气不足或中断、体位或操作不当等，可能导致淹溺。

（二）使用咬嘴或全面镜式潜水装具时

咬嘴、二级减压器、全面镜或供气管路损坏进水，或者咬嘴因潜水员主动或意外脱落时未及时入回，容易导致淹溺。传统的全面镜因佩戴不到位或碰撞、拉扯而发生松脱则很容易导致灌水。在水下发生其他疾病时最终继发淹溺的可能性也非常大。例如，发生氮麻醉时不遵守操作规范而移开咬嘴或面镜；发生氧惊厥或意识丧失时咬嘴被动脱落；因快速下潜或跌落等导致挤压伤后慌乱移除面镜等。

（三）屏气潜水时

屏气潜水最容易导致淹溺。在屏气过程中难以控制屏气而恢复呼吸可能导致淹水，而在屏气潜水过程中很容易发生的意识丧失，则是最终导致淹溺的直接原因。

二、发病机制

（一）总体过程

无论是人还是动物，当呛进第一口水时，会厌发生反射性紧闭，支气管痉挛，接着发生长时间的憋气，从而导致缺氧，组织中碳酸增加。当血中的 CO_2 分压升至约 6.67 kPa（50 mmHg），氧分压（PO_2）下降至约 9.33 kPa（70 mmHg）时，强烈刺激呼吸中枢，产生不自主的吸气动作。此时，由于氧分压的下降，支气管痉挛也会解除，从而会吸入大量的水。随后便迅速连续发生呛水、咳嗽、呕吐、意识丧失，最后两肺充满水，以致奄奄一息、最终死亡。对冷水比较敏感者，一旦面部接触到冷水就产生"潜水反射"（diving reflex），即冷水刺激通过三叉神经传入延髓呼吸中枢，引起屏气，心动过缓、心律不齐甚至心搏骤停。淹溺后常出现体温过低现象。体温降低、颤抖会增加氧耗量和代谢率，而当体温低于 30 ℃时，颤抖停止，血压下降，氧耗量和代谢率也随之下降，并导致心动过缓、心室颤动等发生。

有些淹溺者（甚至意识清醒者）被营救到岸上后，会由于突发虚脱和致命性心律失常而死亡，有人将此现象称为围营救期虚脱。淹溺的水温越低，越容易发生这一现象。围营救期虚脱可发生于营救过程中，也可发生在营救后 24 h 内。营救前虚脱是指有意识的淹溺者在得知要被救出水面的瞬间发生虚脱，主要由于低温时心肌舒张，血液黏滞度增加，冠状动脉血流下降，儿茶酚胺、去甲肾上腺素分泌增加，以维持冠状动脉血供，但一旦得知被营救时，会引起交感神经兴奋性下降和儿茶酚胺分泌减少，导致冠状动脉循环血量下降而发生虚脱。刚营救出水面时虚脱的影响因素较多，主要原因有躯体离开水面后外周静水压骤失（尤其是潜水员快速出水时），血液因重力作用而潴留在外周血管，静脉回心血量瞬间减少而致虚脱。另外，复温可松弛低温时极度收缩的外周血管，导致血管舒张和低温性血容量不足而发生虚脱。其他影响因素还包括压力感受反射迟钝、重要脏器和骨骼肌血供失调、心理应激反应和心脏基础疾病等。

（二）海水淹溺

海水淹溺与淡水淹溺的致病机制存在显著差异。海水的化学成分十分复杂，常温海水 NaCl 浓度为 3%～3.5%，是正常人血液生理浓度的 3 倍。吸入海水后，大量液体从血液循环中转移至肺泡，导致血容量下降、血液浓缩及血钠、镁和氯浓度升高。一方面，大量海水进入支气管和肺泡内引起气道阻塞，以及因海水刺激和（或）应激反应可能引起的喉头痉挛造成急性窒息，导致动脉血氧分压（PaO_2）显著降低和 $PaCO_2$ 升高；另一方面，由于海水的高渗作用，将血管内水分吸引到肺间质和肺泡腔，引起肺间质和肺泡水肿，肺顺应性降低，肺泡通气功能障碍而致 PaO_2 进一步降低。肺泡与血液之间氧分压梯度减小，造成弥散功能障碍，同时肺泡内水肿使具有弥散功能的肺泡群减少，导致弥散面积锐减，再加上肺泡及肺间质水肿使气体交换膜增厚，结果使得肺弥散功能严重受损，产生低氧血症。低氧血症的严重性与吸入的海水量成正比。低氧血症、心动过缓和低血容量性低血压均可导致心脏停搏。除了高渗外，海水中还含有诸多的藻类和细菌，也会直接和（或）间接导致肺的损伤。

（三）淡水淹溺

淡水是低渗液，大量低渗液进入肺里经肺毛细血管迅速进入血液循环，血液被稀释，血容量剧增，在数分钟内血液总量就可能增加一倍。即使吸入少量淡水（1 mL/kg）也能引起肺毛细血管收缩、肺动脉高压。如果吸入的淡水达 2.5 mL/kg 以上，将导致大量血液流经无通气功能的肺泡，肺泡表面活性物质减少或失活、肺泡塌陷、肺顺应性降低、动静脉分流增加、肺毛细血管通透性升高。上述情况均可促发肺水肿。

低渗性的水还可迅速进入血液，导致溶血。溶血会导致血钾和游离血红蛋白升高，而血钠、钙和氯的浓度由于血液被稀释而下降，引起血液中钾钠比例失调，电解质紊乱，以致心律失常，血压降低。心室颤动往往被认为是淡水淹溺的特征性表现，主要与缺氧和血容量过多有关。在人类，因吸入水而引起危及生命的电解质紊乱罕见。

三、临床表现

淹溺者的临床表现主要取决于溺水量的多少及淹溺持续的时间。一般表现为皮肤皱缩、面部肿胀、发绀（有的表现为苍白）、双眼充血、四肢冰冷、寒战、发热等。据报道，约有 50%的患者体温可达 40 ℃。

（一）呼吸系统

呼吸困难、表浅，有时呼吸不规则或出现双吸气。有的出现胸痛（吸气或咳嗽时加重），可咳出泡沫状血痰。肺部可闻及湿啰音、捻发音或鼾音。肺活量下降、最大呼气流量降低、顺应性降低、通气/血流比值减小。最初肺部 X 线检查可能正常，也可能有斑片状阴影或非心源性肺水肿表现。

（二）循环系统

发绀、脉搏细数甚至不能触及、血压降低、室上性心动过速及其他各种心律失常，严重者出现心室颤动甚至心搏骤停。有的凝血功能异常，甚至出现弥散性血管内凝血。

（三）神经系统

淹溺时间较短者，可能并未丧失意识，但有头痛、狂躁或者惊恐等。淹溺严重者因为缺氧、脑水肿而出现意识不清甚至昏迷，瞳孔散大及对光反射消失。肌张力增加、牙关紧闭、腱反射亢进，有时会出现病理反射。

（四）消化系统

淹溺者可出现舌肿大，同时因吞入大量的水和空气使胃扩张、腹部膨隆、膈肌上升。海水淹溺者有明显的口渴，淹溺严重者普遍有呕吐。

（五）泌尿系统

患者一般出现蛋白尿、血红蛋白尿、尿混浊；有的患者甚至出现少尿甚或无尿。根据病情可将患者分为轻度淹溺、中度淹溺和重度淹溺三类。

四、实验室检查

（一）血气分析

淹溺者的血气分析可表现为 PaO_2 下降，$PaCO_2$ 升高，酸中毒（代谢性并呼吸性）变化。

（二）血常规

多数情况下，外周血白细胞明显增高。首次测定红细胞和血红蛋白多为正常。海水淹溺者会出现血钠和血氯增高，血钾变化不大，血中尿素氮升高。

（三）心电图

最常见的心电图改变是窦性心动过速和非特异性 ST-T 改变，在若干小时内恢复正常。如出现室性心律失常、完全性房室传导阻滞或心肌梗死，提示预后较差。

（四）尿常规

短期内患者可有蛋白尿和管型尿，严重者可出现血红蛋白尿。

（五）X 线检查

胸部 X 线检查，轻者可见肺门周围片状浸润影，严重者可见两肺弥漫性肺水肿。

五、诊断

根据发病过程及临床表现，淹溺的诊断一般没有困难。问题是仅为单纯淹溺还是继发于其他疾病，必须通过全面了解和详细检查做出判断，以便采取合理的急救、治疗措施。最容易误诊的情况是继发于肺气压伤患者的淹溺，因为肺气压伤的不少临床表现与淹溺相似，如胸痛、咳泡沫状血痰、昏迷等，容易忽视肺气压伤的存在。

六、治疗

（一）现场急救

1. 保持呼吸道通畅

救护者尽快将淹溺者营救出水，立即清除其口、鼻内的泥沙、杂草及呕吐物，如有义齿应取出，以防坠入气管；如患者昏迷，应将舌头拉出，确保呼吸道通畅，并注意防止胃内容物吸入。卸除潜水装具和潜水服，如有紧裹的内衣、腰带等应松解去除。救护者应迅速判断是否存在头颈损伤，并在急救时注意保护。为开放气道，保持患者的头、颈、胸成一直线，救护者可以采用仰头抬颏法：一只手放在患者前额，用手掌把额头用力向后推，使头部向后仰，另一只手的手指放在下颏骨处，向上抬颏，绝不能让患者的头前屈。如果条件允许应立即给氧。

2. 倒出呼吸道和胃内积水

倒出呼吸道和胃内积水可采取以下动作：①救护者一腿跪地，另一腿屈膝，将溺者的腹部放在膝盖上，使其头下垂，然后再按压其腹部、背部，此法较常用；②将患者俯卧，下腹垫高，头部下垂，并用手压其背部，使其积水倒出；③抱住患者双腿，将其腹部放到急救者肩上，急救者快步走动，使积水倒出。在农村也曾有将患者俯伏横置于牛背上，头部下垂，赶牛走动，有较好效果。这可能与牛背起伏运动，不仅能倒水，而且可兼做"人工呼吸"。淹溺者是否都一定要进行倒水，应视具体情况决定。过分强调倒水而耽误迅速进行人工呼吸，或为了尽快进行人工呼吸而不注意清除呼吸道内水分，都有一定的片面性。无呼吸道阻塞者，可不必倒水；即使呼吸道有水阻塞，也应尽量缩短倒水的时间，以能倒出咽及气管内水分为度。如排出的水不多，不可再为此耽误时间，应立即采取人工呼吸、体外心脏按压等急救措施。有时虽倒出的水分不多，但呼吸道的容量平均只有150 mL左右，若能倒出50 mL水即对提高人工呼吸的效果产生重要作用。因此，绝不能因追求倒水量而耽误人工呼吸、胸外心脏按压等重要急救措施的进行。如果训练有素，施救潜水员应在水面时就开始对淹溺潜水员做口对口或口对鼻人工呼吸。

3. 心肺复苏

对于呼吸停止或心脏停搏者，必须立即施行简易的心肺复苏，一般要求人工呼吸和胸外心脏按压同时进行。具体操作按相关指南进行。

（二）院内救治

1. 继续心肺复苏

对进行胸外心脏按压或使用心脏起搏器无效者可做开胸心脏按压术，并做气管插管或气管切开，行心电、血压、脉搏、呼吸等监测，发现心室颤动立即除颤。应该注意的是心跳、呼吸恢复后有可能重新停止。另外，即使在短时间内复苏未获成功，亦不能轻易放弃抢救，尤其是冷水淹溺患者，因为冷水对大脑有保护作用，能够耐受更长时间的缺氧状态。相反，如果水温达到 10～15 ℃，即便淹溺15～20 min，复苏存活的机会也非常小。对腹胀严重者应加插胃管，达到胃肠减压防止呕吐的目的。

由于鼻塞和面罩吸氧对纠正缺氧多难以奏效，尽可能采用机械通气。高频喷射通气能使肺泡处于良好的扩张状态，较好地增加肺泡弥散面积；对抗毛细血管内的液体向肺间质和肺泡腔渗入，减少弥散膜的厚度，纠正 V_A/Q 失调；从而改善低氧血症和减轻酸中毒，提高 PaO_2 和动脉血氧饱和度（SaO_2）。目前，普遍认为呼气末正压通气（PEEP）是用于淹溺导致的急性呼吸窘迫综合征的有效通气模式，有利于防止呼气肺泡萎陷、改善氧合、提高肺顺应性，但压力不宜过高。

2. 治疗肺水肿

对有肺水肿者，除机械通气治疗外，还应用除泡剂（如使用1%二甲硅油气雾剂喷吸），视情况静脉注射氨茶碱、去乙酰毛花苷等药物，也可用呋塞米 20～40 mg 静脉注射。对于激素的使用，一般为琥珀酸氢化可的松 300～600 mg/d 或地塞米松 10～20 毫克/次，稀释后静脉推注或静脉滴注，病情好转后及早停用。有条件可输血浆 400 mL。不宜用吗啡或哌替啶类药物。对有持续局限性肺不张伴喘鸣者，应通过纤维支气管镜检查排除异物。

3. 治疗脑水肿

对疑有脑水肿者，一般首选 20%甘露醇 250 mL（或每次 1～2 g/kg）静脉注射，或快速（20 min 内）滴注，6～8 h 重复 1 次，必要时加用大剂量皮质激素（如地塞米松 20～30 mg/d，分 4～6 次静脉注射，可连续使用 3～5 天）。还可使用利尿剂减轻水肿。高渗葡萄糖虽可加强脑组织对缺氧的耐受能力，但要注意高血糖和高渗透压。如患者有抽搐可用地西泮、苯巴比妥、异戊巴比妥、水合氯醛等镇静剂。尽可能创造条件对患者施行高压氧治疗，不仅可有效防治脑水肿，对纠正低氧血症也有"立竿见影"的效果。颅内压监测有助于指导治疗，颅内压升高时，应适当降低 PEEP 水平，因其可使颅内压升高。颤抖或无目的的随意动作也能增高颅内压，应考虑使用肌肉松弛剂。

4. 纠正酸中毒和水电解质紊乱

淹溺者的酸中毒程度一般较轻，如果复苏措施及时准确，水电解质紊乱得到及时纠正，不用补碱，即可得到控制或消失，重症者可补充 5%碳酸氢钠。纠正水电解质紊乱时，应注意分清淡水淹溺和海水淹溺。输液量应适当控制，应以最低的有效血容量来维持有效的循环功能，使肺相对地处于一种"干"的状态。同时，应加强对血浆渗透压、血浆蛋白、电解质、肺动脉楔压和中心静脉压的监测。海水淹溺者，可静脉滴注 5%葡萄糖溶液或右旋糖酐或输入血浆或全血，以稀释被浓缩的血液和增加血容量，不应注射盐水。

5. 抗感染

淹溺时，发生感染的可能性很大，特别是肺部感染。但不提倡预防性使用抗生素治疗，需等到临床检查显示有感染迹象时，才开始有针对性的抗感染治疗。复苏时间较长者，应警惕或及时处理真菌感染。

6. 纠治脑缺氧

对于重症淹溺者，尤其是昏迷不醒者，为了延长脑组织对缺氧的耐受时间，降低脑组织的氧耗量，应尽早采用低温疗法或高压氧疗法纠正脑缺氧。降温应以头部为重点，可采用冰帽（注意保护耳廓免受冻伤）。除头部外，腋窝、肘窝、腹股沟等处也可放置冰袋以加强降温效果。有时尚要辅以冬眠药物，以消除物理降温时机体出现的寒战。

7. 其他

高压氧治疗除可有效缓解水肿、缺氧外，对淹溺患者整体功能恢复都有重要作用，能明显改善预后。治疗过程应关注患者尿量，正确处置少尿或无尿。

七、预防

潜水员淹溺重在预防。平时应加强训练和相关知识技能的学习，熟练掌握各类潜水疾病和事故的预防和处置，防治继发性淹溺事故。每次潜水前，必须认真检查装具的水密性，特别是各个部件间的结合处和易磨损处，以及各类排气阀和安全阀。屏气潜水者应严格训练，循序渐进，并有良好保障措施，潜水前严禁过度通气。加强水面保障人员与水下潜水员或者结伴潜水员之间的联系，一旦发生意外，及时采取有效措施，救助处理。

第四节　水下爆震伤

爆炸可以产生冲击波。冲击波传到人体，引起机体不同程度的损伤，称为爆震伤（blast injury）。

如果爆炸发生在水中，冲击波经水介质传递，会对一定距离内活动的潜水员造成损伤。

一、水下爆震伤的发生

爆炸物在爆炸瞬间释放出巨大的能量，爆炸中心形成一个高温、高压的环形气团，借助水介质向四周高速传播，形成威力强大的水下冲击波。冲击波的传播方式类似海底地震波，由一个巨大的初始冲击波和强度迅速减弱的后续压力波组成。初始冲击波强度高，危害性大，当它从爆炸地点向外传播时，强度逐渐下降。

无论在平时或战时，潜水员都有遭受水下爆炸所致损伤的可能，爆炸物可能是鱼雷、水雷、深水炸弹、民用炸药，水下电焊、电切割时积存于沉船舱室顶部的可爆炸混合气也可能引起爆炸。如果潜水员正处在爆心附近的水域中，就会受到冲击波的伤害，发生水下爆震伤。

二、致伤原理

爆炸冲击波对机体全身器官和组织均有影响，而体内含气脏器或腔室最容易受到伤害。水下爆震伤以肺和腹部含气脏器的损伤为主，偶尔也可见中枢神经系统的损伤。冲击波致伤可能与下列作用有关。

（一）内爆效应

人体内实质性器官和组织的主要组成部分是水，而水在一定的压强下几乎是不可压缩的。因此，当冲击波通过它们传播时，不致引起组织损伤，但当冲击波通过体内某些含气的脏器和腔室时，气体即被大大压缩。冲击波作用结束后，受压气体急剧膨胀，好似许多小的"爆炸源"，从而使周围组织发生损伤。如肺泡腔内气体压缩后膨胀，导致肺泡壁及肺泡毛细血管损伤，甚至可引起动脉气体栓塞。

（二）惯性作用

质量不同的组织受相同的冲击波作用后，其运动速度因惯性不同而有所差异。质量小（较轻）的运动较快，质量大（较重）的运动较慢，使质量不同的组织的连接部分易出现分离现象，从而造成组织撕裂与出血，如肋间组织及肠道和肠系膜连接处的出血等。

（三）碎裂效应

当冲击波自较致密的组织传入与之连接的较疏松的组织时，在两者界面上会引起反射，使较致密的组织因局部压力的突然增高而发生损伤。如充盈的胃肠道和膀胱的损伤等均可能由此而引起。

此外，冲击波的直接压迫可造成骨折、鼓膜破裂等。

三、影响因素

水下爆震伤的严重程度取决于受到的冲击波的强度，而后者受一系列因素的影响。

（一）炸药类型

有些炸药具有瞬间高猛度（在爆破附近范围瞬间的破坏力大），远距离破坏力较低；另外一些炸药瞬间猛度较低，但远距离破坏力较大。具有瞬间高猛度的炸药通常用于开辟或粉碎目标，而那些低猛度炸药常用于深水炸弹，利用其远距离破坏力较大的优势，破坏不易接近的目标。

（二）海底特点

不同的海底环境可影响炸药的压力波，如松软的海底具有减震作用，坚硬岩石质海底则可能具有放大压力波的作用。礁岩、山脉等复杂的海底特征会改变冲击波的方向，并能产生继发反射波。

（三）爆炸位置

与放在岩石或珊瑚礁钻孔中的炸药相比，水中自由悬浮的炸药爆炸猛度更强，压力波更大。

（四）水深

静水压能减轻爆炸冲击波和压力波。因此，爆炸发生的水深越大，造成的压力波越小。而靠近水面的爆炸，其冲击波几乎不会减弱。

（五）爆炸距离

冲击波在水中传播速度为空气中的 4 倍，加之冲击波在水中的衰减要比在空气中慢得多，水下爆炸时能对机体产生损伤的临界距离，比空气中要远；因此，当量相同的爆炸，在间隔相同距离的情况下，水下爆炸比空气爆炸的伤情严重。

一般情况下，距离爆炸物越远，爆炸冲击波和压力波衰减幅度越大。但这个因素应和海底环境、水深和海底类型特征结合起来综合考虑。

（六）潜水员身体浸没程度

由于水下冲击波在穿过水气界面进入空气中时，能量会有显著衰减。因此，完全浸没在水中的潜水员会受到所有经过身体的冲击波和压力波作用。对于上半身在水面以上，下肢没入水中的潜水员，其肺、耳和鼻窦受到冲击波和压力波的影响较小。在水下的潜水员，如面向爆心，胸、腹部内脏的损伤要比背向爆心严重。如果头部也没入水中，脑的损伤就可能比较突出。

四、症状和体征

水下爆震伤主要伤及胸、腹部的含气脏器。35 kg/cm^2 的压力波足可造成肺和消化道的严重损伤，超过 140 kg/cm^2 可致死。

（一）胸部脏器主要损伤肺

肺出血是最突出的表现。这是由于肺泡壁破裂和肺撕裂所致。伤者口吐血性泡沫、胸痛、咳嗽、发绀、呼吸表浅和脉搏频速。肺损伤严重时，可因大量肺出血和气道阻塞而窒息，还可因肺毛细血管床收缩或阻塞而继发循环衰竭和肺水肿。有的尚可并发动脉气栓，常见于冠状动脉和（左）脑动脉，这是造成立即死亡的原因之一。

X 线可见肺纹理增粗，斑片状或条状阴影，甚至呈现一定范围的实变区，与肺膨胀不全或支气管肺炎所见极为相似。

（二）腹部脏器主要损伤肠道

伤者感到腹部受到猛烈撞击。轻者可能只有腹痛，查体可见腹部轻度紧张，有压痛；中度损伤者可有呕吐、明显腹痛、频繁排便；严重者腹痛剧烈难以缓解，腹壁强直，大便呈柏油状或带鲜血，呕吐物中有陈旧性血块，患者往往处于休克状态。这类病例可能有肠穿孔和内出血。穿孔多半位于回肠，通常在受冲击当时或伤后 1～2 天发生，但也可在伤后 8～10 天，由于肠壁内出血区感染而继发穿孔。此时，细菌穿过肠壁进入腹腔，导致腹膜炎和腹腔脓肿，出现相应的症状和体征。肠穿孔时，X 线可显示腹腔内的游离气体。

肝、脾、肾、膀胱等较少受累，但在重症伤员，也可能有损伤。重症伤员会出现血尿。

（三）其他含气脏器也会受伤

水下爆震伤伤员还可能有鼓膜充血、破裂、听力丧失或骨折等。如果发生水下爆炸时头部浸在水中，很容易发生脑损伤，这也可能是重症伤员迅速死亡的原因之一。

五、诊断

水下爆震伤有外轻内重和病情发展迅速两个特点。因此易发生误诊或漏诊。

（一）水下爆炸受伤史

应详细了解爆炸当时情况，包括爆炸物的 TNT 当量、伤员距爆心距离、伤员在水中的体位及有无防护措施等。TNT 爆炸压力波大小的计算公式有很多，都只能近似估算，而且不适用于其他类型的炸药。下面公式也用以估算：

$$P = \frac{5150\sqrt[3]{W}}{r}$$

其中：P＝潜水员遭受压力（kg/cm^2）；W＝炸药（TNT）的重量（kg）；r＝炸药距潜水员的距离（m）。

（二）症状和体征

潜水员出现水下爆震伤的典型症状，并评估其严重程度。

（三）影像学检查

影像学检查可进一步明确部位和严重程度。

对一时无法明确诊断者，在出水后 24 h 内应严密观察。

六、治疗

一旦人员在水下遭受爆震，应迅速救护出水。

腹腔脏器损伤的处理与一般外科的处理原则相同，包括抗休克、输液、输血、止痛、镇静、给氧、禁食、胃肠减压及抗感染等。出现严重内出血或肠穿孔症状，如持续性严重腹痛、且不断加剧，下腹部紧张，便血等时，酌情考虑剖腹探查。

肺损伤的治疗，应卧床休息，防止出血加重，减轻心肺负担；保持呼吸道通畅，必要时做气管切开；给氧、抗感染等，按临床肺损伤处理原则进行。

鼓膜穿孔、骨折等，按专科原则处理。

七、预防

水下爆炸发生前，潜水员应尽可能浮出水面远离爆炸范围。如果必须或者只能留在水中，潜水员承受的压力必须限制在 3.5 kg/cm^2 以内。为减小爆炸对人体的影响，潜水员应将脚朝向爆炸物，头远离爆炸物，或头和上半身露出水面，或背朝下浮于水中，头露出水面。

在执行水下爆破作业时，应严格遵守水下爆破作业规则。在沉船打捞时，如果舱室内有可爆性混合气体积聚的可能，在有效排除前严禁使用电切割。

此外，还应注意高能声呐（如反潜船只配备的声呐）产生声波也会对身体、特别是中耳产生影响。当潜水员操纵中低能声呐时，由于距离近、接触时间长，也需要采用厚氯丁橡胶头套等保护中耳免受损伤。

第五节　海洋生物伤

进行潜水作业时，除了水下物理因素和高气压对机体产生影响外，一些水下生物也可妨碍人们的水中活动。本节主要介绍我国沿海海域可能遇到的对人类有害的海洋生物，包括鲨鱼、水母、海蛇、有毒鱼类等。上述生物有些可咬伤人体，有些不但可蜇咬人体，而且含有毒液，使人中毒。潜水员在水中作业或潜艇艇员在水中减压出水或在水面漂浮待援过程中，均有可能遭受海洋生物的伤害。因此，掌握海洋常见生物的特点、其引起损伤的表现及防治知识，对潜水医师和水下作业人员均十分必要。

一、鲨鱼咬伤

据统计，潜水作业中来自海洋动物的伤害率，鲨鱼咬伤占 80%。鲨鱼是最凶猛、危害最大的一类水下动物。鲨鱼袭击可使人体遭受严重创伤，常因大量出血、休克而死亡。世界上有鲨鱼 350 种，其中能主动伤人的有 30 种。我国沿海鲨鱼有 70 余种，其中会主动伤人的鲨鱼有 11 种，在这 11 种鲨鱼中又以噬人鲨、锥齿鲨、双髻鲨、鼬鲨和恒河鲨最为凶残。

鲨鱼有极为敏锐的嗅觉，一旦水中有带血腥味的东西，鲨鱼很远就能嗅到并且前来捕食。鲨鱼的震动感觉器官对低频振动和不规律的振动波非常敏感。如发生水下爆炸、舰艇触雷等情况时，引起水中低频振动，常会使海区周围聚集大量鲨鱼。当水温增高时，鲨鱼的食欲及活动增加，因此鲨鱼咬人常发生在夏秋季。而当暴风雨前或天气阴暗时，鲨鱼常聚成小群在水面翻腾，如青岛地区鲨鱼袭击多发生在阴天的黄昏。

（一）伤情表现

伤人鲨鱼具有十分锐利的牙齿，人被咬伤后，常发生大面积严重的组织损伤，引起大出血和休克死亡。有些鲨鱼牙齿排列整齐，咬出的创面比较整齐，此时主要引起大量出血。有些鲨鱼牙齿疏散而排列极不整齐，常造成撕裂伤，创面大且极不整齐。此外，鲨鱼在咬人时，对组织的挤压作用也很严重，往往造成挤压伤引起组织坏死。

此外，有的鲨鱼背鳍中还含有毒素，如虎鲨。刺伤处有锯齿状刺痕，局部除有剧痛外，还可出现红斑和严重肿胀，肿胀范围迅速扩大，可持续 1 周之久，伤口局部组织坏死，很难愈合。中毒严重者可致命。

（二）急救与治疗

当人员受到鲨鱼袭击时，应设法驱走鲨鱼，免遭受再次袭击，并立即将受伤者救出水面，出水后的抢救工作主要是止血及控制休克。在医院的进一步处理原则仍是控制休克和处理伤口，并注意抗感染。

如被毒鳍刺伤，应立即用冷盐水或无菌生理盐水冲洗创面，对刺入创面小而内部损伤大或污染的创口应予以扩创或吸引冲洗，将坏死组织一并清除，防止继续吸收中毒。还可用吸引器吸出创口内毒液。出现全身症状者做对症治疗。

（三）预防

如发现有鲨鱼活动，立即发出警报，水中人员闻讯后立即出水。一旦遭受鲨鱼袭击时仍以尽快出水为妥，因反击可能更加激怒鲨鱼。如潜水员在高压下暴露时间已超出不减压潜水范围，抢救工作可在出水后于加压舱内进行，在进行急救处理的同时，进行预防性或治疗性加压处理，以防止出现减压病使病情雪上加霜。

在有鲨鱼活动的海区或季节，潜水员不应作裸潜，必须进行着装潜水时也应做好防鲨措施。例如，水下人员应尽量保持安静；避免携带强反光的饰品；潜水装具要清洁，不要沾染动物血腥或腐败食物；在水下应避开有其他鱼群或有死鱼的区域；使用驱鲨剂。驱鲨剂溶于海水后，可形成一片黑色，并有刺激性气味，可使鲨鱼产生逃避反应。

二、水母蜇伤

随着全球温度特别是海洋温度的上升和近海的富营养化，有毒水母数量和水母伤人事件渐多。我国的伤人水母主要包括僧帽水母、火水母、沙海蜇和灯水母等。

水母个体大多由伞部和口腕部两部分组成。口腕上有许多小触手，长者达数十米，其上密布刺丝囊，当触及物体时，立即缩短卷绕受害者，发射刺丝穿入人体皮肤，同时释放出毒液。因触手有大量刺丝囊，可使患者造成严重中毒损伤。

（一）中毒表现与诊断

轻度蜇伤仅出现局部症状，中度或重度蜇伤可引起全身中毒症状甚至导致死亡。

（1）局部表现：蜇伤后立即有触电样刺痛感，局部出现线状排列的红斑、丘疹（与触手接触方向一致）、瘙痒；眼部蜇伤可出现结膜水肿发炎和角膜损伤。严重者出现风团块、水疱、淤斑，甚至表皮坏死等，剧痛难忍，继而全身皮肤潮红、奇痒。

（2）全身表现：中重度蜇伤后数分钟至数小时即可出现全身反应，主要包括眩晕、运动失调，痉挛性或弛缓性麻痹，多发性神经炎，谵妄、晕厥；溶血、心律失常、低血压、充血性心力衰竭；弥漫性肌肉关节疼痛或痉挛，腹直肌强直；恶心、呕吐、腹泻；以及过敏性肺水肿、过敏性休克、急性肺源性心脏病及肾衰竭，直至死亡。

除根据病史和临床症状进行诊断外，还可以尽快采集蜇伤部位留下的组织碎片，在光学显微镜下检查是否发现水母刺丝囊。

（二）急救与治疗

（1）局部处理：立即上岸，用海水冲洗蜇伤处，勿用淡水，因其易激发未发射出的刺丝囊。可用热水（40 ℃）浸泡，不宜冰敷。不能用毛巾等擦拭，大的触手可用镊子等工具取走。救护者应戴手套，以免自己受蜇伤。尽快用5%乙酸浸泡或湿敷蜇伤部位，持续至少30 min或直到疼痛消失。

（2）全身治疗：主要是抗休克、抗过敏、治疗支气管痉挛、肾衰竭及心功能衰弱等。尽早抗感染。中草药马齿苋、穿心莲、龙胆草等外用或内服治疗水母蜇伤有效。

（三）预防

当不穿潜水服下潜时，应注意避开水母，并达一定距离，因其触手长达十多米，并可向四周伸展。脱落的触手或死亡的水母仍可发射刺丝，故不可接触皮肤。穿潜水服时也不能用手直接抓捞。

三、海蛇咬伤

海蛇的毒性非常强烈。我国沿海分布有青环海蛇、长吻海蛇、平颏海蛇等15种海蛇，多数生活在海南、广西、广东、福建和台湾省等沿海，其中以北部湾和福建沿海分布最多。与海中其他蛇形动物（如鳗鲡类）相比，海蛇遍身覆鳞片而无鳃裂，可以此鉴别。海蛇无鳃，靠肺呼吸，因此海蛇必须间隔一定时间到水面呼吸，但海蛇潜在水中可长达数小时。海蛇牙较短（2.5～4.5 mm）。

海蛇毒的主要成分是神经毒素和各种酶蛋白，其神经毒素可阻断神经肌肉接头传递，中毒者出现肌肉麻痹，多以呼吸肌麻痹导致窒息死亡。海蛇毒引起的肌肉损伤以出现血红蛋白尿为临床表现，中毒死亡者尸检可见广泛性透明性肌肉坏死，血红蛋白尿以海蛇咬伤者最多见。

（一）中毒表现与诊断

多数被海蛇咬伤人员在最初只有皮肤被刺感觉，局部无红肿疼痛。通常在被咬后 0.5～1 h 出现运动功能障碍，感到四肢沉重，全身无力，呼吸浅表短促，随后出现轻度呼吸困难、全身肌肉疼痛、四肢麻木、张口困难、嗜睡、眼睑下垂、复视，严重时有呼吸困难、发绀，甚至呼吸停止、窒息死亡。有些被海蛇咬伤者在咬伤后 3～6 h 可出现肌红蛋白尿。在被海蛇咬伤致死病例中，25%是在咬伤 8 h 内死亡，50%在 8～24 h 内死亡，其余 25%在两天内死亡，个别病例两天以后死亡。

被海蛇咬伤者，伤口可见针尖样毒牙痕。根据上述神经毒和肌肉毒症状，结合实验室检查出现的总胆红素及间接胆红素增高、白细胞总数增高及中性粒细胞中毒性颗粒、血尿及血红蛋白尿、肌红蛋白尿、肝肾功能损害等表现，可及时做出诊断。

（二）急救与治疗

因局部症状轻微，容易被忽视，但是一旦出现全身吸收中毒症状就十分危重。因此，任何情况下的海蛇咬伤都是临床急症，绝不能掉以轻心。

被海蛇咬伤后伤者切勿惊慌奔跑，以免加重蛇毒全身吸收。立即用洁净水冲洗伤口排出毒液，有条件可用 1∶5000 高锰酸钾溶液冲洗。可用嘴或吸引器吸引咬伤局部。如果海蛇咬伤四肢，在咬伤后应立即用宽幅布条在伤口周围做环形包扎，保持合适压力，以不影响肢体深部动、静脉血流为宜，一直保持到入院治疗为止。注射抗蛇毒血清是最有效的治疗方法。

可应用蛋白分解酶破坏分解海蛇毒素。通常用胰蛋白酶 2000～4000 U 溶于 0.5%普鲁卡因 5～10 mL 中，在伤口周围局部注射，有一定疗效，但胰蛋白酶本身的不良反应较大。强氧化剂对蛇毒素蛋白有直接破坏作用，但对正常组织细胞也有一定的损伤。通常用 0.5%高锰酸钾注射液 2～4 mL，在伤口周围局部注射，有良好的治疗效果。

被咬伤者应采取早期、短期、大剂量激素冲击治疗。及时防治伤口感染。

上海蛇药和广东蛇药及中草药七叶一枝花、半边莲、八角莲、田基黄、白花蛇舌草、徐长卿、两面针、蛇莓等对海蛇咬伤有一定疗效。

（三）预防

海蛇常在海边浅水域活动，在海蛇活动的海区潜水应提高警惕；遇到海蛇时应谨慎避开或将其驱走，交配季节的海蛇最具攻击性；加强对海蛇咬伤的宣传教育，尽可能做到现场自救和互救，采取正确的后续治疗措施。

四、有毒鱼类致伤

这儿的有毒鱼类指棘中含有毒腺的鱼，它们机械刺伤人体后分泌毒液，引起局部或全身中毒。除了有毒腺的鲨鱼外，主要还包括魟、鲇鱼和鲉鱼类。主要分布于我国东海海域，南海次之，黄海、渤海较少。

魟类鱼俗称锅盖鱼，常常攻击人类，亦是本类鱼的主要种群之一，有毒魟类我国有 20 余种。

有毒腺的鲇鱼大多是淡水鱼，但也有相当部分是海水鱼。它的毒棘特别危险，其背棘和胸棘可牢牢地固定成硬直的伸展状态，非常尖锐，有的种类还有倒齿。鲇鱼中毒主要是捕鱼时用手抓取发生机械性创伤引起中毒，但也有部分鲇鱼有主动袭击的习性。

鲉鱼类是分布最广泛的有毒腺鱼类，我国约有 40 多种。鲉鱼中毒通常因为涉水时脚踩中埋藏于沙中的鲉鱼背刺或手伸入岩礁缝隙捕捞海鲜时被伪装的鱼刺刺伤引起。部分鲉鱼会主动伤人。

（一）中毒表现与诊断

有毒鱼刺伤后的表现与进入伤口的毒液的性质、量、受伤部位、机械性创伤程度和被刺者的身体状况等均有关系。除了毒液的毒性效应外，撕裂伤亦可引起创伤反应。

（1）局部表现。①毒魟刺伤：在 10 min 内会出现痉挛性剧痛，在半小时后加剧并向外辐射波及整个肢体。②鲇鱼中毒：局部有戳刺、搏动和烫伤感，持续 20 min～10 h，且可沿肢体向上扩散。伤口附近可因局部缺血而呈苍白色，不久成青紫并出现红肿或红斑。伤口易继发感染。③魣鱼中毒：立即产生剧烈的刀割样跳痛，并向周围扩展，持续数小时。伤口局部红肿、发热，随即青紫、组织坏死脱落，常继发感染。

（2）全身表现：可出现乏力、胸闷、心悸及全身肌肉酸痛，全身散在的皮肤出血及继发感染等。严重者可出现恶心、呕吐、多汗、呼吸急促、咳嗽、肺水肿及休克等表现。

根据咬伤史及局部表现可做出诊断。

（二）治疗与预防

除了正确处理伤口外，救治原则主要为止痛、抗毒及防治继发感染。在刺伤处或近心端做皮下或肌内注射依米丁可在短时内缓解局部疼痛和出血。剧痛时，也可辅以哌替啶或用普鲁卡因局部封闭。应及早使用广谱抗生素和破伤风抗毒素。对刺伤后立即发生的原发性休克，一般只需采用单纯的支持疗法；因毒液对心血管系统的毒性效应所致的继发性休克，则需采取紧急措施维持心血管张力和预防并发症。

由于刺伤多见于涉水作业时误触刺毒鱼所致，因而对相关作业人员要做好宣传，了解毒鱼的性状和中毒后出现的表现及基本救治方法。

五、珊瑚、海葵类致伤中毒

珊瑚类、海葵类与水母类同属腔肠动物。口周触手有刺丝囊或蜇刺。我国除北海分布偏少外，大部分海域都广泛存在。珊瑚种类繁多，有些如石珊瑚类的角孔珊瑚等有显著毒性。在我国已知的有毒海葵目海葵有 10 余种，它的毒素为一种类似神经毒的物质。而另一种沙海葵目的岩沙海葵，触手很短，完全收缩时呈皮壳状，我国已发现 20 余种，主要分布于台湾及南海诸岛，它的毒素是一种聚醚类非蛋白剧毒性海洋生物毒素，化学结构独特，毒性强烈，有特异性心血管效应。岩沙海葵属各种类毒性差异很大，就是同一种也显示较大的个体差异，有的样品有毒，有的则无毒。

（一）中毒表现及诊断

石珊瑚蜇伤最初的反应是疼痛、红斑和瘙痒。潜水员未戴手套防护的手常被蜇伤。而与海葵接触后不久皮肤会出现针眼大的小红点或绿豆至黄豆大的风团块，20 min 后形成丘疹疱，奇痒难忍。丘疹疱可渐扩大，糜烂、溃疡，病程持续约 2 周，恢复后留有浅瘢痕。海葵中毒后早期会有流涎，口唇、舌尖麻木，神经过敏，严重者出现腹痛、心绞痛、全身肌肉疼痛、呼吸困难等。

岩沙海葵蜇伤局部出现水肿性红斑、丘疹和风团块。重者在数分钟内局部出现灼痛、刺痛，继而出现水疱、出血、坏死或溃疡。岩沙海葵毒素是典型的心脏毒素，为目前已知最强的冠状动脉收缩剂，比血管紧张素Ⅱ的作用至少大 100 倍。冠状动脉收缩，血压升高，心律失常，然后出现心室收缩力降低，血压下降，心肌供氧不足，心功能严重障碍，最后导致心脏停搏，随之呼吸衰竭而死亡。

根据病史和表现，必要时化验可疑毒素可做出诊断。

（二）急救与治疗

珊瑚擦伤首先用肥皂水洗涤，然后用清洁水或生理盐水强力冲洗以除去附着物。而海葵蜇伤部位应用海水冲洗或浸泡，勿用淡水。可局部敷用干燥粉剂、高渗性干粉，或用刀背、镊子等工具小心地去除触手和刺丝囊。5%乙酸、饱和明矾溶液或氯化铵溶液可制止刺丝囊进一步发射刺丝，并兼有中和毒素的作用。温热高渗盐水反复冲洗亦有助于中和毒素。如出现神经系统症状时，可采用阿托品皮下注射，维生素 B$_2$ 肌内注射。

被岩沙海葵蜇伤后，应立即设法除去皮肤表面的触手、刺丝囊和刺丝。含 5.25%活性氯的漂白粉溶于 1 mol/L 盐酸溶液及 0.5～1 mol/L 的氢氧化钠溶液可有效消除岩沙海葵毒素。罂粟碱和硝酸异山梨酯是岩沙海葵毒素的有效抗毒剂。鉴于毒素毒性剧烈，作用极快，应做心室内直接注射，方能获得最佳效果。国外已有抗毒素。

六、棘皮动物致伤

海洋中约有 5900 种棘皮动物，有 20 多种有毒，包括海胆、海星和海参等。我国各海域均有分布，常生长在岩礁下、石缝中和珊瑚礁内，有的潜伏在泥沙中，对渔民和潜水作业、从事水中生产人员构成威胁。

海参有很高的食用和药用价值，与人的接触机会较多，但少数有剧毒。我国的剧毒海参至少有 18 种，以南海西沙群岛多见，北方沿海也有分布。海参毒素最突出的毒性是溶血，作用比市售的皂角苷强 10 倍左右。人员除了误食加工不当的剧毒海参发生中毒外，还可因为在捕捞、加工鱼产品和其他涉水作业时接触海参排出的含毒黏液而引起中毒。

（一）中毒表现及诊断

海胆致伤是由于摄食海胆的生殖腺或遭海胆的棘刺伤引起中毒，大多数海胆在繁殖季节都是有毒的，其毒素在生殖腺中。刺伤后局部可出现剧痛，随之红肿及有烧灼感，伤口呈紫色，可持续 3～4 天；重者伤口能继发感染或溃烂，经久不愈。全身还可出现眩晕、心悸、呼吸急促，重者可手足抽搐，发生麻痹。

海星毒棘刺伤或其体表黏液与人皮肤接触后可引起中毒，其毒素有很强的溶血性。刺伤局部剧痛、红肿麻木。严重中毒时，可有肌肉抽搐，运动失调。

接触海参毒素的局部皮肤、黏膜可有烧灼疼痛，红肿，呈炎性反应。染毒局部涂水后有起泡反应。如毒素溅入眼睛，可能造成失明。毒素吸收进入体内后可引起全身乏力，并有消化系统障碍。较严重者出现四肢软瘫、尿潴留、肠麻痹、膝反射消失，可能出现咯血。

（二）治疗与预防

一旦遭刺伤后，应首先将叉棘除尽，然后用清水彻底冲洗伤口去除毒液。伤口可用 5%高锰酸钾溶液湿敷，或局部封闭止痛。海参中毒时，用清水或加温的纯酒精涂擦患部。眼睛内接触毒液后尽快以清水冲洗，并滴入可卡因眼药水或毒扁豆碱溶液。对误食剧毒海参时间较短者，应尽快催吐或洗胃；出现肌肉麻痹时，可试用抗胆碱酯酶制剂如新斯的明或毒扁豆碱注射。

在捕捞时，应戴手套和防护眼镜，避免直接接触，特别是海参体表黏液。干品海参在食用前必须先煮沸 1 h，然后在水中浸泡 3 天，以减少毒性。

（徐伟刚　刘文武　张黎明）

第 三 章

潜水装具及其基本原理

由于呼吸介质的改变，水下环境并不适合于人类生存。而水的密度及热、光、声在水中传播的特点，进一步增加了潜水员在水下活动的困难。为了实现人在水下较长时间地停留并能有效开展各类活动，必须借助一定的装具和设备，以创造人在水下的生存条件并对抗各种不利因素的影响。无论是何种装具，首先应确保潜水员的生命安全，同时还必须遵循人机工效学原则，具有良好的适体性和舒适性，便于操作使用，尽可能提升行动效率。潜水装具首先是人进入水下的生命支持系统，其设计制造必须符合医学-生理学要求。

第一节　概念及类别

一、相关概念

潜水装具（diving equipment）是为适应水下环境而佩戴在潜水员身上的所有器材的统称，通常包括水下呼吸器、潜水服、头盔或面镜及其他器材，是潜水员开展水下活动必不可少的装备。潜水装具应具备解决潜水员在水下遇到的呼吸气体的持续供给与更新、安全防护、御寒保暖、通信联络、体内外压力平衡、维持中性浮力以确保体态稳定等各类基本医学生理学问题。

潜水设备（diving facility）是保证潜水作业能安全顺利进行的水面器材和用具的总称，包括压缩气体制备和存储系统、供气控制系统、加压舱、潜水钟等。

常将潜水装具和潜水设备统称为潜水装备。

二、发展简史

人类潜水活动已有几千年历史，潜水装具的发展也经历了漫长的过程。最早的潜水装具可追溯至芦苇秆等中空的管子，即现代潜水呼吸管的前身，借助它人们在水下可呼吸来自水面的空气，但只能进行极浅深度的简单作业。

17世纪末至18世纪初期，人们又发明了原始的潜水钟、单人常压潜水服等。

真正现代意义上的潜水装具出现于19世纪中期，德国的Siebe研制出了最早的通风式重潜水装具，并逐步改进，对职业潜水的发展起到了巨大的推动作用。

19世纪后半叶，随着CO_2吸收剂的研制成功，英国人Fleuss发明了最早的闭式回路自携式水下呼吸器。同一时期，按需供气调节器研制成功。所谓按需供气，即在潜水员吸气时才供气，可有效节约供气量。后来，该调节器被用于闭式回路自携式氧气呼吸器中，促进了闭式水下呼吸器的大量使用，特别是在水下军事行动和潜艇脱险中得到广泛应用。

20世纪30～40年代，法国人LePrieur和Cousteau等相继研制了按需供气开式回路自携式水下呼吸器，成为现代自携式潜水中使用最为广泛的呼吸器。

20世纪50年代，Lambertsen研制出了使用高氧浓度混合气的半闭式自携式水下呼吸器，以解决开式呼吸器水下停留时间短和闭式呼吸器因氧中毒而水深度受限等缺点。

20世纪60～70年代，人们将供气调节器应用于水面供气式的潜水装具中，以替代通风式重潜水装具，逐步发展成为当今职业潜水中广泛使用的水面供气的需供式面罩或头盔。

此外，20世纪20～30年代，英国人Davis设计出了现代意义上的潜水钟和甲板加压舱，极大地提高了潜水员减压期间的安全性和舒适度。后来，随着饱和潜水技术的发展，潜水钟和甲板加压舱得到了快速的改良和优化。

三、分类

潜水装具可按功能、气源、呼吸回路、耐压能力等不同标准，进行多种分类。

（一）自携式潜水装具

自携式潜水装具是指呼吸气源由潜水员自己携带入水的潜水装具。这类装具的总重量较轻，又称为轻潜水装具。使用自携式潜水装具进行潜水，不受水面气源和供气软管的限制，人在水下具有更大的活动范围和灵活度。在休闲潜水、技术潜水、军事水下侦查等水下活动中，这种装具被广泛使用。限于自携气量，潜水时间不长，但采用闭式环路者则可长达数小时。常规的自携式潜水的深度一般控制在40 m以浅。

自携式潜水装具的核心组成是自携式水下呼吸器（self-contained underwater breathing apparatus, SCUBA）。呼吸器使用供气调节器，能随潜水深度和呼吸动作的改变而自动调节供气量，因此潜水员在水下呼吸比较自如。自携式水下呼吸器可采用开放式、闭合式和半闭合式供气环路。

1. 开放式

对供给气体仅呼吸一次即排至呼吸器外的称为开放式回路呼吸器（open-circuit SCUBA），简称"开式呼吸器"，也称为"呼气入水式潜水呼吸器"。开式潜水装具简单轻便，容易掌握使用，在潜水作业和潜水运动中被广泛应用。

使用开式呼吸器，一般不会发生CO_2中毒、缺氧等情况。并且由于该装具通常以压缩空气作为呼吸气体，也可避免高分压氧对人体的毒性作用。

2. 闭合式

对供给气体呼出后并不废弃，而在呼吸器内部经过密闭循环环路系统加以处理后再供给潜水员呼吸，称为闭合式呼吸器，简称"闭式呼吸器"。

通常在水面呼吸大气时，机体每分钟的吸气量约为20 L，其中的氧气为4 L。由于机体仅消耗吸入气中25%的氧气，即1 L，其余3 L氧气均排入大气中。在水下若使用开式呼吸器，随着潜水深度的增加，每分钟吸气量会相应增加，被排出的未使用的氧气将显著增加。如在水下40 m呼吸压缩空气，每分钟排出的未使用氧气将达到19 L。闭式呼吸器最大的特点在于呼吸气体在人体的肺和呼吸器组成的闭合回路中循环，将潜水员呼出气中的CO_2清除，同时补充消耗掉的氧气，因而可极大地减少气体消耗，显著延长水下停留时间，提高气体的使用效率。在较大潜水深度时，效果更加明显。

除可以有效减少气体消耗外，闭式呼吸器可以在不发生氧中毒的情况下将氧分压控制在较高水平，从而可减少体内惰性气体的溶解，缩短减压时间。此外，使用这种装具潜水时，潜水员呼出气不直接排入水中，无气泡产生，噪声也低，因此具有很好的隐蔽性，特别适合于水下特殊行动的需要。

闭式呼吸器结构复杂，潜水员必须经过相关培训后才能使用。在使用过程中，也必须保持高度警觉，特别要注意氧分压。此外，这种呼吸器造价较贵，维护成本也较高。

3. 半闭合式

半闭合式呼吸器介于开式和闭式之间,即呼出气体只有部分排至呼吸器外,剩余部分经密闭循环系统处理后,继续供潜水员呼吸,同时向循环回路中补充与排出气量相等的新鲜气体。简称为"半闭式呼吸器"。

半闭式呼吸器通常使用氧浓度较高的混合气,可在一定程度上节约呼吸气体,增加潜水时间;同时又可以避免闭式氧气呼吸器的深度限制和闭式混合气呼吸器设备复杂的缺点。

(二)管供式潜水装具

通过供气管接受来自水面或水下潜水钟的呼吸气体的装具,即为管供式潜水装具。由于气源充足,可维持长时间水下作业。因为有供气管入水途径,还可以让潜水员与水面进行实时语音通话联络,已成为职业潜水作业中最常用的潜水装具。实践中,管供式潜水气源基本都来自水面,称为"水面供气式"(surface supplied)潜水,目前主要采用通风式和需供式两类装具。

1. 通风式

通风式潜水装具是一种需要对由头盔与潜水服组成的密闭系统的整个内部空间进行连续不断的气体更新的装具,也是最早发展的水面供气式潜水装具。由于需要气体更新的空间相对较大,所以需要消耗大量的气体。同样由于具有很大的储气空间,使装具整体的浮力较大,必须借助更大的压重以克服浮力的影响,所以装具整体的重量很大,被称为重潜水装具。国内通风式装具主要包括 TF-12 和 TF-3 两型,正在逐步被淘汰。

2. 需供式

需供式潜水装具使用上述按需供气调节器,只有潜水员吸气时才供给气体,比通风式装具的耗气量少得多。因此呼出气体排出呼吸器外,也不会导致代谢产生的 CO_2 在装具内蓄积。如果呼吸氦气等较昂贵的气体,还可以采用带有气体回收功能的装具。装具的总重量相对较轻,除了通常采用干式或湿式水暖服外,其他装具与自携式类似。装具还配备应急气瓶(bail out cylinder,常称为"回家"气瓶),供紧急情况时使用。该类装具使用范围广泛,既可使用压缩空气,也可使用混合气;既可进行常规潜水,也可进行饱和潜水,是当今职业潜水中使用的主要装具类型。

根据面罩式样的不同,该类装具又可分为头戴式面罩和头盔式面罩两种,它们的供气原理完全相同,差别仅在于对头部的保护方式。

(三)常压潜水装具

常压潜水装具(atmospheric diving suit,ADS)是完全密闭的金属坚固壳体,固壳能耐受一定的外压,也被称为"硬质潜水服"或"铠甲式潜水服"。与承压潜水装具相比,采用常压潜水装具潜水,潜水员不需要高气压暴露,因此没有加减压和发生潜水疾病之虑。常压潜水服实质上是一个压力恒定的密闭舱室,所涉及的医学问题主要与环境控制相关,包括氧气的自动供给与氧浓度的监测,CO_2 浓度的监测与有效清除,温度的控制与潜水员体温的维持,以及潜水服内压力的监测与维持等。载人深潜水器也属于一种常压潜水装具,只不过能容纳多人。而潜艇则是一种大型常压潜水装备。虽然常压潜水装具避免了潜水医学的一系列问题,但尚不能完成精细程度高的水下作业任务,且造价昂贵、操作复杂,目前主要用于对失事舰船、潜艇和水下工程等进行观察、检查、录像、输送物品、协助进行水下作业等,但无法代替人员进入水下。

常压潜水服虽然总重量较大,但由于装具自身的浮力,载人后在水中的重量仅为 20~25 kg。肩、肘、腕、髋、膝关节均由一个球形或数个球形套叠而成,以实现伸屈、旋转等功能。上肢的末端是机械手,人可通过内部控制装置来控制机械手作业,不同类型的作业可更换不同类型的机械手。潜水服还配有微型照相机、自动记录仪等装置。

第二节　供 气 原 理

一、通风式潜水装具

头盔是通风式装具的主要部件，也是气体进、出装具的唯一途径。水面供气软管与头盔进气管直接连接。在供气软管靠近头盔约 1 m 处，设有一供气阀，穿着时位于潜水员右侧腰部，因此又称为腰节阀，以供潜水员手动控制供气量。在头盔内部有能防止气体逆流的单向阀，一旦发生供气中断，可防止头盔内的气体向外倒流。利用装具内的残余气体，潜水员可紧急上升出水，同时也可使潜水员免受挤压。进气管内口通过三路挡气板沿内壁延伸，分别开口于前面和侧面玻璃窗上沿处。这样既可以避免供入的气体直接冲向潜水员的头部，造成不适，也可减少气体在进气口和排气阀之间形成"短路"，还能不断吹除三个面窗玻璃上因头盔内外温差造成的水汽凝结，从而保持观察窗的透明度。头盔后上壁设有排气阀，潜水员用头顶推排气阀，即可排出装具内多余的气体，以达到气体更新和调节浮力的目的。

通风式潜水装具的头盔和潜水服相通，共可容纳 $80\sim100$ L 的压缩空气，由于输入的气体与潜水员呼出的气体在同一个空间里直接混合，若供气不足，潜水服内的气体就不能有效更新，将造成潜水服内 CO_2 浓度迅速增高。因此，必须保证有足够的通风量。单位时间的通风量取决于潜水员水下劳动强度（产生 CO_2 的速度）及人体对呼吸气中 CO_2 分压的耐受程度。

在使用通风式装具时，还应特别注意供气量和排气量的关系。当供气量超过排气量时，潜水服膨胀，浮力增加，会导致潜水员不由自主地迅速"放漂"至水面；当供气量少于排气量时，潜水服内气体过少，压力相对降低，会造成潜水员挤压伤或者快速下坠。

二、按需供气式装具

开式自携式潜水装具和按需供气式管供潜水装具都采用按需供气式呼吸器，其中的核心部件是供气调节器，是将中压气体根据潜水条件（深度、劳动强度）自动调节成符合该条件下人体呼吸所需压强和流量的装置。

（一）开式自携式呼吸器

开式自携式呼吸器由一级减压器和二级减压器组成，中间由中压软管连接。其中二级减压器即为供气调节器。

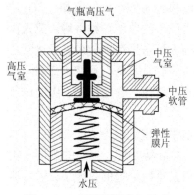

图 3-1　一级减压器供气原理

1. 一级减压器

作用是将气瓶流出的高压气体减压后供给二级减压器输入端。减压的基本原理是，设置一调节弹簧，使得：弹簧提供的压强+外界水压=减压后的气压，这两方面的力作用于一膜片两侧（图 3-1）。一级减压器减压后的气压（即输出气压）通常设定为高于环境水压 10 ATA 左右，也即调节弹簧应提供 10 ATA 的压强。当输出气体被吸用时，减压到中压气室内的气体压强下降，压差使得膜片移位，通过阀杆打开高压气体的供气喷口向中压气室内供气，当压强平衡后膜片位置恢复，供气口关闭。如此通过不断地开放和平衡将高压气体减压为中压气体。

2. 二级减压器

二级减压器又称"供需阀"（demand valve），主要功能是可以随潜水深度改变和呼吸动作而自动调节供气量和压强，使潜水员在水下呼吸舒畅。吸气时，一般只需 3.8 cm 水柱的压差就能够将气体吸入肺内，使潜水员能够以较小阻力进行呼吸。呼气时，一般只需 2.5 cm 水柱的压差即可将气体排出调节器外。供气的基本原理类似一级减压器。潜水员吸气时，气室内压强下降，膜片位移通过阀杆打开供气口供气；呼气时，膜片复位供气口关闭，但气室单向阀打开，气体排出呼吸器外（图 3-2）。

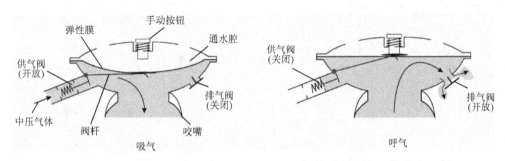

图 3-2　开式自携式呼吸器二级减压器供气原理

需要注意的是，随着潜水深度增加，不论是吸气还是呼气的压差都会因气体密度增加而增大，流量负荷也会同时增加，潜水员呼吸阻力随之增大。缓慢呼吸可降低呼吸阻力，因为这种呼吸方式降低气体通过呼吸器的峰值流速。气流阻力与气流速率的平方呈正比，气流速率降低 50% 时，阻力将减小 4 倍。

佩戴呼吸器后，由于呼吸器的原因导致不能有效换气的容积称为呼吸器的呼吸无效腔。呼吸无效腔增大，会使肺泡有效换气率下降，导致 CO_2 积聚，甚至造成 CO_2 中毒。减小呼吸无效腔对保证潜水员安全，提高潜水工效有重要意义。可以在全面罩内增加口鼻面罩，或采用咬嘴呼吸方式。

（二）需供式管供面罩

现代需供式管供面罩的供气系统通常包括供气阀、旁通阀、口鼻罩和排气阀。接受来自水面或潜水钟的中压气源。供气阀的结构、供气原理与开式自携式呼吸器中的二级减压器相似，可根据潜水员吸气量的大小，自动向面罩内供应相应量和压强的呼吸气体。当供气阀出现故障不能正常供气或供气量不足时，可通过旁通阀向面罩内供气。下潜过程中，也可以将旁通阀打开，并根据下潜速度调节输出流量，以平衡面罩内外压强。

口鼻罩位于面罩内部，仅包绕住潜水员的口、鼻部，形成一个狭小空间，可以有效减小吸气阻力和呼吸无效腔，避免呼出气中的 CO_2 积聚在整个面罩内，还可减少面窗起雾。

三、闭合式呼吸器

闭式呼吸器一般由气瓶、呼吸转换阀、呼吸袋、CO_2 吸收剂罐、咬嘴和供气流量阀等组成，气体流路如图 3-3 所示。

通过单向阀控制气体在环路内的循环。气体经流量控制由储气瓶流入呼吸袋，供潜水员呼吸。向呼吸袋内的供气，可由流量调节器自动控，也可手动增加供气量。呼吸袋随潜水员的呼吸膨胀或收缩，呼吸袋上设有排气阀，在过度充盈时可排除过多气体，更重要的是能在上浮过程中自动排气。

呼吸袋的容积应稍大于潜水员肺活量，以保证通气顺畅，应保证 6 L 有效通气容积，加上一定余量，呼吸袋应有 8~10 L 的总容积。CO_2 吸收剂可有效吸收 CO_2，其量应和供气量相匹配。

闭式呼吸器分为闭式氧气呼吸器和闭式混合气呼吸器两种，主要差别在于呼吸回路中氧气的含量。

（一）闭式氧气呼吸器

闭式氧气呼吸器（图 3-4）是最简单的闭式呼吸系统。由于循环系统内使用的呼吸气体为纯氧，因此具有供气时间长、隐蔽性好（无气泡）、重量轻等优点。由于使用纯氧，潜水深度一般限于 8 m 以浅，时间也不宜过长，否则有发生急性氧中毒的风险。

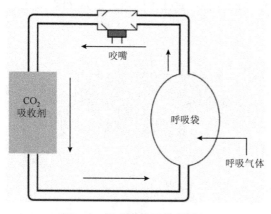

图 3-3　闭式呼吸器基本原理

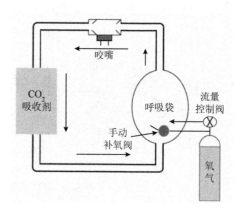

图 3-4　闭式氧气呼吸器原理示意

使用该装具前必须用氧气冲洗呼吸袋，以防止因前次使用后氮气蓄积而引起稀释性缺氧。

（二）闭式混合气呼吸器

由于闭式氧气呼吸器使用深度受到严格限制，为实现更大深度潜水作业，必须降低呼吸回路中的氧浓度。闭式混合气呼吸器（图 3-5）有两个独立的气源，分别为纯氧和纯惰性气体或混合气。混合气源可以是空气或特殊混合气体，如氮氧、氦氧或氮氦氧三元混合气，其中通常含有一定浓度的氧气。根据传感器实时探测的呼吸袋内气压和氧分压反馈控制供气。

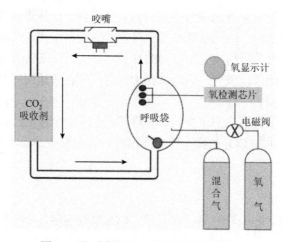

图 3-5　闭式氦氧混合气呼吸器原理示意

闭式混合气呼吸器的最大优点是可以使氧气的利用率显著提高，并且潜水深度更大，水下工作时间更长。但由于结构较为复杂，并且使用传感器和芯片等装置，硬件的质量和性能非常重要。

（三）半闭式

半闭式呼吸器的供气原理与闭式呼吸器类似，不同点仅在于呼吸回路中使用的气体种类及补充方式。半闭式呼吸器主要有两种类型，即氧质量恒定型和自设每分钟流量型，目前多使用前者（图 3-6）。这种呼吸器可按一定流量不断地向回路中供应按要求预先配制好的混合气体，其供气流量由潜水员的氧耗量决定。使用前,需要针对潜水深度、潜水员的耗氧速率,以及安全氧分压来确定混合气中氧气的比例和气体流入呼吸袋的速度。氧分压不低于 20 kPa 不超过 200 kPa。

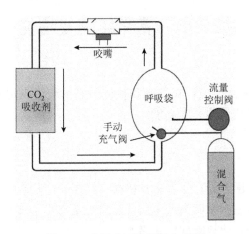

图 3-6 半闭式呼吸器基本原理

由于惰性气体被加入呼吸回路中,导致呼吸回路过度膨胀,需要设置排气安全阀将多余的气体不断排出,从而减少了氧气的利用效率。但与开式呼吸器相比,这种呼吸器的气体利用率仍有显著提升。潜水员每分钟消耗 1 L 氧气时,流量为 12 L/min 的半闭式呼吸器节省的气量可以达到开式呼吸器的 8 倍。随着作业强度的加大,潜水员氧耗量增加,节省的气量将更多。

(四)闭/半闭式呼吸器的相关医学问题

闭/半闭式呼吸器结构特殊、复杂,如出现机械故障或使用不当,极易导致各种潜水疾病,在使用中需给予特别注意。呼吸环路气体中的氧和 CO_2 分压必须维持在人体安全的允许范围内,否则将导致缺氧、氧中毒或 CO_2 中毒。

1. 呼吸阻力

闭式、半闭式呼吸器的呼吸阻力应控制在 0.8 kPa 以下(呼吸频率 15 次/分,通气量为 30 L/min)。此外,如果呼吸袋高于潜水员肺部,吸入气体的压强较低,吸气阻力增大;相反,如果呼吸袋低于潜水员肺部,供气压力高,呼气阻力增大。因此,应尽可能使呼吸袋位于潜水员肺部同一水平位,并尽量靠近潜水员肺部,以减少潜水员在水下不同体位时,因静水压不平衡导致的呼吸阻力增加。

2. 缺氧

由于未打开含氧气体供气阀、氧气气源耗尽、测氧电极或控制部件故障、配制的混合气中氧含量偏低及潜水员作业强度过大等,都有可能导致缺氧。由于潜水员仍呼吸着低氧气体,穿着闭/半闭式非氧气呼吸器导致的缺氧会非常隐匿,首发症状往往是意识丧失,需要高度重视。

3. CO_2 中毒

吸收剂失效、潜水员呼出气中 CO_2 含量超出吸收剂的瞬时吸收能力、吸收罐安装错误等,都会导致 CO_2 不能被完全吸收而再次进入呼吸袋中,导致 CO_2 中毒。

4. 氧中毒

穿着氧气呼吸器潜水深度超过深度-时间限制,容易导致急性氧中毒;在设定了某一恒定氧分压或混合气中氧浓度较高时,下潜过快可导致急性氧中毒;配制的混合气中氧浓度过高,或者氧电极或供应装置等出现机械故障,也会导致急性氧中毒。

5. 化学烧伤

如吸收剂罐漏水,渗入的水和吸收剂反应,会释出大量热量,可导致潜水员呼吸道烧伤。进水的吸收剂也可能进入口腔和呼吸道,导致化学损伤。

第三节　常用装具及功能

潜水装具中最重要的部分是呼吸器，由气瓶和供气控制系统组成；后者在上一节中已有具体介绍，本节主要介绍气瓶及其他常用装具的基本功能。

一、气瓶

气瓶是储存呼吸气源的高压容器，分为瓶身和阀头两部分。多通过连接在一级减压器上气压表监测瓶内气压变化；也有部分气瓶阀中附有信号阀，当气瓶储气压力降至（3.5±0.5）MPa 时阀门出气口关闭，潜水员感觉供气不畅，即提醒应中止潜水。

随着瓶内气体的排出，气瓶的整体重量会降低，潜水员在水下总的浮力会增加，需要在潜水过程中通过其他浮力调整装置予以调整。

二、水下保暖装备

潜水员的体温防护至关重要，直接决定了潜水员在水下的安全和作业能力。在水下保持体温主要依靠潜水服。除了在夏季，浅水或短时间的非污染水中作业，有时可单独使用潜水呼吸器而不着潜水服外，其他绝大多数情况都需要根据水温穿着不同类型的潜水服。潜水服除了起到保暖作用外，还可以起到防止外伤、与水隔离等作用。潜水服分为干式潜水服、湿式潜水服和半干式潜水服（semi-dry suit）等。

（一）湿式潜水服

湿式潜水服用合成橡胶与弹力尼龙纤维织物制成衣料，然后剪裁成内衣样的紧身衣服。这种衣服并不水密，水可通过领口、袖口等处流入衣服内，和人体皮肤直接接触，所以称为湿式。湿式服橡胶内部为互不相通的独立气孔，可增强保暖性能。弹力尼龙织物可使轻潜水衣与人体皮肤表面紧密接触，水虽可进入潜水服内，但流动速度极慢，迅速被皮肤加温后，在人体周围形成一温水浴环境，使潜水员感觉温暖舒适。因湿式潜水服内外相通，不存在潜水过程中压力平衡的问题，穿着后较为轻便灵活。

随着潜水深度的增加，湿式潜水服内独立气室被压缩，使衣料变薄，保暖性能随之降低。与此同时，浮力也会下降。长期反复使用后，因橡胶老化，湿式潜水服的保暖和浮力功能都会下降。此外，湿式潜水衣也不适宜在污水中使用。

热水潜水服也属于湿式潜水服，在潜水服内部胸、背、胳膊、腿等部位分布有带孔的热水循环管路。水面将加热的海水通过与供气软管捆绑在一起的热水管送至潜水服，在内部循环后经脖颈、手腕、脚踝等部位排出潜水服外，实现了有效防止潜水员体温散失的效果，特别适用于寒冷水域潜水特别是较冷水下的氦氧混合气潜水时。

在穿着热水潜水服潜水时，最好在内部再穿一层薄的贴身湿式潜水服，既可增加衣服与身体的贴合度，又可防止热水温度过高而烫伤皮肤。

（二）干式潜水服

干式潜水服用坚固、柔软、不透水的材料制成，使人体与水完全隔开，故称干式。在领口、手腕和脚踝等处有水密接口，可防止水进入衣服内。单独或配合保暖内衣使用，可起到较好的保温效果。干式潜水服的保温性能稳定，不会受水深影响，在水温低于 10 ℃时，最好使用干式潜水服。

干式潜水服上配有供气阀（所需气体由自携气瓶或专用气源提供）和排气阀，潜水员可借此调节衣服内的气量，防止发生挤压伤或造成"放漂"。正因此，使用干式潜水服潜水时，潜水员需经专门培训，掌握控制衣服内保持适当气量的方法。这也有助于潜水员防止气体集中到腿、脚部而无法排出，甚至因脚部气体过度膨胀而使脚蹼脱落等情况的发生，使腿部聚集的气体重新进入躯干部位，进而移动到胸部使潜水员重新恢复水平体位或头朝上体位。

干式潜水服的密封特别重要，领口、手腕部、拉链、阀门等部位都容易漏气甚至漏水。

与热水潜水服类似，在干式潜水服内部躯体主要散热部位可以排布合金电阻丝，由水面专用供电装置或者自携电池供电，用于寒冷条件下潜水时潜水员的体温保持，即电热潜水服。

（三）半干式潜水服

半干式潜水服是在湿式潜水服的基础上，在领口、袖口、裤脚及拉链等水可以进入的地方进一步加强了水密性，以防止过多的水进入衣服内，从而减少体热散失。半干式潜水服可起到相当于较厚的湿式潜水服的保温效果，同时并不增加衣服的重量。

三、三件套

通常将面镜、呼吸管和脚蹼称为浮潜"三件套"。

（一）面镜

面镜由透明面窗、颜面密封缘和头带构成。密封缘通常用橡胶或硅胶制成，皮肤对橡胶敏感者可选用硅胶密封缘的面罩。尺寸是否合适是选择面镜时的首要问题。面镜可保护眼和鼻免受水的刺激，还可使眼和水之间保持一个空气层，以有效改善水下视觉。所有面镜都会对视野产生限制，而且都不能保证水不进入面镜内，因此潜水员必须掌握面镜内进水解决方法。

面镜分为眼鼻面镜（oronasal mask）和全面镜（full-face mask）两类。眼鼻面镜只罩住眼和鼻，在潜水过程中，通过鼻孔向面罩内呼气以平衡面镜内外压强，避免发生面部挤压伤。面镜在鼻部的密封缘应能确保潜水员进行捏鼻鼓气以平衡耳压。全面镜则将眼、鼻和口全部罩在其内。有的在内部仍设置口鼻罩，可有效减少 CO_2 的积聚。口鼻罩与脸部尽量贴合，否则不利于气体交换，甚至会导致 CO_2 中毒。

（二）呼吸管

潜水员在水面游泳时，可使用呼吸管（snorkel）呼吸水面的空气。由于口鼻不必露出水面，可节省体力，同时也可以节省气源。呼吸管内有排水阀，可较为容易地排除管内积水。

呼吸管会增大潜水员呼吸无效腔，使呼吸效能下降30%左右。长时间使用呼吸管和咬嘴也可能导致颞下颌关节痛。

（三）脚蹼

脚蹼（fins，flippers）是仿蛙脚或鸭脚形状，适合穿在脚上的助游器材，能使潜水员在水中游动时用力更有效，增加游泳速度、降低体力消耗。

如果潜水员穿戴的脚蹼尺寸不合适或者缺乏训练，经常会出现脚或小腿的痉挛。髋关节内旋肌和外旋肌、膝关节屈肌和伸肌、踝关节跖肌、背屈肌必须足够强壮者才可使用更坚硬的脚蹼，以获得更大的推进力。现代脚蹼设计均充分考虑人机工效学，能够将腿部活动最大化地转化为前进的推力。

四、浮力调节装备

潜水装具中有很多可以影响到在水下的浮力，如潜水服、气瓶等。但专用于调节水下浮力装备只有浮力调节器（buoyancy compensator devices，BCD）和佩重。

（一）浮力调节器

浮力调节器也称浮力背心，能协助潜水员有效地调整浮力和浮态的装备。浮力背心通过自携气瓶充气，除具有调整浮力功能外，还兼具背负气瓶及携挂其他各类仪表或工具的功能。

浮力背心有各种类别，主要区别是气囊的位置。使用者必须选择适合自身条件和活动环境的类别、型号和尺寸，并经过有效训练，掌握各种情况下保持中性浮力的技巧。如果使用得当，浮力背心将有效提升在水下的安全性和舒适性，节约体力并便于完成各类活动。但如果操作或应用不当，则反而可能导致浮力脱缰，发生下坠或"放漂"出水等严重后果。

（二）佩重

串在佩重带上系于腰间，也有的与浮力背心整体设计或置于背心的口袋内，用于增加潜水员整体重量，克服装具浮力。潜水时可视实际需要佩挂一定数量的佩重。佩重带应配有快卸扣，潜水员在紧急情况下可迅速抛弃。

五、潜水仪表

（一）瓶压表

瓶压表（contents gauge）用以指示气瓶余压，通常在小于 5 MPa 的刻度线的背景区域用红色标示，提醒潜水员气瓶内气体已经有限，应上升出水。瓶压表需定期校准，以免在水下误导潜水员而发生意外。

（二）深度计

深度计（depth gauge）用以指示潜水深度，常与瓶压表连在一起。表面上的指针和数码涂有荧光物质，便于水下读数。与瓶压表一样，水深表也需定期校准。

（三）潜水电脑

潜水电脑（dive computer）为耐压的便携式水下计算机，体积如普通手表或稍大些，主要功能为根据潜水深度、潜水时间、呼吸气体种类和气体消耗率等因素实时计算减压方案，为潜水员水下活动提供指导。同时也整合了潜水手表、水深表和水下指北针等功能，甚至可以监测潜水员的心率和呼吸等生理指标，从而更精确地计算个性化潜水减压方案。

由于目前的减压算法模型都还只是近似地模拟惰性气体在体内的运动规律，加上显著的个体差异，所以必须理解并不是遵守了潜水电脑的减压规则就可以避免减压病。潜水员应在任何环境和生理条件下，采取保守的策略执行潜水电脑给出的方案。

（四）水下指北针

为防水耐压的指北针，为潜水员在水下辨别方向提供指示，其正确使用也需要专门训练。现在通常都整合在潜水电脑中。

六、其他装备

水下活动还需要使用到其他很多装备，有些是必需的，如潜水刀，而有些只适合于特定条件下使用，如水下推进器。潜水员在水下的活动能力会受到潜水装备的束缚，潜水前应该首先评估附属用品对于应急情况的处置和其他重要技术展开的影响，再确定是否必要采用。

1. 潜水刀

潜水刀为水下操作工具和自卫武器。用作排除水中绞缠和水中动物干扰和袭击。

2. 信号装置

潜水员回到水面后，因受水流、海况等因素影响，可能无法及时看到母船，导致一些紧急情况的发生，所以需要信号装置以帮助支持人员及时发现潜水员。当潜水员在水下活动时，水面信号浮标也可提醒路过的船只注意避让。常用的信号装置包括哨子、反光镜及醒目的浮标等。新式的电子无线信标也越来越多地被使用。

3. 水下照明灯

水下照明灯多采用高亮度发光二极管（LED）为光源，具有耐压、防水、亮度高和电力持久等特点，尤其适用于水下摄影照明。

4. 水下推进器

水下推进器也称为蛙人助推器，采用蓄电池作动力。其是潜水爱好者和特种部队进行潜水泳进的重要辅助工具。可广泛应用于潜水员水下推进、水底拍摄、潜水娱乐及水下救生等。

（李润平 徐伟刚）

第二篇
气　压

　　如果需要较长时间停留在水下，必须呼吸和环境水压相等压强的气体，才能保持机体内外压强的平衡，免受气压不均造成的损伤。但呼吸高压气体，高气压本身及呼吸气中各气体成分分压的增加又会对机体产生作用。因此，高气压对机体的影响既有机械性的也有生化性的。为了理解这些影响，首先应了解气体的相关物理特性。

第 四 章

高气压对机体的影响

高气压及各气体成分对机体会产生各种影响，不论是在水下活动时呼吸高压气体，还是在加压舱内进行水面减压或接受高气压治疗。为了确保高气压作业人员和接受高气压治疗人员的健康或疗效，需要应用到气体物理学知识并理解高气压对机体的影响。本章总述高气压对机体的各种影响，不仅介绍气压的机械效应，与潜水减压和气体分压相关的原理和现象也一并介绍。

第一节　气体相关物理学

物质有三种聚集状态：固体、液体和气体。气体与固体、液体相比，分子间的距离最大，密度最小，分子间的引力也最小，因而气体分子的运动最自由。气体的这些特性，决定了它具有明显的扩散性和可压缩性，没有固定的体积和形状。物质以哪一种物理状态存在，主要取决于温度，部分取决于压力。在一定的条件下，物质存在的物理状态可以相互转化。给一定质量的气体加大压力时，它的体积就会缩小且温度升高，减少压力时体积就会膨大且温度降低；因此，要表明一定质量气体的物理状态，必须要用压强、体积和温度这三个物理量来描述，这三个物理量相互联系、相互影响。

一、波义耳-马略特定律

波义耳-马略特定律（Boyle-Mariotte's law）描述的是气体压强和体积之间的关系，即当温度不变时，一定质量的气体体积同它的绝对压强成反比。它的物理意义是：当温度不变时，一定质量气体的绝对压强和它的体积的乘积是一个恒量。如用数学式表示可写成：$PV=K$ 或 $P_1V_1=P_2V_2$。

波义耳-马略特定律可用"分子运动论"来解释。气体对容器内壁的压强，是由于气体分子在运动中碰撞器壁而产生的；当一定质量的气体体积缩小到原来体积的 $1/n$ 时，每单位体积内的气体分子数目就增大到原来的 n 倍。因此，在容器内壁的单位面积上每单位时间里所受到气体分子的碰撞次数也就增加到原来的 n 倍，气体的压强也就增加到原来的 n 倍。气体的体积增大时，则发生与上述相反的变化。波义耳-马略特定律在潜水高气压医学中的应用通过以下例子说明。

举例一：有一只空气储气瓶，它的容积是 0.41 m³，瓶内气体的压强（在高气压医学专业中，耐压容器的压强一般均以表压表示）是 15 MPa（150 kgf/cm²），假定在温度不变的情况下将瓶内气压降至常压，求排出气体的体积。

$$\because P_1=15.1 \text{ MPa（abs）} \quad V_1=0.41 \text{ m}^3$$
$$P_2=0.1 \text{ MPa（abs）}$$

$$\therefore\ V_2=P_1V_1/P_2=(15.1\times0.41)/0.1=61.91\ m^3$$

由于储气瓶内最后仍会留有 0.41 m³ 常压气体，所以排出的气体体积只有 61.91–0.41＝61.5 m³。

高气压医学中，实际计算气瓶内在常压下可输出的气体体积时，常简化成将储气瓶容积乘以表压的倍率，即 $V_{储}\times P_{表压}/P_{常压}$。所得出的值亦称作该储气瓶的储气总量，在本例是：

$$0.41\times15/0.1=61.5\ m^3$$

举例二：某潜水加压舱容积 20 m³，某次加压治疗需要将舱压升高到 500 kPa（5 kgf/cm²），假定温度保持不变，需要使用多少体积的常压空气？

本例也可采用例一中的简化方法直接求得。即：

$$20\ m^3\times500/100=100\ m^3$$

举例三：在常压下，人中耳腔含气空间约为 2 cm³，设在温度不变和咽鼓管阻塞的情况下，加压至 100 kPa 时，中耳腔含气空间将变为多少？

$$\because\ P_1=100\ kPa（abs）\qquad V_1=2\ cm^3$$

$$P_2=200\ kPa（abs）$$

$$\therefore\ V_2=P_1V_1/P_2=100\times2/200=1\ cm^3$$

本例结果显示，如果在咽鼓管阻塞的情况下加压 100 kPa（相当于潜水 10 m），中耳腔内气体会被压缩为原来的一半。事实上，中耳腔内气体早在被压缩到这个程度之前就已经发生鼓膜破裂了（具体见第六章）。

二、查理定律

查理定律（Charles's law）描述的是气体的压强同温度的关系，即当气体的体积不变时，一定质量的气体，温度升高 1 ℃，其压强就增加 0 ℃时压强的 1/273。用公式表示即为：

$$P_t=P_0(1+t/273) \tag{1}$$

式中：P_t 表示温度升至 t℃时气体的压强；P_0 表示在 0 ℃时气体的压强。

此公式在具体计算时较为复杂，但用绝对温标来表示温度，则可以使查理定律的公式简化，计算时比较方便。这种绝对温标，即热力学温标，或叫开氏（Kelvin）温标。绝对温标显示的温度叫做绝对温度，通常用 "T" 表示，其单位为 "K"。

绝对温标（T）和摄氏温标（t）的关系是：$T=273+t$，如 20 ℃的绝对温度为 293 K。

设 P_0、P_1、P_2 分别表示一定质量的气体在温度 0 ℃、t_1 ℃、t_2 ℃时的压强，如果气体的体积保持不变，那么根据查理定律的公式（1）可以得到：

$$P_1=P_0(1+t_1/273)=P_0\cdot(273+t_1)/273 \tag{2}$$

$$P_2=P_0(1+t_2/273)=P_0\cdot(273+t_2)/273 \tag{3}$$

（2）式与（3）式相除则得到：

$$P_1/P_2=(273+t_1)/(273+t_2)=T_1/T_2，\ 即\ P_1/P_2=T_1/T_2 \tag{4}$$

根据上述简化公式（4），查理定律也可以这样来叙述：当体积不变时，一定质量的气体，其绝对压强和绝对温度成正比。

查理定律也可以用气体运动理论来解释。气体分子的平均速度与温度有密切的关系，温度愈高，分子的平均速度愈大，当一定质量的气体在某一容器内（气体体积不变）受热而温度升高，气体分子对单位面积容器壁碰撞的次数就增加，同时，每次撞击的力也增强，气体压强也就愈高。

举例：一只氧气瓶，在 7 ℃时瓶内氧气的压强为 15 MPa（150 kgf/cm²），如果将氧气瓶放太阳下直晒，温度升高到 44 ℃，瓶内气压将是多少？

$$\because\ P_1=15+0.1=15.1\ MPa$$

$$T_1=273+7=280\ K,\ T_2=273+44=317\ K$$

$$\therefore\ P_2=P_1\cdot T_2/T_1=15.1\times317/280\approx17.1\ MPa（abs）$$

由此可见，把高压储气瓶存放在烈日下或热源旁，瓶内气压将明显升高，这是很危险的。

三、盖-吕萨克定律

盖-吕萨克定律（Gay-Lussac's law）描述的是气体体积同温度的关系，即在压强保持不变时，温度每升高 1 ℃，其体积增加在 0 ℃时体积的 1/273。用公式表示为：

$$V_t = V_0(1 + t/273) \tag{1}$$

式中：V_t 表示温度升高到 t℃时气体的体积；V_0 表示温度在 0 ℃时气体的体积。

此公式也可如查理定律那样，用绝对温标来度量温度，而使公式简化，计算方便。

设 V_0、V_1、V_2 分别表示一定质量的气体在温度 0 ℃、t_1 ℃、t_2 ℃时的体积，如果气体的压强保持不变，那么根据盖-吕萨克定律的公式（1）可以得到：

$$V_1 = V_0(1 + t_1/273) = V_0 \cdot (273 + t_1)/273 \tag{2}$$
$$V_2 = V_0(1 + t_2/273) = V_0 \cdot (273 + t_2)/273 \tag{3}$$

（2）式与（3）式相除则得到：

$$V_1/V_2 = (273 + t_1)/(273 + t_2)，即 V_1/V_2 = T_1/T_2 \tag{4}$$

根据上述简化的公式（4），盖-吕萨克定律还可以这样来叙述：当压强不变时，一定质量的气体体积与绝对温度成正比。

在进行人工配置各种混合气体时，应该考虑到温度对气体体积的影响。

盖-吕萨克定律也可以气体的"分子运动论"解释：当一定质量的气体受热而温度升高时，若要使其压强保持不变，只有让其体积增大。这时，一方面因温度升高，分子运动加速，以致气体分子对单位面积器壁的碰撞次数增多，每次碰撞的作用也增强，有使压强增大的倾向；另一方面因体积增大，以致气体分子对单位面积器壁的碰撞次数减少，有使压强减小的倾向。这两种相反的倾向完全相抵消时，可以使压强保持不变。

四、道尔顿定律

混合气体是将互相不起化学反应的几种气体混在一起，由于各种气体的分子运动而均匀混合的气体。混合气体所产生的压强叫做总压，各组成气体单独占有容器所产生的压强叫做分压。道尔顿定律（Dalton's law）描述的是混合气体总压与各组成气体分压的关系；即当温度不变时，混合气体总压等于各组成气体的分压之和。以公式表示为：

$$P = p_1 + p_2 + p_3 + \cdots + p_n$$

式中：P 表示混合气体总压；p_1、p_2、$p_3 \cdots p_n$ 表示各组成气体的分压。

知道了各组成气体的分压可求出混合气体的总压和组成气体在混合气体中所占的百分比，可以推算出某一组成气体的分压值，其公式为：

$$p_x = P \times C\% \tag{1}$$

式中：p_x 表示某一气体的分压；$C\%$ 表示该气体在混合气体中的百分比。

举例一：空气为 N_2、O_2、CO_2 等气体组成的混合气体，已知空气中 O_2 的体积百分比是 20.93%，N_2 为 79.04%，CO_2 为 0.03%。如大气压强（常压空气的总压）以近似值 100 kPa 计，则其中每一气体的分压可按公式（1）分别算出。以氧分压为例计算如下：

$$P_{O_2} = 100 \times 20.93\% = 20.93 \text{ kPa}$$

当然，如果知道了混合气体的总压和某组成气体的分压，利用公式（1）也可算出该组成气体所占的百分比。

举例二：某一瓶氮氧混合气总压为 14.4 MPa，其中氧分压是 5.2 MPa，问这一混合气瓶内氧浓度是多少？

按公式（1）：

$$C\%=p_x/P=5.2/(14.4+0.1)\approx35.9\%$$

应强调指出，混合气体中某一组成气体对机体生理功能的影响，取决于该气体的分压值（分压值均用绝对压表示），而不取决于它在混合气体中的体积百分比。在压缩空气中，各组成气体的百分比并没有改变，但是它们各自的分压却随着总压的升高而增加。例如，在 500 kPa（相当于水深 40 m 处的绝对压）下，压缩空气中的氧分压为 $500\times20.93\%\approx104.6$ kPa，较长的时间处于这样的环境中，机体的生理功能就会发生变化。又如在常压（100 kPa）下若吸入气含 1.5% 的 CO_2，其分压值为 $100\times1.5\%=1.5$ kPa（11.4 mmHg），这时人完全可以忍受；高气压治疗时，如果舱压升至 400 kPa（abs）时仍吸入含有 1.5% CO_2 的气体，则 CO_2 分压将是 $400\times1.5\%=6$ kPa（45.6 mmHg），将会发生 CO_2 中毒。

五、亨利定律

气体与液体接触（直接接触或隔着半透膜）时，气体可借分子运动而扩散入液体内，这就是气体溶解于液体。气体溶解于液体是气体分子分布于液体分子间隙内，而不是游离的状态。

在一定温度下，1 ATA 的一种气体，溶解于 1 mL 某液体中的毫升数，称为该气体在那种液体内的溶解系数。溶解系数大，表示在液体中的溶解量多。气体在液体中的溶解量随气体及液体的性质而不同，同时也随温度及液体表面上气体的分压值而改变。

（一）气体的溶解同温度的关系

在不同的温度条件下，同一气体的溶解系数也不同。通常情况下，温度愈高、气体的溶解系数愈小。例如，在 0 ℃时氧在水中的溶解系数为 0.049，而在 37 ℃时为 0.024，在 40 ℃时为 0.0231。

（二）气体的溶解与气体分压的关系

气体在溶液中的溶解量同它本身的分压值有关。分压愈高，溶解量愈大；分压愈低，则溶解量愈小。混合气体溶解于液体时，每一组成气体的溶解量与各自的分压成正比，而与混合气体的总压无直接关系，此即亨利定律（Henry's law）。例如，在 37 ℃时 N_2 在水中的溶解系数为 0.013，空气中的 N_2 分压为 $760\times79\%\approx600$ mmHg。因此，1 mL 水在 1 ATA 的空气中所溶解的氮量是 $0.013\times600/760\approx0.01026$ mL；在 5 ATA 空气中，N_2 分压也随之增至 5 倍，即为 $0.01026\times5=0.0513$ mL。

如果液体（如水）先暴露于高压空气下；经过一定时间后气压降低，则在高压下溶解于液体内的各组成气体便逸出，直至各组成气体在液体内的张力（溶解于液体内的气体的分压通常称为"张力"）同液体外各自的分压平衡为止。张力与分压的差值（压差梯度）愈大，则逸出愈快（即单位时间内逸出的量多）；反之，则愈慢。

（三）气体的溶解同气体性质的关系

在相同的温度下，不同气体在同一种液体内的溶解系数不同。例如，在 37 ℃，O_2 在水中的溶解系数为 0.024，CO_2 为 0.56，N_2 为 0.013（表 4-1）。

表 4-1 气体的溶解系数和脂水溶比

气体名称	在水中的溶解系数（37 ℃）	在油中的溶解系数（37 ℃）	脂水溶比
氢气	0.017	0.036	2.1
氦气*	0.0087	0.015	1.7
氮气	0.013	0.067	5.2
氧气	0.024	0.120	5.0
氩气	0.0264	0.140	5.3
二氧化碳	0.560	0.876	1.6

续表

气体名称	在水中的溶解系数（37 ℃）	在油中的溶解系数（37 ℃）	脂水溶比
氮气	0.0447	0.430	9.6
氪气	0.085	1.700	20.0
氙气	0.150	19.000	126.6

*氙气的溶解系数在温度超过 30 ℃时将会增加

（四）气体的溶解与液体性质的关系

在温度和压强相同的情况下，一种气体在不同液体中的溶解系数不同。例如，在 37 ℃，氮在水中的溶解系数为 0.013，而在油中为 0.067。

一种物质在不同溶剂中的溶解系数之比，简称为"溶比"（分配定律）。某一种气体在脂类和水中的溶解系数之比，称为该气体的"脂水溶比"。各种气体的脂水溶比不同，例如，N_2 为 5.2，He 为 1.7。由于 He 的溶解系数小于 N_2，因此在相同的压强和温度下，He 在机体组织中的溶解量要比 N_2 少；由于 He 的脂水溶比比 N_2 小，从血液转移到组织的量也比 N_2 少。

六、格雷汉定律

由于微粒（分子、原子等）的热运动而产生的物质迁移现象，称为扩散。固体、液体和气体都有扩散现象。气体的分子间作用力很小，分子运动自由，运动速度也大，因此，扩散作用最明显。

一种气体和另一种气体接触时，两种气体可借扩散作用而均匀混合；气体与液体接触时，气体分子也可借扩散作用而溶解于液体中直至平衡，气体张力不等的两部分液体相接触或隔着半透膜时，气体分子将从张力高的一侧向张力低的一侧扩散，直至平衡。

气体的扩散速度主要受气体的分压（张力）、分子质量或密度、溶解系数等因素的影响。

气体总是从分压高处向分压低处扩散，压差梯度愈大，扩散的速度也就愈快，两者成正比关系。在相同的分压和温度下，气体的扩散速度与它的分子质量或密度的平方根成反比，此即格雷汉定律（Graham's law）。例如，O_2 和 CO_2 的分子质量为 32 和 44，它们的分子质量的平方根之比约为 5.6∶6.6，相差不大。He 和 N_2 的分子质量分别为 4 和 28，它们的分子质量的平方根之比为 2∶5.3；因此，就分子质量而言，氦的扩散速度为氮的 2.65 倍。

气体的扩散速度还与气体的溶解系数成正比。例如，37 ℃时，O_2 在水中的溶解系数是 0.024，CO_2 是 0.56；因此，就溶解系数而言，CO_2 的扩散速度约为 O_2 的 23 倍。

必须指出，气体在机体内的扩散过程是很复杂的，它除了受上述几种物理因素的综合影响外，同时还受到血流量、扩散面等因素的影响。

七、气体的密度

单位体积中物质的质量叫做物质的密度。以公式表示即为：

$$D=M/V$$

式中：D 表示密度；M 表示质量；V 表示体积。

与液体和固体相比，气体的密度最小。在不同的压强和温度下，固体和液体的体积变化是很小的，因此，它们的密度变化也很小。但是，在不同的压强和温度下，气体的体积会发生明显的变化，它的密度也会发生相应的变化。例如，在 0 ℃和 1 ATA（标准状况下）空气的密度为 1.3 g/L；在 5 ATA 下，因空气的体积缩小到常压时的 1/5，它的密度也随之增加 5 倍，为 6.5 g/L。因此，气体的密度与压强成正比。

在 0 ℃和 1 ATA 下，1 L 干燥气体的质量称为气体的标准密度。在实际应用中，通常以空气密度为 1，把其他气体的密度与空气的密度相比（在温度和压强相同的情况下），得出的比值称为相对密度（表 4-2）。

表 4-2　气体密度（标准状况下）

气体名称	标准密度（g/L）	相对密度（g/L）	气体名称	标准密度（g/L）	相对密度（g/L）
空气	1.3	1	氩气	1.79	1.379
氢气	0.09	0.0695	二氧化碳	1.97	1.529
氦气	0.18	0.138	氪气	3.73	2.868
氖气	0.90	0.695	氙气	5.88	4.525
氮气	1.26	0.963	氡气	9.78	7.526
氧气	1.43	1.10			

　　了解各种气体的不同密度及在不同压强下气体密度的改变，对于学习高气压医学是很重要的。例如，气体密度与呼吸阻力有关，当气体被压缩时，气体密度增加，呼吸阻力增大。对呼吸肌的负荷及肺的换气功能有一定的影响，因此，在研究高气压环境中的呼吸生理、设计或检验呼吸器时，必须考虑气体密度这一因素。又如，He 密度比 N_2 小，在相同的压强下，He 的呼吸阻力就比 N_2 小，这也是潜水作业中，用 He 代替 N_2 的原因之一。

八、气体的比热容

　　质量为 1 g 的物质温度升高 1 ℃时所吸收的热量，叫做该物质的比热容。比热容的单位为 J/(g·℃) 或 kJ/(kg·℃)。

　　气体受热时，它的体积和压强都会发生改变，这对气体比热容的影响较大。因此，必须分别在气体的压强不变而其体积可以改变，或气体的体积不变而其压强可以改变的两种情况下研究气体的比热容，前者称为等压比热容，后者称为等容比热容。等压比热容要大于等容比热容，这是因为在等压过程中，气体体积的膨大也就完成了一定的功，要消耗一部分热能，所以气体在等压过程中比在等容过程中所吸收的热量要多一些。由表 4-3 可见，He 等压比热容是 5.23，而 N_2 为 1.05，因此 He 的比热比 N_2 大 4 倍。在潜水作业中，当用 He 代替 N_2 配成混合气体供潜水员呼吸时，He 将比 N_2 吸收更多的热量，这对潜水员的体温调节有较大的影响。

表 4-3　各种气体的比热容[kJ/(kg·℃)]

气体名称	等压比热容	等容比热容
二氧化碳	0.84	0.63
氧气	0.92	0.67
空气	1.00	0.71
氮气	1.05	0.75
一氧化碳	1.05	0.75
水汽	1.84	1.38
氦气	5.23	3.14
氢气	14.23	10.09

九、气体的热传导

　　热传导是物体内各部温度的均匀化过程，在此均匀化过程中，能量由高温处传输到低温处，因此，可以说，热传导是能量的传输过程。物质的热传导性能通常用导热系数来表示。导热系数小则传导性能差。各种气体导热系数各不相同（表 4-4）。

表 4-4 各种气体的导热系数[kJ/(m·h·℃)]

气体名称	0 ℃时的导热系数	与空气导热系数的比
二氧化碳	0.04934	0.61
氩气	0.05687	0.71
空气	0.08031	1.00
氮气	0.08211	1.02
氧气	0.08391	1.04
氖气	0.15987	1.99
氦气	0.49634	6.18
氢气	0.56832	7.08

从上表可以看出，He 的导热系数约为空气的 6.2 倍，所以采用 He 进行潜水时，人体将丧失更多的热量，因此必须采取相应的保温措施，以防止潜水员在呼吸氦氧混合气体时过度受寒。

第二节 高气压对机体的影响

气压高于常压即称为高气压。高气压对机体的作用分为两方面，即压力本身的机械作用和高压气体的生理和病理效应。

一、压力本身的机械作用

压力本身作用于机体产生两种结果：①压力在体内外或身体不同部位之间不形成压差，即机体均匀受压；②压力在体内外或身体不同部位形成压差，即机体不均匀受压。机体均匀受压无显著反应，但若不均匀受压则会造成损伤。

（一）均匀受压

在常压下，每平方厘米面积上所受的大气压为 1 千克力（1 kgf/cm^2）。成年人的体表面积平均为 $1.5 \sim 1.6 \text{ m}^2$，因此，常压下成年人体表面上所受压力总和就达 15~16 吨。当人潜至 90 m 水深时，机体表面每平方厘米面积上将承受 10 kgf。这样，体表的压力总和达到 150~160 吨。对于如此巨大的压力，曾引起一些人的惊骇。有人臆测：在这种压力下，人立刻会被压扁，即使不死，也必发生严重的功能障碍：如皮肤贫血、出血、呼吸困难等。可是潜水实践证明，人类最大海上潜水深度已 534 m，在加压舱内模拟潜水达 701 m，并未因受压而发生损伤。事实表明，采用适当的潜水装具进入水下，只要操作正确，则主观上对这种巨大的压力并无感觉。

如此巨大的压强并不损伤机体、也未引起人体明显受压感觉的原因包括两个方面：水的不可压缩性、压力的均匀作用。

人体的组成成分，水约占总量的 70%，其余物质多溶于水，而实际上在一定的压强范围内水是不可压缩的。所以，潜水（加压）时，只要增高的压力从各个方向均匀作用于机体，来自各个方向的压力都相等，不会发生组织移位、变形。对于如肺、中耳鼓室、鼻窦等含气器官，由于潜水员呼吸的是与周围水压相等的高压气体，这些气体通过呼吸道等通道进入这些含气器官腔内，也能保证这些含气腔室内外压强相等，同机体各部位之间也无压差存在，形成了来自各个方向的相等压力作用于腔室壁的情况，因而腔室壁也就不会被压缩或移位、变形。因此，当压力均匀地作用于机体时，就目前潜水的最大深度来说，高气压的压力本身，对于机体并无显著的机械作用。

（二）不均匀受压

不均匀受压指机体含气腔室内压与外界不平衡，或潜水装具与人体之间的含气空间内压力与外界不平衡。外界压力变化时，机体不含气的部分，压力很快与外界平衡；而含气部分如果不能或没有及时随外界压强的升降而相应地增减气体，与周围组织之间就会形成压差，机体就会不均匀受压。

机体本身的含气腔室和因穿戴潜水装具形成的含气空间均可能出现不均匀受压。前者包括机体含气器官肺、中耳鼓室、鼻窦，含气腔室胃肠道，一些病理性含气局部如龋齿腔等；后者包括头盔内空间、面镜所覆盖的空间、呼吸袋内空间等。当腔室或空间内压与邻近的组织不平衡时，可能引起组织位移、变形、损伤，从而导致"气压伤"（barotrauma）。习惯上，又把腔室或空间内压过低所引起的病理变化叫做"挤压伤"（squeeze）。

机体因不均匀受压所发生的病理变化、临床表现、治疗和预防等，将在下两章详述。

二、高气压对机体各系统的影响

高气压暴露会引起机体出现一系列复杂的功能改变。就目前所进行的潜水实验表明，不论是常规潜水还是大深度饱和潜水，所造成的变化几乎均为一过性的和可逆的。但更大强度的暴露会否引起更为明显和严重的损伤，还需要研究探索。了解高气压对机体各系统的影响，对指导潜水实践和提升理论水平都有重要意义。本节介绍常规潜水中高气压对机体各系统的影响，饱和潜水对机体的影响在第十八章中介绍。

（一）对血液系统的影响

（1）红细胞和血红蛋白减少。1899 年就有人观察到在气压超过 2 ATA 环境下工作的沉箱工人有贫血现象。随后，在人员空气潜水和动物实验中证实，机体红细胞数及血红蛋白含量均减少。并且，气压愈高，暴露时间愈长或在短期内重复暴露次数愈多，外周血液的这种变化愈明显。通常离开高压环境 2~3 天后，减少了的红细胞数即恢复正常，而血红蛋白的恢复则需要更长一些时间。对于高气压下红细胞和血红蛋白减少的原因，多数学者认为，机体处于高分压氧下，由于血液中含氧量增加，作为体内"运载"氧的主要"工具"红细胞需要量减少，部分被储于脾内。这种储存会使红细胞的脆性增加而易于被破坏。血氧张力增高，也使红细胞脂质被氧化而易于破坏。血液中胆红素、尿胆素原水平增高，表明红细胞破坏增加。红细胞破坏后，又会引起机体其他一些反应，如骨髓造血功能有所亢进。

鉴于高气压下破血和造血都增加，对潜水员的食谱，宜适当增加有关营养物质，以利于血常规恢复。

（2）白细胞增加。高气压暴露通常会导致机体白细胞总数增加。其中，中性粒细胞的百分比和激活程度增加，而淋巴细胞则减少。通常上述变化在离开高气压环境 24~48 h 之后恢复正常。高气压下白细胞增加的机制，可能是高气压下骨髓造血功能亢进的结果，也可能是应激反应的表现之一。

（3）血小板减少。潜水或高气压暴露后，循环血小板数量明显减少，通常在潜水后 24~48 h 出现、在第三天降至最低，然后又逐渐回升。损失的血小板量平均 20%~30%，个别甚至超过 50%，重复暴露可使血小板进一步减少，恢复时间也延长。潜水后血小板减少的原因，可能由于密闭环境加压，心理、生理应激使儿茶酚胺分泌增加，促进血小板聚集，导致循环血小板量减少；同时，减压过程形成的隐性气泡，会吸附、聚集血小板，血小板的黏附性也增加。使用抗凝药物如肝素、右旋糖酐等，可预防血小板减少。

（4）其他。高气压对血清酶、血糖、电解质、血液皮质类固醇、凝血酶原时间、凝血因子等的影响，在不同暴露时间、压力及呼吸气体的潜水或高气压暴露中，所得结果不尽相同，但多数未见明显变化。少数有变化者，也属一过性，无临床意义。

（二）对心血管系统的影响

（1）心率减慢、脉压缩小。对 532 名潜水员在相当于 60 m 水深的条件下进行了 1982 人次的检查，发现心率明显减慢；74.9%人次的收缩压平均下降 1.6 kPa（12 mmHg），66%人次的舒张压平均上升 1.3 kPa（10 mmHg），脉压相应缩小。大多数潜水员的心率和血压的变化，在出水后 1～2 h 可恢复至原有水平。上述变化可能是高分压氧引起的心血管系统的适应性反应。

（2）心排血量的改变。在 7 ATA 以内，不但会出现心率减慢，每搏量还会减少，所以每分输出量也明显减少。心率减慢和每搏量减少，也必导致血液循环时间延长和血压降低。

（3）外周阻力和血流量变化。高分压氧可引起外周血管收缩。例如，100 kPa 的氧分压可使视网膜动静脉的直径缩小超过 20%，由高分压氧对血管平滑肌的直接作用导致。高分压氧还可导致外周血管收缩，引起机体外周血管阻力增加和血流量下降。

（4）心电图变化。加压时，有时可见心电图上有 P—Q 间期延长、S—T 段升高或窦性心律不齐等现象。一般，回到常压后可恢复正常。

（三）对呼吸系统的影响

（1）呼吸频率降低。人在高气压下呼吸频率减低，其与气压升高之间呈线性负相关。增加吸入气中的氧分压，频率降低更明显。这是血液中氧含量增高直接或通过外周化学感受器反射性地抑制呼吸中枢的结果，高压气体密度增大导致呼吸阻力增大也发挥重要作用。

（2）呼吸运动的幅度和阻力增大。在高气压下，呼吸加深，呼吸阻力增加，呼气阻力增加更为显著。此情况主要由气体密度增加引起。在同样压强下，分子质量大的气体呼吸阻力会更大，呼吸氦氧混合气要比呼吸空气阻力小得多。呼气阻力大于吸气阻力的原因，很可能是由于吸气后胸、腹、膈等肌肉及肺的弹性回缩力不能克服高密度气体的阻力，以致呼气不得不由常压下的被动式转为主动式。

（3）潮气量和肺活量增加。潜水员呼吸运动幅度加大导致肺活量增加，例如，在模拟潜水至 304 m 时，潮气量可增加 20%，在 457 m 时增加 50%。在 3 ATA 下，肺活量增加约 7%。肺活量的增加主要是吸气量增加所致，补呼气量无明显变化。高气压下胃肠道内气体被压缩、膈肌下降、胸廓的上下径扩大、肺容积增大可能是原因之一。

（4）肺通气功能的变化

1）每分通气量（换气率）。为潮气量和呼吸频率的乘积。因为潮气量增加，若呼吸频率减低明显，则每分通气量也降低。在 2 ATA 压缩空气下，最大通气量降为常压下的 77.5%，3 ATA 时降为 63.5%，4 ATA 时降为 56.2%，但更高压强下，每分通气量下降的幅度就小了，且在减压时可恢复到原先水平。如果呼吸气体密度较小，最大通气量减小不显著。

2）肺泡通气量。机体与环境间的气体交换是在肺泡中进行的，因此肺泡通气量比每分通气量更具有生理意义。在高气压下，由于气体密度增加带来的呼吸阻力增大，引起肺泡通气量不足，进而可导致肺泡 CO_2 分压升高和动脉血 CO_2 张力升高。特别在大深度作重劳动时，影响比较明显。这是限制潜水员水下工作强度的一个因素。

（5）呼吸功增加。呼吸功是指呼吸肌为克服胸廓-肺系统弹性阻力和气道非弹性阻力而实现肺通气所做的功。在潜水高气压环境中，一方面由于气体密度增高加大了气道阻力；另一方面胸廓-肺系统的弹性性质与静水压差密切相关，使得呼吸功显著增加。此外，由于高气压下肺容量增加，为了克服弹性阻力，也必须作额外的功。过高的呼吸功又可成为肺通气不足的原因之一。

（6）屏气时间延长。在高气压下，人的屏气能力增强，这从屏气时间的理论计算公式就可看出：$BHT=TLC/VO_2 \times FAO_2 \times (PB-47)/863$，其中 BHT 为屏气时间，TLC 为肺总容量，$VO_2$ 为每分钟耗氧量，FAO_2 为肺泡氧浓度，PB 是大气压（mmHg）。从公式中可以看出，屏气时间与肺总容量、肺泡氧浓度和大气压成正比，与每分钟的耗氧量成反比。

（四）对消化系统的影响

（1）消化腺分泌功能的变化。潜水员暴露于高气压下，常常有口渴的感觉，这是因唾液腺分泌受抑制之故。胃、肠、胰腺受食物刺激的分泌亦表现出抑制。动物实验证明，消化腺分泌抑制不是高气压直接作用的结果，而与高气压作用于分泌过程的神经反射机制有关。高气压下胆汁分泌也减少。压力愈高上述抑制效应愈明显，作用的持续时间也愈长。所以建议潜水前 1～2 h 避免饱餐，除了胃肠产排气因素外，也不利于食物消化。

（2）胃肠道运动功能的变化。家兔在 7 ATA 下胃肠道平滑肌的紧张性升高，造影剂在胃肠道内移动的速度不平衡，大肠排空加速。在 10 ATA 下，这些现象更为明显。狗在 7～11 ATA 下时胃的收缩期延长，收缩次数减少；在停留结束后，空胃的运动会有某些抑制。上述效应要在动物离开高气压环境一段时间后才会解除。

人在高气压环境下往往会出现便意，这可能是肠道中气体受到压缩而引起肠蠕动增强的结果。故潜水员在潜水前最好先排空大便。如果胃肠道内有大量气体，则在减压时因气体膨胀而产生胃肠不适。因此，潜水前潜水员不宜进食易产气的豆类、蒜类等食物，以防在高压下气体压缩和减压中气体膨胀造成腹痛。同时由于腹胀，会使膈肌上升，影响呼吸。

（3）胃肠道吸收功能的变化。高气压暴露的各个阶段，小肠对葡萄糖的吸收均降低，压力愈大，下降愈明显，并且恢复也愈慢。发生减压病时，对葡萄糖的吸收下降更明显。因此，潜水员的膳食既要富有营养，也要易于吸收。

（五）对泌尿系统的影响

1967 年汉密尔顿首次报道人暴露于高气压下有多尿现象，并称此为"高压性多尿"（hyperbaric diuresis）。在后面的实践中被多次证实。高压性多尿现象，可能与以下因素有关：①寒冷应激；②气体渗透压梯度；③负压呼吸增强；④不显性失水受抑。这些因素均有可能导致胸腔血容量增加，使血管升压素分泌减少，继而出现多尿。然而，在加压阶段和高气压暴露的初期阶段，尽管多尿现象很明显，但此时血管升压素分泌排泄量却是增加的；并且高气压暴露结束后，多尿现象已经消失，但血管升压素分泌和排泄减少的现象还会持续几天。其他因素，如心房钠尿肽（atrial natriuretic peptide，ANP）分泌增加，在高压性多尿尤其是在"早期多尿"中起着更为重要的作用。

高气压对尿中电解质排泄量的影响，不同的实验有不同的结果。但 Na^+ 和 Cl^- 的排泄量增加，则是肯定的。有的学者还观察到 Ca^{2+}、Mg^{2+}、PO_4^{3-} 和 K^+ 的排泄量增加。

无论是多尿还是电解质排泄量的变化，在潜水员回到常压时即可恢复正常。迄今尚未发现潜水高气压暴露会影响肾功能。

（六）对免疫系统的影响

随着潜水深度及高气压下停留时间的延长，机体免疫系统的变化也引起了关注。一定程度的高气压暴露可引起机体免疫细胞数量、免疫球蛋白、补体浓度、细胞因子水平及一些免疫反应等的变化，变化结果视不同高气压暴露状况而有不同。因为高气压影响免疫的途径很复杂，至少包括环境微生物增多、应激反应、活性氧损伤、组织对减压时形成气泡的反应等。具体某次高气压暴露中，哪种因素最突出，则引起相应的表现。对潜水人员而言，高气压暴露过程中，应激和体内因呼吸高分压氧引起的活性氧生成增多是两个主要因素。而这两者对免疫的影响均与它们的程度有关，即刺激较轻时，对免疫没有显著影响甚至可以促进免疫功能；但如果超过一定程度，则引起免疫抑制。机体（人或实验动物）经分压很高的氧处理后，都表现出显著的免疫抑制。另外，高气压对免疫的影响还与机体的状态（如免疫功能亢进或低下、组织缺氧等）有关。

单次或短时间的潜水-高气压暴露引起的免疫功能的变化持续时间较短，在目前尚未发现有太大临床意义；如进行反复或长时间高气压暴露（如高压氧治疗、饱和潜水），引起的免疫抑制则有可能增加对感染和新生物的易患性。

（七）对代谢的影响

多数研究者显示，在高气压下代谢率会升高。无论在休息状态或在劳动时，氧耗量均有所增加，尤其是呼吸氦氧混合气时。潜水后血清尿素氮含量增加，尿中尿酸、尿素排出量也皆增加，提示高压环境引起蛋白质分解代谢增加。高气压环境也会引起水盐代谢的明显变化，前面已述。

长期在高气压下工作的潜水员和压缩空气工人有体重减轻的现象。虽然水下低温、阻力、精神紧张、操作不便、食欲下降等都可能引起体重减轻，但不应忽视高气压本身的影响。

（八）对语音的影响

在高气压下，语音有很大变化，说话带鼻音。当呼吸氦氧混合气时，鼻音更加严重，音调音色都会发生改变，发唇音困难。至于吹口哨，在 3 ATA 下就感到不大方便，如果压力继续增大，就完全不可能了。从 7~8 ATA 开始，说话变得不容易被人听清楚。发音和共鸣器官（声带、喉、口、鼻等）对正常大气压的密度已有了适应，气体密度增加，发音时气流阻力也增大，鼻腔共鸣的作用增强。

（九）对神经系统的影响

作为空气的主要成分的三种气体——N_2、O_2、CO_2，在高气压下，当各自的分压到达一定程度时，对人体都有相应的特殊毒性作用。而中枢神经系统，特别是大脑皮质，所受的影响尤为严重。例如，氮分压为 3.2~8 ATA 时，对人体有麻醉作用；氧分压在 0.6~2 ATA，经一定的时间，对肺有损害，而当氧分压超过 2 ATA 时，即可能发生氧惊厥；CO_2 分压不到 3 kPa 时，即可引起呼吸、循环系统的一系列症状；大深度潜水、特别是在快速加压时，高气压本身对神经系统还会产生影响。这些影响的机制、表现和防治等在后面章节中专题阐述。

（十）对生殖和内分泌系统的影响

较低气压的暴露对生殖系统功能影响不大，但大深度、长时间暴露对生殖能力具有不利的影响。虽然零星事例未显示怀孕女性潜水或高气压暴露后会对后代有影响，但动物实验表明，高气压暴露对孕鼠及其后代均存在不利影响。发生减压病的母鼠产下的胎儿出现畸形等异常的风险更高。

潜水高气压环境，对机体会带来更多的应激刺激，相关应激激素分泌发生变化。但对内分泌器官的影响很小。

（徐伟刚　张　坤）

第 五 章

肺 气 压 伤

肺气压伤（pulmonary barotrauma，PBT）是指肺内压过高或过低于外界气压时造成肺组织和血管撕裂，以致气体进入血管和相邻组织而引起的包括一系列症状和体征的综合征。因为常引起致命的动脉气栓和气胸，是最为凶险的潜水疾病，需要即时判断、正确处理、科学预防。

第一节　发病原因

肺气压伤多发生于潜艇脱险和自携式潜水中。虽然发病率低，但肺气压伤导致的动脉气栓是脱险艇员和潜水员的常见致死或致残原因。据潜水员警报网（Divers Alert Network，DAN）2000 年的统计，在美国一年大约发生 100 例。一项研究观察了 170 例脱险艇员训练前后肺部变化，发现 2 例存在肺气压伤。美军早期潜艇脱险训练中发生肺气压伤合并动脉气栓的比例为 1/5000。通常认为，由肺气压伤引起的动脉气栓是自携式潜水死亡事故的第二大原因，但实际上可能超过传统认为的第一死因淹溺。因为很多淹溺可能是继发于动脉气栓（arterial gas embolism，AGE）导致的意识丧失。正是因为此原因，加上只有出现明显症状时才会引起注意，所以很难确定肺气压伤的发病率。

一、致病条件

肺气压伤大多数是因肺内压过高所引起，而肺内压过低引起的肺气压伤很少见。肺内外压差过大和肺的过度膨胀是潜水中发生肺气压伤的两个重要条件。

（一）减压过程中屏气

这是引起肺内压过高的主要原因。常见于因情绪紧张或惊慌、呛水等无意识地屏住呼吸，同时正在上升减压或者因上述情况发生了不受控制的上浮。在某些情况下，潜水员因其他原因发生了喉头痉挛或窒息，但又被动地上升到了较浅处或者被带出水面；在加压舱内高气压暴露后减压过程，因缺乏高气压物理学和生理学基本知识而故意屏气，都可能导致肺气压伤。

（二）上升速度过快而呼吸不畅

这是造成肺内压升高的另一常见原因。可见于从入水绳或浮标绳上滑脱而"放漂"、压重脱落、意外情况下水面拉引过快等。减压速度过快，使肺内膨胀的气体来不及经呼吸道排出，在呼气不畅时，膨胀的气体更易造成肺内压升高，损伤肺组织和肺血管。

根据波义耳-马略特定律，从较低压力减压与从较高压力减压相同距离比较，前者气体膨胀的比例要比后者大。因此，无论是潜水，还是在加压舱内高气压暴露，在 20 m 以浅（0.3 MPa）压力段，从气体体积变化的百分比看，正是肺气压伤的好发阶段。

（三）呼吸袋内压突然升高

有些闭式呼吸器设置有呼吸袋，如我国 2-8 型潜艇脱险装具。如果向呼吸袋内供气过猛、上升出水时呼吸袋排气阀未打开或安全阀失灵、在水面猛烈拍击或挤压呼吸袋，均可能导致肺内压增高。

（四）供气中断

当使用自携式潜水装具潜水时供气中断，潜水员会更用力呼吸，结果越用力肺内压则越低，最终因肺内压过低而导致肺组织损伤。这种情况罕见。

二、致病机制

（一）肺组织撕裂

当肺内压过高或过低于外界环境气压时，超过肺泡弹性限度就可以引起肺组织撕裂。在减压过程中，由于某种原因使肺内气体不能及时排出体外，肺内气体按照波义耳定律膨胀，同时肺组织也过度膨胀，当肺内外压差超过 8～13 kPa 时，肺泡组织就会被撕裂。如果肺部本来就存在某些隐性病变，如较小的部分支气管阻塞、支气管功能性痉挛、肺大泡、部分组织机化或钙化等，则会由于这些病变区排气不畅，更容易促发局部组织的撕裂。当出现供气中断等情况时，潜水员吸不到气，而呼气却又将肺内部分气体呼出，肺内压降低和机体缺氧，将反射性地引起潜水员强烈吸气，也会因负压效应导致肺组织撕裂。

（二）气泡栓塞

据报道，肺气压伤患者中，并发动脉气栓者约占 87%。肺组织撕裂的当时，气体通常不会立即进入血管。因为肺内压过高，肺静脉一定程度受压变瘪，只有当肺内压回降到与外界平衡时，肺静脉从塌陷状态恢复，才有可能从其破裂口吸进气体。气体可以以泡沫或者较大的不连续气泡的方式进入肺静脉，随血流进入左心，继而进入体循环动脉系统，造成动脉气栓。气泡移动主要和血流有关，特别是在小血管中。

由于气泡有向上的特点及主动脉分支的特点，人体直立时气泡易于进入脑动脉内；卧位时，由于右冠状动脉的血流方向由后下向前上方，所以气泡又易进入右冠状动脉。进入脑部的气泡大多会在一定时间后通过脑血管系统，但如果气泡体积和密度大到能干扰数级血管分支的流动，则导致脑血管持续性阻塞，这很可能发生在气泡与血管壁之间的摩擦力大于脑血管灌注压的部位，常见于直径 30～60 μm 的微小动脉，这些动脉在灰白质交界处非常丰富，因此这些部位容易遭受动脉气栓损伤。气泡会损伤血管内皮细胞，导致血管通透性增加、血浆蛋白外渗、血流量降低、组织水肿，血管活性物质被激活，导致一系列延迟效应。动物实验和实践提示，中枢功能障碍及心脏无脉电活动（有心电表现但无机械搏动）可能是动脉气栓快速死亡的主要原因，这类患者往往对心肺复苏和快速加压治疗没有反应，直接由冠状动脉栓塞致死的情况少见。

（三）气肿和气胸的形成

肺泡内气体通过破裂口进入肺间质，可沿支气管、血管树的间隙及血管周围结缔组织鞘进入纵隔，引起纵隔气肿。纵隔内气体可继续前行到达颈和上胸部皮下，造成这些部位的气肿。气体又可从肺门和纵隔的破裂口或者肺外围脏胸膜薄弱部位、肺大泡或与胸壁的粘连破裂处进入胸膜腔而造成气胸。气体也可经食管周围结缔组织进入腹腔而形成气腹。

（四）循环功能变化

肺内压过高时，由于腔静脉和肺血管受压，右心回流血量减少，导致动脉血压下降，而静脉血压升高。在动物实验中观察到,当狗的肺内压升高到 10.7 kPa 时,动脉血压自 21 kPa 下降到 3.7 kPa,静脉血压则升高到 15.7 kPa。如果肺内压持续处于过高状态,可能引起右心扩大,最后导致右心衰竭。而肺内压过低时,由于负压的吸引,短时间内可导致大量血液在肺内淤积,加重心脏负担,若不能很快消除病因,最终也会导致心脏衰竭。

三、影响因素

首次报道的动脉气栓发生在潜艇脱险训练中,上升速度是主要影响因素。自携式潜水时,动脉气栓常发生于新潜水员,上升时屏气是主要原因,由于技术或装具操作不熟练导致浮力控制不良而快速上浮出水,或者出现意外情况时易恐慌和屏气并快速上升。对超过十万名脱险训练艇员肺功能检测结果显示,轻微气道阻塞似乎不是肺气压伤的独立致病因素;唯一完全相关的因素只有用力肺活量的减少,提示肺气压伤发生的主要危险因素是肺顺应性改变而非单纯性阻塞。如果肺部存在顺应性降低的区域,会导致邻近弹性正常的组织承受更大的剪切力,容易发生肺气压伤。

在同样条件下,在水中要比在加压舱内更容易发生肺气压伤,原因可能是浸泡导致血液向心性聚集,肺内血量增多,肺顺应性下降,肺组织容易在存在压差时因膨胀而破裂。

第二节　临 床 特 征

肺气压伤起病急,大部分在出水后数秒至数分钟内发病,少数可能在减压上升过程中即可发生。症状和体征一般都比较严重,但也有些起病时症状不明显,当进行体力活动时才显现。

一、主要表现

(一)肺撕裂表现

1. 肺出血和咯血

通常在出水后即刻或数分钟后口鼻流淡红血液或粉红色泡沫状痰,是本病的特征性表现之一,但可能只有不到一半的人会出现此表现。有时仅痰中带血或无明显出血症状;但若损伤了较大血管,流血量可达 100～200 mL 甚至更多。咯血可持续 1～2 日甚至更久。听诊常可发现散在性湿啰音和呼吸音减弱,叩诊可能发现浊音区。

2. 胸痛、呼吸浅促、咳嗽

肺撕裂会导致胸痛,通常出现较早,多位于患侧胸部,也可发生在胸骨后或全胸。有的表现轻微甚至无明显感觉,有些则刺激难忍,深吸气时可加重,因此患者常浅促呼吸。如果出现严重的呼吸困难,则应高度怀疑存在动脉气栓。由于肺出血及分泌物刺激呼吸道,常引起咳嗽,这既给患者带来很大痛苦,又可能导致肺内压升高而促使病情进一步恶化。

肺部听诊常能听到湿啰音或喘鸣音。如果肺损伤发生在气道远端,会引起胸膜反应,并在胸部 X 线片上看到轻微的胸腔积液。

(二)动脉气栓表现

1. 中枢神经系统功能异常

如并发脑动脉气栓(cerebral arterial gas embolism,CAGE),潜水员常在出水后短时间内、甚至在临近水面的水下减压阶段出现意识丧失,常没有任何先兆症状。轻者仅表现为神志不清或意识模糊。

由于气栓的部位和程度的不同，可能出现单侧或双侧运动和感觉改变、肢端无力或麻痹、轻度瘫痪、癫痫样惊厥、反射减弱、视觉障碍（斜视、同侧偏盲、眼球震颤、视神经盘水肿、瞳孔反应迟钝）、运动性失语、眩晕和耳聋等。

2. 循环功能障碍

如大量气体进入体循环动脉系统，会影响循环功能。患者口唇黏膜发绀，脉搏细数，心律不齐。气泡流经左心可能导致二尖瓣关闭不全，心前区可能听到"车水样"杂音，严重者心力衰竭。由于气泡可以移动，因而循环系统的上述表现可时轻时重。如果直接发生了冠状动脉栓塞，则可能很快出现心搏骤停。

3. 其他脏器功能异常

由于气泡主要顺血流分布，其他脏器也可能受动脉气栓的影响。例如，曾观察到因舌动脉栓塞导致边缘清晰的缺血苍白区。动脉气栓患者多数出现肌酐激酶的升高，主要是骨骼肌型，在发病后 12 h 达峰值；血清谷草转氨酶、谷丙转氨酶和乳酸脱氢酶也会升高，其程度与神经系统愈后有关。

（三）气肿表现

1. 纵隔气肿

纵隔气肿可伴有局部损伤，但有时症状并不明显。大多患者主诉胸骨后轻中度疼痛和胸闷，通常表现为钝痛或胀痛，深吸气、咳嗽或吞咽时加剧，并可向肩、颈和背部放射。吞咽可能会加剧疼痛，甚至出现嗓音嘶哑。如纵隔大量积气，听诊可能发现与心跳同步的心包磨擦音（Hamman 征）。很少出现明显的呼吸系统症状，如出现提示还存在其他状况。胸部 X 线能灵敏地反映纵隔气肿的存在，在肺动脉周围、心脏后主动脉旁及整个心脏边缘会发现气泡亮点，特别是左肺动脉上下区域。

2. 皮下气肿

当进入纵隔的气体继续扩散向上进入颈根部，严重者继续扩散至前胸部锁骨附近和颈侧。气肿局部胀满，触之有"捻发音"。少数表现有吞咽困难和音调改变。皮下气肿来自纵隔，因此都伴有纵隔气肿。皮下气肿通常在出水后 2~4 h 发生，但也有在短时间内出现的。这也是肺气压伤的典型体征，一旦出现，要警惕其他更为严重症状的存在。

3. 气腹

气腹较罕见，一定量的气体进入腹腔也较少引起明显症状，可能仅在做 X 线检查时偶然发现。

（四）气胸表现

气体进入胸腔则导致气胸，但其发生率仅为动脉气栓的 5%~10%。症状主要为患部疼痛、呼吸急促，严重者出现呼吸困难、面色苍白。气量大者气管和纵隔可移向对侧，叩诊呈鼓音，听诊呼吸音减弱或消失。肺气压伤导致的气胸大多数症状较轻，但因为经常并发于动脉气栓，需要加压治疗，必须及时发现，因为很有可能在减压阶段使单纯性气胸变成张力性气胸，患者出现低血压、血氧饱和度下降和呼吸状态进行性恶化，如判断处置不及时、不正确，容易导致严重后果。因此在加压治疗前，应该充分考虑发生气胸的可能。

二、诊断

如果潜水员刚出水或出水后不久即昏迷，同时口鼻流泡沫状血液，即应高度怀疑存在肺气压伤。对一些意识清醒的轻症患者，单凭症状体征有时不易确诊，必须结合本次潜水的具体过程才能得出正确结论。此时应特别注意下列情况：①装具种类、潜水深度、上升速度，上升过程有无屏气；②呼吸器状态，特别是呼吸阀、呼吸袋在出水后的状态；③出水前水面是否冒出大量气泡。

肺气压伤最危险的并发症是动脉气栓和气胸，不及时处理可能很快致命，应及时识别。在加压治疗前和过程中，有条件者应即时采用超声识别气胸的存在。需要注意，休闲潜水员发生动脉气栓者有

50%左右伴有呛水甚至淹溺，在诊断和处理时均应有所区别。

除非并发闭合性颅脑损伤及怀疑弥漫性颅内大块损伤，否则没有必要在加压治疗前对罹患动脉气栓者进行特殊影像学检查。只有在加压治疗结束后，才应根据伤情做进一步检查以明确损伤。

三、鉴别诊断

（1）减压病。肺气压伤引起的动脉气栓症状容易与减压病脑损伤相混淆。两者均发生于减压过程中，均与体内气泡形成有关，均可能出现神经系统和呼吸循环系统表现，症状也主要出现在潜水高气压暴露结束后。由于具有上述共性特征，作者在早年即提议将减压病和肺气压伤引起的动脉气栓合称为"减压性疾病"，对应的英文术语为"decompression illness, DCI"。有时减压病和肺气压伤两者可能同时存在，幸好肺气压伤并发的动脉气栓和减压病的治疗措施均是加压治疗，在难以鉴别时按治疗优先的原则处理。但在治疗过程中必须注意一些特殊事项。具体鉴别要点见"第十章"。

（2）浸泡性肺水肿（immersion pulmonary edema，IPE）。可出现在自携式和屏气潜水中，可能因寒冷、高运动负荷及肺内外压差而促发。在 3 m 左右的较浅水深处即可发生，最常见的症状是咳嗽、呼吸困难和咯血，极少出现胸痛。除了肺部可听到啰音外常无其他阳性体征，胸部 X 线显示肺水肿征象。可能因血流向肺部转移、毛细血管压增高、通透性加大而导致肺间质水肿引起。症状常在 5 min～24 h 内缓解，常压吸氧能有效改善症状，高压氧治疗也可促进恢复。

（3）缺氧或气体中毒。混合气潜水时因氧浓度过低会发生缺氧，导致意识丧失；只要及时处置，出水后呼吸新鲜空气会很快苏醒。如发生呼吸气体中毒，可能在水下就出现意识丧失或相关症状。通过气体分析均能及时发现原因。

（4）肺挤压伤。这其实也是一类肺气压伤，发生于大深度屏气潜水及水面供气式潜水时供气中断并且单向阀失灵时。肺内气体被压缩到小于正常的肺残气量，胸廓不能继续被压缩，也没有更多血液进入胸部，横膈也不能进一步被提升以缩小胸廓，肺内形成负压，血液和组织液渗入肺泡和气道内，如果肺内外压差继续加大，胸廓塌陷。

第三节　防 治 措 施

肺气压伤起病急，后果严重，需要及时救治，在救治过程中还应把握一些特殊要点。同时，由于致病原因基本明确，所以预防更为重要。

一、急救与治疗

（一）加压治疗

有关加压治疗的详细介绍见第十章和第二十二章，本处介绍肺气压伤加压治疗的相关事项。

（1）适应证：动脉气栓危害极大，加压治疗是最有效的救治方法，无论病情轻重，均需尽早进行。纵膈和皮下气肿只有当影响呼吸循环等功能时才需要低压力加压。存在气胸者应尽可能避免加压，但为了救治动脉气栓，并发气胸者很可能需要加压治疗，在治疗前和治疗过程中需要给以特殊处置措施。

（2）原理：首先，气栓或气肿随着压强的升高而缩小，气泡内压强增高使得气体重新溶解于血液或组织中，再经过缓慢减压，使得这些气体能通过循环、呼吸系统安全地排出体外；其次，加压治疗中设置有高强度的吸氧环节，既可加速气泡中惰性气体（inert gas）成分的排出，又可治疗气泡引起的缺血、缺氧性损伤，同时还能激发机体对抗损伤的能力。

（3）方案选择：通常选择 500 kPa（50 msw—米海水深度压强）甚至更高压强的治疗方案，包括美军治疗表 6A，第二军医大学治疗表Ⅳ、Ⅴ、Ⅵ吸氧方案，海洋研究所治疗表Ⅳ、Ⅴ吸氧方案等。如果病情较轻，经潜水医师判定后，也可采用 180 kPa（18 msw）吸氧方案治疗，包括美军治疗表 6，第二军医大学治疗表或海洋研究所Ⅱ吸氧方案等，特别是当只有普通高压氧治疗舱时。具体的治疗方案见第二十八章。

（4）操作要点：动脉气栓发病急、后果严重，一经确诊应立即进舱治疗。加压速度应尽可能快些，根据情况直接加压到 500 kPa 或 180 kPa。按规定停留和吸氧。若高压下停留结束后气栓造成的临床症状未完全消失，可进一步升压，选择更高压强的治疗方案完成后续减压。治疗全程应保持患者平静，特别是重症患者，应绝对平卧休息。在治疗前后的转送等过程中也应保持平卧，避免肺内压增加的任何活动。

（5）处置气胸：如果在加压治疗前就发现存在气胸，应先做必要的处理，特别是开放性和张力性气胸，如设置闭式引流。此操作可以在加压舱内进行。在减压过程中，可能因为存留于胸膜腔内的气体膨胀，或者肺内伤部重新活动、气体又进入胸膜腔，重现或新发生气胸。应及时识别，立即停止减压，将舱压升高 30～50 kPa 或更高些，同时应及时将胸膜腔内气体抽出，如需要设置闭式引流。

（6）处理纵膈或皮下气肿：轻度者只需吸氧，严重者可给予适当加压治疗，采用缓解症状的最小深度，通常不超过 30 kPa。采用吸氧方案。加压治疗前必须先排除气胸。

（7）症状反复：除了可能因出现无脉电活动等快速死亡者，只要开展及时，加压治疗效果良好，很多不会留下后遗症。但需要注意，有 30%左右动脉气栓患者，特别是潜艇脱险训练伤员，虽然对最初的加压治疗反应良好，但可能在数分钟或数小时后病情恶化，虽然发展速度要慢于刚发病时，但进一步加压治疗效果通常不理想，损伤区域血流降低和肺部血管活性物质释放可能是关键原因。因此，加压治疗时应同时辅以其他治疗措施。

（二）对症治疗

如果患者呼吸心脏停搏，应立即进行心肺复苏。在自然呼吸及角膜反射恢复后，可采用呼吸中枢兴奋药和心血管中枢兴奋药或强心药。解除喉痉挛，必要时应做气管切开。肺部创伤仍有出血者，应用止血药。止咳不仅可解除患者痛苦，还可防止因咳嗽造成的病情恶化，应选用强效止咳药。如怀疑存在或证实有脑动脉气栓，应常规使用激素及相关对抗脑水肿、保护脑功能的药物；及时补充血容量、对抗血管和内皮损伤。应常规给予适当的抗生素，以防并发肺部感染。高压氧对防治脑水肿、减少神经系统后遗症及促进创伤愈合均具有明显效果，应在加压治疗后积极采用。

如前述，发生肺气压伤合并动脉气栓者，出水后心跳呼吸立即停止及在救治过程中因为气栓或继发的淹溺而死亡者约各占 5%。其余 90%的病例，只要正确治疗，70%以上能够彻底恢复或者基本痊愈。

二、重新潜水

虽然还不清楚肺气压伤复发的概率，但普遍认为，对于无明确原因发生肺气压伤的潜水员，由于复发的可能性较大、且可能比第一次更严重，很可能并发动脉气栓，所以尽可能不要再继续潜水。评估时应明确发生肺气压伤的原因，如快速或不受控制的上升减压、屏气、近期呼吸道感染或其他呼吸系统疾病等，胸部 X 线可能发现肺大泡或实质瘢痕，但通常多无异常发现。临床表现和肺通气功能正常的潜水员，进行高分辨 CT 胸部扫描时很可能发现异常。放射性同位素肺部扫描，可能发现多处灌流异常，但常难以解释原因，因为这可能由高压氧治疗引起。肺损伤可引起肺顺应性减低和回缩压增高，所以不能用以判定是潜在影响因素还是由肺气压伤引起。曾观察到患过肺气压伤的潜水员在肺活量 50%和 25%处的呼气中段流速降低。英国海军在潜艇艇员选拔研究中发现，1 秒用力呼气量与用力肺活量（FVC）的比值并不能用以判断是否易发肺气压伤，唯一可合理预测肺气压伤的指标是低 FVC 本身。用肺量计进行激发性（运动、甲酰胆碱）测试，可能发现未诊断出的哮喘，有助于判断继续潜水的风险。

三、预防

（一）加强教育

每一名潜水高气压暴露人员，包括潜水员、高气压隧道工人、潜艇艇员、高气压医学人员等，均应了解肺气压伤发生的原理和预防措施，确保所用装备性能良好，严格遵守各项操作规范，消除可能导致紧急上浮的各种诱因；一旦发生快速上升或减压，采取正确的呼吸要领。对接受高气压治疗的病员，也应强调在减压过程中严禁屏气。

（二）严格适应性检查

严把体检关，肺部存在可能影响气体进出的疾患时，如肺囊肿、肺大泡、哮喘、明显钙化灶、自发性气胸等，不能从事潜水和高气压相关职业或参与休闲潜水活动。

（三）避免减压时肺内压过高

（1）潜水上升过程或舱内减压过程中严禁屏气，保持呼吸道畅通；遇到紧急情况时，也应强调避免屏气。

（2）控制上升或减压速度。即便是不减压潜水，也应按规定速度（通常 6～12 m/min）缓慢上升，越接近水面越应控制严格。若发生不可控制的快速上浮，应保持镇静，在采用向上划水动作减慢上升速度的同时，应采用呼气大于吸气的呼吸方式。

（3）防止呼吸袋内压过高。穿着有呼吸袋的呼吸器后，严禁迫击呼吸袋，严禁采用跳水方式入水以避免呼吸袋与水面撞击。在水下和水面应防止呼吸袋受到猛烈碰撞和挤压，减压前应先将呼吸袋排气阀打开。

（四）防止肺过度膨胀

采用胸腹弹性绷带，可降低快速上浮脱险艇员肺气压伤的发生率。这在英国海军潜艇艇员脱险训练中得到应用，效果良好。

（徐伟刚）

第 六 章

其他气压伤

除肺外，耳、鼻窦、胃肠道等含气器官在加、减压导致的环境气压变化过程中也可能发生气压伤。而为了适应水下环境，潜水员需要穿戴潜水装备，在装备与人体表面之间人为形成了含气空间，也可能在上升、下潜过程中因内外压强不平衡而导致相应部位的气压伤。

第一节 耳气压伤

外耳、中耳和内耳均有可能发生气压伤。其中，中耳气压伤不仅是潜水和高气压暴露过程中最常见的气压伤，也是最常见的潜水疾病。内耳气压伤多继发于中耳气压伤，而外耳气压伤多由人为因素引起，都较少见。

一、耳的解剖特点

在理解耳气压伤前，有必要熟悉耳的解剖结构，见图 6-1。耳廓中部向内为长 2.5～3.5 cm 的外耳道，其内侧 2/3 位于颞骨内，称为骨部，外侧 1/3 称为软骨部。外耳道底为鼓膜，将外耳道与鼓室完全隔开。

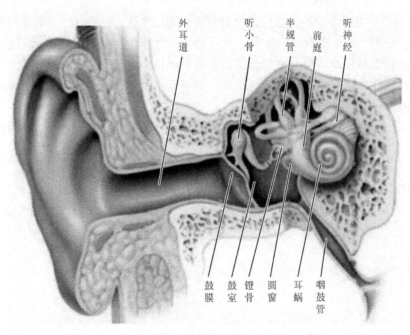

图 6-1 耳的解剖结构示意图

鼓膜位于外耳道与中耳之间，为椭圆形半透明薄膜，呈倾斜位。鼓膜的中心向内凹陷，称为鼓膜脐。鼓膜的上 1/4 区活体观察时，薄而松弛，呈淡红色，称为松弛部；下 3/4 区活体观察时，坚实紧张，呈灰白色，称为紧张部。从鼓膜脐向前下方有一三角形反光区，称为光锥。鼓膜很薄，两侧压强不平衡时易导致穿孔。

鼓膜内为鼓室，是颞骨岩部内的一个不规则含气小腔。鼓室内有三块听小骨及两块听小骨肌。锤骨柄附着于鼓膜脐，通过砧骨连接镫骨，镫骨底借韧带连于前庭窗的周边，封闭前庭窗。鼓室壁内表面和听小骨表面都有黏膜覆盖。

咽鼓管为连通鼓室和鼻咽腔的一狭长管道，外段为骨部，开口于鼓室前壁上部，内段为软骨部，开口于鼻咽腔外侧壁，其作用是维持鼓膜内外两侧气压的平衡，有利于鼓膜的振动。咽鼓管的软骨部管腔的内外壁由钩形软骨和软组织构成，静止时内外壁互相接触，呈闭合状态。只有做吞咽、打哈欠、张口动作时，借腭肌的收缩，使软组织离开软骨壁，才能开放管口及该部管腔。咽鼓管内衬黏膜并与鼻咽及鼓室黏膜相延续。

鼓室的内侧壁，也即内耳的外侧壁，其后上方有一卵圆形孔，称前庭窗，被镫骨底封闭，通过环状韧带将镫骨底板锚定于前庭窗边缘。壁后下方为蜗窗（也称为圆窗），被蜗窗膜（也称为第二鼓膜）封闭。

内耳又称迷路，埋藏于颞骨岩部的骨质内，分为骨迷路和膜迷路两部分。骨迷路是颞骨岩部内的骨性隧道，由前内向后外沿颞骨岩部的长轴排列，依次分为相互连通的耳蜗、前庭和骨半规管三部分。膜迷路是套在骨迷路内的密闭膜性囊管，由相互连通的膜半规管、椭圆囊和球囊、蜗管组成。膜迷路内充满内淋巴，膜迷路和骨迷路之间充满外淋巴，内、外淋巴不相通。颅内脑脊液和外淋巴通过一骨性通道蜗小管相连接。

二、中耳气压伤

中耳气压伤是由于中耳鼓室内外压力不能平衡而产生的一种病理损伤。当潜水员下潜或上升时，鼓膜外侧静水压增加或降低，为平衡这一压力，鼓膜内侧气体压力也必须相应增减，这有赖于气体经咽鼓管进入或排出中耳，如果这个环节受到干扰，就会发生气压伤。

（一）病因

中耳气压伤多发生于下潜阶段，这是因为咽鼓管软骨部"软、硬"结合，呈现"单向活瓣"特点。当下潜或加压时，外界气压不断升高，如果由于某种原因气体没有及时通过咽鼓管进入鼓室，鼓室内出现相对负压，咽鼓管软组织将更贴紧软骨壁，使得更难打开。鼓室内相对负压会引起黏膜血管扩张和水肿渗出，甚至发生出血性水泡和鼓室内出血，以平衡中耳内压；鼓膜被向内牵拉，鼓膜松弛部内侧血管扩张、渗出、出血，最终破裂。

在上升或减压时，外界气压降低，鼓室内呈相对正压，其内膨胀气体易于推开闭合的内外壁，使鼓室内外压力达到新的平衡，所以，减压导致的中耳气压伤多存在特殊的病理状态。

导致中耳气压伤常见的原因有两个方面。

（1）非病理性：下潜或加压时未做或加压速度过快来不及做中耳调压动作以开启咽鼓管。

（2）病理性：由于鼻咽部的急慢性炎症、鼻息肉、下鼻甲后端肥大、咽部淋巴组织增生等因素导致咽鼓管阻塞，限制了咽鼓管的通气，导致中耳气压伤。

（二）临床表现

1. 发生在下潜或加压时

鼓室内外存在压差，先出现耳阻塞、闷胀感，合并听力受损、耳鸣。继续下潜，出现逐渐加重的疼痛，鼓膜内陷，最终破裂。乳突气室与中耳通过窦房相通，也有可能受到气压性损伤引起耳后疼痛。

如果潜水员未戴头盔或湿式潜水帽，鼓膜破裂后冷水可能流进中耳，这种冷刺激会引起严重的眩晕、定向障碍，有可能出现恶心、呕吐。

引起不同表现的压差值，存在个体差异。通常压差值达 8 kPa 时即可出现耳痛；当压差值达 10 kPa 以上时，耳痛剧烈难忍，并可放射到颞、腮和颊部，听力严重减退，耳鸣、头晕加重；如未采取有效措施，压差继续加大到 13～66 kPa，鼓膜即可破裂。鼓膜破裂后，血液流入中耳腔，耳内可有温热感，剧烈疼痛也随之缓解；但轻度疼痛仍可持续 12～18 h，在 6～24 h 期间，尚可出现头晕、恶心。尸检研究发现，正常鼓膜在压差达到 50～120 kPa 时破裂。

耳镜检查可见鼓膜内陷、充血、鼓膜光锥亮度和范围减小，中耳腔有渗出液和积血；严重者鼓膜破裂，破裂部位多见于紧张部下方。

2. 发生在上升或减压时

鼓室内压超过外界 0.4～0.7 kPa 时，出现耳内发胀感；压差达 1.3～2 kPa 时，通常足以推开贴合的咽鼓管两壁，使一部分气体逸出而达到新的平衡，这时可感到滴滴声或嘶嘶声，故减压时耳痛要比加压时少见得多或轻得多。如果咽鼓管口被阻塞，中耳内相对正压继续升高，鼓膜会向外凸出，导致剧烈耳痛，甚至鼓膜破裂。这种现象一般只有在咽鼓管存在有碍鼓室内气体排出的活瓣性障碍时才发生。

（三）诊断

根据潜水高气压暴露史及临床症状、体征即可做出正确诊断。例如，加压时耳痛，减压后耳或鼻流血，检查发现鼓膜充血或穿孔，诊断便能成立。通常根据鼓膜受伤程度将中耳气压伤分为以下五级。Ⅰ级：松弛部及沿锤骨柄部轻度充血；Ⅱ级：全鼓膜充血及轻度出血；Ⅲ级：全鼓膜出血；Ⅳ级：中耳积血；Ⅴ级：鼓膜穿孔。可将仅有疼痛、但鼓膜正常者视为 0 级。

音叉试验或测听可诊断传导性耳聋，鼓室测压法可体现特征性损伤。颞骨 X 线片可见乳突小房内有液平。有可能合并有内耳气压伤，可出现眩晕和眼球震颤，需要及时识别。

（四）治疗

1. 鼓膜未破

仅存在鼓膜充血等轻微症状者大部分可自行恢复。鼓膜明显充血，鼓室内有渗出液或血液者，会被重吸收或经咽鼓管排出至咽部，必要时可行咽鼓管吹张，加速积液排出，同时可行局部热敷及透热疗法，既可促进积液吸收，又可缓解耳痛，促进恢复。此时应避免施行鼓膜切开术。给予血管收缩剂滴鼻（如 1%呋麻滴鼻剂）和黏液促排剂（如盐酸氨溴索）口服有利于鼓室气压恢复和积液排出，无禁忌者可短期口服小剂量类固醇激素，可使不适过程缩短，促进恢复。有耳痛、头痛者，可给予镇静剂。若经治疗症状不减，积液或积血不吸收，可行鼓膜穿刺或切开术，术后进行咽鼓管吹张，使积液或积血排出，避免积液机化形成粘连。耳镜检查无异常、听力和咽鼓管功能均恢复后，才能再次潜水。

2. 鼓膜已破

鼓膜破裂后水可能进入中耳，引发感染。处理原则与普通中耳炎相同，保持外耳道清洁、防止感染，促其自然愈合。可以用 75%医用酒精棉签擦拭外耳道，若外耳道内有血块，可在严格消毒下取出，并用消毒棉球置于外耳道口，一般不须进行耳内冲洗和滴药，以免将外耳道细菌带入中耳引起感染。但如果潜水水质污浊，怀疑耳内有泥沙、油污等进入，则应以过氧化氢溶液和生理盐水反复冲洗外耳道和鼓室，清洁后可适当全身给予抗生素，并保持外耳道干燥。通常不必对创伤性鼓膜穿孔行急诊鼓膜修补术，如果没有并发症大多数病例可在 2 个月内自愈。对破口大、不规则或者伤后 1～2 个月没有自愈倾向时，可行鼓膜修补术。鼓膜穿孔未愈合前禁止游泳或潜水。

（五）预防

1. 严格体检

潜水和高气压从业者，必须满足基本的身体要求，在一般体格检查的基础上，应重视耳鼻咽喉科相关问题，咽鼓管功能必须正常，不能有中耳及周围含气腔室在环境气压变化时不能与外界保持平衡的情况存在。加压试验阴性。

2. 掌握咽鼓管开张法

咽鼓管是中耳与外界气压平衡的唯一通道，必须在外压变化过程中能够按需开张。开张咽鼓管的方法有很多，常用的有捏鼻鼓气、张口移动下颌、打呵欠动作、吞咽、舌向后上运动或者某两种方法的组合，目的都是为了牵张咽鼓管、助其打开。潜水和高气压暴露前必须要掌握其中一种或多种适合于自己和不同情况下有效调压的方法。如可能，在水下尽可能减少捏鼻鼓气法，因为会增加胸膜腔内压和颅内压。

应遵循"适时、适当、适度"原则平衡中耳内外压。应在下潜或加压开始时甚至稍提前数秒就开始开放咽鼓管、并在加压或下潜过程中保持适当频率重复开放动作，超过 1.2 m 水压咽鼓管就会被压紧不易打开。如采用捏鼻鼓气，用力应适度。体位也会影响中耳平衡，脚低位比头低位更适合调压。

3. 控制下潜和上升速率

下潜或加压速率不应过大，尤其是在深度较浅处或加压的初始阶段。具体速率应视暴露者咽鼓管的通过性情况确定，新潜水员通常调压能力较差。如果在下潜时发生耳痛，应暂停下潜，采取适当动作开启咽鼓管；如无效，应上升 1~2 m，再次尝试打开咽鼓管，反复两次无效，应中止潜水。同时，在自携式潜水中，应尽可能避免在浅处进行反复上下的潜水，这可能增加部分潜水人员咽鼓管开张困难。

如果耳痛发生在上升过程中，应暂停上升，通过移动下颌、打哈欠等动作打开咽鼓管。必要时可下潜数米以缓解症状。严禁在上升过程中行捏鼻鼓气动作，这不仅无助于中耳气体的排出，还可能诱发肺气压伤。

4. 处理诱因

每次下潜前均应检查咽鼓管通气功能。无法有效打开咽鼓管者，可用呋麻合剂或萘甲唑啉滴鼻后再行尝试；如仍难以打开，不应下潜或进舱加压。若患有妨碍中耳调压的疾病，如腺样体（增殖体）肥大、扁桃体肿大、下鼻甲肥大、鼻中隔偏曲等，应接受治疗，直至不影响咽鼓管开张方可进行潜水。上呼吸道感染导致的鼻塞也会影响中耳内外压的平衡。局部使用和口服血管收缩药能够预防高气压暴露引起中耳气压伤的发生率和严重程度。

5. 加压锻炼

经常运动，防止感冒，保持鼻咽部和耳的健康。经常潜水和高气压暴露者咽鼓管功能及调压技能均较好，中耳气压伤的发生率显著降低。

三、内耳气压伤

在下潜或加压过程中，由于鼓室内外压力不能平衡，在蜗窗或前庭窗膜两侧造成的压力差，可能导致前庭或耳蜗损伤，即发生内耳气压伤。

（一）病因和致病机制

1. 下潜过程

外界气压不断升高，如果中耳内外压强没有及时平衡，鼓室内呈相对负压，鼓膜内陷，此时：①如压差继续增大，鼓膜进一步内陷，可通过听小骨链将镫骨底板推至环状韧带牵拉的极限，镫骨底板紧压前庭窗，使前庭阶中的外淋巴液压力升高，会对蜗窗膜产生从内向外的推力；同时，鼓室内负压对蜗窗膜又有向外的吸力，加重蜗窗膜的外凸。②为平衡中耳内外压，很可能用力做闭口鼻强鼓气动作，增高的胸膜腔内压和颅内压通过静脉和脑脊液等传导至内耳，内耳外淋巴液压力升高，进一步导致蜗窗膜的外凸。③当强行做中耳调压使咽鼓管突然开放时，外界高压气急速冲入鼓室，直接作用于蜗窗膜使其内陷；同时，内陷的鼓膜猛烈向外移位，可带动镫骨底板向外，前庭窗外凸，蜗窗膜内陷。

蜗窗膜的过度外凸和内凹、环状韧带过度牵扯，可能导致蜗窗膜和前庭窗膜破裂，使外淋巴泄漏到鼓室，形成外淋巴瘘，引起前庭功能障碍或感音功能部分或全部丧失，导致眩晕、听力下降或耳鸣。

同时，颅内压增高也会压迫硬脑膜内的内淋巴囊，压力传导至内耳内淋巴，仅需数厘米水柱的压差即可撕裂耳蜗前庭膜或基膜、球囊、卵圆囊或半规管，导致内外淋巴液混合，听觉和平衡觉都会受损。

2. 上升过程

在发生内耳气压伤、蜗窗破裂后的上升出水过程中，如中耳扩张的气体不能顺利通过咽鼓管排出，特别是由于猛烈捏鼻鼓气损伤了咽鼓管时，部分气体会通过淋巴瘘被压入内耳，进入鼓阶或前庭阶中，导致进一步的损伤。

鼓阶内气体会压迫基膜的血管，造成螺旋器缺血继发感音性耳聋。前庭阶内膨胀的气泡会把前庭膜压到盖膜上，会再次损伤螺旋器毛细胞，导致感音性耳聋。前庭膜破裂会引起内外淋巴混合导致感音性耳聋。内耳气压伤的这种气泡损伤会导致持久的听力丧失，虽然前庭膜的撕裂已经愈合。

进入迷路前庭部的气泡扩张会扭曲和损伤球囊、椭圆囊或半规管。继发急性眩晕、视力模糊、定向力障碍、恶心、呕吐，这发生在水下是非常危险的。虽然因这种机制引发的事故尚未有明确报道，但归因于淹溺的很多证据不清的死亡事故，很有可能与此有关。

（二）临床表现

在下潜过程中因调压困难引起耳痛，在强烈的捏鼻鼓气动作后出现急性眩晕、定向障碍、恶心、呕吐等。很多症状可能在出水后一段时间后才出现。最常见的症状还是单侧耳部有填塞感，感觉似乎外耳道的水没有排尽。听力减退，常伴高音调的耳鸣。

检查中耳，可发现蜗窗膜或环状韧带破裂，外淋巴液流入鼓室。电测听会发现感音性听觉减损或丧失，通常损伤高频音域，严重者也可能是全频音域听力缺损。眩晕者可能发现自发性或激惹性眼球震颤，但需要使用前庭功能检测仪才能检出。冷热水试验可以检测出前庭损伤。通常症状会逐步消除，但高音调耳鸣、高频区耳聋可能持续一段时间。

某研究报道了 103 名潜水员发生的 117 例内耳气压伤，其中 47 例涉及单一耳蜗，14 例涉及单一前庭，56 例耳蜗和前庭均受损；6 例存在淋巴管瘘，前庭窗和蜗窗各一半。

（三）诊断

诊断主要依据潜水下潜阶段有中耳受压或强行开张咽鼓管历史及典型的症状和体征。但须与累及内耳的减压病、包括等压气体逆向扩散综合征相鉴别；后者症状起始于减压过程或减压后，潜水方案、其他表现等也均有助于判断。可通过观察加压治疗的反应来进一步判断，但若气泡通过瘘口进入了内耳，加压治疗也会有效，但不大可能痊愈。

需要注意的是，从未潜水者也可能发生因自发性外淋巴瘘引起的急性听力缺损和（或）严重的眩晕。如果这种情况发生在潜水或高气压暴露中，就很难鉴别原因。

（四）治疗

发病后应及早治疗，大多病例可治愈。患者卧床休息，少动以避免颅内压增加波及内耳；头部抬高以避免头颈部静脉淤血。前庭窗或蜗窗膜破裂、镫骨底板移位、环状韧带损伤，均可手术修复。蜗窗或前庭窗膜破裂，虽然常可能自愈，但如果条件许可或者听力缺损恶化或者症状持续 24 h 没有改善，应尽快施行手术封闭瘘管。只要处置适当，听力和前庭功能会有明显改善甚至恢复。

采用高压氧治疗结合扩血管剂，应有助于损伤恢复。特别是当怀疑存在气泡进入内耳时，即在减压过程或减压后出现听力减退和眩晕者，应及早进行加压治疗，采用低压强吸氧方案。加压通常不会加剧中耳和内耳气压伤，即便存在淋巴瘘，只要控制好速率，必要时可行鼓膜穿刺。

内耳气压伤经治疗痊愈后，即可重新潜水，只要内耳、中耳及咽鼓管功能良好。

（五）预防

不同类别的潜水员均有过发生内耳气压伤的报道，包括潜至 2 m 的屏气潜水员。虽然发病率不高，但由于会造成永久性损伤，因此应该在潜水员培训之初就注重正确的中耳调压技术的训练。应采用温和的方式平衡中耳，潜水前确保咽鼓管功能正常。下潜过程中的预防措施与中耳气压伤相同。

四、外耳气压伤

如果外耳道口被堵塞，在下潜时被阻塞的外耳道腔内处于相对负压，会损伤外耳道及鼓膜。

（一）病因

佩戴紧贴外耳道的潜水帽或使用耳塞进行潜水，或者由于外耳炎和耳道耵聍嵌塞引发的外耳道闭塞，会使外耳道成为一个与外界不通的"含气腔室"，下潜过程中无气体补充入内，外耳道内出现负压，当低于外界 13～26 kPa 时，引起外耳道皮下和鼓膜血管被动扩张充血、渗出、血管破裂等病变，鼓膜被负压牵拉向外凸出。潜水员可能误认为疼痛是由于中耳气压不平衡引起，而进行强力捏鼻鼓气，进一步使鼓膜向外凸出可能导致破裂。

（二）症状与体征

潜水员常自述下潜时耳痛，出水后摘取头盔后耳道出血。有些人还会有耳道发胀或填塞感，或者听力减退。检查外耳道时，可见皮肤肿胀、淤血或血疤。如血疤破裂，出血量多，可在耳廓看到流出的血液。音叉检测或电测听有时可查出传导性耳聋。应与中耳和内耳气压伤鉴别，也有可能同时出现。

（三）治疗与预防

如果鼓膜未穿孔，可用温盐水和洗耳球清洗外耳道血块，不要切开或刺破耳道皮肤水泡，数天后外耳道水肿或淤血可自行消去。如鼓膜已破，保持外耳道清洁干燥，注意防治感染。

避免使用可能堵塞外耳道口的潜水帽，禁止使用耳塞。如果穿戴紧贴外耳的湿式潜水帽，可在耳部中间穿一孔以平衡内外压。

第二节　潜水员挤压伤

采用装具潜水，在机体和水下环境之间形成了特定的含气空间。在某些条件下，当这些含气空间内压明显低于外界水压时，就会导致气压伤。由于均是空间内压过低引起，习惯上称为潜水员挤压伤（diver's squeeze），根据发生部位的不同分为全身挤压伤和面部挤压伤。

一、全身挤压伤

（一）病因

全身挤压伤多发生在使用通风式潜水装具或氦氧重潜水装具潜水时，都佩带有硬质头盔。当各种原因导致头盔及潜水服内气压低于外界气压时，由于头盔（包括领盘，如有）部位能抵抗一定的水压，而软质的潜水服不耐压，于是潜水服内全部空气被挤入头盔内，但头盔内气压仍不足以与外界水压平衡，头盔内出现相对负压，而潜水衣覆盖部位躯体所受到的仍是外界环境静水压，导致潜水员身体下部的血液及淋巴液等被挤向头、颈和上胸部，引起组织损伤。

造成潜水服内外压力不平衡的原因主要包括以下几点。

（1）下潜速度过快：当水面供气流量不能满足因下潜过快对供气的需要时，便形成外界水压高于潜水服内气压的情况。另外，当潜水员在上升、下潜和水底作业过程中，突然跌入水底或深沟，或者从沉船甲板滑跌到舷外水底或舱室内等，都足以使潜水服外压剧增，导致挤压伤。

（2）供气不足或中断：当空气压缩机、压气泵故障、水面储气瓶内气源耗尽，或者软管断裂或冻结时，出现供气不足或中断，而潜水员继续下潜，即可形成潜水服内外压差。下潜过程中如腰节阀开度太小也可造成供气不足。

（3）排气过度：常见于潜水员自行大量排气或潜水服破裂被动排气，或者排气阀故障、自动向外排气等情况。

与其他各类气压伤相同，根据波义耳-马略特定律，在较浅水深处更容易发生本病。

（二）症状和体征

全身挤压伤症状和体征的轻重，取决于机体受挤压的程度，而受挤压的程度与压差大小有关。

1. 轻度

压差较小，潜水衣贴压躯体，腹部有紧缚感，吸气困难，有轻度头痛、头晕及视敏度降低，无明显皮肤、结膜表现。

2. 中度

压差较大，下肢和躯干下部大量血液被挤向上，经由下腔静脉涌向胸腔，右心血量剧增，并导致上腔静脉及其分支系统的所有静脉内血液增多，静脉压升高，引起头、颈及上胸部静脉、毛细血管扩张充血、渗血、出血。以领盘下缘为界，上部皮肤呈紫红色，有大量淤斑，皮下软组织肿胀；下部呈苍白色，界线分明，这是全身挤压伤的典型体征。此外，口鼻黏膜、球结膜充血、出血，舌、唇肿大甚至闭口困难，鼓膜外突甚至破裂，外耳道流血，剧烈头痛。胃出血可引起呕血、便血，肺部充血、出血可引起咯血。严重者可发生呼吸与循环功能障碍。

3. 重度

压差很大，患者昏迷。头颈部严重肿胀、充血、出血，呈紫褐色，甚至头盔都难以摘下。耳、鼻、口腔、球结膜、视网膜出血，眼球突出，鼓膜破裂，有时可见胸骨、肋骨骨折；当发生颅内出血时，可出现中枢神经系统功能障碍，患者很快死亡。

（三）急救与治疗

救护人员迅速将患者抢救出水。对呼吸停止、昏迷或中枢神经系统受损者，救护人员应根据情况给予相应的急救措施。待生命体征稳定后，若伴发有减压病，酌情适时进行加压治疗。轻症者做对症治疗，局部冷敷可消除水肿、淤血，也可用甘露醇、山梨醇等脱水剂消肿；吸氧可减轻呼吸困难、缓解头痛、消除水肿和发绀并促进创伤恢复；存在肺损伤者注意防治感染。

（四）预防

1. 认真检查潜水设备

每次下潜前，必须认真检查潜水装具各部件的情况，特别是头盔单向阀的性能必须良好，软管及接头处应牢固可靠。严格检查空气压缩机及储气瓶的性能或储气情况，避免带故障运行或气量不足。

2. 遵守出入水规范

潜水员应沿潜水梯和潜水绳出入水，采取有效固定措施，防止跌落。严禁直接跳入水中。

3. 控制下潜速度

根据水面供气流量，采取适当的下潜速度。尤其是对于新潜水员和技术不熟练者，下潜速度应更慢些。下潜过程中如出现受压感觉，应停止下潜和排气，必要时要求增大供气量，但应防止充气太多发生"放漂"。

4. 保持一定的气垫

在水下工作时，应控制潜水服内的含气量，以适当地抵消部分负浮力，一般以领盘刚脱离双肩为宜。这同时也是潜水服内外气压平衡的标志，应在潜水全程得以保持。

5. 防止跌落

潜水员在多岩石、高低悬殊的海底或沉船的甲板和浮筒上行动时，应谨慎小心，并及时将情况和水面交流，水面人员应高度注意，控制好信号绳和软管。

6. 及时处理意外事故

潜水员在水下如发生排气阀损坏或潜水服破裂等意外时，水面应大量供气，同时潜水员应立即上升出水，并根据条件，尽量采用水面减压法减压。如因某种情况发生供气中断，潜水员应停止排气，利用潜水服内剩余气体，尽快回到有应急供气处或直接出水，出水后根据高气压暴露情况治疗可能存在的减压不足或减压病。

二、面部挤压伤

在佩带眼鼻面镜和全面镜进行潜水时，一旦面镜内压过低于外界水压，引起面镜覆盖部位发生挤压伤，所以又称为面镜挤压伤。

（一）病因

潜水面镜，都必须将鼻部覆盖在内，目的除了防止鼻孔进水，更是为了平衡面镜内压。如果下潜时速度过快，没有或来不及向面镜内呼气；或者佩戴不设咬嘴的全面罩，因各种原因发生供气不足或中断，均可造成面镜内压低于外界水压，面镜就会呈现"拔火罐"作用，引起面部挤压伤。

（二）症状和体征

轻者仅有面部被抽吸和面罩边缘接触皮肤处受压感。重者出现面部疼痛或剧痛，可能引起视觉障碍。面镜覆盖部位可有疼痛、红肿、瘀血，眼结膜充血、鼻出血。严重者有眼球凸出，或者球后出血、视网膜出血。

（三）治疗和预防

治疗面部挤压伤主要是对症治疗，促使症状、体征尽快消失。面部瘀血、肿胀者，可局部冷敷。疼痛严重者，给予镇痛药。眼鼻的损伤按相应的专科原则处置。预防主要应控制下潜速度，防止意外跌落，及时平衡面镜内外压。

第三节　鼻窦、牙齿和胃肠气压伤

一、鼻窦气压伤

（一）病因及发病机制

鼻窦是鼻腔周围骨壁间的含气腔室，两侧对称，共有四对：上颌窦、额窦、筛窦及蝶窦（图6-2），均通过狭窄的通道与鼻腔相通。若鼻窦开口处黏膜发生急性炎症、肿胀、鼻息肉或鼻甲肥大等，造成其通道阻塞，在潜水时外界压强发生变化时，窦内气压不能随之增减，就有可能造成鼻窦气压伤。

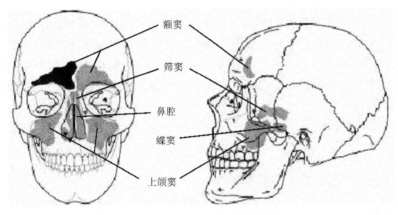

图 6-2　鼻窦位置示意图

如果下潜时外界水压增高而窦腔内压相对过低，鼻窦内黏膜血管扩张、渗出、破裂，出现黏膜及黏膜下出血、血肿或出血性水泡，水泡破裂可引起窦腔内出血。这种情况引起的出血，通常当时并不会从鼻窦内流出，而是在减压时，因窦腔内气体膨胀，才使血液被挤压出鼻腔。由于下潜时发生气压伤，有可能导致上升时窦内气体不能排出，引起剧痛。

有时鼻窦内息肉、囊肿等会起到活瓣作用，在下潜时允许气体进入，但上升时气体无法排出，窦腔内相对气压增高超过周围组织血管内压，会造成局部缺血，局部组织可能会被拉伸、移位甚至撕裂。由于上升时鼻窦内气体较容易通过窦口排出，所以上升减压过程发生鼻窦气压伤的概率明显小于下潜时。

（二）症状体征及诊断

鼻窦气压伤常见于额窦和上颌窦，偶见于筛窦。根据累及的鼻窦不同，分别表现为额部疼痛，面颊及磨牙疼痛、麻木等，疼痛可能向周围放射。在患病鼻窦处可有压痛，咽部或中鼻道可见血性分泌物，重者有鼻出血。X 线片可见黏膜增厚，窦腔混浊，可存在液平面。

上颌窦腔内高压能引起第 5 对脑神经眶下支缺血性功能麻痹，出现神经支配区域麻刺感、面颊及同侧上唇麻木。鼻腔中致炎物质可能在下潜时被压进窦腔，而气压伤造成的血浆渗出物容易滋生微生物，甚至引起前额硬膜外脓肿。因此，潜水后持续数日的鼻窦症状，应考虑鼻窦炎。气体可以透过薄如纸片的筛窦隔板进入眶部，引起气肿、血肿或感染，从而可能导致视力受损。

本病的诊断并不困难，根据潜水员在潜水或在气压变化的环境中发生患处疼痛的病史，加上体征，即可确诊。疼痛通常在出水后才被发现，只有约 12% 的患者在水下即感到疼痛。有些患者在高气压暴露后出现鼻腔无痛性流血，需要鉴别是来自于鼻窦还是中耳。还需要与龋齿腔、义齿空隙等受气压引起的局部疼痛、压痛相鉴别。应注意发现鼻腔和鼻窦的炎症、息肉、鼻甲肥大等病变及牙齿情况。

（三）治疗及预防

如果疼痛在潜水后很快消失，用 10% 麻黄碱或萘甲唑啉滴鼻数日，使黏膜血管收缩，恢复鼻腔和鼻窦的通气。疼痛严重并持续存在者，除对症处理外，因及时发现可能存在的窦内高压，可以选择进舱适当加压，并局部使用或口服缩血管药，再缓慢减压以排出窦内积气和积液；或者采取窦腔穿刺术或额窦环锯术，及时为受损窦腔减压。按需防治感染。

如需要继续潜水或高气压暴露，应积极治疗影响鼻窦通气的基础性疾病。存在影响鼻腔和鼻窦通气情况时，禁止潜水和高气压暴露，特别是存在减压时影响气体排出的活瓣性阻塞时。如果存在过敏性鼻黏膜水肿，在潜水前可以先应用缩血管药。在下潜时出现局部疼痛时，应停止潜水。

二、牙齿气压伤

当安装不合适的劣质义齿或修补的龋齿内存在小气室时，在潜水和高气压暴露过程中可能发生牙齿挤压伤。如果气室完全封闭，在下潜过程中牙髓或牙槽组织可能被吸进气室引起疼痛。如果在下潜过程中气体可以进入牙齿内气室，但在上升过程中不能排出，可能会引起牙齿碎裂或脱落。因而，在执行潜水作业前，潜水员应进行牙科检查，以排除相应问题。发生牙齿气压伤引起疼痛，需要和鼻窦气压伤相鉴别。

三、胃肠气压伤

减压过程中胃肠道内气体膨胀如不能排出体外，可能引起损伤。

（一）病因和表现

胃肠内气体的来源包括：①食物或饮料中含有的气体；②吞咽食物时带入的气体；③食物在胃肠内发酵产生的气体；④下潜时为了中耳调压做吞咽动作所咽入的压缩气体。

减压时，被禁锢在胃肠内的气体膨胀，胃肠体积增加，对膈肌起向上推顶作用，可引起呼吸困难；胃肠壁受到刺激产生饱胀感或恶心等不适，由于引起胃肠壁平滑肌强有力的收缩、痉挛而发生呕吐、绞痛，甚至发生胃、肠穿孔。

（二）处理和预防

在上升减压过程，潜水员如感到轻度腹胀不适，应停止上升；如出现腹痛，可适当下潜以缓解疼痛。可尝试打嗝或放屁排出胃肠道气体。打嗝不宜太用力，以免吞入更多气体。出水后对症处理相应损伤。

为防止胃肠气压伤的发生，在潜水和高气压暴露前和暴露过程中，应避免食用含气过多的食物和饮料，也应该避免过度饱餐。在进行中耳调压时，应尽可能避免采用吞咽动作开启咽鼓管，以避免过多咽入压缩空气。

（徐伟刚　郎军添）

第三篇
减　压

　　为了对抗静水压，潜水员必须呼吸与所在水深压强相等的压缩气体。这些气体会按一定规律溶解于体内，当潜水员结束潜水上升的过程及出水后的一段时间内，高压下溶解于体内的气体必然又会按一定规律离开机体。从本质上讲，潜水减压就是控制高压下溶解于体内的气体快速、安全地离开机体的过程。减压是整个潜水和高气压暴露过程的核心环节。

第 七 章

惰性气体及其在体内的运动规律

潜水医学中的惰性气体与化学中所指的惰性气体有不同的概念和内涵。化学中的惰性气体是指原子最外电子层饱和的那些分子，主要包括氦族气体，有氦（helium，He）、氖（neon，Ne）、氩（argon，Ar）、氪（krypton，Kr）、氙（xenon，Xe）和氡（radon，Rn），这些气体的化学性质十分稳定，一般不参与任何化学反应，因此被称为惰性气体。而医学-生理学中所说的惰性气体，是指仅以物理溶解状态存在于体内，保持其原有性质、与机体内物质不发生化学键关系，不参与机体的新陈代谢，只按体内外该气体的分压差梯度自由扩散的一些气体，也称为"中性气体"（indifferent gas）。

第一节 惰性气体与人体

一、常用惰性气体

医学-生理学中最常用的惰性气体是氮气（nitrogen，N_2），但氮气的最外电子层并不饱和，在化学上不属于惰性气体。还有氢气（hydrogen，H_2），化学性质活泼，但已被成功应用于大深度潜水中。至于氦族气体中的氦气，是深潜水时最常用的惰性气体；氖、氩则只在某些试验时使用。另外，六氟化硫（SF_6）、二氧化氮（NO_2）等也曾在特定的试验时被用作呼吸介质中的惰性气体。可见，医学-生理学中的惰性气体，既包括了化学中的一些惰性气体，也包括了化学中一些非惰性气体，甚至化学性质非常活泼的气体，所以应当理解为"生理学惰性气体"（physiological inert gas）。本书所述的惰性气体，都是指生理学惰性气体。各种惰性气体的常用物理参数见表 7-1。

表 7-1 各种惰性气体的常用物理参数*

气体	分子质量	密度（g/L，STP）	比值（以空气为1）	黏度（$\mu Pa \cdot s$，STP）	扩散系数（cm^2/s，STP）	
					水中	空气中
H_2	2	0.09	0.0695	8.4	*5.2×10^{-5}	0.634
He	4	0.18	0.138	18.6	7.9×10^{-5}	0.503
Ne	21	0.90	0.695	29.8	3.48×10^{-5}	0.222
N_2	28	1.25	0.967	16.6	3.01×10^{-5}	0.190
Ar	40	1.79	1.379	21.0	2.52×10^{-5}	0.159
Kr	83.8	3.70	2.868	23.3	1.75×10^{-5}	0.110
Xe	131.5	5.58	4.525	21.0	1.39×10^{-5}	0.088

*21℃条件下测定值；STP：标准状况（0℃、1 ATA）

二、惰性气体的作用

惰性气体对机体的生存并非无用或可有可无；相反，是不可缺少的重要气体介质成分。为维持生命必需的氧化-磷酸化过程，吸入气中必须含有一定比例的氧气，但若氧分压过高或呼吸纯氧，会损害机体甚至导致死亡，因为过量氧气对机体存在毒性作用（见本书第十二章）。通常，我们呼吸的空气中，含有 20.946%（一般以 20% 计）的氧。这种浓度及分压的氧是维持人体生存最适当的，称其为常氧。而常氧的维持，主要是因为空气中含有 78.085%（一般以 80% 计）的氮，它起了"氧气的稀释剂"作用。潜水-高气压作业时，除了浅深度、短时程的某些特定形式可以吸用纯氧外，都需根据具体情况不同程度地利用惰性气体，即使用惰性气体与氧的混合气作为高气压下机体的呼吸介质。虽然空气也是氮和氧的混合气，但一般所说的混合气，是指以人工方法按特定比例将惰性气体与氧混合而配制成的气体。较常用的混合气有氮氧、氦氧、氢氧、氦氮氧和氢氦氧三元混合气（trimix）等多种。如果混合气中氧的分压与常压空气中的氧分压值相等，这类混合气体就称为"常氧混合气"（normoxic mixture）。习惯上，把含常氧的氮氧、氦氧混合气分别简称为"常氧氮"（normoxic nitrogen）、常氧氦"（normoxic helium）"。

三、气体进出机体的大体过程

将机体周围的气压升高，使机体暴露于高气压环境。无论呼吸压缩空气或某种人工混合气，各组分气体都将通过机体呼吸和循环系统的活动向体内输送，根据气体各自的压差梯度和性质向体液和组织内扩散，即溶解入体内。所暴露的气压愈高、暴露的时程愈久，溶解入体内的气体量愈多，组织内该气体的张力值也就愈大。

吸入气中的氧气，在溶解入体内后，发生化学结合并不断地被消耗。未被消耗而处在溶解状态的氧，其运动规律与惰性气体相同。

惰性气体溶解入体内逐渐累积，达到溶解气体的张力与环境中该气体的分压相平衡的状态，即为"饱和"。若此时使环境气压回降（减压）或环境总气压虽不降低，但该种惰性气体的浓度降低（被别种气体所替代），则先前已溶解于体内的惰性气体的张力高于环境中该气体的分压，这种状态为"过饱和"（supersaturation；over saturation）。此时，组织中气体将从溶解状态向环境扩散成自由气体，即"脱饱和"（desaturation），直至内外平衡。当总气压减压的速度和幅度都控制在适当的范围内，使之不过快、不过大，保持体内惰性气体张力高于环境总气压不超过一定的限度，过饱和溶解的气体都通过循环和呼吸系统活动向体外扩散而成自由气体，在体液和组织内保持着过饱和溶解状态，称"安全过饱和"。若减压速度过快、幅度过大，则溶解在体内的气体来不及通过循环和呼吸扩散排出，而在体液、组织内逸出成自由气体，即原地生成气泡，就可能致病（减压病）。

机体处在潜水-高气压环境的气压变化三个阶段（由常压加压至高气压、高气压停留、从高气压减压直至回到常压）中，必受高气压及其变化的影响，起影响的物理因素主要在于气体分子固有的扩散性、反复可逆的可压缩性和对不同体液和组织相应程度的可溶解性。在尚未认识和掌握这些复杂运动及其规律的时代，潜水者屡患疾病。直至 20 世纪初，Haldane 等通过对空气潜水的实践经验的总结和实验动物的研究，阐述了人在潜水时作为惰性气体之一的氮气在体内的运动规律，并创立了相应的学说，并据此制定了空气潜水过程中人体安全暴露的系列方案，确定了掌握潜水各阶段的深度、时程、速度、幅度等的界限、操作步骤和规程，形成了近现代潜水医学中关于惰性气体在体内运动规律的经典理论。其后的发展改进，都以此为基础。本章介绍 Haldane 学说的基本理论，以氮为例，阐明惰性气体在加压-减压过程中的运动规律。

第二节　惰性气体的饱和

一、饱和及饱和度

在化学中，"饱和"是指溶质在溶剂中的浓度达到最大溶解极限的状态。在潜水医学中，"饱和"一词的使用，与化学中的概念有所不同，而且除用作名词、形容词外，还用作动词，依次列举如下。

（1）气体溶入体液、组织，其张力与外界该气体的分压相等，即单位时间内进出液体的分子数相等、呈现动态平衡的状态称为"饱和"（saturation）。

（2）某种组织中溶解的气体已达饱和状态，该组织称为"饱和组织"（saturated tissue）。

（3）环境中气体分压高于体内组织中该气体的张力时，依压差梯度扩散入体内，随着时间的推移，体内该气体的张力逐渐升高，直至压差梯度消失，这一过程称为"饱和"（saturate）。

"饱和度"是高气压医学中用于表明气体在组织中饱和程度的术语。为便于将不同的饱和程度定量地表示和准确地计算并比较，把饱和状态称为完全饱和（full or complete saturation）；而把未达完全饱和的状态称为部分饱和（partial saturation）。若部分饱和恰为所预期达到的完全饱和的一半，则为半饱和（half saturation，semi-saturation）。

惰性气体在体内的饱和度，常用百分数表示。例如，以 100%饱和表示完全饱和；50%表示半饱和等。与此相对应，也用百分数表示饱和度的缺额，即表示尚未饱和的程度。饱和度和饱和度缺额互为消长，两者之和为 1。

二、半饱和时间和假定时间单位

半饱和时间（half saturation time，half time）是指"填满"某类组织当时存在的惰性气体饱和度缺额的一半所需要的时间，通常用符号 $t_{1/2}$ 表示。例如，Haldane 认为，"填满"血液或淋巴的氮气的饱和度缺额的一半需要 5 min，而"填满"中枢神经系统灰质的氮饱和度缺额的一半则需要 10 min；这 5 min 就被认为是氮在血液和淋巴等组织中的半饱和时间；10 min 则为氮对中枢神经系统灰质等组织的半饱和时间。

以半饱和时间作为惰性气体饱和的计时单位，称为"假定时间单位"（hypothetical time unit，half-saturation time unit），假定时间单位（n）就等于实际时间（T）除以半饱和时间：

$$n=T/t_{1/2}$$

举例：人体在压缩空气中实际暴露 40 min，就血液和淋巴（$t_{1/2}=5$）而言，$n=40/5=8$ 个假定时间单位；而对中枢神经系统灰质（$t_{1/2}=10$）而言，$n=40/10=4$ 个假定时间单位。

三、饱和过程

（一）饱和过程通过呼吸-循环系统完成

机体进入高气压环境以后，呼吸气中的高分压氮通过肺泡迅速扩散入血液，然后由动脉血液带到全身组织。有部分气体可经皮肤、黏膜等扩散入体内，但量极微，通常略去不计。由于肺泡壁的面积和全身毛细胞血管的面积都非常大，它们的管壁都非常薄，因此，在肺和全身组织中进行的气体交换可以说在瞬间即可完成。饱和过程的主要时间就花在气体在血液中的运输上，血液在全身循环一周约 18 s。血液把气体传递给组织后，回流的静脉血重新与肺泡接触，此时呼吸气和血液之间的氮气的压差梯度已比前一次循环有所减小，由肺泡向血液及由血液向组织扩散的惰性气体也比前一次有所减少。如此周而复始，随着时间的推移，组织内惰性气体张力与外界该气体的分压达到平衡，肺泡气、动脉血、组织、静脉血各环节之间惰性气体的压差梯度都消失。

（二）饱和度的增长幅度按循环周次或假定时间单位数的增加呈指数关系递减

在常压下，体内的氮张力与空气中的氮分压一直处于平衡状态。一般成年男性，体内所溶解的氮量约为 1000 mL，其中约 39 mL 溶解于血液内，约占溶解于体内总氮量的 4%。机体刚进入高气压时，饱和度缺额为 1，经过全身血液循环一周（18 s），将为全身增加氮饱和度 4%，余下饱和度的缺额为"1–4%"；循环第二周，则再完成剩余缺额的 4%，即 4%（1–4%），缺额为（1–4%）^{2}，依次类推，可见后一周所完成的饱和度比前一周按指数关系递减（表 7-2）。如此反复进行，直到完全饱和。

表 7-2　以血液循环为计时单位推算氮饱和度

时间单位序次[n]	时间累计(S)[$n \times 18$]	完成饱和度[$4\% \times (1-4\%)^{n-1}$]	饱和度缺额[$(1-4\%)^n$]	饱和度累计[$1-(1-4\%)^n$]
1	$1 \times 18 = 18$	$4\% \times (1-4\%)^0 = 4\%$	$(1-4\%)^1$	4.000%
2	$2 \times 18 = 36$	$4\% \times (1-4\%)^1 = 3.84\%$	$(1-4\%)^2$	7.840%
3	$3 \times 18 = 54$	$4\% \times (1-4\%)^2 = 3.68\%$	$(1-4\%)^3$	11.526%
4	$4 \times 18 = 72$	$4\% \times (1-4\%)^3 = 3.54\%$	$(1-4\%)^4$	15.064%
5	$5 \times 18 = 90$	$4\% \times (1-4\%)^4 = 3.40\%$	$(1-4\%)^5$	18.461%
6	$6 \times 18 = 108$	$4\% \times (1-4\%)^5 = 3.26\%$	$(1-4\%)^6$	21.722%
7	$7 \times 18 = 126$	$4\% \times (1-4\%)^6 = 3.13\%$	$(1-4\%)^7$	24.853%
8	$8 \times 18 = 144$	$4\% \times (1-4\%)^7 = 2.88\%$	$(1-4\%)^8$	27.858%
9	$9 \times 18 = 162$	$4\% \times (1-4\%)^8 = 2.77\%$	$(1-4\%)^9$	30.744%
10	$10 \times 18 = 180$	$4\% \times (1-4\%)^9 = 2.66\%$	$(1-4\%)^{10}$	33.514%
11	$11 \times 18 = 198$	$4\% \times (1-4\%)^{10} = 2.55\%$	$(1-4\%)^{11}$	36.173%
12	$12 \times 18 = 216$	$4\% \times (1-4\%)^{11} = 2.45\%$	$(1-4\%)^{12}$	38.726%
13	$13 \times 18 = 234$	$4\% \times (1-4\%)^{12} = 2.35\%$	$(1-4\%)^{13}$	41.527%
14	$14 \times 18 = 252$	$4\% \times (1-4\%)^{13} = 2.26\%$	$(1-4\%)^{14}$	43.527%
15	$15 \times 18 = 270$	$4\% \times (1-4\%)^{14} = 2.17\%$	$(1-4\%)^{15}$	45.786%
16	$16 \times 18 = 288$	$4\% \times (1-4\%)^{15} = 2.08\%$	$(1-4\%)^{16}$	47.955%
17	$17 \times 18 = 306$	$4\% \times (1-4\%)^{16} = 2.08\%$	$(1-4\%)^{17}$	50.000%
⋮	⋮	⋮	⋮	⋮
34	$34 \times 18 = 600$		$(1-4\%)^{34}$	75.000%
⋮	⋮	⋮	⋮	⋮
51	$51 \times 18 = 900$		$(1-4\%)^{51}$	87.500%
⋮	⋮	⋮	⋮	⋮
102	$102 \times 18 = 1800$		$(1-4\%)^{102}$	98.437%

如果以假定时间单位为计时单位，那么，在第一个假定时间单位内所完成的惰性气体的饱和度为50%，饱和度缺额为 50%。在第二个假定时间单位内，又"填满"了第一个假定时间单位所遗缺额的50%，即 50%×50%=25%，两次累计饱和度达 75%，这时饱和度缺额为 25%。第三个假定时间单位内，又饱和了第二个假定时间单位所遗缺额的 50%，即 25%×50%＝12.5%，累计饱和度达 87.5%，此时饱和度缺额为 12.5%。依次类推。随着假定时间单位数的增加，饱和度的累积值越来越大，遗留

的缺额越来越小（图 7-1）。

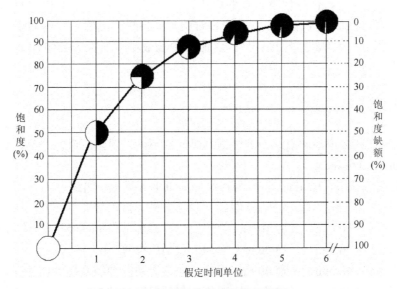

图 7-1　惰性气体饱和度增长图解

注：曲线中的圈，白色部分表示饱和缺额所占比例；黑色部分表示已饱和的比例

　　理论上，需要经无数个假定时间单位，才能接近完全饱和。但通常认为，经过 6 个假定时间单位，饱和度达到 98.437% 时，即看作 100% 饱和。不同组织的 $t_{1/2}$ 的具体时间不同，但在此时间单位内针对饱和度缺额所完成惰性气体在组织中的饱和度的比例相同。

　　经过了若干数目的假定时间单位（n）后所达到的累计饱和度（s）；可用下列公式算出：

$$s=1-(1-50\%)^n$$

通常，将此式简化为：

$$s=(1-0.5^n)\times100\%$$

根据此式可计算经过不同假定时间单位暴露后的氮饱和度累积值（表 7-3）。

表 7-3　以假定时间单位为计时单位计算氮饱和度

假定时间 单位数[n]	饱和度增长幅度 $[50\%\times(1-50\%)^{n-1}]$	饱和度缺额 $(1-50\%)^n$	饱和度累计[*] $[1-(1-50\%)^n]$
1	$50\%\times(1-50\%)^0=50\%$	$(1-50\%)^1=50\%$	$1-(1-50\%)^1=50\%$
2	$50\%\times(1-50\%)^1=25\%$	$(1-50\%)^2=25\%$	$1-(1-50\%)^2=75\%$
3	$50\%\times(1-50\%)^2=12.5\%$	$(1-50\%)^3=12.5\%$	$1-(1-50\%)^3=87.5\%$
4	$50\%\times(1-50\%)^3=6.25\%$	$(1-50\%)^4=6.25\%$	$1-(1-50\%)^4=93.75\%$
5	$50\%\times(1-50\%)^4=3.125\%$	$(1-50\%)^5=3.125\%$	$1-(1-50\%)^5=96.875\%$
6	$50\%\times(1-50\%)^5=1.5625\%$	$(1-50\%)^6=1.5625\%$	$1-(1-50\%)^6=98.4375\%$
...	...	...	...

[*] 通常用公式：$S=(1-0.5^n)\times100\%$

（三）惰性气体在不同组织中的饱和速度不同

　　如果全身各组织氮溶解的各项参数都与血液相同，而且血液对各组织的灌流都十分丰沛、通畅，那么，全身的氮饱和度累积到 50%，仅需 5 min 左右。然而，机体的各种组织成分与血液相差悬殊，氮在不同组织中的溶解系数各不相同，而且不同组织的血液灌流状况差别也很大。因此，不同组织的半饱和时间不可能一样，即在不同组织中的饱和速度不同。

　　若组织中含脂肪多，则因为惰性气体在脂肪中的溶解度高于在水中，张力上升慢，故半饱和时间长（慢）；若组织的血液灌流量大，因单位时间内可以溶入的惰性气体多，溶解气体的张力上升快，故半饱和时间短（快）。有些含脂肪多的组织，血液灌流丰富，半饱和时间未必很长；另有一些组织，含脂肪不多，但血液灌流较少，半饱和时间未必很短。当然，含脂肪多又血液灌流少的组织，半饱和时间会很长，称其为"慢组织"；含脂肪少血液灌流又很多的组织，半饱和时间会短，称其为"快组织"。

四、理论组织

Haldane 根据氮气在体内不同组织中的半饱和时间的不同，对组织进行分类，称这样分类的组织为理论组织（theoretical tissue）。

根据半饱和时间的长短，Haldane 将全身组织分为以下五类理论组织。

（1）Ⅰ类组织：$t_{1/2}=5$ min，又称 5 min 组织，包括血液、淋巴等。

（2）Ⅱ类组织：$t_{1/2}=10$ min，又称 10 min 组织，包括腺体、中枢神经系统的灰质等。

（3）Ⅲ类组织：$t_{1/2}=20$ min，又称 20 min 组织，包括肌肉等。

（4）Ⅳ类组织：$t_{1/2}=40$ min，又称 40 min 组织，包括脂肪、神经系统的白质等。

（5）Ⅴ类组织：$t_{1/2}=75$ min，又称 75 min 组织，包括肌腱、韧带等。

五类理论组织的半饱和时间虽各不相同，但只要假定时间单位数相同，所达到的饱和度就相等。经过各自的 6 个假定时间单位后，五类理论组织的饱和度均可达到 98.4375%。还可以根据各类理论组织的半饱和时间来推算它们各自"完全饱和"所需的时间（t_s）。其计算公式为：

$$t_s=t_{1/2}\times 6$$

按此公式计算，五类理论组织达到"完全饱和"所需的时间依次为：$5\times 6=30$ min，$10\times 6=60$ min，$20\times 6=120$ min，$40\times 6=240$ min，$75\times 6=450$ min。可见，半饱和时间愈长的组织，达到"完全饱和"所需的时间也愈长。但按照 Haldane 的理论组织分类，机体暴露于压缩空气下 450 min 后，氮气在各类理论组织中都已"完全饱和"。

随着潜水时间和深度的不断加大及不同惰性气体的应用，Haldane 所定的最长理论组织时间 75 min 并不适用于大深度（60 m 以深）的潜水-高气压作业，如果是饱和潜水，如仍照此处理，那就更不安全了。于是许多学者根据各自的实践和研究，提出了理论组织新的分类法。例如，1951 年 Van Der Aue 等分理论组织为 5～120 min，共 6 类；1965 年 Workman 将理论组织分为 5～240 min，共 9 类；1968 年 Schreiner 将理论组织分为 7～720 min，共 13 类；1975 年 Miller 等将理论组织分为 5～1280 min，共 15 类。这样，达到完全饱和的时间（按 6 个假定时间单位计）将分别为 12 h、24 h、72 h、128 h。一般（在空气或氮氧混合气）饱和潜水中，以暴露 24 h 为达到完全饱和。

第三节　惰性气体的过饱和

一、过饱和状态

机体在高气压环境中暴露一定时程，惰性气体溶解于机体内达到相应的饱和度，此时如果周围气压降低（减压），在高气压下已溶入机体内的惰性气体张力超过外界该气体的分压。也就是减压前已溶入体内的惰性气体，在减压后超过了该压力下完全饱和时所溶解的量，但仍能保持溶解的状态，称为惰性气体的过饱和。

气体在液体中的过饱和状态之所以能够维持，是由于液体（在人体内主要是胶体）分子与已溶解在体内的气体分子的"分子间力"将气体分子"束缚"在液体内,所以在一定程度下可不形成气相。

过饱和状态是物理学上的亚稳状态(metastable state),亚稳状态有一定的极限即亚稳极限(metastable limit)。气体在人体内过饱和,若不超过亚稳态极限,则这种状态对人体尚无不利影响,故属安全过饱和(safe supersaturation)。通常讨论的过饱和(未经专门注明)就是指安全过饱和。

二、过饱和安全系数

(一)概念

气体,不论是处于自由气体状态或溶解状态,都有通过气体分子运动从分压(张力)高的部分向分压低的部分扩散直至平衡的特性。因此,当减压前已溶解在体内的惰性气体超过减压后完全饱和所能溶解的量时,其超过部分必然按它在体内的张力与外界同一气体分压之间的压差梯度向外扩散,直到平衡,不可能长久地保持在过饱和状态。所以,过饱和(亚稳)状态是暂时的。像这样过度溶解的惰性气体由体内向体外扩散直至平衡的现象称为"脱饱和"(详见第四节)。可见,严格来说,所谓"脱饱和",是排出过多溶解的惰性气体,是"脱过饱和"。

若减压的速度过快、幅度过大,则会造成组织内溶解惰性气体张力超过外界总气压过多,溶解的惰性气体不能保持过饱和溶解状态、通过循环呼吸扩散到肺泡转为自由气体,而在组织内原地逸出,成为气泡,即"原地生成气泡"(autochthonous bubble)。虽然,这也是一种"脱饱和",但已属于"致病事件"了。

因此,为了不致形成气泡,惰性气体的过饱和亚稳状态有一个极限,这个极限就是过饱和安全系数(safe coefficient of supersaturation)。按 Haldane 的研究,过饱和安全系数决定于溶解气体张力与外界总气压之间的比值。

(二)过饱和安全系数的确定

Haldane 通过对大量空气潜水实践进行分析总结之后发现,如果潜水深度不超过 12.5 m(总气压不超过 225 kPa),即使停留较长时程,快速上升到水面(100 kPa),潜水员也不会发生减压病,但在 12.5 m 以深停留一定时间后迅速上升到水面,潜水员体内就会形成致病气泡而发生减压病。Haldane 据此进行了逻辑推理,并进行了系列实验,结果得出了这样的结论:如果减压前较高的总气压与减压后所到深度的较低的总气压比值不大于 2,那就是安全的;如果比值大于 2 则不安全。例如,减压前总气压为 600 kPa,那么迅速减压到环境压力为 300 kPa 或大于 300 kPa 的气压条件下将是安全的,很快减压到环境压力小于 300 kPa 的深度则不安全。后来,因为确定气泡的主要成分是氮气,而氮气在空气中约占 80%。所以,减压前体内组织的气压值应以氮在高气压下逗留期间溶入机体内的张力值(t_{N2})为准。这种比值应当不大于 1.6(即 $2\times80\%$)。如果按 Haldane 最初总结的经验应当是不大于 1.8(即 $2.25\times80\%$)。此 1.6 或 1.8 即是高压空气暴露(或潜水)最常用的过饱和安全系数。

为了安全,减压时各类理论组织中的总氮张力与外界总气压之比,都不能超过过饱和安全系数。由此可知:理论上讲,安全减压就是不超过过饱和安全系数的减压;减压不当就是超过了过饱和安全系数的减压。但是,为了使体内溶解的惰性气体尽快地安全脱饱和,又常使体内惰性气体张力与外界总气压之比尽量不过多地小于过饱和安全系数,甚至不断调整使之尽量接近或等于此系数。

不同的惰性气体有不同的过饱和安全系数。扩散速度快、溶解低的惰性气体,过饱和安全系数小;反之则大。例如,氦气的溶解度低于氮气,而扩散速度则比氮快,故氦气的过饱和安全系数较小,一般取 1.4 或 1.2。

在实践中,有时还看到过饱和安全系数存在个体差异。例如,有极少数人在 10 m 以浅潜水后得了减压病；但也有少数人以高于常用的过饱和安全系数进行减压时，并不出现减压病表现。即使同一个体，在不同的时期或状态条件下，过饱和安全系数也可能不同。对气压环境习服者，过饱和安全系数可有所提高。之所以有这些差异，可能除过饱和安全系数外还有其他复杂的机制，尚待进一步研究。

第四节　惰性气体的脱饱和

一、概述

就整个机体而言，在高气压下暴露后返回常压（或从较高气压减压至较低气压）和回到常压（较低气压）后一段时间内，在高气压下已溶入体内的惰性气体张力高于外界该气体的分压，从而按照压差梯度向体外扩散直至平衡，称为惰性气体的脱饱和。但在整体脱饱和过程中，机体内不同部分和不同组织之间惰性气体由张力高处向张力低处扩散，以致在脱饱和过程中机体局部有暂时的饱和度增加（或波动）的现象。

在常规（非饱和）潜水减压过程中的初期阶段，半饱和时间短的组织，即惰性气体饱和度高的组织领先脱饱和，与此同时，半饱和时间较长的组织，惰性气体张力尚不甚高，减压过程中脱饱和的程度不大，甚至还继续饱和。减压过程进行到后期阶段，各类组织都脱饱和，会转为半饱和时间长的组织领先脱饱和。最后都与周围环境平衡，即完成整体的脱饱和。

二、脱饱和与饱和的异同

Haldane 最初认为，脱饱和与饱和的不同，仅在于惰性气体扩散的方向相反，即脱饱和时血液从组织到肺输送溶解气体。但实践和研究均证实：除了方向相反以外，脱饱和的时间要比饱和的时间长得多，原因主要有两点：①脱饱和时气体是从液相向气相扩散，因而受到液体对气体分子的束缚作用，如果液体中含胶体蛋白之类的物质这种束缚作用就更为明显；②脱饱和时为了保证安全还要受过饱和安全系数的控制。至于惰性气体借压差梯度而运动的规律，则与饱和相同。

（1）脱饱和过程也通过呼吸-循环系统的功能活动而完成。过饱和的气体也可以通过皮肤等排出体外，但量少可忽略不计。影响脱饱和的许多因素，都是直接或间接地影响了呼吸-循环活动才改变脱饱和的速度。

（2）饱和快的组织，脱饱和也快；饱和慢的组织，脱饱和也慢。即如前所述的有快组织和慢组织之分。

（3）完成 50%的脱饱和，需要 1 个假定时间单位；完成 98.437%脱饱和（完全脱饱和），需要 6 个假定时间单位。总之，在较低气压下停留时间愈久，脱饱和愈彻底（图 7-2）。

（4）脱饱和的程度也依假定时间单位的先后次序，后一单位比前一单位按指数关系递减。

（5）计算脱饱和的百分数，也可利用公式：$S=(1-0.5^n)\times100\%$。

三、影响惰性气体脱饱和的因素

在一般潜水过程中必须尽量设法限制惰性气体的饱和过程，使饱和度尽量的低；又适当地加速其脱饱和过程，才能提高效率。通常影响饱和的因素也多影响脱饱和，只是方向相反、程度不同而已。

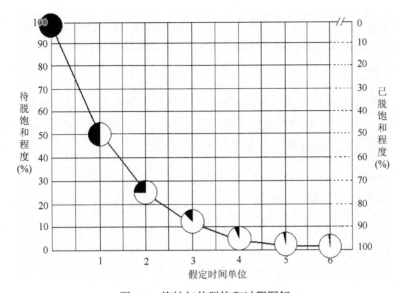

图 7-2 惰性气体脱饱和过程图解

注：曲线中的圈，黑色部分表示待脱饱和的程度；白色部分表示已脱饱和的程度

（一）呼吸气体的纯度

当潜水服内通风不良或 CO_2 含量增加时，呼吸、循环功能将发生一系列变化，从而影响惰性气体的饱和及脱饱和。一般来说，CO_2 反射性地引起血管收缩时，组织（脑、心除外）的血流量减少。所以在减压过程中 CO_2 增加时，将延缓惰性气体的脱饱和。

据报道，在隧道中进行某些类型高气压作业的焊接工人，可能由于吸入了焊接时产生的 NO_2，引起支气管收缩，导致肺内的气体潴留，有碍惰性气体脱饱和。

（二）运动

肌肉活动可加速血液循环，促进惰性气体的饱和及脱饱和过程。因此早期多主张在减压过程中做运动。但运动可造成 CO_2 张力升高及一些机械性的影响，有碍安全脱饱和并促进微小气泡的形成和扩大。故现都主张在减压过程中应尽量保持静止。

（三）环境温度和体位

局部受低温刺激或全身体温降低时，都可引起血管收缩反应，减少组织的血液灌流量，不利于脱饱和。组织温度降低，还可增加惰性气体的溶解度和延缓气体的分子运动。例如，在减压过程中，环境温度为 37 ℃时排氮量较 28 ℃时高。

在温热环境（25～37 ℃）中取卧位时，排氮量较坐位时高。这是由于心率加快以致心排血量增加，以及作为体温调节机制之一的皮肤血流量增加；卧位时回心血量增加使心排血量增加。37 ℃卧位时氮排出量最多，是回心血量和温度两者共同作用的结果。在加压舱内进行减压，可考虑使用这种方法以加速脱饱和。

（四）轮换使用不同的混合气体

在潜水中，常利用高分压氧以加速惰性气体的脱饱和并限制其饱和量。但由于氧的毒性作用，其应用的压力-时程受到严格限制。因此，有潜水医学者提出：在潜水中使用含不同惰性气体的混合气体，以限制任何一种惰性气体的饱和量，并利用更换惰性气体的办法，以加速已溶入组织的另一种惰性气体的排出，达到缩短减压时间的目的。这种方法曾受到重视。但不同混合气体轮换使用，有时会使机体发生"等压气体逆向扩散综合征"（见第十章　潜水减压病），而且操作技术复杂，现一般不提倡采用。

但是，在尽量保证不致发生氧中毒的前提下使用高分压氧，甚至在减压到一定深度时使用纯氧以促进惰性气体脱饱和（即用氧置换出体内惰性气体）的方法仍普遍使用。

（五）机体的功能状态

潜水员的体力和精神状态与惰性气体的脱饱和也有密切关系。人在水下疲劳时，呼吸-循环功能的调节比较迟钝，对上升时的脱饱和不利。当精神过度紧张、恐惧或有其他消极情绪时，全身将受高级神经活动的影响而发生代谢和调节功能失常，同时也容易疲劳，这些都不利于脱饱和。

（六）其他因素

促进呼吸-循环的其他理化因素，常在某些脱饱和过程中被利用。如在加压治疗的减压过程中，使用一些扩血管药物和神经营养剂，使用一些物理疗法等，以改善呼吸-循环状况，从而利于惰性气体的脱饱和。

（徐伟刚）

第 八 章

减压理论与减压模型

潜水减压理论是针对潜水过程中因环境气压变化导致的惰性气体在体内进出变化而提出的假设；减压模型则是根据减压理论构建出的用以指导潜水实践的具体算法。第七章"惰性气体及其在体内的运动规律"介绍的就是 Haldane 的减压理论和模型。由于 Haldane 理论和模型的经典性、易理解性、实用性及在实践中的成功应用，成为理解减压理论和算法的样板。然而，经过百余年的发展，减压理论与模型也在不断演进。这同时提醒我们，迄今为止的减压理论和模型均还未真正揭示人体内惰性气体运动的真实规律，仍需要继续根据研究和实践结果无限近似地去"假设"和"模拟"。

第一节　减　压　理　论

一、主要减压理论

目前的减压理论主要有两个：经典的 Haldane 理论和现代气泡理论，两者均在实践中得到了广泛的应用。

（一）理论雏形

最早提出减压理论的是法国生理学家 Paul Bert。经过一系列的实验，Paul Bert 提出由于静脉侧压力较低，大部分的气泡产生于静脉系统，随血液到达肺部，而肺的毛细血管网发挥了"过滤器"作用，只有微米级的气泡才能进入到体循环中。Paul Bert 还认为，嵌顿在肺部的气泡，其内惰性气体与外界环境气压相似，因此气泡内气体排出非常缓慢，可以通过呼吸纯氧加速气泡的清除。基于实验结果，Paul Bert 首次提出通过降低减压速度（通过线性减压实现）来减少气泡的产生，从而预防减压病的发生。Paul Bert 提出的理论在 20 世纪之前的减压病预防中发挥了重要作用，是现代减压理论的雏形。

（二）Haldane 理论

20 世纪初，英国皇家海军的 John Scott Haldane 教授对 Paul Bert 的减压理论进行优化。经过系列研究和实践观察，Haldane 认为：①体内气体的溶解（饱和）和清除（脱饱和）是对称的；②减压病症状的出现与慢组织相关；③线性减压在减压开始阶段速度太慢，而在减压临近出水阶段又太快，这可能导致发生疾病。Haldane 提出了新的理论：机体是由 N 种独立的组织所构成，具有不同的半饱和时间；惰性气体的交换通过血液灌注进行，遵循指数规律。Haldane 给出了关键的临界过饱和安全系数，减压过程中，只要将各类组织溶解的惰性气体控制在过饱和安全系数规定的程度内，就不会发生减压病。Haldane 减压理论首次系统、科学地阐述了减压过程，并可方便地用于构建算法模型，应用于潜水实践。现代减压理论和模型均是在 Haldane 理论基础上的优化、升级或拓展。

（三）气泡理论

Haldane 减压理论认为，如果能防止体内产生气泡，就能有效预防减压病。因此，形成的减压模型中主要考虑的是溶解于组织中的气体，即基于组织惰性气体过饱和的程度。然而，随着超声多普勒气泡探测仪的应用，证实潜水后无症状潜水员体内也会出现一定量的气泡，说明机体能够耐受一定量的气泡，只要将气泡量控制在一定范围，就不会出现减压病症状。因此，不仅要考虑到溶解状态的惰性气体，还应该考虑组织和血液中形成气相的气泡。美国夏威夷大学的 David E Yount 率先于 20 世纪 70 年代末提出了气泡理论，并构建了相关模型，用于新型减压表的计算。

二、减压理论的内涵

（一）气泡的形成、稳定和生长

体内气泡的形成，最有说服力的是"气核学说"。因为研究证实，生物体内存在大量气核，可能通过流动成核、摩擦成核、辐射成核、均相成核和异相成核等方式，形成于机体不同部位并且可能在体内迁移。环境压力的下降和过饱和气体的存在，导致气核扩大（生长），形成气泡。Yount 等进行的"高气压预处理去核"实验、以色列海军 Arieli 等"吸氧去核"研究，均证明了气核在减压病气泡形成中的关键作用。气核或气泡形成后，需要维持在某种相对稳定的状态。稳定机制主要包括"机械稳定、表面活性剂稳定和几何学稳定"理论。

气泡生长的速率主要取决于气体扩散，而气体扩散不仅取决于压差，还取决于扩散常数和气体溶解度。在某一特定压强下，气泡存在一个特定的临界半径值；当减压时，超过临界半径值的气泡会扩大，而小于该值的气泡会缩小。如减压后组织仍未达饱和，临界半径值接近无穷大，所有气泡都不会生长。如维持在该压力，由于表面张力转而开始缩小，气泡生长一段时间后就会停止生长。

（二）气泡的分布

减压时形成的气泡主要在全身的静脉系统。如果存在卵圆孔未闭或其他右-左通路，经静脉回到右心的气泡可能会进入体循环，可能发生供血动脉栓塞。此外，动脉气泡理论认为，肺作为一个气泡的"过滤器"，大的气泡被禁锢在肺内逐渐被清除，而非常小的气泡则可通过肺毛细血管进入动脉循环，在向远端移行过程中体积逐渐增加（气泡生长），最终可能阻塞血管。

当然，气泡也能在其他组织中形成，导致局部组织的损伤，产生相应的减压病症状。

（三）惰性气体的清除

体内惰性气体的清除是减压理论关注的核心问题，也是确保潜水减压安全和高效的前提。为了获得最佳的减压，要使组织内惰性气体清除（脱饱和）的驱动力保持在最大值，而此时不会因为气泡的形成和生长而导致组织损伤。通常采取两种方法：①基于组织允许存在过饱和的事实，将压差梯度最大化，达到临界过饱和而不产生气泡。②假设在任何过饱和水平都会形成气泡，此时，组织总气体张力高于环境压，气泡内气体清除速度慢于溶解气体的清除。前者相当于早期的溶解气体理论，允许采取较快的初始上升速度，停留站也更浅；后者相当于后期提出的气泡相理论，要求初始上升速度较慢，停留站较深，但在浅深度的停留时间会更短。减压理论涉及以下某个或多个关键参数。

（1）过饱和安全系数：Haldane 最初将临界过饱和压力比定为 2：1，即体内的气体总张力在任何时候都不能超过环境压的 2 倍。在考虑氮气在空气中的比例后，比值改为 1.58：1。在后来的实践中，虽然比值有所调整，但此概念得到了广泛应用。

（2）临界差值：Workman 等认为，控制气泡生成的并非压力的比值，而是实际的压差。

（3）*M*值：一定环境压强下，各理论组织能耐受的惰性气体高于环境压强的最大差值即为"*M*值"，*M*代表"最大"（maximum），也可称为"过饱和限值""能耐受的过压"或"临界张力"。

（4）梯度因子：是*M*值的百分数，与环境压强成线性相关，用以校正*M*值，使计算出的减压方案更为保守。通常，环境压强高时采用较小的梯度因子，而接近水面时采用较大的梯度因子。

（5）临界体积：临界体积假说认为，机体组织内总是存在微气泡，而减压也必然导致微气泡的生长。减压时需要限制累积的总气泡数量在一个可以接受的、不导致症状的临界值，即为临界体积。

（6）非过饱和：LeMessurier 和 Hills 的热力学理论认为，代谢引起的氧分压下降使组织形成天然的不饱和，如果环境气压下降不超过此不饱和值，组织就可以安全地减压。该方法将环境绝对压与组织内气体总张力相等作为限制点，超过这个点，就会产生气泡。任何增加不饱和的方法都可促进快速减压，使气体清除的驱动力达到最大。

第二节　减　压　模　型

Haldane 基于自己的理论建立的减压模型，是最早成功用于计算潜水减压方案的减压模型。随着实践的检验及理论的创新，原始模型得到了持续的修订，新的模型也不断被提出，很多成功应用于潜水实践。

一、溶解组织模型

（一）灌注限制组织模型

新 Haldane 模型认为惰性气体在组织中溶解和排出的主要限制因素是血液灌流，血供丰富的组织惰性气体饱和、脱饱和快。

1. 经典 Haldane 模型

早期的潜水实践显示，潜水后采用缓慢、线性的减压，不仅效率不高，而且减压病发病率并未显著下降。Haldane 认为这可能与缓慢上升的早期减压阶段仍会额外吸收氮气有关。经过研究，Haldane 提出潜水员可以迅速上升到一个深度，该深度下，机体惰性气体达到过饱和但未超过临界水平，此时机体脱饱和压力梯度最大，减压效率最高。潜水员在此深度停留直至过饱和程度下降至可以继续上升 3 m，再在该深度下停留等待组织脱饱和到再上升 3 m 时允许的临界过饱和值，如此反复，直至安全到达水面。

经典 Haldane 模型假说的主要特点包括：①机体可分为 5 min、10 min、20 min、40 min 和 75 min 五类理论组织，与组织的血液灌注程度和溶解度相关；②饱和度遵循指数方式递增；③脱饱和与饱和过程相反但对称；④减压过程只要控制不超过过饱和安全系数的规定，就不会出现症状；⑤除第一站外，后续各减压站间隔都定为 3 m。

基于 Haldane 模型计算出了人类首组潜水减压表，经测试后于 1908 年被英国皇家海军采纳，成为传世之作。Haldane 减压模型的具体算法在"第九章减压方法和减压表"中还会深入介绍。

2. 新 Haldane 模型

在 Haldane 之后有很多研究者对减压模型进行了优化与改进，但基本原理未变。将这些减压模型统称为新 Haldane 模型（Neo-Haldanian Model）。

（1）Workman 模型：1957 年，美国海军 Robert Workman 等受命对美国海军早期使用的、以 Haldane 模型为依据的空气潜水减压表进行优化。他们采用了 9 类理论组织，半饱和时间从 5~240 min 不等。

但最大的创新是引入了"M 值"概念。不同的理论组织具有不同的 M 值。$M=\Delta M \cdot D+M_0$，其中 D 为深度；M_0 为某理论组织在深度为 0 m（水面）时所能耐受的惰性气体分压；ΔM 为线性方程的斜率。M 值是环境压力的一个函数。Workman 模型中，针对空气减压表和氦氧减压表分别设置了 27 个参数。Workman 模型简单确定减压停留站的方法在随后的实验中得到了验证。实践证明，与之前的减压表相比，按 Workman 新表进行潜水发生减压病的风险明显降低。用该模型还计算形成了适用于半闭合式水下呼吸器潜水的减压表。

（2）Bühlmann 模型：瑞士苏黎世大学 Albert A. Bühlmann 教授，自 1959 年开始研究潜水减压，取得了重要成就。Bühlmann 先后创建了 ZHL_{12} 和 ZHL_{16} 模型。后者采用 16 类理论组织，氦气的理论组织的半饱和时间为 1~240 min，氮气的理论组织的半饱和时间是氦气的 2.65 倍。模型采用的 M 值是基于绝对压的，因此适合于高海拔潜水。ZHL_{16} 模型中，每个 M_0 都涉及 A、B、C 三个值，A 中 M_0 根据线性方程计算获取，对于氮气的 M_0，由于经验上觉得不够保守，又进一步分为 B、C，逐渐保守，分别主要用于计算减压表和减压电脑实时计算（表 8-1）。

表 8-1 Bühlmann 模型理论组织半饱和时间及 M 值相关参数

Bühlmann ZHL12 模型 M 值相关参数				Bühlmann ZHL16 模型 M 值相关参数					
理论组织	半饱和时间（min）		M_0 (fsw)	ΔM（斜率）	理论组织	半饱和时间（min）	AM_0 (fsw)	BM_0 (fsw)	CM_0 (fsw)	ΔM（斜率）
	氮气	氦气								
1	2.65	1	111.9	1.2195	1	4.0	106.4	106.4	106.4	1.9082
					1b	5.0	97.3	97.3	97.3	1.7928
2	7.94	3	89.1	1.2195	2	8.0	83.2	83.2	83.2	1.5352
3	12.2	4.6	75.2	1.2121	3	12.5	73.8	73.8	73.8	1.3847
4	18.5	7	68.8	1.1976	4	18.5	66.8	66.8	66.8	1.2780
5	26.5	10	63.5	1.1834	5	27.0	62.3	62.3	60.8	1.2306
6	37	14	57.3	1.1628	6	38.3	58.5	57.4	55.6	1.1857
7	53	20	53.3	1.1494	7	54.3	55.2	54.1	52.3	1.1504
8	79	30	51.9	1.1236	8	77.0	52.3	51.7	50.1	1.1223
9	114	43	51.9	1.1236	9	109	49.9	49.9	48.5	1.0999
10	146	55	50.2	1.0707	10	146	48.2	48.2	47.2	1.0844
11	185	70	50.2	1.0707	11	187	46.8	46.8	46.1	1.0731
12	238	90	47.3	1.0593	12	239	45.6	45.6	45.1	1.0635
13	304	115	42.6	1.0395	13	305	44.5	44.1	44.1	1.0552
14	397	150	42.6	1.0395	14	390	43.5	43.5	43.1	1.0478
15	503	190	42.6	1.0395	15	498	42.6	42.6	42.4	1.0414
16	635	240	42.6	1.0395	16	635	41.8	41.8	41.8	1.0359

（3）法国海军和 COMEX 模型：20 世纪 50 年代末，法国海军开始采用 Haldane 理论计算空气潜水减压表，最初采用 5 类理论组织计算形成了 GERS65 减压表，规定不同组织允许达到的最大过饱和值（均为常数，非 M 值）。20 世纪 80 年代末经过修订，采用 12 类理论组织，提高了安全性，形成了目前使用的 MN90 表，后一直用于休闲潜水。法国劳工部构建了类似 Workman 减压模型，用于商业潜水，形成了 MT74 减压表。Comex（海上和实验室最大深度潜水世界纪录保持者）公司经过研究和海上测试，对 MT74 表进行了修订，最终形成了 MT92 表，成功应用于各类潜水减压。该模型也使用 M 值，但没有规定理论组织数量。

（二）扩散限制组织模型

新 Haldane 模型认为血液灌流是控制减压气体交换的关键因素。而同时有研究者认为，仅部分组织与大多数减压病症状相关，气体在组织间和组织内的扩散起着决定性的作用。

1. Hempleman 模型

20 世纪 50 年代初，英国皇家海军 Hempleman 基于大多数减压病都存在关节疼痛的现象，提出了单组织减压模型，认为关节软骨是减压病的主要靶组织，其与血液之间的气体交换受到扩散的限制，应该尽可能地避免或减少这些部位形成气泡。基于这一过度简单的模型，Hempleman 分别制订了空气潜水和沉箱作业减压表，实践显示，这些减压表比较保守和安全，但仅限于中短时间的潜水。

2. Hills 模型

在 20 世纪 60 年代早期，Hills 经过对托雷斯海峡捕捞潜水减压实践和疾病发生深入研究，提出了不同于传统观念的减压模型。Hills 认为，即使是非常低的过饱和水平，也会产生气泡；因此减压开始时的速度需要降低，第一站也应更深，而最后一站也应该深些——以使气泡体积更小、内部分压更大而利于扩散排出。模型首次引入了大深度停留站的概念。Hills 又进一步开发出了热力学减压模型，均是以扩散为基础的组织模型，通过系列参数设置，防止气体从溶解状态脱饱和形成气泡。然而，由于 Hills 模型比较复杂，限制了其进一步发展和应用。

3. Kidd-Stubbs 减压模型

Kidd-Stubbs 模型是 Hempleman 模型的一个延伸，它的一个特征是将组织分为前后相连的 4 级，代表与减压病相关的机体组织，组织之间通过扩散交换惰性气体。这与之前将每类理论组织视作独立存在的简单灌注模型不同，气体交换的数学公式更为复杂。加拿大国防和民用环境医学研究所（DCIEM）在 Kidd-Stubbs 模型基础上进行了优化，计算形成了空气减压表，并进行了 1371 次加压舱内模拟潜水验证。后来又以优化的模型为基础，开发了电脑计算软件 XDC-2，用于空气潜水减压方案的实时计算。

二、气泡模型

（一）组织气泡模型

气泡形成的环境及气泡动力学是确定减压方案的重要基础。随着气泡理论的提出，关注组织内气泡形成、主要以物理学建模方式来模拟体内气体进出的模型得到了成功应用。

1. VPM 模型

20 世纪 70 年代末期，夏威夷大学的 David Yount 经研究认为，水和任何含有水的组织中，都存在镜下可见的微气核；在减压过程中，只要超过临界大小就会生长变大；如气核表面存在活性物质，微气核维持稳定，通过表面张力维持内外压力平衡；气核表面的活性物质界膜，在超过一定压力时对气体不通透。进一步通过对明胶的加减压实验，Yount 提出了"变化通透性模型"（varying permeability model，VPM）。该模型对气泡动力学的描述非常简单，并且没有考虑形成的微气泡对组织脱饱和动力学的影响，不同组织使用的参数相同，但这些没有影响其在休闲潜水中的应用。VPM 采用了更深的停留站，但总的减压时间并没有很大变化。

2. RGBM 模型

20 世纪 80 年代末，美国洛斯阿拉莫斯国家实验室的 Bruce Wienke 在 VPM 基础上提出了"递减梯度气泡模型"（reduced gradient bubble model，RGBM）。Bruce Wienke 认为气核膜在所有压力和温度下都对气体具有通透性，综合了新 Haldane 模型中如 M 值及气泡机械力学等要素，模拟减压过程中的气泡生成。RGBM 的物理运算公式比较复杂，很难被医学专业人员理解。目前，RGBM 在各类型休闲和商业潜水中得到了广泛应用，能够很好地应对休闲潜水时经常涉及的逆向潜水、反复潜水和高海拔潜水等不同情况。

（二）血管气泡模型

现代气泡模型多数忽略对生理组织的正确选择，这些组织可能是微气泡的来源或者是目标，同时也未通过生物物理方法研究其特征。除了下文介绍的"线性-指数概率模型"中理论组织数和半饱和时间采用统计工具进行了校正外，多数只考虑了不同半饱和时间的一系列理论组织。而血液中微气泡的转移和转运则并未被认为是减压应激的重要因素。下面两个模型将血液循环中的微气泡数量作为减压应激的指标，基于微气泡的来源、生长、转运和在循环中的累积进行建模。循环气泡水平与减压病风险的相关性得到了研究证实。这些模型不仅显示减压应激水平，而且能与实践结果进行比较，有利于验证和校正。

1. Hennessy 心脏瓣膜模型

Hennessy 认为，减压过程中的静脉血携带大量惰性气体，心脏瓣膜（主要是右心）能通过微气穴现象产生微气泡。这些微气泡不断地在肺内聚集，但肺血管网并不能完全地过滤微气泡，部分微气泡会进入到动脉侧。当这些动脉微气泡穿过含有过饱和惰性气体的组织时会增大，嵌顿在组织内或者再次进入静脉循环回到肺部。该模型在一定程度上解释了出水后减压病症状的出现存在一定延迟的原因，同时也明确提出减压应激涉及全身组织。但该模型也存在很多欠缺，如认为减压的最初数分钟是基础相，导致大量动脉微气泡的产生，但这无法解释减压最后一站对于气泡形成的关键作用。

2. Flook 模型

英国联合医疗公司的 Flook 通过气泡检测方法校正生物物理模型。基于 1962 年 Mapleson 提出的气体交换生理学模型，将机体分为 8 个理论组织，采用 Van Liew 和 Burkard 的公式对减压过程中的气泡生长进行建模。模型以简单的组织-血液灌注为基础，考虑了气泡形成对组织气体脱饱和的影响。通过连续计算减压过程中每个理论组织内气泡所含气体的体积和各组织引流静脉内气泡气体的加权平均值，最后确定运输到中心静脉和肺动脉内气泡所携带的气体。但是该模型并未描述气泡是如何转运至血流的。模型输出的结果为每毫升静脉血内微气泡的总体积（μL/mL），代表整个机体产生的微气泡量。同时，气核直径被设定为常数 2 μm，而且各组织类似；产生微气泡的气核密度也是常数，但是不同组织间存在差异：在脂肪组织，为 8000 微核/毫升；在肌肉组织，为 500 微核/毫升；在其他组织，为 100 微核/毫升。该模型最初在挪威石油系统的一项研究中进行了验证。后期通过食管超声气泡探测动物实验对模型进行了校正，并用于预测减压病风险。

（三）内皮气泡模型

1. Chappell 和 Payne 模型

牛津大学的 Chappell 和 Payne 通过研究疏水性裂隙内气核稳定机制，针对毛细血管水平气泡的释放进行减压建模。他们认为，这些气泡来自于裂隙内稳定的气核，裂隙半径为 10～300 nm，开口朝向血流，分析了禁锢气核与周围组织之间惰性气体的交换，以及对气核的扩大、脱落进行了分析。他们采用了较低的表面张力，使在实际减压中产生的过饱和水平下导致上述气泡的生长和释放，但这一点具有争议。该模型计算复杂，目前尚未被用于减压计算。

2. Gutvik 模型

挪威科技大学 Gutvik 认为，气核生成于已经存在的气核，减压可增加气泡的大小，但不增加其密度。他提出了气核不塌陷的稳定机制，气核黏附在毛细血管的内皮层，在此停留并与周围组织交换惰性气体；气泡可以脱离内皮进入血流进入静脉到达肺部。同时，Gutvik 修订了灌注限制组织和血液间的气体交换。Gutvik 模型只有肌肉和脂肪两个理论组织；初始的气泡半径定为 1 μm。模型可通过气泡检测校正参数。

三、概率模型

如果一个模型，满足条件即安全，违反即得病，则称为确定性模型。Weathersby 等通过构建和分析美国海军潜水数据库，基于最大似然性方法，创建了概率模型，用于预测某个给定的减压方案发生减压病的风险。概率模型是对经验的广义表达，对减压建模的方向产生了重大的影响。下面介绍的三个模型分别属于前面介绍的新 Haldane 模型或气泡模型，但均可根据实潜结果、采用概率方法对模型进行校正，所以也可称为概率模型。

1. Thalmann 模型

1984 年，Thalmann 通过新的指数-线性实时算法（EL-RTA），为美国海军 Mark15 闭式呼吸器设计了减压表。该算法属于新 Haldane 模型，假设下潜和水下停留阶段惰性气体的溶解呈指数增加，而减压阶段的脱饱和则呈线性下降。该模型采用了更长半饱和时间的理论组织。基于该模型的减压表和潜水电脑，已被用于 Mark16 装具。通过重新配置初始的确定性模型，运用概率法形成了概率模型，基于发病风险评估安全性。

2. Gernhardt 模型

20 世纪 80 年代后期，Gernhardt 通过研究组织内形成的微气泡动力学，根据 6500 次潜水发生的 430 例减压病数据库，采用 logistic 回归统计分析法，构建算法以评价减压方案的风险。与新 Haldane 模型相比，该模型更符合经验事实，即使是对于大深度和长时间潜水。Gernhardt 认为，潜水前体内就存在微气核，只要组织出现过饱和，即可形成微气泡。然而，该模型并未考虑气泡对组织-血液气体交换的影响。

3. Tikuisis/Gault 模型

20 世纪 90 年代，加拿大的 Gault 和 Tikuisis 按照组织气泡生长理论，根据潜水员减压病发生和气泡探测数据，采用最大似然法对模型进行校正。他们研究了气泡半径与减压病发生风险之间的关系。

四、结语

目前，商业潜水和军事潜水中使用最多的是新 Haldane 模型，其减压标准大部分来自于经验。虽然得到成功应用，但不能外推拓展至尚未测试的和例外暴露方案（包括多水平潜水和反复潜水）及其他更换多种呼吸气体的潜水。需要指出的是，由于气泡与生物物理介质（组织、血液、毛细血管内皮细胞）的相互作用及其生物化学结果在减压病的发生和发展中的作用非常复杂，大部分模型涉及的是数学和（或）物理参数，很少进行生物物理学建模，而且数学模型也局限于通过限制气泡的产生来预防减压病。虽然概率模型在减压病的评价和预防中发挥了重要作用，也是未来减压建模的重要发展方向，但还有待更多的实践来证实、校正及对原有的方案进行拓展。

以生物物理法建立减压模型是发展方向，需要考虑气泡形成的条件、微气泡密度变化、气泡的转运和在静脉血中的循环、微气泡形成对气体清除的影响、饱和/脱饱和动力学的非对称性，以及包括体积、灌注水平和脂肪含量在内详细的组织学特征。当然，全面考虑各要素会使模型变得相当复杂甚至难以实现，减压效率和结果永远是评判模型优劣的标准。

（徐伟刚　刘文武　季春华）

第 九 章

减压方法与减压表

机体所处环境气压降低即为减压（decompression），包括从高气压向常压或者由常压向低气压的过渡。在潜水和高气压医学中，减压特指从高气压向较低气压以至回到常压的移行过程中，按照维持机体安全状态所需要的速度、幅度、步骤和呼吸气体成分等要求，以保证惰性气体安全脱饱和的特殊措施。

凡因速度过快、幅度过大而导致体内生成气泡引起病症的减压，称为不适当减压（inadequate decompression），简称"减压不当"；机体周围气压意外（被动）、急速、大幅度地降低，在航空、航天和加压舱等环境条件下称为"爆炸性减压（explosive decompression）"；在潜水过程中则称为"放漂"。在减压措施执行过程中，常需要在一定压力下停留一段时间，此时体内惰性气体仍在脱饱和，虽然环境气压并未降低，称为"停留减压"。规范的减压过程都是以保证惰性气体安全脱饱和并尽快地回到较低气压为原则，其根本意义在于保证潜水、高气压作业人员的安全，并尽可能提高作业效率。

第一节 减 压 方 法

一、阶段减压法

（一）概念

Haldane 减压理论，要求减压过程的速度和幅度必须掌握得使体内的惰性气体张力与外界总气压的比值不超过过饱和安全系数，以避免发生气泡；又尽量地接近过饱和安全系数，以保证惰性气体的扩散有充足的驱动力。为了达到这两个目的，Haldane 采取了如下措施：以相对快的速度从水底上升一段距离到达一较浅深度，使组织内的氮张力与该较浅深度处的总气压的比值等于过饱和安全系数值；然后停留一段时间，等待组织内安全过饱和的氮气逐渐脱饱和，到氮张力降至与所定更浅深度处的总气压的比值等于过饱和安全系数时，再上升到该更浅深度，再停留、上升，如此反复，直至出水。这种分段停留减压的方法称为阶段减压法（stage decompression）。在深度（压力）-时间坐标图上，阶段减压曲线呈阶梯状（图 9-1），故又称阶梯式减压（step decompression）。在阶段减压中，停留以等待惰性气体脱饱和的深度称为停留站（stay station，stop），简称"站"。距水底最近的一站称为第一停留站，简称第一站；Haldane 规定后续各站深度差均为 3 m，通常不按序次称，而以各站的具体深度称为若干米站，如 12 m 站、9 m 站等。第一站的深度及各站的停留时间均根据理论模型计算得出（具体本章见第二节）。阶段减压法容易被掌握，预防减压病的效果也确实，是现代潜水实践中最常用的减压方法。

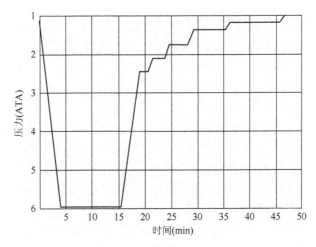

图 9-1 阶段减压法示意图

（二）实施要点

实施阶段减压时，原则上要求尽量地减少惰性气体的饱和，在保证安全的前提下脱饱和则要尽量地快；要求脱饱和快的目的，还是在于保证安全并提高效率。

为了不使惰性气体的饱和度无谓地增加，应该做到：①下潜的时间尽可能缩短，在潜水员中耳调压功能良好和水面供气配合适当的条件下，可按 15～30 m/min 的速率下潜；②水下停留站的深度不宜加大，各站停留减压的时间也不宜超过，至少不能过多地超过，因为在快组织脱饱和的同时，慢组织可能还在继续饱和；所以停留过久，尤其在较深的停留站，慢组织增加了惰性气体的饱和度，不利于后续安全减压。

为了使已饱和的惰性气体加快安全脱饱和，上升速度不宜过慢，从水底到第一站可以 7～8 m/min 速率上升，站间（3 m）移行时间一般为 1 min。

应严格按照减压方案所规定的时间减压，不能随意缩短，以防减压不当，增加发生减压病的风险。在减压过程中应尽量减少体力活动，以避免促进气泡形成。

作为一项常规措施，不论采用哪种方法减压，在减压过程中都应有效地保暖，以促进血液循环，有利于脱饱和。如存在低温或其他不利于惰性气体脱饱和的情况（如疲劳）存在时，应在基本方案的基础上适当地延长停留减压时程（具体见本章第三节）。

为了减少潜水员在水下停留减压的体力消耗，可以采用潜水减压架（decompression stage）或潜水吊笼以承托和吊放潜水员（图 9-2）。

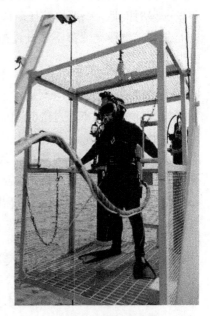

图 9-2 潜水吊笼

（三）优劣

水下阶段减压法优点明显，但也存在不少缺点，尤其是要求潜水员在低温、低能见度、涌动的水下长时间停留减压时，客观上存在许多困难；在特殊需要或紧急情况时也无法保证潜水员能安全迅速地出水。

二、水面减压法

（一）概念

潜水员水下作业结束后上升过程中的停留减压完全不在水下或仅小部分在水下进行，全部或大部分于迅速出水后进入加压舱内完成的减压方法叫做"水面减压法"（surface decompression）。部分在水下进行，部分在水面进行的减压方法，又被称为"混合减压法"（水下、水面），或者叫"部分水面减压法"；全部在水面完成的则称为"完全水面减压法"。

（二）实施过程

潜水员自水底或水下某一停留站停留完毕后以较快的速率迅速出水，在潜水平台上尽快卸装后进入加压舱，立即快速加压至规定压强（高于或等于水下最后一站压强），然后按相应的方案完成减压直至出舱。从潜水员离开水下最后一个停留站到进舱后加压到规定的压力值之间的这段时间称为"水面间隔"（surface interval）。水面间隔应尽可能短，一般规定不得超过 6 min 或 5 min。

（三）理论依据

实施水面减压时，在水面间隔时间内，组织氮张力超过了过饱和安全系数，所以是不安全的。但实践表明，在限定的时间内减压病的发生风险极低，其可能的原因为：①组织和体液由于其蛋白质的黏滞性，减压时生成气泡的速度比相同条件下的水要慢得多。即使明显地超过了过饱和安全系数（如 I 类组织氮张力与外界总气压之比可达到 4.4），也不致很快地出现减压病症状；②即使在进舱加压前体内某些组织已有一定量气泡形成，通常并不立即引起减压病症状，而在进舱加压后，这些气泡迅速缩小，氮气重新溶解入组织，气泡便很快消失。

水面减压法在"水面间隔"时间这一环节上没有遵守过饱和安全系数的规定，但在其他环节上仍然是严格遵守 Haldane 关于减压的各项理论原则的。特别是在潜水员进入加压舱加压至规定的压强并停留一段时间后，仍严格按照阶段减压法规定逐站停留减压，使在减压过程中和减压结束后体内氮张力与外界总气压之比都不超过过饱和安全系数。

（四）实施要点

为了确保安全，采用水面减压法时，必须：①出水时各类组织溶解的氮张力不能超过一定值，如 IV 类组织的氮张力不超过 260 kPa；否则潜水员应在水下停留一站或数站，使体内溶解的氮排出一部分，等到组织内氮张力降低至规定值时，才允许上升出水做水面减压（部分水面减压或混合减压）。②潜水员在水面加压舱内首先必须在相当于直接出水深度的压强下重新停留，甚至在更深站停留一段时间。③在水面减压期间潜水员应尽可能减少肌肉活动。为了便于掌握，国内减压表对采用水面减压法的潜水深度及水下工作时间的极限都做了严格规定。

（五）优劣

水面减压法的优越性在于：①在情况不允许潜水员在水下逐站停留减压时，出水完成减压（如在水温过底、风浪过大、水流过急、敌情骚扰、潜水员"放漂"又不可能重新下潜、潜水装具破损或潜水员受伤严重等情况时）；②潜水员在加压舱内可在舒适、有照料等有利于安全脱饱和的条件下完成减压；③提早卸下潜水装具，腾出设备、潜水战位和水面工作人员，加速周转，并充分利用气象、水文等条件，从而缩短完成潜水任务的周期；④更多减压时间在加压舱内度过，对减压病等可能发生的一些问题的处理，有更多措施可供选择。

水面减压法也有不少缺点：①允许的水面间隔时间短，若潜水员操作稍不熟练，就会容易引起减压病；②水面作业时间长、深度大的方案，发生减压病的可能会增加；③必须要配备水面加压舱系统及相应规模的潜水平台，硬件条件要求较高。水面减压对潜水员体格和技术及医学保障工作等各方面都有相应要求。

三、SDC-DDC 减压法

在下潜及减压过程中，为了减少水下不利环境对潜水员的影响，可以用下潜式加压舱（submersible

decompression chamber；SDC）从潜水工作船上将潜水员吊至水底；潜水员在水下作业结束离底时或上升至第一停留站深度时进入 SDC，此时，SDC 舱内压与环境水压相等。SDC 被吊至潜水工作船甲板，与船上的甲板加压舱（deck decompression chamber；DDC）对接，潜水员进入 DDC，在舒适、躺卧、生活便利甚至有照应和看护的情况下完成减压过程。SDC-DDC 减压其本质还是阶段减压，但它完全克服了水下阶段减压的缺点和水面减压的主要缺点。但要求配备特殊设备，操作也比较复杂，只有少数有条件的作业机构在有必要时才采用。

四、吸氧减压法

（一）概念和原理

为了加速减压过程中体内惰性气体的排出，应尽可能降低肺泡和血液中的惰性气体分压，从而增大组织与血液和肺泡气之间惰性气体的压差梯度，促进惰性气体向体外的扩散。通过吸用纯氧，使"氧窗"值扩大，是最有效的办法。因此，吸氧减压法（oxygen decompression）是在安全用氧的范围内吸用纯氧以完成减压过程的减压方法。

在减压到一定压强时，以纯氧替代含有惰性气体的呼吸气，可以使肺泡内惰性气体分压几乎下降到零，组织与血液和肺泡气之间惰性气体的压差梯度达到当时条件下的最大值，有利于惰性气体的充分脱饱和。同时，由于所吸纯氧的气压，在减压过程中总是和潜水员所处的高气压环境压强相等，即惰性气体的分压降低而总压不变，故仍可以遵守过饱和安全系数的规定，避免产生致病气泡。

（二）具体方法

潜水员在减压到一定深度时（如 18 m 以浅）开始呼吸纯氧，按规定的停留站，逐站呼吸相应时间的氧气，直至出水，仍采用阶段减压方式。也有在较浅停留站（如 12 m 或更浅），较长时间地停留吸氧后迅速减压、直接出水，即"等压式"吸氧减压。

吸氧减压法可以和水下阶段减压法结合进行"水下吸氧减压法"，也可以和水面减压法结合进行"水面吸氧减压法"。执行时仍需要遵守专用的吸氧减压方案，其理论计算的基本原则与阶段减压方案相同。

（三）优劣

吸氧减压法可显著减少减压时间，并且大大降低减压病的发生，所以被广泛应用于现代潜水-高气压作业实践中，有条件者都会采用。但是，除了设备和气源要求外，由于氧气的毒性作用，只能在一定压力-时程范围内应用，对敏感者仍有可能引起氧中毒，在实施时还需严格遵守安全用氧操作规则。

五、轮换呼吸多种气体减压法

采用这种方法，可以在减压开始后的更大深度，甚至在减压开始前或加压阶段即开始轮换呼吸含不同惰性气体的混合气体，减压到 18 m 以浅后吸纯氧。因替换的气体中所含惰性气体与前一种呼吸气体中的惰性气体不同，所以不仅可控制前一种惰性气体在体内继续饱和，还可使其提前脱饱和。因此这种方法缩短减压时间非常显著，但操作复杂、设备和气体成本高，还有可能发生等压气体逆向扩散综合征，所以实践中很少应用。

六、"最起码"减压法

（一）概念

潜水作业时，在一定水深处停留不超过一定时间，水下工作结束后可由工作水深处按规定的速度直接上升出水，无须在上升过程中停留减压，习惯上称为"不减压"（no decompression）潜水。但用"no decompression"一词表达上述情况不甚确切，因为无论是从高压向常压还是从常压向低气压移行，必然会经历"减压"过程。因此，称其为"最起码减压"（minimal decompression）比较合理。当然，为遵从习惯，实践中仍均称其为"不减压潜水"。

（二）原理

由于潜水员在高气压下停留的时间被限制得相当短，体内惰性气体的饱和程度不高，不至于在不经停留减压后形成致病气泡。同时，由于不减压潜水时慢组织内惰性气体饱和度非常低，在上升出水阶段，不仅没有发生脱饱和，可能还在继续被惰性气体饱和，甚至还可接受快组织脱饱和弥散出来的部分惰性气体，充当"储备缓冲物"，虽然这一部分惰性气体量不会很多。

实验结果显示，机体在一定的高气压环境中作短暂停留后，采用不减压方法减压至常压的瞬间，Ⅰ、Ⅱ、Ⅲ类组织的氮张力，可分别达到 321～488 kPa、301～369 kPa、237～266 kPa，基本上仍是安全的。

（三）操作要点

采取不减压潜水的前提必须遵守在一定水深处停留一定时间的严格规定，否则就必须采用"减压"潜水。在某一深度潜水时，所允许的能直接以预定速率安全上升至水面的最大水底停留时间称为"不减压极限"。通常，开式自携式潜水均要求以不减压方式进行，因为减压潜水难以控制水下时间，进而可能带来气量不足等一系列问题。具体某个深度下可停留多久，可通过各种潜水减压算法模型计算出，经过实践检验后公布参考。各国或主要休闲潜水机构均有各自的不减压潜水减压表，实践中应按照所采用的减压表的要求严格遵守相关规定。

不减压潜水并不是结束水下活动后非常快地上升出水，仍需按一定速度有控制地上升，通常 6～12 m/min。还有的不减压潜水方案要求在一定深度（如 3 m、5 m 或较大深度）做一短暂停留。

由于不减压潜水时机体快组织多数超过了 Haldane 有关过饱和安全系数的规定，所以潜水后须加强观察、有效休息，以防止或及时发现减压病的发生。

第二节　减压方案的计算

自 Haldane 创立减压理论和模型后，减压方案才有了理论依据。现代减压方案均是通过所选用的算法模型计算出的。Haldane 灌注限制 5 类组织模型最为经典，虽然目前极少应用且现代模型多种多样，但其论点鲜明、依据充分、分类简单、计算明晰、易于理解，是潜水和潜水医学专业人员了解减压方案计算的经典样板。

一、减压方案的概念

由一系列停留站深度和停留时间组成、实施某一"深度-时间"潜水作业减压的依据，即为减压方案（decompression schedule, decompression profile）。通常，一个完整的减压方案由"深度、水下工作时间、上升到第一站的时间、各停留站深度和停留时间、减压总时间"等要素组成。对具体的减压方案，习惯上以"深度(m)—时间（min）"来称呼。例如，潜水深度 40 m、水下工作时间 30 min 方案，称为"40 m—30 min"方案。

二、领先组织的确定

在计算减压方案确定第一站深度及各停留站停留时间时，只要控制氮张力最高的那类组织不超过过饱和安全系数，各类组织就均能安全脱饱和。氮张力最高的那类组织即为领先组织。在初步确定第一站深度时，领先组织肯定是Ⅰ类组织；但后续各站领先组织的确定要复杂得多。Haldane 当时采用的方法是：算出各类理论组织脱去必须脱饱和的氮张力所需停留的时间，哪一类理论组织所需停留的时间最长，该类理论组织就是领先组织。这种方法很可靠，但计算太复杂。

后来，各国科学家不断推出了新的确定方法，但各有欠缺。根据 Haldane 关于惰性气体饱和与脱饱和的理论，并仔细分析减压方案的计算方法，我们不难发现，某停留站的停留时间是由领先组织的半饱和时间（$t_{1/2}$）与脱去必须脱饱和的氮张力所需的假定时间单位数（n）的乘积决定的。理论组织的 $t_{1/2}$ 愈长和所需的 n 愈大，停留站应停留的时间就愈长，由此可见，决定领先组织的要素应包括理论组织的 $t_{1/2}$（第一要素）和必须脱饱和所需的 n（第二要素）两个方面。这两个方面具有同等的重要性，忽视或轻视其中任何一个要素都不能保证正确确定领先组织。为了保证确定领先组织的准确性和简便性，扩大适用范围并易于编制计算机程序，在充分理解 Haldane 减压理论、总结各方法优劣后，第二军医大学专家提出了确定领先组织有效方法。

如果 $t_{1/2(max)} \times \lg(1-S_{max}) < t_{1/2(slow)} \times \lg(1-S_{slow})$，则总氮张力最高的一类组织为领先组织；否则，总氮张力次高的一类组织为领先组织。

式中：$t_{1/2(max)}$——总氮张力最高一类组织的半饱和时间；$t_{1/2(slow)}$——较慢一类组织的半饱和时间；S_{max}——总氮张力最高一类组织必须脱饱和的百分数；S_{slow}——较慢一类组织必须脱饱和的百分数。

将上述判别式编制成程序输入计算机，运算结果表明，用这种方法确定的领先组织既准确又简便，而且适用范围广。对那些理论组织 $t_{1/2}$ 没有固定倍比关系，即不同于 Haldane 5 类理论组织 $t_{1/2}$（5 min、10 min、20 min、40 min、75 min）后一类基本上是前一类 2 倍的情况，更能显示出它的优点。

三、主要计算步骤

（1）计算水下-高气压作业结束（离底）时机体各类理论组织的总氮张力。

（2）根据离底时领先组织的总氮张力及氮的过饱和安全系数（通常取 1.6）初步计算出第一停留站的深度。因为从水底上升到第一停留站过程中，由于距离相对较长、需要一定时间，组织还会进行脱饱和、氮张力还会降低，所以初步算出的这个深度，有可能较实际可以到达的深度要大些。这初步算出的深度只作为"试验性"第一站。从离底时领先组织氮张力中减去上升到试验性第一站过程中所脱饱和的氮张力，然后算出到达试验性第一站的氮张力。

（3）根据到达试验性第一站时的氮张力及过饱和安全系数求出实际第一站深度。此实际第一站的深度，有时浅于第一停留站；有时与试验性第一停留站一致。如算出的试验性（或实际性）第一停留站深度不能被 3 整除，必须将其化整为较大的并能被 3 整除的深度值；继续算出到达实际第一停留站时氮的张力。

（4）计算出在停留站必须停留的时间，这是由领先组织脱去必须脱饱和的氮张力所需要的时间决定的。

（5）计算出停留站停留结束时组织内的氮张力。

最后的第 4 步、第 5 步两步根据具体停留站的多少，逐站（站间距为 3 m）反复计算，直至出水。但出水前最后一站（3 m 站），可采用稍大些的过饱和安全系数（如 1.7 或 1.8），当然仍需要经实践证明能确保安全。这五个步骤计算的具体方法见图 9-3～图 9-7。

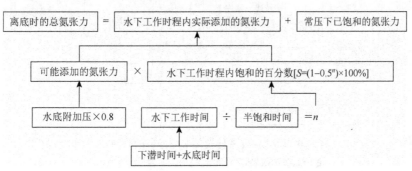

图 9-3　计算离底时各类理论组织的总氮张力

注：氮张力均以绝对压表示；时程均以分钟计。下同

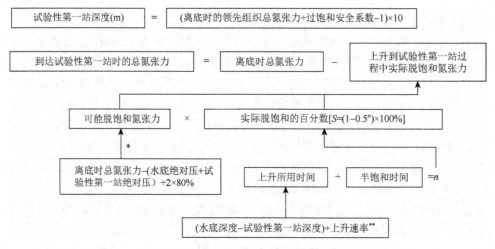

图 9-4　计算试验性第一站和到达该站时各类组织的氮张力

注：* 得负数为继续饱和；** 上升速率 8 m/min

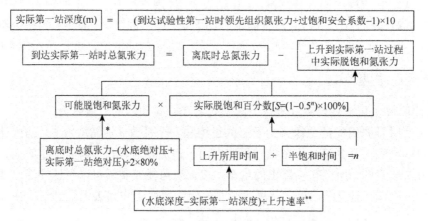

图 9-5　计算实际第一站和到达该站时各类组织的氮张力

注：* 得负数为继续饱和；** 上升速率 8 m/min

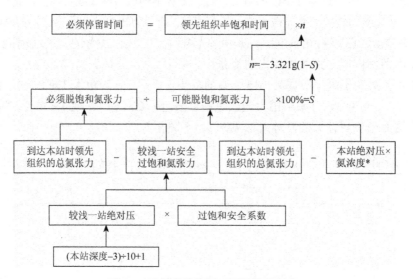

图 9-6　计算各停留站必须停留的时间

注：*如果吸氧减压，氧浓度按 80% 计，氮浓度则为 20%

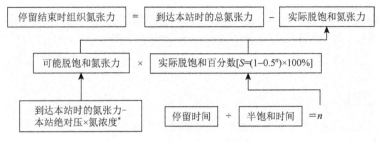

图 9-7　计算停留结束时各类组织氮张力

注：*如果吸氧减压，氧浓度按 80%计，则氮浓度为 20%

计算步骤中所用的参数和数值，系根据理论所给定及潜水过程中实测所得；在计算氮张力、假定时间单位数、饱和（或脱饱和）百分数时各类理论组织都应分别进行计算。

理论计算得出的减压方案，一般并不直接用于指导潜水减压，而须经过实验室和现场的充分验证、修改，然后由相应的主管部门作为技术操作规程颁布实施。

第三节　减　压　表

科学正规的潜水，都必须按照相应的减压方案实行减压。将不同深度-时程的系列减压方案编排成便于检索选用的表，即为潜水减压表（decompression table）。潜水事业发达的国家或著名潜水机构，多根据特定潜水人群、装备技术、潜水场所的自然条件和劳动制度等，遵照减压理论、创建新的或参照原有算法模型，制定具有特色的潜水减压表。当然，也可借鉴、参考甚至直接使用他国的减压表。

一、减压表的分类

目前，几乎各种类型的潜水均有可供参照执行的减压表。因此，减压表的种类很多。

（1）根据呼吸气体的种类分：有空气潜水减压表、氦氧潜水减压表、氮氧潜水减压表等。

（2）根据潜水方式的不同分：有常规潜水减压表、饱和潜水减压表等。

（3）根据减压方法的不同分：有水下阶段减压表、水面减压表、吸氧减压表等。

（4）根据特殊用途分：有潜艇艇员水下脱险减压表、高海拔水域潜水减压表、隧道高气压作业减压表、反复潜水减压表和应急潜水减压表等。

（5）各类减压表还可根据不同情况进一步分类：例如，饱和潜水减压表还可进一步分为：空气饱和潜水减压表、氮氧饱和潜水减压表、氦氧饱和潜水减压表及饱和潜水不减压巡回潜水减压表等。

二、减压表的基本结构

从结构上讲，潜水减压表可分为饱和潜水减压表和常规潜水减压表两大类。由于某一次潜水作业会涉及饱和深度以浅的全部深度，而不同深度的饱和潜水其减压方案基本相同，所以饱和潜水减压表其结构相对简单（具体见第二十七章）。各种类型的常规潜水减压表根据其用途及实施方法的不同，结构有所区别，但基本组成大体相同，都包括表头和表体两个部分。

表头从左到右通常包括以下基本内容：潜水深度、作业时间、上升到第一站的时间、各站深度及停留时间、减压总时间等。有的表在前面有方案编号，有的表后面附有反复潜水分组符号。

表体即为各个潜水减压方案，从左到右的内容与表头一致。从上到下则为潜水深度由浅至深、在各深度下的作业时间由短到长的各个不同的方案的依次排列。

各种类型的表内还有不同的标记，表示不同意义。如我国 60 m 水下阶段减压表中的"*"表示在某一深度下的最长适宜停留时间；我国空气潜水水面减压表中的"☆"表示可直接从水底上升至水面加压舱内进行减压；美国标准空气潜水减压表中的大写英文字母表示反复潜水分组符号；等等。

三、减压表的使用

（一）选择减压表

如前所述，目前各种不同的减压表能够适合绝大多数不同目的和方式的潜水作业需要。对一般作业机构而言只要选择合适的减压表即可。选择的依据主要为：①潜水作业深度和时间，例如，50～60 m 以浅一般选择空气潜水减压表，超过则得选用氦氧潜水减压表；需要在某一深度或深度范围内长时间持续作业的，可选择饱和潜水；②潜水作业方式，如水面减压；③潜水装备和气体条件，如吸氧减压；④作业效率和安全性要求；⑤经验、传承和对某减压表的熟悉程度；等等。

（二）选择减压方案

在各种减压表中，在表前都列有详细的使用说明，包括方案的选择原则、基本使用方法甚至使用实例、使用注意事项等，有的还列有出现异常情况时的处理措施。

1. 基本减压方案的选择

每次潜水的减压，都需首先根据潜水员下潜的实际深度和水下工作的实际时间选择减压方案。凡根据这两项基本参数选择的减压方案，称为"基本方案"。

（1）确定潜水深度：是指潜水员实际下潜的最大深度，特别当存在潮汐变化等情况时，必须按记录下的最大深度为准。在大深度潜水时，还应根据使用的测定方法，对测得的深度给予修正。

（2）确定水下工作时间：包括下潜时间和水底实际停留作业时间，即从入水到离底之间的这段时间。如果减压表中没有相应的时间，应该选择较长的那一档时间。

（3）在制定作业计划时，应按照所用减压表的规定，选择目标深度档中短于"最长适宜潜水时间"的时间档，在正常情况下水下工作时间不应超过此极限。当然，潜水深度也不能选择所用减压表中的例外暴露深度。

（4）采用基本方案还须同时满足以下条件：劳动强度为轻、中度，水温 10 ℃ 以上，水流速度 0.5 m/s（1 节）以下，水下作业场所适宜（不过分消耗体力和导致机体应激等），不存在促发减压病的诱因（如通风不良可能存在 CO_2 蓄积，减压过程中环境温度较低等），潜水员状态良好、曾经在相当于本次潜水深度的压力下加压锻炼过或经常潜水并且无减压病好发史。

2. 延长方案的选择

当环境、作业和（或）潜水员本身存在不利于安全减压的影响因素时，应在基本方案的基础上进行修正延长。具体延长的方法和程度根据影响因素而定，以我国空气潜水水下阶段减压表为例说明。

（1）存在下列因素之一者，应采用基本方案深度或时间的下一档方案：水温低于 10 ℃，水流超过 0.5 m/s，软泥底质；潜水员技术不熟练，适潜性较差，或有易患减压病史等。例如，潜水 34 m，软泥底，从事轻到中度劳动 30 min，减压的基本方案为 32～36 m—30 min；延长方案为 32～36 m—40 min 或 36～40 m—30 min。

（2）在水下进行重体力劳动应时，应按实际深度增加 10 m 选择方案。例如，在 28 m 深度从事重劳动 30 min 后的减压方案，应按 38 m、30 min 选择方案，即潜水减压表上的 36～40 m—30 min 方案。

（3）如果同时存在几种不利因素时，应根据具体情况，选用相应的延长方案。方法是：①从时间方面修正，选用基本方案的下两或三档方案；②从深度方面修正，选用比基本方案深度大一或二级方案；③选用时间和深度各下一档方案。

举例一：潜水深度 28 m、水下工作时间 30 min，水温 8 ℃，潜水员已较长时间不潜水以致适应性较差，减压的基本方案是：28～32 m—30 min 方案；应修正延长，可选用 28～32 m—50 min 方案，或 36～40 m—30 min 方案。

举例二：在 28 m 深处进行重体力劳动 30 min，水温 8 ℃，可选用 36～40 m—30 min 方案。

在潜水深度大于 40 m，水下工作时间又超过适宜时间极限时，潜水员疲劳、受寒、易于促发减压病，在选择减压方案时，更应做较大幅度的延长修正。

3. 反复潜水减压方案的选择

（1）相关概念

1）余氮（residual nitrogen）：一次潜水结束后仍然溶解在机体各组织中的那部分多余的氮气。

2）反复潜水（repetitive dive）：指在上一次潜水溶解在体内的余氮尚未完全排出体外时再次进行的潜水。通常情况下，12 h 后体内余氮即会排尽。因此，简单的讲，12 h 内进行的第二次及以上的潜水即为反复潜水。

3）水面间隔（surface interval）：反复潜水和前一次潜水之间的时间，从潜水员上次潜水出水时起算，至反复潜水入水时止。此"水面间隔"与上文第一节中水面减压的"水面间隔"，叫法相同，但内涵不同，注意区别。

4）余氮时间（residual nitrogen time，RNT）：在反复潜水深度处积累到反复潜水开始时体内余氮量所需要的时间。

5）当量单次潜水（equivalent single dive）：把前次潜水、间隔时间、反复潜水合为一个整体，换算为"当量单次潜水"，深度为反复潜水深度，时间（当量单次潜水时间）为余氮时间和反复潜水时间之和。

6）反复潜水分组符号（repetitive dive designation）：用以表示一次潜水后 12 h 内体内余氮量等级的英文字母。

（2）选择方法：不同减压表的反复潜水方案有不同的确定方法。

1）我国空气潜水水下阶段减压表：12 h 内最多只能进行两次潜水；按反复潜水的深度、两次水下工作时间之和来确定反复潜水的减压方案；两次潜水之间的间隔时间不得少于 2 h。这规定显然不够科学，间隔 2 h 和间隔 11 h 的反复潜水方案显然不应该是一样的。但确定简便。

2）我国空气潜水水面减压表：采用水面减压法实施潜水后，原则上不做反复潜水，如必须，应限于 45 m 以浅，并且应该在第一次潜水出水后至少常压吸氧 1 h、再休息 1 h，然后按反复潜水的实际深度和时间选择方案，即不必考虑前一次潜水。

3）美国海军空气潜水减压表：对反复潜水方案的确定最科学，根据上述"当量单次潜水"确定原则确定反复潜水方案，完全符合医学生理学原理（具体参见第二十五章第二节）。

（徐伟刚）

第 十 章

减 压 病

机体因所处环境气压的降低（即减压）速度过快和幅度过大（"减压不当"），以致减压前已溶于体内的气体超过了过饱和极限，从溶解状态"原地"逸出，形成气泡而引起的症状和体征，称为减压病（decompression sickness，DCS）。

减压不当可发生在一些特殊的条件下：①座舱不密闭的飞行器上升过快、过高；②座舱密闭的飞行器在高空时突然猛烈地泄漏（爆炸性减压）；③航天员舱外活动前吸氧不充分或减压过快；④潜水员借潜水装具呼吸压缩气体在一定深度逗留一定时间后，上升过快且距离过大；⑤隧道、沉箱或加压舱内人员呼吸一定压强的气体经过一定时间后，排气（减压）过快、过多。总之，减压不当既可发生在从常压到低压，也可发生在从常压进入高压后返回常压的过程中。当然，从高压返回常压后又进入低压环境（潜水后乘坐飞行器或登高），更易引起减压病。

不同情况下发生的减压病基本相同，又略有差异。为便于区别，可分别标明致病原因，出现了"航空减压病""沉箱减压病""潜水减压病"等名称。本书主要论述最常见的潜水减压病。

第一节　病因与发病机制

一、认识过程

早在 1667 年，英国著名物理学家 Robert Boyle（波义耳定律创立者）发现，一条蛇在经过快速减压后其眼睛玻璃体内出现了一个移动的气泡，这是人类观察到减压病现象的最早记载，尽管当时对"潜水医学"还毫无认识，甚至潜水活动本身在当时也仅处于起步阶段。1690 年，天文学家 Edmund Halley（哈雷卫星发现者）发明了可以进行气体更新的潜水钟，可在 18 m 水下最长停留 90 min；推测在这种潜水作业中会发生减压病，但未有文字记录。

18 世纪末，英国工程师 Smeaton 改进了压气泵，可以向沉箱（caisson，是一个倒扣入水底的大箱子，里面充以高压气，外周的水不会进入箱内，人员可以在里面进行作业）持续供气。此压气泵技术的改进，使得水面供气式重装潜水得以快速发展。在 19 世纪初，水下建筑和救捞活动蓬勃发展，其间出现的一些问题开始有文字记载。19 世纪 40 年代，在打捞英国战列舰"皇家乔治号"的过程中，很多潜水员患上了"风湿"，根据当时情况推测，他们其实是患上了减压病。在这个阶段，在美国从事大桥水底作业的沉箱工人则出现了更为严重的"风湿"。在圣罗易斯参加伊兹大桥（世界第一座大跨钢桁桥）建造的 352 名工人中，就有 30 名工人因减压病发生了瘫痪，13 人死亡。当时，人们把这种发生在沉箱工人中的特殊疾病称为"沉箱病"或者叫"屈肢症"（the bends，由于患病者为了缓解疼痛常保持肢体屈曲状态而得名）。

1841 年，法国人 Pol 和 Wattelle 发现，患"沉箱病"者如果赶快再回到沉箱中工作，其疾病会明显缓解甚至消失。这其实是减压病"再加压治疗"有效的最早发现。

尽管水下作业者出现的上述问题越来越严重，但当时人们对减压病仍知之甚少，没有人认识到减压病和气泡形成有什么关系。直到 1878 年，法国科学家 Paul Bert 经过系统实验研究，出版了潜水医学领域的盖世巨著 *La Pression Barometrique*（《气压》），介绍了减压病的发病机制。他认为，减压病是高气压下溶解于体内的氮气在减压中生成了氮气泡引起的，他还提出了缓慢上升会预防减压病，确证了加压治疗可缓解疼痛。

1906 年，英国政府授命著名生理学家 John Scott Haldane 教授研究减压病的防治策略。经过两年艰苦卓绝的工作，Haldane 及其同事在 1908 年研制成功了第一套潜水减压表，使潜水减压病的预防跨出了历史性的一步。此减压表及其依据的生理学原理，成为现代潜水减压理论的核心，在随后至今的 100 多年时间里，指导着后人在潜水安全减压领域开展的大多数实践探索和理论研究。

二、减压病的直接原因

溶解在机体组织和（或）血液内的惰性气体由于减压而形成气泡，是减压病的直接原因。可从以下几个方面加以证实。

（1）置实验动物于一定的高气压环境下，经过相当时程后快速减压超过一定幅度，动物会出现减压病的症状和体征。此时，其血液和组织中均会出现气泡。气泡内的气体成分主要是惰性气体。

（2）对因急性减压病死亡的病例进行尸体解剖，发现心腔和血管中均有气泡；在许多组织中也有气泡存在（图 10-1）。由于气泡的栓塞和压迫，在器官和组织中可见到梗死和坏死。还可见到心脏扩大、肺水肿及内脏器官充血。在中枢神经系统，主要发生在脊髓，还存在细微的出血点等病理变化。

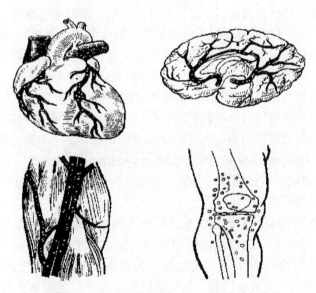

图 10-1　减压病时不同器官和组织中的气泡

（3）对于急性减压病如能及时地采取加压治疗可完全治愈。

（4）自从潜水作业中采用了防止形成致病气泡的方法，如"阶段减压法"等，潜水减压病的发病率大为降低，也证实了气泡与减压病发病之间的关系。

（5）用超声气泡探测仪（doppler 或二维影像）监测机体在减压时血管内的气泡信号，证明在有急性减压病临床表现的患者体内存在气泡信号，如给予及时加压治疗，气泡信号消失，临床症状体征也随之消失。此外，还在一些并没有发病的个体内探测到了低级别的气泡信号，有人将其称为"隐性气泡"（silent bubbles）或"无症状气泡"（asymptomatic bubbles），亦称为"亚临床气泡"（subclinical bubbles)。

（6）在减压过程中，于适当的气压范围内，采用吸纯氧（或富氧）以置换体内惰性气体的方法（即"吸氧减压法"），可以明显缩短减压时间而不形成气泡，证明减压时形成的气泡，其成分确系惰性气体。但也应注意，若减压不当程度过于严重，即使吸纯氧亦有可能导致气泡生成，不过氧气气泡由于会被机体代谢消耗，对机体的危害远轻于惰性气体气泡。

三、气泡形成的条件和过程

体内气泡的形成取决于两个关键因素（必备条件）：①机体在一定的气压下暴露一定的时间，组织和体液内惰性气体达到相应的饱和度，这是体内形成气泡的物质基础；②机体周围的气压迅速而且大幅度地降低，以致超过溶解于体内的惰性气体在体内过饱和溶解的极限，这是气泡形成的环境条件。

当呼吸含有惰性气体的混合气下潜至一定深度，机体内各组织被惰性气体逐渐饱和，深度愈大（压力愈高）、暴露时程愈久，组织中溶解的惰性气体的张力愈高。如果惰性气体的张力达到一定压力值，之后迅速而大幅度地上升（减压），已溶在组织中的大量惰性气体便呈过饱和状态，其张力超过周围环境的总气压一定值（对于氮，超过 1.8~1.6 倍；对于氦，超过 1.4~1.2 倍），即超过了惰性气体的过饱和安全系数，就来不及经由"组织→血液循环→肺脏"从容地扩散至肺泡排出体外，而在组织或（和）血液中"就地"逸出，成为气泡，故称"原地生成气泡"（autochthonous bubbles）。

另外，潜水员在高气压暴露期间，即使外界气压并未降低（没有减压），而更换呼吸含有不同惰性气体的混合气体时，由于形成"等压气体逆向扩散过饱和"（isobaric gas counterdiffussion supersaturation，IGCDS），也可能在体内形成气泡。其过程是：分压（张力）相等的两种不同惰性气体（等压气体），分隔在某种界面的两侧，在总压不变的情况下透过界面各自向对方扩散（"逆向扩散"），在平衡之前有一个阶段，扩散快的气体进入扩散慢的气体所在侧的量，大于扩散慢的气体离开该侧的量，以致在该侧两种惰性气体的张力之和，超过外界总气压，即形成过饱和，便是"等压气体逆向扩散过饱和"。例如，在氦氧环境中通过呼吸器呼吸空气（惰性气体为氮气），则将以皮肤为界面，氦气向体内扩散，氮气向体外扩散。氦气向内扩散的速度大于氮气向外扩散的速度，在一段时间内，皮肤内两种气体张力之和大于外界总压，达到一定值即可能引起局部过饱和。

又如，机体组织在与氮气平衡的情况下，换吸氦氧混合气，动脉血与氦气平衡，则在血液与组织之间（以血管壁为界面）发生等压气体逆向扩散，在组织内会形成等压气体逆向扩散过饱和。

若由于等压气体逆向扩散过饱和引起的气泡导致皮肤、内耳、循环系统等部位的病症，称为"等压气体逆向扩散综合征"（isobaric gas counterdiffussion syndrome，IGCDS），这被比喻为"没有减压的减压病"。在有等压气体逆向扩散过饱和的背景上减压，会使减压造成的过饱和与等压气体逆向扩散过饱和累积起来，更易形成气泡。

至于惰性气体从过饱和溶解状态形成气泡的过程究竟如何起始，则有不同的见解：①过饱和溶解气体成为气泡，需有"气核"；当血液流经肺泡时，常可能带进小而不可见的微量小团气体，这可以作为形成气泡时的"气核"。②减压时造成相对的负压，可使体液中出现很小的"空穴"，过饱和的气体分子扩散入"空穴"而形成气泡。③气泡的形成与气体的溶解度有关；CO_2 的溶解度高，可能在生成气泡的早期起重要作用。④溶解气体的张力与周围环境总压之间存在足够大的压差梯度，可引起气泡自发形成。甚至有人认为有减压就有气泡，只在于是否致病而已。这些见解都有各自的实验依据。

尽管对气泡形成的起始有不同见解，但不可怀疑的是，气泡形成的速度、数量和体积，按照 Haldane 经典理论，取决于体内惰性气体张力与周围环境总气压的比值超过过饱和安全系数的程度。超过越多，气泡形成得越快、越多、越大。

惰性气体的气泡一旦形成，气泡周围组织和体液中所溶解的各种气体，包括 O_2 和 CO_2，都将向气泡内扩散，使气泡体积更为增大。

四、气泡的致病过程

减压所导致的气泡形成，可能发生在任何部位。既可能在血管外，也可能在血管（和淋巴管）内。气泡引起病症的大体过程见图 10-2。

（一）血管外气泡

血管外气泡多见于能吸收多量惰性气体而血液灌流又较差、以致脱饱和较困难的一些组织，如脂肪、韧带、关节囊的结缔组织和中枢神经系统的白质等；还有脑脊液、内耳迷路的淋巴液、眼的玻璃体及房水等。血管外气泡可压迫组织、脉管（血管及淋巴管）和神经，刺激神经末梢，甚至可挤坏或胀破组织，从而引起相应的一系列症状和体征。血管外气泡一般不会移动，属于"夹留气泡"（或称"禁锢气泡"，trapped bubbles）。

血管外气泡也可能形成于组织的细胞之内，特别是脂肪、脊髓等组织的细胞内。细胞内气泡的形成和膨胀，使细胞破裂，脂肪小滴进入脉管，有可能形成脂肪栓。但相比于航空减压病，潜水减压病发生这种情况的可能性较小。

对气泡影响细胞超微结构的观察发现，细胞内气泡也可能形成于细胞器（如线粒体等）内。

（二）血管内气泡

血管内气泡主要见于静脉系统。因为静脉血流来自组织，其中的惰性气体张力与组织接近（血流愈慢，两者的张力愈接近）。同时，静脉血压又较低，"限制"过饱和溶解气体逸出的力，比动脉内小。而由较高气压减至较低气压后，动脉血因与肺泡气平衡，其中的惰性气体张力低于组织；同时，动脉血压又较高，也是"限制"过饱和溶解气体逸出的一种力。所以，动脉内的气泡形成较少见。静脉、右心、肺动脉系统内的气泡，一种情况是，由于肺毛细血管的"过滤"作用，一般不会进入左心和体循环动脉系统。但是，如果减压不当极其严重，动脉内也可形成气泡。另一种情况是，当存在卵圆孔未闭（patent foramen ovale，PFO）和肺内右-左通路时，静脉内气泡可能动脉化。

静脉血中的气泡也可来自毛细血管中形成的微小气泡。由于气泡的直径愈小，其表面张力愈大，周围的气体向其中扩散愈慢。所以毛细血管中形成的小气泡可在增大之前被血流"推送"进入静脉，在静脉中合并和增大。

血管内气泡增大到一定程度，亦可夹留而成为栓子，阻塞血液循环，引起血管壁通透性增加、组织缺血、缺氧、水肿、坏死等病理变化，出现病灶性症状。如果血管内气泡多，栓塞广泛，血浆大量渗出，血容量显著降低，可引起低血容量性休克。如果栓子可移动，则在移动过程中气泡又有可能汇聚或离碎，所引起的症状将相应地发生变化。

血管内气泡形成后，除对机体产生物理损伤作用（栓塞）外，还引起一系列生物化学变化。主要是血液-气泡界面的表面活性作用，使：①凝血环节中的"接触因子"（Hageman 因子即 XII 因子）激活，使机体凝血功能亢进；②蛋白质变性，形成疏水性的薄膜，致血小板聚集于血-气界面，进而释放出儿茶酚胺、组胺、5-羟色胺等，引起平滑肌收缩、促进血小板进一步聚集和凝聚，使血液凝固，导致血管内凝血，形成血栓、血管壁痉挛和通透性增加，血浆渗出增多；③激活血管内皮细胞和白细胞，使表达或释放血管黏附分子、选择素、整合素等生物分子及内皮、白细胞和血小板微粒，促进白细胞的贴壁、黏附和游走等系列炎症损伤；④使脂蛋白变性而释出脂肪汇合成脂滴，成为脂肪栓来源之一。

气泡作为一种刺激因素，还足以引起机体全身性的非特异反应——应激反应，主要通过脑垂体-肾上腺皮质而引起许多生物化学的适应性变化。应激反应过程中，也将释放平滑肌活性物质和造成促进凝血的条件。

研究显示，重症减压病时血浆血栓素 A_2（thromboxane A_2，TXA_2）浓度增高，其机制尚不十分明确，但已有证据表明，气泡可激活补体系统，而活性补体片段是可以刺激 TXA_2 合成的（主要由白细胞、血小板或其他一些组织细胞释放）。TXA_2是极强的血管和气道平滑肌收缩及血小板聚集的刺激剂，也是白细胞游走和黏附的激动剂。目前，白细胞在肺损伤中的作用已愈来愈引起注意。业已证实，去除白细胞可以抑制气泡所造成肺损伤时的血管通透性增加。很多环节的确切机制尚需进一步探索。

综上所述，气泡对机体的影响，有物理性的，也有化学性的，而化学性的影响更持久、更广泛、使病情更为严重；有即时、直接的，也有继发、间接的（图10-2）。

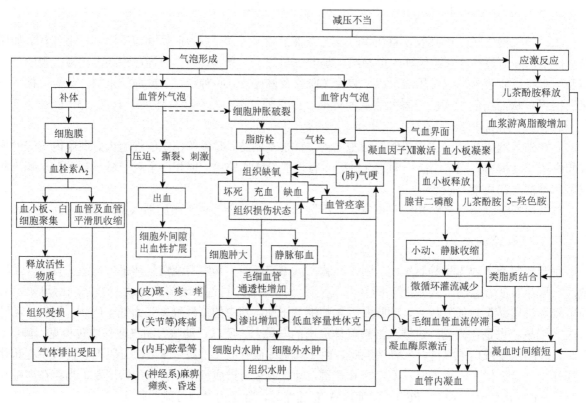

图 10-2　气泡引起减压病症状和体征的机制示意图

注：虚线表示机制未明或不常发生

五、影响发病的一些因素

在实际潜水时，气泡形成的基本条件和过程，将或多或少地受到外界环境、机体本身和操作措施等许多可变因素的影响，从而影响减压病的发生快慢、病情轻重，以及治疗的难易和预后的好坏。通常，凡促进惰性气体在体内饱和或延缓其脱饱和的因素，都会增加气泡形成和减压病发生的可能性；反之，限制惰性气体的饱和、有利于安全脱饱和的因素，则将减少气泡形成和减压病发生的可能性。

（一）环境因素

1. 温度

潜水员在水下常受到低温的影响，尤其在冬季、深水和上升停留减压过程中。低温刺激可反射性地引起血管收缩，妨碍惰性气体的脱饱和，会增加发病的可能。

在加压舱内，加压时舱温升高，呼吸、心跳加快，血管扩张，以致加快血液循环，惰性气体在体内的饱和加快（惰性气体的饱和量增多），而在减压时舱温降低，脱饱和会被延缓。故须注意加压时的降温和减压时保温。

2. 水流速度、风浪和水底性质

在流速快、风浪大或软泥质水底等条件下潜水时，体力消耗增大，呼吸、循环加速，这些都可促进惰性气体饱和及增加减压病发生的可能性。

（二）机体本身的因素

1. 健康状况

身体健康、中枢神经系统功能状态正常，呼吸、循环功能良好，有利于惰性气体脱饱和，不易发病；中枢神经系统存在某些障碍，心血管系统和呼吸功能较差或患有疾病时，会影响惰性气体的脱饱和，易患减压病。

2. 体脂含量

肥胖者较易发生减压病。因惰性气体在多脂肪组织中的溶解度比在多水组织中的要大得多。在深水或长时间潜水过程中，溶解于脂肪的惰性气体量相应地更多。而脂肪组织的血液灌流较差，脱饱和较慢，故易于形成气泡而引起减压病。

3. 适应性

动物实验证明，将动物以安全的加减压方式反复地进行高气压暴露，可提高它们对高气压的适应性，降低减压病的发病率。潜水工作的实践也证明，经常安全潜水或虽不潜水但按规定进行加压锻炼的潜水员，可降低减压病的发生风险。

4. 精神状况和技术水平

精神过分紧张、恐惧或情绪不稳定时，全身将受影响而发生代谢和调节功能的失常，不利于惰性气体脱饱和。技术不熟练者，在水下不善于利用浮力以减轻体力负荷。因此，在相同条件下，技术生疏者比熟练者体力消耗大，容易疲劳，这些都增进惰性气体饱和或不利于脱饱和。另外，技术不熟练、精神紧张也易发生意外事故。例如，在水下发生"绞缠"（在水下被供气软管或信号绳绊绕和纠缠于某物体，以致潜水员不能上升），必将延长高气压下停留时间，增加惰性气体的饱和度。又如发生"放漂"，直接造成减压速度过快和幅度过大。这些，都无疑会增加减压病发生的可能。

5. 年龄

一般认为，较年长的潜水员，由于心血管功能较差，易发生减压病。但一定年龄范围内的年长潜水员可能技术熟练、经验丰富，因此发病率未必高于年轻潜水员。

6. 其他因素

临下潜前饮酒、过度疲劳、体表大片瘢痕组织等，都可促发减压病。

（三）操作与措施方面的因素

1. CO_2 过多

潜水服或加压舱内通风不良、清除 CO_2 的物质失效、吸入气中的 CO_2 浓度偏高、机体因强劳动而产生的 CO_2 增多等，都可能造成体内 CO_2 过多。CO_2 可反射性地引起呼吸和循环加速，促进惰性气体饱和；同时，又可反射性地引起末梢血管收缩，不利于惰性气体脱饱和；此外，CO_2 在气泡的形成和增大中起着重要的作用。

2. 劳动强度

水下作业过程中活动强度大，促进惰性气体的饱和及 CO_2 的产生，易于发生减压病。减压过程中及减压后的适度运动，可促进惰性气体的排出，有利于安全减压。然而，减压过程和减压后的运动，其强度必须控制得与体内惰性气体的过饱和程度相"一致"，不然反而会促发气泡的形成。由于这种"一致"很难把握，所以在减压过程和减压后一般只允许极轻度的活动，在某些情况，如水面减压间隔时间内，应尽可能减少不必要的运动。

3. 安排欠妥、减压不当

如潜水作业时间过久、下潜前体检不严、减压方法和方案的选择不恰当甚或出差错等。

4. 等压气体逆向扩散过饱和

在采用含不同惰性气体的混合气体时，应考虑此机制对减压的可能影响。

第二节 临床表现

一、症状出现的时间规律

空气常规潜水减压病绝大多数出现在减压结束之后，在减压结束之前发病者很少。通常，减压不当的速度越快、幅度愈大，症状出现越早，病情也越严重；反之，则较迟、较轻。表 10-1 列出了三组来自不同时期、不同人群在潜水后出现症状的时间分布。其中第一组数据来自早期病例统计；第二组数据来自 21 世纪初我国北方某地渔业潜水员部分发病数据；第三组数据来自美国海军减压病数据库。差别较大是对减压规则的不同遵循程度造成的。但不管怎样，从这些数据中可以看出，在 1 h 内发病的占一半左右，3 h 以内超过 60%，绝大多数在 8 h 以内发生，超过 24 h 出现症状和体征者少见。

表 10-1 减压病症状出现的潜伏期

潜伏期（h）	累计发病率（%）	潜伏期	累计发病率（%）
0.5	48	50	—
1	79	85	42
3	96	95	60
6	99	99	—
8	—	—	83
24	99.8	—	98
36	—	100	—

从气泡的形成、增大到造成栓塞、压迫等进而引起刺激或使组织缺血、缺氧、水肿，到出现相应的减压病急性症状，这一发展过程表现在临床上相当于"潜伏期"。所以，潜水员出水后（尤其 6 h 以内），潜水医师应注意观察，以便及时发现和处理。

二、各系统表现

症状和体征的严重程度，取决于体内气泡的体积大小、数量多少、所在的部位、存在时间的长短。由于气泡可形成于机体的任何部位，形成于脉管内的气泡又可移动，故症状和体征多种多样而且复杂多变。下面按系统介绍常见表现。

（一）皮肤

气泡如形成于皮肤、皮下组织或（和）汗腺，可刺激神经末梢，亦可造成代谢障碍。引起皮肤瘙痒（skin itch）、灼热感、蚁走感（formication）及出汗等。皮肤瘙痒出现较早，而且多见，往往是轻型减压病的唯一症状。瘙痒常发生于皮下脂肪较多的部位如前臂、胸部、后肩、大腿及上腹部；有时也出现于全身。瘙痒的特点是奇痒难止，搔之犹如"隔靴搔痒"。有些患者因强烈搔抓而造成皮肤抓痕累累。在减压过程中，寒冷（使皮肤血管收缩）易促发皮肤瘙痒。

气泡如栓塞或压迫了皮肤血管，可造成血管扩张、充血、淤血、出血，出现形似猩红热样斑疹或荨麻疹样丘疹。在皮肤上可见到苍白（缺血部分）与蓝紫色（淤血部分）相互交错所形成的大理石样斑纹（marbling）。此外，还可发生浮肿，也可能由于皮下淋巴淤积引起。

（二）关节、肌肉和骨骼

气泡形成于关节、肌肉、肌腱、韧带、骨膜，可引起疼痛。这可能是由于气泡直接压迫神经纤维、刺激神经末梢；也可能由于反射性血管收缩所引起的局部缺血；或者气泡形成后引起组织释放某些导致疼痛的物质。疼痛，特别是关节疼痛，是减压病最常见的症状，可发生于70%的减压病患者中。

疼痛常发生在四肢关节和肌肉附着点，也可发生在肌腹或骨骼。空气潜水减压病的关节痛症状，以肩、肘为多，膝、髋次之。氦氧潜水则以膝关节为多，和水下作业过程中肢体的活动也有一定关系。背、颈、胸、腹等部位也可有疼痛发生。疼痛的特点是：①常从一点开始向四周扩展；②由轻转重；③患肢处于一定的较松弛的屈位时，可稍缓解。患者常有意地保持患肢于该屈位，故有"屈肢症"（bends）之称；④疼痛位于深层，局部常无红、肿、热等表现，亦无明显的压痛；⑤性质不一，有酸痛、胀痛、钻凿痛、针扎痛、撕绞痛等；⑥一般止痛剂常无显效或无效；⑦局部热敷或按摩有时可暂缓解，但不能根本解除；⑧疼痛是多处的，但对称的极少见。疼痛的程度可分为四度：Ⅰ度，为轻的间歇性疼痛；Ⅱ度，为轻而持续的疼痛；Ⅲ度，为重而持续的疼痛；Ⅳ度，为难以忍受、甚至濒临晕厥的持续剧烈疼痛。

骨质内气泡所造成的损伤是迟发的，在几个月之后才能被发现。发现时已有不同程度的坏死现象，被称为减压性骨坏死（dysbaric osteonecrosis，DON）。减压性骨坏死如不侵及关节面，并不引起疼痛，侵及关节面则引起疼痛，有时称为"骨关节炎"（见后）。

（三）神经系统

中枢神经系统内的气泡形成，大多数在脊髓。脊髓减压病的发生，有多种机制。最初认为，脊髓（特别是白质）含脂质较多，其血液灌流差（尤其是下胸段），故较易发生气泡；但可能还有其他更重要的原因。例如，在硬膜外椎静脉系统内易出现大量气泡，其梗死常引起脊髓内的出血，主要在白质；动脉气泡也可能是部分脊髓减压病的主要原因。因此，脊髓减压病涉及"原位气泡、静脉梗死、动脉栓塞"等多种机制。

脊髓受累时，症状和体征主要表现在病损水平之下：①传导功能障碍，如各种类型的截瘫；感觉减退、过敏或丧失。②反射功能障碍，如大小便失禁或潴留，一些反射（腹壁反射、提睾反射等）减弱或缺失，另一些反射（划蹠反射、跟腱反射等）显示病理反应。

脑部的含脂量相对较少，而血液灌流则较丰富，气泡相对较难形成或停留，动脉内气泡可能是重要原因。若脑部受累，可发生头痛、感觉异常或丧失、颜面麻痹、运动失调、单瘫、偏瘫、失语、失写、情绪失常、神经衰弱甚至癔症表现，亦有伴随体温升高者。极严重者发生昏迷甚至迅速死亡。

前庭平衡觉系统被累及时，有眩晕、恶心、呕吐等类似耳性眩晕病（梅尼埃病）的症状，故有"潜水眩晕症"（staggers）之称。听觉系统受累时，出现耳鸣、听力减退。有时可测得听力受损害最明显的音频范围，也有出现突然全聋者。视觉系统受累时，可有复视、视野缩小、视力减退、偏盲、暂时失明等症状。

（四）循环系统

气泡栓子大量存在于血管和心腔中，可引起心血管系统的功能障碍而出现严重症状；由于气泡的移动，症状有时会好转与恶化交替。叩诊时可发现心界向右扩大；听诊时可听得似心瓣膜关闭不全的杂音。气泡进入右心及肺血管时，表现为皮肤和黏膜发绀、脉搏细数、心前区紧缩感、四肢发凉。气泡栓塞血管运动中枢，常发生无前驱症状即丧失意识的情况。气泡栓塞支配关键脑区部位的终末动脉或心脏冠状动脉，可造成猝死。

当大量小气泡阻塞微循环系统时，可引起毛细血管壁通透性增高，造成广泛的血浆渗出，血容量减少，血液浓缩，导致低血容量性休克。如果血管内气泡引起了血栓形成，甚至播散性血管内凝血，后果比单纯气泡栓塞更为严重。淋巴系统内有气泡形成时，可造成局部肿胀和淋巴结肿痛。

（五）呼吸系统

当大量气泡从静脉经右心进入肺毛细血管床内，必将造成肺栓塞，因此，肺被称为静脉内气泡顺血流移动的靶器官。肺栓塞会引起肺组织释放一些物质（如平滑肌活性物质、5-羟色胺、组胺、激肽、前列腺素等），使支气管平滑肌收缩、肺血管收缩、肺毛细血管通透性增加，以致肺通气阻力增高、肺动脉压升高、血浆渗出增加，形成呼吸困难和肺水肿。

患者会出现胸部压迫感（"憋闷"）、胸骨后疼痛（突发灼痛），深吸气时加重。还可见到患者吸气受突然的"哽噎"所限（有时在潜水员出水后吸烟时发觉），面色苍白，呈恐惧状并出汗。这些表现被称为"潜水员气哽症"（chokes），严重者可引起休克并可听诊到湿啰音。

（六）腹部内脏

胃、大网膜、肠系膜的血管内有多量气泡时，可以引起恶心、呕吐、上腹部急性绞痛及腹泻。腹痛、腹泻常伴发脊髓损伤，应予注意。气泡也可能损及肾上腺。有时，潜水员在潜水结束后，发生与体力劳动不相称的疲劳，并且嗜睡。这可能是肾上腺受损后，皮质激素的分泌减少所致。少量气泡存在于肝、脾、肾等器官，一般不表现出症状，当存在大量气泡时，会引起这些器官的功能衰竭，进而导致全身代谢紊乱，后果严重。

上述各种症状和体征中，以肢体疼痛和皮肤症状为多见，神经症状次之，呼吸和循环系统症状则较少见。虽然总体而言症状和体征多种多样，但具体在某一患者身上，往往是单一的（约占70%）或同时有两种（约占26%），出现三种以上症状和体征者较少（约占4%）。

三、临床分类

（一）根据病情轻重分类

减压病有两种分类方法，第一种是目前国际上通用的分类法；第二种是参考了前苏联的减压病分类。由于国内很多单位使用我国研制的加压治疗表和前苏联加压治疗表，需要使用第二种分类法，所以两种分类方法均应了解。

1. 国际通用分类法

（1）Ⅰ型减压病：主要包括皮肤症状、淋巴结肿大、关节或肌肉疼痛等无生命危险的减压病表现。

（2）Ⅱ型减压病：又称严重减压病，包括中枢神经系统、呼吸系统或循环系统症状和体征，有生命危险。

2. 前苏联/中国分类法

（1）轻型：有皮肤症状和体征；关节、肌肉或骨骼有Ⅰ～Ⅱ度疼痛，患者尚不感特殊痛苦者为"轻型"。

（2）中度型：关节、肌肉或骨有Ⅲ～Ⅳ度疼痛；轻度神经系统和胃肠道症状，如头痛、眩晕、耳鸣、恶心、呕吐、腹胀或腹痛等者为"中度型"。

（3）重型：有中枢神经系统或呼吸、循环等生命重要器官的功能障碍，如瘫痪、昏迷、呼吸困难、心力衰竭等者为"重型"。

将中度型之轻者与轻型可合而归入Ⅰ型，中型之重者与重型合而可归入Ⅱ型。正确分类很重要，因为涉及选择不同的加压治疗方案。

（二）根据发病后气泡存在的时间长短分类

1. 急性减压病

气泡形成后，在短时间内机体所表现的病症，称为急性减压病。

2. 慢性减压病

气泡形成后，因种种原因，患者初期未能及时治疗；或虽经治疗，但不够彻底。症状一直未消失，甚至迁延数月、数年之久，单纯加压治疗有效。对于这种情况的减压病，有些研究者称为"慢性"减压病，也可称为"延误治疗"的减压病。也有些"慢性减压病"的描述实际是指"减压性骨坏死"，注意区别。

四、诊断

潜水减压病的诊断并不困难，主要依据以下四个方面。

（1）有呼吸压缩空气（或人工配置的混合气）进行潜水（高气压）作业的历史，如存在减压不当，更有助于诊断。也有很多患者按规定完成减压，但可能有未预料到的促使减压病发生的特殊因素存在。

（2）有上述某一或某些症状和体征（尤其在出水或出舱后 36 h 以内）的表现。

（3）应用气泡探测仪探测到血管内存在气泡，有助于确诊。

（4）可疑病例经过加压鉴别而症状能够减轻或消失者。加压鉴别是把患者送入加压舱内，将舱压加到 0.18 MPa，在该压力下吸氧 20 min。如症状减轻或消失，可诊断为减压病；如症状无变化，基本可排除减压病。值得注意的是有少数真正的减压病患者，在加压鉴别时可能会出现反常现象，即原有症状不但不减轻或消失反而有所加重，这可能与吸氧会使气泡短暂增大有关。如遇到这样的病例应放慢加压速度，必要时增设驻留站，可使反常现象消失。

五、鉴别诊断

（一）与非潜水疾病鉴别

疼痛主要与外伤（如肌肉或韧带的损伤、扭伤、骨折等）和有疼痛症状的临床疾病（如腱鞘炎、阑尾炎等）相鉴别，其要点是减压病的疼痛没有明显的压痛，也少有局部红、肿、热等表现。胃或肠腔内存在气体（高压下吞入或食物产生的气体），在减压时膨胀，会引起腹部疼痛，并且以胀痛为主，按压时由于气体移动而有"咕噜声"，同时疼痛部位有所移动。瘙痒、皮疹等皮肤症状，主要与皮肤的过敏性表现（如荨麻疹、过敏性皮炎等）相鉴别，其要点是减压病的瘙痒症状为难以控制的奇痒，搔之如"隔靴搔痒"。若确实难以确诊，可做加压鉴别。

（二）与其他潜水疾病鉴别

在潜水作业中，除了可能发生减压病以外，也可能发生其他潜水疾病。这些疾病的临床表现有些与减压病相似，但处理方法不同，所以必须正确鉴别。

通常，减压病容易与肺气压伤相混淆。因为两者的发生条件相似（上升出水太快），并具有相同的病因（气泡）。此外，在鉴别时也要考虑到有不止一种疾病同时存在的可能性。鉴别要点见表 10-2。

表 10-2　减压病与其他潜水疾病的鉴别

鉴别疾病	减压病
1. 肺气压伤 （1）发病原理：气体栓塞是由于肺血管撕裂，肺泡内气体进入体循环所造成，气泡主要存在于动脉系统和左心；血管外气肿是因肺被撕裂，由肺内转入组织 （2）发病条件：快速上升，主要见于轻潜水及潜艇单人脱险者，可见于 10 m 以浅的深度快速上升时，而且较易发生；与暴露在高气压下的时间无关 （3）症状体征：呼吸循环系统症状少见，仅在少数情况下，由于右心及肺循环气泡聚集较多时才会出现呼吸困难、发绀、心力衰竭等。一般不会出现肺出血 （4）对加压治疗的反应：气泡栓塞症状显著好转，但咯血等肺损伤症状、体征仍可存在	（1）气体栓塞是由于在高压下溶于血液中的惰性气体，因减压不当而形成气泡，气泡主要存在于静脉系统和右心；血管外气泡也是由于溶于组织中的惰性气体，因减压不当而形成 （2）快速上升，主要见于使用空气潜水装具的潜水员，而使用自携式氧气潜水者不会发病；深度在 12 m 以浅快速上升，一般不会发病；在高气压下暴露一定时间后才会发病 （3）呼吸循环系统症状多见，典型病例常见口鼻流泡沫状血液，胸痛、咯血或咳嗽；还可出现皮下气肿、气胸或气腹等 （4）若治疗及时，一般可完全恢复
2. 急性缺氧症 （1）患者知觉丧失，但呼吸未必停止 （2）如及时给予呼吸新鲜空气或纯氧，神志很快恢复，感觉亦趋正常	（1）若患者知觉丧失，呼吸大多停止，且有其他一系列心血管方面的症状 （2）呼吸新鲜空气或纯氧一般不易恢复

续表

鉴别疾病	减压病
3. 氮麻醉 （1）只在气压较高的情况下发生，通常在 50～60 m 的深度才出现明显症状 （2）上升出水后症状即减轻或消失 （3）被氮完全麻醉的患者，救出水面后虽尚处于昏迷状态，但呼吸脉搏均正常	（1）在高压下停留时不可能发生；只在减压上升过程中或减压出水后才发生。在超过 10 m 的深度停留一定时程后减压不当，可能发生 （2）如在水下已有症状，继续上升减压，症状加重 （3）知觉丧失的患者，大多有明显呼吸、脉搏变化
4. 急性氧中毒 （1）在吸入气中，氧分压为 2～3 atm abs 以上时才会出现 （2）痉挛发生在水底工作时间	（1）主要由于溶解在体内的惰性气体过快脱饱和所形成的气泡引起 （2）痉挛仅在减压时或减压后才出现
5. CO_2 中毒 （1）发生在高压下，由于潜水服内通风、换气不足，CO_2 浓度升高而引起 （2）加强潜水服内通风，可缓解或消除症状	（1）只在减压上升过程中或减压出水后才发生 （2）症状与通风无直接关系

第三节 治　疗

　　潜水减压病对潜水员健康的危害较大，如不采取及时正确的治疗，轻者遗留不适和功能障碍，重者可致残或死亡。但只要认识和掌握了它的发生、发展规律和转归的可能性和条件，运用适当的方法，减压病的治愈率还是相当高的。

　　对减压病的治疗，可分为加压治疗和辅助治疗。加压治疗是使患者重新处于高气压环境中，故又称"'再加压'治疗"，是迄今为止对减压病最有效的病因治疗方法，已被普遍采用。辅助治疗可显著提高加压治疗的效果和促进加压治疗后某些残留症状的消除，因此亦受到重视。

一、加压治疗

　　加压治疗（recompression treatment）是指将患者送入加压舱内，升高舱压到合适的程度，持续一定时间，待患者的症状和体征消失或做出明确的判定后，再按照合适的治疗方案减压出舱的全过程。及时、正确的加压治疗，可使 90% 以上的减压病患者获得治愈，对于延迟治疗的减压病也可以获得治愈或显著好转等疗效。

（一）加压治疗的原理

　　（1）机体暴露于高气压下，组织及体液中致病气泡的直径和体积（按 Boyle 定律）相应缩小。

　　（2）致病气泡中的气体分压相应升高，向组织和体液中的溶解量（按 Henry 定律）成正比例地增多，即造成了使气泡重新溶解的良好条件。由于气泡最初被压缩而体积减小，而后又溶解，直到不影响机体的功能活动甚至完全消失。气泡栓塞和压迫所致占位或栓塞也就随之消失，相应的症状也逐渐好转。然后再有控制地逐步减压，使体内过量的惰性气体从容排出。消除了再形成气泡的物质基础，症状和体征便不会重现。

　　（3）增加组织的氧分压，改善组织的缺氧状态，促进恢复过程。在有吸氧的治疗方案中，这一作用更不言而喻。此外，吸氧时氧气可将组织和体液内惰性气体置换出来，有利于消除气泡和根除再形成气泡的基础。高压吸氧还可抑制白细胞黏附、促进内皮等细胞的功能恢复和对抗损伤的能力。

（二）加压治疗应掌握的原则

当确诊为减压病后，应按下列原则处理。

（1）对于减压病患者，不论其表现的症状和体征轻重程度如何，原则上应视为重症患者。因体内已形成的气泡可能移位，新的气泡又在继续形成和扩大，很可能由最初表现出的轻症，逐步甚至突然恶化。所以对轻、重减压病病例，都须争取尽早做加压治疗。

（2）现场有加压舱，应尽快就地加压治疗。重危者，更要迅速。以免脑、心等关键器官因气泡栓塞或压迫而危及生命，或造成不可恢复的损伤，导致不良后果。但进舱前应该先处理危及生命的大出血等创伤，心跳呼吸停止者也得在心肺复苏成功后才能进舱治疗。

（3）现场无加压舱，尽快将患者送往就近有舱的单位。在潜水作业前制订计划时，就应事先了解并联系确定就近可用的加压舱，并落实后送、转运措施。如采用直升机空运后送，飞行高度应尽可能低于 300 m；有条件者，特别是对于重症病例，将患者置于便携式加压舱内再空运后送。

（4）对伴有外伤、感染发热或昏迷等其他病症的患者，仍应针对气泡这一主要病因，不失时机地进行加压治疗。对其他病症，可在加压治疗的同时做处理。如果在加压前确实迫切需要进行某些急救措施，如止血、人工呼吸等，应分清缓急，适当安排处理。情况许可时，力求在加压舱内与加压治疗同时进行。

（5）对延误治疗的患者，不管时间长短都应力争获得加压治疗的机会以予补救。面对病程经历数周、数月、数年的病例做加压治疗仍取得较好效果的事实，更应该支持这一原则。但是，切不可因此懈怠了遵守进行加压治疗必须尽早这一原则。

（6）对遵守了减压规则而出水后仅有小面积的轻度皮痒和少数皮疹者，可以不进行加压治疗，行热水浴或采用一些"活血化瘀"等药物，常可很快痊愈。但必须指出，表现于皮肤的征象仍为减压病的症状和体征，而且也可能是更重的减压病的前兆，特别是出现大理石样斑纹时，所以仍须严密观察，尽可能采取加压治疗。

（三）加压治疗的步骤和技术要求

进行加压治疗须按选定的加压治疗表中适宜的方案实施。有多种加压治疗表可供选择采用。凡对于一种表的使用，都需经过实践应用和经验总结，才可达到得心应手的程度。无论采用何种加压治疗表，基本原则和操作步骤及技术要求都相同。

加压治疗包括加压、高压下逗留和减压三大步骤。此外，只要有条件，应尽可能采用吸氧治疗，这也是加压治疗的一个关键步骤。每一步骤都对疗效有重要作用，任何一步处理不当，都难以获得满意效果，甚至可能造成复发、恶化、发生新的减压病症状甚或严重事故。因此，必须正确掌握加压治疗的各个步骤及其所有环节。在减压完毕、患者出舱之后，还需进行观察。

1. 加压

加压是指舱压从常压开始升高，到该次加压治疗所用的最高压力值。加压的速度，一般取决于患者咽鼓管的通过性，每分钟增加 70～100 kPa。为了使患者能在加压时顺利地进行鼓室调压，需要时先用麻黄碱或萘甲唑啉滴鼻。昏迷者，可做预防性鼓膜穿刺。加压时若遇患者有反常的反应（如肢体疼痛加剧），需减慢加压速度或适当地暂停加压。

所加压值的大小，要参考引起疾病的这次潜水的深度和时间、症状和体征的出现及其演变过程、累及的器官和系统及其性质，以及初发或复发等因素。根据上述要素确定加压治疗方案后，以症状和体征对所加压力的反应情况对所选方案做最后调整。所以，一般的做法是：对急性病例所加的压力，原则上应达到使症状消失，然后再增高一些，以符合加压治疗表中相应的治疗方案。对于延迟治疗的减压病患者，根据情况可选择 500 kPa 压力方案或者使用高压氧治疗方案。

关于加压治疗的"最大压力值"的问题，通常认为，空气潜水引起的减压病症状如在 500 kPa 下仍不消失，即使再提高压力，对缩小气泡的体积或直径来说，作用有限，反而带来诸如氮麻醉、过长的减压时间等弊端；而且高压下的减压时间延长，推迟了吸纯氧的时机。所以主张加压治疗的"最大压力值"为 500 kPa，只有对非常"顽固"病例才加压到 700 kPa；如在治疗大深度氢氧常规潜水所发生的减压病时，往往需要加到超过 500 kPa 后症状方可消失。

2. 高压下停留

高压下停留指从到达最高压值时起，至开始减压时止的那一个阶段，称为高压下停留或暴露时程。在此时程内舱内压必须保持稳定不变，故又称"稳压时间"。

最高压停留必须有足够的时间。因为气泡由于加压而缩小后，重新溶入组织及体液，需要一定的时间。故不能在加压后病症刚减轻或消失便开始减压，而必须再停留一段时间。当然，也不能无目的地延长，因为会加大后续减压的需要。

最高压下停留的时间，一般不得少于 30 min；如果由于组织内气泡长期存在，局部血液灌流较差，导致加压见效较慢，但只要在最高压下停留时间内，病情继续有所改善，时间可作一定延长，直到 120 min。随着饱和潜水技术的进展，有人提出了为争取症状能彻底消失，只要将呼吸气中的氧分压控制在不高于 50 kPa，可按饱和潜水方法，大大延长在高压下的停留时间。如美国海军加压治疗表 7（专门用于治疗特别严重的减压病和动脉气栓）规定在最高压下至少要停留 12 h。对有些病例，如果在最高压下停留一定时间后，病症无任何改变，表明组织已有不可逆的损伤，或因脊髓受损而截瘫的患者，处于"脊休克"状态，功能暂时丧失，没有必要在高压下继续停留。

3. 减压

减压指按照选定的加压治疗表中相应的方案，从最高压逐步减至常压然后出舱。减压是使体内多余的惰性气体逐步从容排出的过程，原则上必须根据方案规定严格执行，不可无根据地随意修改。在减压过程中，如病症复发，应立即根据病情和所用的方案情况修正方案。一般是再升高舱压，直至症状消失，然后改按压强更高、减压时间更长的方案减压。

4. 吸氧

吸纯氧可使肺泡、血液和组织内氧分压增高，增强体内惰性气体的排出动力，缩短减压时间。吸氧又可快速地解除组织缺氧和水肿状态，预防、阻止或减轻组织的损伤。所以，应尽可能采用吸氧加压治疗表。吸氧常通过舱内面罩进行，务必戴紧面罩，以保证效果。如果采用了非吸氧治疗方案，中途又可以吸氧时，仍可在不更动原方案的情况下在一定的压力-时程范围内增加吸氧，以获得更好的效果。

但是，高压氧对人体也有毒性作用（详见第十二章）。为了预防氧中毒，在加压治疗中给患者吸氧，必须限制在 18 m 及以浅的停留站，且要有一定的间歇和总时间规定；吸氧期间要保持舱内氧浓度不得高于 23%，以减少发生火灾的风险。

5. 出舱后观察

对出舱后的患者，应使其在"舱旁"（在指定时间内能回到加压舱）观察 6～12 h，以便在症状万一复发时可迅速进行再次加压治疗。至于观察的具体时间，由经治的潜水医师根据患者的病情、治疗效果等情况而决定。

（四）加压治疗表

在具体实施加压治疗时，需有加压治疗表作为依据。潜水事业发达的国家或大型作业机构，都制定并颁布有自己的加压治疗表，多数公开颁布，供同行借鉴。我国研制有数种加压治疗表，但也采用国外的加压治疗表（具体见第二十八章）。各加压治疗表都有各自相应的使用说明，使用前必须详细阅读、理解。

（五）加压治疗的一些注意事项

（1）凡治疗危重患者和需要在加压治疗过程中进行辅助治疗的患者，原则上应有身体条件和技术水平合格的医务人员陪同患者一起进舱（"陪舱"）。其任务是：询问、观察和记录病情，进行体检和辅助治疗及同舱外联系，协助确定治疗方案等。不能疏忽陪舱者高气压暴露的减压需求。舱外应由一名潜水医师负责医疗展开的组织和安排，及时了解病情变化，正确选择和掌握合宜的治疗方案。

（2）对患者的体检，应视具体情况而定。无严重症状者，加压前可做详细检查。如有严重症状，应立即加压，体检可在加压过程中进行。到达最高压力后，应了解病情变化或做详细检查，在每一停留站开始减压前均应询问患者感觉，必要时做相应检查，确认无特殊情况，才能减压。在较长的停留期间，应定期询问和观察。如果患者睡眠，在变换舱压时，也必须唤醒询问，以避免症状发展或复发但未能及时发现。结束最后一站停留后，在出舱前应再做一次全面对比检查。

（3）操舱者要严肃认真，严格按照所用的治疗方案执行，不得擅自变更。要注意定期通风，特别是在吸氧期间。

（4）舱内的压力升降必须完全服从对患者治疗的需要。如果是双舱，医务人员可以轮班进舱。中途出舱者，必须按其在高压下暴露的压力及时程，选择相应的潜水减压方案，在过渡舱内完成减压后方可出舱。如果医务人员在减压中或减压出舱后发生减压病，也需立即进行加压治疗。

二、辅助治疗

辅助治疗的作用在于改善患者呼吸、循环功能和机体的一般状态，加速惰性气体的排出，改善组织缺氧状况，促进水肿消退和损伤组织的恢复，以及预防继发感染，从而提高和巩固加压治疗的效果。轻型减压病经过单纯加压治疗后，通常可达到满意的效果。但是，重症减压病由于血液系统、循环系统和炎症免疫等继发反应，要求在加压的同时采取相应的辅助治疗措施，否则难以获得理想效果。

（一）吸氧

吸氧的作用前已阐述。除作为治疗的步骤外，也可以作为辅助治疗的手段。发生减压病后，应在现场或转运途中尽快开始常压吸氧，可预防病情的恶化，对轻、中症患者甚至具有治愈效果。

（二）药物疗法

（1）中枢兴奋药：一般认为病程初期，尤其在加压治疗过程中，改善患者呼吸及循环状况，对于促进惰性气体的排出有积极作用。

（2）神经营养药：有改善神经组织物质代谢的作用。适用于脑和脊髓损伤的患者，常用的有 B 族维生素、腺嘌呤核苷三磷酸（ATP）、辅酶 A 和细胞色素 C 等细胞代谢促进剂。

（3）血容量补充剂：减压病患者，特别是重症减压病患者，常因内皮通透性增高、大量血浆渗出，出现血液浓缩甚至低血容量性休克，须静脉输注低分子右旋糖酐、生理盐水或血浆等；应输注等渗液体，避免输注含葡萄糖液体，因可能加重神经损伤。经验证明，血容量的补充，可缓解一系列继发反应，特别是对已有休克症状的减压病患者，常常是加压治疗能取得疗效的先决条件。

（4）抗凝剂：为防止气泡引起的血管内凝血，对有些病例，尤其有休克症状的严重病例（更需防止播散性血管内凝血），宜按临床规定使用阿司匹林、肝素或其他抗凝剂。但对于存在脊髓损伤者，因很可能存在脊髓内出血，应慎重使用抗凝药。

（5）止痛剂：应慎重使用，以免掩盖需要加压治疗的疾病症状。一般不主张用吗啡，因易促发休克。早期服用阿司匹林可抑制血小板聚集和前列腺素的合成，对止痛也有一定效果。

（6）抗菌药物：对减压病本身无直接作用，但可预防和治疗继发感染。可根据患者具体情况选用。

（7）其他药物：在加压治疗过程中，有时为了改善组织的血液灌流以利于惰性气体脱饱和，使用一些扩张血管的药物。对中枢神经系统减压病，可早期使用利多卡因，对保护神经损伤有良效。为恢复正常的血管通透性或帮助稳定血压，可采用激素。

（三）物理疗法

物理疗法能改善血液循环，促进新陈代谢和机体功能的恢复，有利于患者体内惰性气体的排出，且是治疗后遗症的主要手段。

在热水中浸泡或淋浴,对消除皮肤症状、减轻肢体疼痛、缓解肌肉酸胀等症状有良好的效果。但热水浴时由于出汗等原因,有相当的体力消耗,而且体温上升会大大减少惰性气体在体液中的溶解度,所以在初出水(舱)时,通常主张不要立即进行热水浴,而在休息一段时间之后才进行,水温也不宜太高。

其他相关改进肢体功能、促进神经和运动系统功能恢复的理疗措施,都可以在加压治疗后根据具体情况选用。

(四)支持疗法

支持疗法主要是营养和饮食。鉴于加压治疗时,患者长时间处于密闭的高压氧舱内,易疲劳,且常有消化功能欠佳的情况,因而应供给高热量、高蛋白、高维生素、低脂肪、易消化、不产气的膳食。昏迷患者给予鼻饲。为防止加压时引起胃部不适、呕吐等,进舱前不要进食。加压治疗过程中,宜于减至压力较低的停留站后进食。

第四节　后遗症、预后及预防

一、后遗症

减压病经过正确的加压治疗和辅助治疗,气泡都已消失;在延误治疗的情况下,气泡多数已被吸收。但气泡存在时已造成的组织不可逆的器质性病变,会遗留相应的症状和体征,称为减压病的后遗症。较多见的减压病的后遗症有脊髓损伤和减压性骨坏死。

(一)脊髓损伤

减压病脊髓损伤经常难以彻底治愈,留下感觉缺失、运动瘫痪、反射障碍(躯体的和内脏的)等异常。须按神经内科对脊髓损伤患者治疗、护理和康复的要求,着重功能锻炼、预防合并症和对症治疗,高压氧治疗会有一定效果。

(二)减压性骨坏死

减压性骨坏死主要发生在肱骨和股骨的头、颈,以及股骨干的远段和胫骨干的近段,呈多发性对称性分布。减压性骨坏死为无菌性骨坏死的一种。若病变仅限于骨干或关节面附近而未累及关节面者,无临床症状;病变在关节面附近且侵及关节面时,可出现疼痛、肢体活动受限或残废。

病变过程可分为三期:①早期,缺血坏死期;②中期,重建脉管期;③晚期,结构变形期。在这些期内,都可在 X 线下观察到相应的变化。但从首次暴露于高气压后到 X 线下出现早期病变,需 4～5 个月甚至更久的时间。而从最初 X 线下见到病变至关节面受累、临床上出现症状,可能又要 3～4 个月,甚至 2～3 年以上。多数病例发展到中期后转向恢复;亦有因为负重等因素而向晚期发展者。为了观察潜水员(高气压作业人员)有无减压性骨坏死,或观察其变化情况,需做定期的 X 线拍片或磁共振(MRI)检查。

X 线照相、CT,都可及时发现减压性骨坏死的病变部位和程度,现各国通用 1996 年英国医学研究委员会(medical research council,MRC)提出的 X 线检查结果分类法(MRC 分类法)(表 10-3)。建立其他分类法时,往往要比照此表,以便同行理解。MRI 对早期的减压性骨坏死有更高的敏感性,有条件者应增加 MRI 检查以便更加及时地发现并治疗减压性骨坏死。随着超声诊断技术的发展,使用超声发现减压性骨坏死也已有成功应用。

表 10-3 减压性骨坏死的 MRC 分类法

分类	代号	分类	代号
A 关节面附近病变		皮质部分死骨形成	（A₄c）
有完整关节皮质的致密区	（A₁）	骨关节炎	（A₅）
节段性环形密度增高	（A₂）	B 长骨头部、颈部和骨干的病变	
线条状密度增高	（A₃）	致密区	（B₁）
结构破坏		不规则钙化区	（B₂）
皮质下透亮带	（A₄a）	透亮区和囊状病变	（B₃）
关节面塌陷	（A₄b）		

凡有潜水或高气压暴露史，X 线、CT 或 MRI 有骨坏死的证据，减压性骨坏死的诊断一般不难。但要注意与骨岛、内生性软骨瘤、自发性骨坏死、股骨颈骨折导致的髋关节脱臼、慢性酒精中毒、长期类固醇药物治疗、镰状细胞贫血、动脉硬化病、结节性多动脉炎及尿黑酸尿症等引起的无菌性骨坏死相鉴别。对于已确诊减压性骨坏死的潜水员，视情况做相应处理。如果病变尚处于缺血坏死期或重建脉管期，应及时给予高压氧治疗，尤其是对尚处于缺血坏死期的减压性骨坏死可以取得令人满意的效果。对已有症状出现者应停止潜水高气压作业。如果病变已处于结构变形期，一般已无特殊的治疗方法，必要时可以施行骨关节修复置换术。

二、预后

减压病的预后，随病情轻重、治疗措施是否及时、正确、显效，以及机体本身的代偿程度等不同而有不同的结果（图 10-3）。

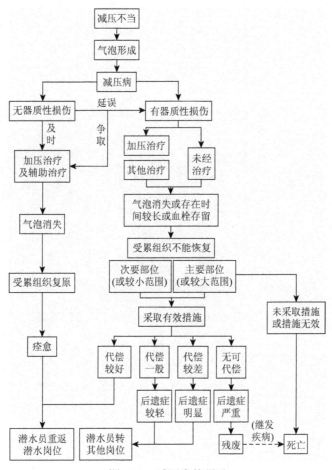

图 10-3 减压病的预后

三、预防

减压病是可以预防的。掌握了减压病的发病原理及其发展规律，就不难理解各种预防措施，从而自觉执行以预防为主的方针，切实遵守减压规则，控制各种促使气泡形成的因素，提高机体对高气压的适应性。

1. 状态良好、技术娴熟、知识充分

良好的心理和躯体状态，是保证潜水作业安全高效的重要基础。实践证明，精神状态不佳者，往往易于发生潜水事故。技术娴熟、锻炼技能、积累经验，可使水下作业逐渐游刃有余，提升作业安全性。当然，潜水员必须掌握必要的潜水医学知识，理解减压病的发生、发展、影响因素和对健康的危害，并掌握预防措施。

2. 正确选择减压方法和方案

这是预防减压病的根本措施。减压的方式和方法适合所进行的潜水作业需求；减压方案的选择则充分考虑了水下作业各要素。应该根据潜水作业中随时变化的环境、操作、人员和装备情况，随时调整减压方法和方案，灵活实施医学保障。

3. 认真进行下潜前的体格检查

不仅要及时发现潜水员不适合潜水的身体异常，还要注意精神状态，要坚持原则。

4. 加强平时的医学保障工作

潜水员在潜水间隙期间，应注意加强锻炼身体、定期加压锻炼，维持和提高对水下-高气压环境的适应性和耐受性。

（徐伟刚）

第十一章

加 压 系 统

潜水加压系统是生产、储存、输送和使用压缩气体（空气、氧气或混合气体），在一定空间内形成高气压环境的成套设备。加压系统可用于实施水面减压、加压锻炼、模拟潜水、治疗潜水疾病，是现代潜水和医学保障实践的必要条件，是减压病防治的关键设备，潜水医学专业人员应了解其结构、性能，掌握其操作和安全管理。

潜水加压系统设备主要包括加压舱和操纵台、空气供给系统、氧气供给系统、混合气供给系统、通信、照明、监视、空调装置及配套仪器、仪表等。

第一节　加压舱和操纵台

加压舱是载人压力容器。在设计制造上除了要有足够耐压强度外，还必须满足人机工效学要求，适合人员在其中生活。

一、加压舱

用于潜水活动的加压舱，统称"潜水加压舱"。空气潜水加压舱的工作压一般为 1.0 MPa，用于氦氧或饱和潜水的加压舱工作压会更高。用于临床疾病治疗的加压舱通常称为"高压氧舱"，工作压一般为 0.2 MPa。加压舱的主体结构主要包括舱体、舱门、观察窗（view port）、递物筒（medical lock）、安全阀（safety valves）、进排气口、供氧装置、排氧装置、照明装置、通信装置及座椅或床铺等（图 11-1）。

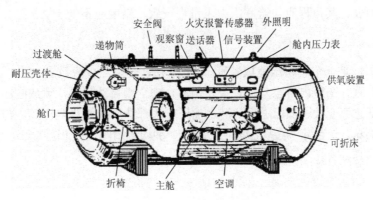

图 11-1　潜水加压舱示意图

（一）舱体

加压舱舱体大都采用钢质材料，多数呈圆柱形筒体，目前也有其他截面形式的舱体如"方舱"，多为横卧式结构。按舱室和舱门的多少，可将加压舱分为"单舱单门式""双舱三门式""双舱四门式"等。常见的潜水加压舱为"双舱四门式"和"双舱三门式"。容积较大配有必要的生活设施，供潜水从业人员使用的舱室为"主舱"（inner lock），是开展模拟潜水、减压、治疗时潜水员的主要活动场所。容积较小者为"过渡舱"或"辅舱"（outer lock），作为人员进出荷压主舱的通道。"双舱四门式"加压舱的主、辅舱各设两扇内开门，两个舱均可单独使用；而"双舱三门式"的辅舱则只能与主舱连通使用。

除按舱体结构形式分类外，也可按治疗人数分为单人舱、多人舱。潜水现场的单人舱多数用于急救，应用于缺乏中大型加压舱的小型或移动场所，或者用于急重型减压病患者的后送。为进行高气压医学的各种研究还有立卧相结合、干舱和湿舱（水舱）相结合的潜水加压舱群，用以进行模拟潜水。

甲板减压舱是指安装在船舶或海上平台上，以供潜水从业人员居住并能控制舱内外压力差的装置。按照舱室尺寸划分为Ⅰ类和Ⅱ类。Ⅰ类甲板减压舱舱体内径应不小于 1300 mm，Ⅱ类甲板减压舱舱体内直径应不小于 2100 mm。普通高压氧舱的多人舱要求人均舱容不小于每人 3.0 m³，单人舱要求不小于每人 1.0 m³，便携式单人舱可稍小，但应使潜水员在舱内感到舒适。过渡舱最少应设两人座位的空间。潜水医师应掌握加压舱空间数据，便于在医学保障时估算用气量和通风率等。

（二）舱门

潜水加压舱的舱门由与舱体相同的材料制成。有门板、门轴、把手、锁扣等组成。由于加压舱舱门是承受内压力的舱体组件，通常取内开式结构，当舱室加压时门板受压，气压越高，门与门框的密封越好。潜水加压舱的舱门与门框多设计成圆形，直径不小于 650 mm，门框上设橡胶密封圈，与门板的边缘密合，实现舱室的密封。

（三）观察窗

潜水加压舱的观察窗为圆形、透明、不可开启的窗户。窗玻璃采用透光材料聚甲基丙烯酸酯（即有机玻璃）板材加工而成，材料应符合 GB/T7134 中一等品的要求，不可采用多层层压有机玻璃材料。透光直径不小于 150 mm（单人舱不小于 140 mm）。观察窗主要用于舱外人员对舱内人员的观察，观察窗设立的数量与位置必须满足在舱外医务人员能看到舱内每个人的情况。

（四）递物筒

递物筒设于舱壁，是在舱室荷压条件下舱内外进行物件传递的筒形"微型过渡舱"。加压舱的每个独立舱室都应各设置一个。通常直径不小于 300 mm，舱体内径小于 1800 mm 的舱室，递物筒内径应不小于 240 mm。递物筒的两端各设有门盖及内外平衡阀，筒体长不宜超过 400 mm，快开式外开门的递物筒上必须设安全连锁装置，其锁定压力应不大于 0.02 MPa，复位压力应不大于 0.01 MPa。递物筒上应设置有压力表，其量程应与舱室压力表量程一致，精度应不低于 2.5 级。

（五）安全阀

安全阀位于舱顶，是一个"超压泄放装置"，每个独立舱室至少应设置一个。安全阀是确保加压舱安全使用的重要装置，在舱内压意外超过设定值时，安全阀自动起跳，泄放超压介质，防止加压舱过载。安全阀的泄放速率应大于加压速率。潜水加压舱大都选用弹簧式安全阀，与压力表一起每年必须由计量部门进行调试。安全阀与舱室之间应安装一个手动速闭阀，并以易断金属丝固定在开启状态，其位置应便于人员操作。

（六）穿舱件

加压舱应设置足够数量的穿舱件，便于管道和电缆的进出。舱体开孔除舱底的排污阀和舱顶的安全阀外，一般都分布于舱体的中下部，开孔量最大限度地均匀分布，防止开孔集中而造成应力集中。穿舱件应采用不锈钢或铜质材料。

（七）其他

舱内设有加压管路终端的消声器，供氧管路及供气调节器、软管、三通管、吸氧面罩和排氧装置，对讲机的话筒、喇叭和紧急呼叫装置按钮，痰液吸引器、坐椅等；另外还要配备专用的灭火装置、环境压力表、温湿度计、计时钟及常用的急救医疗器械、药品等；舱内装潢必须用阻燃和环保材料，禁用易燃、易发生静电或者释放有害气体的物品。

二、操纵台

操纵台设于加压舱的一侧，舱内各种工况的操纵与显示均集中于此。加压舱操纵台面板上部配备显示舱内环境参数（压力、温度、湿度、氧浓度、CO_2浓度）和气源压力（压缩空气、氧气、混合气）的各类仪表。在操纵台面板下部便于操作的部位设置加压、减压、供氧、排氧控制、主辅舱平衡等阀门。控制面板应针对每个舱室有独立的分区。面板中间设有双通道有线对讲装置、应急呼叫装置、空调控制板，以及各种仪器的操纵按钮与指示灯等。现代加压舱多设有影像监视系统。各仪器的传感器及其他需接入舱内的线路均经电缆通舱件进入舱内。加压舱用电必须经隔离变压器供电，弱电与生物电不能共用一接线盒。舱内电气设备的允许电压不得超过24 V，扬声器和耳机等通信设备的功率须低于0.25 W。

控制面板应与潜水控制面板分开。控制面板上的仪表显示应易于观察，阀件应便于操作，阀门及仪器仪表都应标识功能和状态，管路有路径标识。

第二节 空气供给系统

压缩空气是加压舱最常用的加压气体，多人舱通常均配备压缩空气的制备、储存、过滤、供气控制等装置，即空气供气系统，包括空气压缩机、储气罐（瓶）（gas tank，cylinder）、空气过滤器及相应的仪表和操控阀等（图 11-2）。

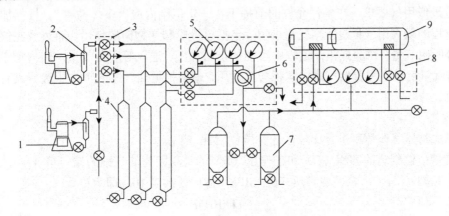

图 11-2 加压舱空气供气系统示意图

1. 空压机；2. 油水分离器；3. 充气控制板；4. 储气罐；5. 供气控制板；6. 空气减压器；7. 空气过滤器；8. 加压舱操纵台；9. 加压舱

一、空气压缩机

空气压缩机（简称"空压机"），是空气供气系统中生产压缩空气的动力机械。潜水加压舱通常配置中压或高压空压机，高压氧舱通常配置低压或中压空压机，一般都至少配备 2～4 台。常用活塞式空压机，利用活塞在气缸内的往复运动，将气缸中的气体逐级压缩，最终形成额定压强的高压气体。

空压机的操作必须严格按检查、准备、运转、停机四个阶段程序进行，根据空压机运行要求，以及不同冷却方式（水冷、气冷），采取相应操作措施。运转全过程要注意各级压力表和温度指示，注意监听机器的运转声音，发现异常应及时停机检查。

由于压缩空气是直接供舱内人员呼吸使用，卫生质量特别重要。在空压机运行过程中，要注意防止混入有害气体，空压机的进气口应避开各种污染源。要保证空压机的排出废气不被吸入采气口；采集的环境气源要干净无污染；必须设置油水分离器并定期排放或维护；保证空压机的冷却功能良好，温度过高会使润滑油碳化生成如一氧化碳（carbon monoxide，CO）、CO_2 及其他有害气体；等等。如有可能，应尽量采用无油空压机。

二、储气罐（瓶）

（一）结构功能

储气罐是钢制的压力容器，用以储存压缩空气，为加压舱提供气源。加压舱通常不能由空压机直接供气，而是通过储气罐供气，这有很多益处：①在使用前储气罐内储存足够的气量，可避免由于空压机的故障或停电等原因而造成供气中断；②能保证快速加压的用气要求；③避免空压机充气时"搏动"与供气动力不足现象；④压缩空气经储气罐内的储存，可以进一步冷却，使压缩空气中的碳氢化合物（油蒸气）和水蒸气进一步凝聚分离，提高用气质量；⑤由于进行了冷却，加压舱内温度在加压过程中不致过高。

储气罐有各种不同的规格，结构简单，设排污阀及安全阀；由于储气罐荷压高于加压舱数倍甚至数十倍，它的设计、制造、安装、使用和检验都必须严格遵循《压力容器》国家标准的规定。

（二）容量估算

储气系统的储气压力、有效储气量和储存方式应满足潜水加压舱预期任务的要求。I 类潜水加压舱每组加压气源至少能够两次供所有舱室加压至 0.5 MPa。II 类潜水加压舱每组加压气源可根据任务，按 JT/T742《200 m 氦氧饱和潜水气体配置要求》配备。

1. 估算依据

空气储气罐的工作压及配设的容积与数量根据加压舱的容积、工作压等要素配置，保证气体储备量满足加压舱最低用气要求，在条件允许的前提下在一定范围内应"多多益善"。根据加压舱的一次试验或治疗过程的最大用气量进行用气量估算，包括过渡舱和递物筒的使用、通风及在供气时平衡管道、过滤器等所用气量，试验或治疗过程中可能的重新加压、通风等所备气量，储气罐中的残余气量等，算出总用气量后确定配置储气罐的容积与工作压，最后根据储气罐的工作压选择具有相应工作压的空气压缩机。

2. 估算方法

通常换算成常压气体体积进行比较，计算单位用 m^3 或 L。

（1）储气量：储气罐的容积（V）和工作压（P）的乘积即为储气罐的储气量（Q），由于工作压的计量单位为兆帕（MPa），换算成常压（0.1 MPa）体积要乘以 10，即为：

$$Q=10V \cdot P$$

（2）有效储气量：储气罐内储存的可供实际使用的气体称为"有效储气量"，剩留在罐内无法供出使用的气量为"残余气量"（又称"瓶底"或"余压"），有效气量与残余气量之和即为储气罐的储气量。

因此，有效储气量（Q_i）是储气罐最高气压（P）扣除余压（P_i），乘以储气罐的容积（V）：

$$Q_i=10(P-P_i)V$$

3. 使用要求

储气罐必须安装于室内，避免日晒，但又必须通风；安装以直立为好，既可减少占地面积，又便于排放残余的油水。另外，储气罐必须分组设立，每组有若干个储气罐并连成一组，各组汇集到供气控制板集中控制，潜水加压舱空气供气系统至少应有两组独立并可切换使用的加压气源。储气罐属于压力容器，应按照压力容器要求定期检验，一般每3～6年进行一次全面检测。

三、空气过滤器

为使压缩空气满足人体呼吸要求，还应该在供给加压舱之前过滤清洁。通常并列设置两只过滤器，便于交替使用。

空气过滤器的筒底设有排污阀，顶部的封头法兰为可卸式，便于清理筒体内过滤填料，并设有安全阀，筒体内以筛板分隔成多层，自下至上装填纤维织网、硅胶分子筛、活性炭、木炭、棉花等吸附材料。空气过滤器的气路走向必须是"低进高出"，即从筒体的底部进气，经过滤、净化，从筒体上部出气，供给加压舱（图11-3）。

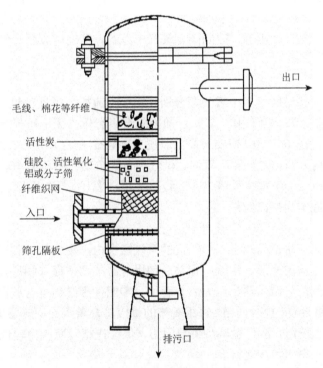

图 11-3 空气过滤器示意图

空气过滤器也属于压力容器，应该和空气储气罐一样接受定期检查维护。其中的填料更换根据用气情况决定。最终供给加压舱的压缩空气的质量应符合《潜水呼吸气体》国家标准规定。

四、供气系统的管路组件

在空气供气系统中，为了便于监控和操作，常将某工艺段的仪表、阀门等集中在一起，设在一块控制操作板上，形成不同功能的管路组件。潜水加压舱的空气供气系统管路组件通常分为（定瓶）充气控制板、供气控制板、加压舱加减压控制板（设于加压舱操纵台上）和动瓶充气控制板等。

（1）定瓶充气控制板：简称"充气控制板"。设于空压机组输出气管与储气罐组之间，用以控制空压机组向储气罐组充气。

（2）供气控制板：又称供气控制台，设于储气罐组与空气过滤器之间，用以控制储气罐组向加压舱供气。

（3）加压舱加减压控制板：又称加压舱操纵台。设于空气过滤器与加压舱之间，主要功能是控制向加压舱供气和从加压舱排气，以达到给加压舱加压、减压、通风等目的。

（4）动瓶充气控制板：一般设于空压机组与储气罐组之间，也有的与定瓶充气控制板组合在一起。主要功能是为潜水装具的空气瓶或其他空气瓶充气。

第三节　氧气和混合气供给系统

氧气供给系统是加压舱的一个独立供气系统，由供氧系统和排氧装置两个部分组成，配备相应的压力和舱内氧浓度的监测仪表。混合气供给系统通常用于大深度潜水系统。

一、供氧系统

由氧气瓶、汇流排、氧气减压器、控制阀、氧气压力表、供气调节器、供气软管、三通管、吸氧面罩等串接而成。

1. 工作原理

以使用氧气瓶为例简要说明。多个氧气瓶分别连接于汇流排，根据吸氧人数，打开数个氧气瓶，汇流排上的氧气压力表显示瓶内氧气压力，加压舱操纵台氧源压力表上也显示相同压力。调节氧气减压器阀门使输出压力维持在 0.5～0.7 MPa（高出舱压 0.4 MPa 左右），输入加压舱内各个供气调节器前的供气缓冲管中。舱内人员通过面罩吸气时，供气调节器自动供给压力与舱压相等的氧气，呼气时停止供气。供气调节器相当于潜水呼吸器中的二级减压器，呼出气经与面罩相连的三通管中的单向阀瓣，导入排氧装置的管腔继而排出舱外。

2. 基本要求

（1）氧气瓶应置于离潜水加压舱有相当距离的氧气瓶室内，集中统一管理。气瓶室应通风良好，具有防火降温设施。氧气瓶的充灌、运输、保存、使用等必须严格遵守相应规范。

（2）供氧系统所有阀门、减压器、压力表、管道、零配件都必须进行脱脂处理，严禁沾有油脂。

（3）氧气瓶也应分组设置，至少两组，每组氧气的量应符合潜水加压舱最大吸氧工况的使用要求。

（4）设计安装供氧系统时，应尽量减少供气阻力，保证在氧气瓶压力较低的情况下，供气流量也能满足要求，氧瓶内剩余氧越少越好。

根据舱压（P）、吸氧时间（T）、吸氧人数（n）、常压平均呼吸气量（Q_i，通常取 10 L/min），即可用下列公式算出供氧量（Q_Y）：

$$Q_Y=10nTP$$

根据氧气瓶的容积（V）、供氧量（Q_y）和气瓶平均的残余气量（V_i）等即可计算出需备氧气的瓶数。

现在多数陆用加压舱使用液态氧，纯度高、使用安全、方便价廉。

二、排氧装置

舱内人员吸入纯氧后，呼出气中氧的浓度很高（超过 80%），若直接排放于舱内会使舱内氧浓度很快升高，增加火灾风险。通常要求多人舱内环境气体氧浓度不得超过 23%，所以必须设置排氧装置将舱内人员的呼出气体排出舱外。

潜水加压舱常用流量排氧和自动排氧，高压氧舱多用流量排氧。流量排氧又称"管道压差排氧法"，呼出气经呼气软管进入一大口径收集管中，该管腔的两端开口于舱内，中间经过舱外阀门接出舱外，打开该阀门，舱内外压差使管腔内产生外向气流，将呼出气带出舱外。调节阀门开度可控制排出量。使用时需向舱内补充压缩空气，以保持舱压稳定。

如果舱内使用混合气，则需要使用自动排氧调节器，它的结构原理如图11-4：呼气正压推动排气调节器中的膜片，拉动排气阀杆使阀头从阀座上离开，调节器腔内的呼出气进入排氧总管内，进而排出舱外。这种装置的呼气阻力较用流量排氧法要大。

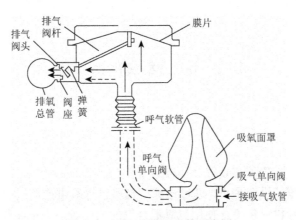

图 11-4 排氧调节器结构示意图

尽管加压舱内设有排氧装置，但在吸氧时还是会有氧气从面罩的边缘漏出，舱内氧浓度会随时间的延长而逐渐升高，特别是在多人同时吸氧时。所以使用氧气的加压舱在每个舱室均应设置测氧仪，甚至在较大舱室的多个部位分别设置探头，以持续检测舱内气体的氧浓度。一旦达到设定的限值，测氧仪会发出声光报警，提醒操控者或者自动启动舱室通风，以降低舱内氧浓度。每次使用测氧仪前需要进行校准，电化学探头需要定期更新。

三、混合气供给系统

混合气供给系统是潜水加压舱的特殊设备，实现混合气的配制、供气、回收三大功能。通常包括纯气瓶组（一般配氦气、氮气、氧气各两组以上，10～20只/组）和混合气瓶组（根据用途配置氦氧、氮氧、氦氮氧各若干组），各气源组管路汇集在配气板上，集中控制（图11-5）；配气板上的压力表应选用精密压力表。各混合气瓶必须平卧放置于特制的气瓶架上。所有气瓶组都要标注气体名称、组号、瓶号。

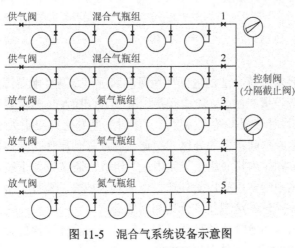

图 11-5 混合气系统设备示意图

注：1～5 为组控阀

混合气系统连接有导氧泵和膜压机。导氧泵用于从较低瓶压的氧气瓶中将氧气输导入较高瓶压的氧气或混合气瓶中，工作压可达 20 MPa，机身外壳严禁沾染油脂，必须用甘油-水溶液作润滑剂。膜压机用于对稀有气体（如氦、氖、氩等）或有毒气体的回收及增压，工作压也可达 20 MPa。

混合气系统通常与供氧系统串接在一起，通过供氧系统管路向加压舱内供气。用于加压舱内的氦氧混合气通常在减压时需要回收，通过一大气袋收集，经膜压机压入空瓶中送有关工厂纯化，或者经过滤调整氧浓度后再供使用。供潜水装具使用的氦氧混合气的回收，则有专门的氦气回收装置。

第四节　辅助系统

一、通信装置

通信装置包括对讲机、紧急呼叫装置和监控装置。

对讲机主机设于加压舱操纵台中央，通过话筒可直接进行对讲或监听。舱内所有电路的连接都必须按规定采用焊接并用绝缘材料包裹。使用氦氧混合气的加压舱还应配备氦氧潜水电话。

当对讲机出现故障或停电无法工作时，可启用紧急呼叫装置，能以蜂鸣器的断续声为信号进行交流。其舱内按钮应符合火灾危险场所的防爆要求。有的潜水加压舱还保留着用敲击信号进行舱内外交流的方式，舱内外均贴有敲击的联络信号表。

新建加压舱多数配有监控装置。摄像机通常安装于舱外，通过特设的观察窗监控舱内情况，显示器常设于操纵台中央或上方。

二、舱内照明

加压舱各舱室应具有照明功能，还应配备自动启动的应急照明装置。照明通常采用穿舱灯内照明或外照明方式；结构形式分为外置式和内嵌式两种，通过专设的照明窗向舱内透光。灯具要求使用不发热的冷光源或 LED 灯管，灯具的供电电源和电压无特殊要求。

外置式照明结构简单，舱体上设置照明窗，灯具直接安置在照明窗外部，灯光通过照明窗玻璃直射至舱内。内嵌式结构相对复杂，照明装置为一个承受外压的组件，安装在舱内，末端通过一管件与大气相通，内嵌式照明照度较好。加压舱内的中心照度通常不得小于 100 lx，平均照度应不小于 65 lx，并能调节。照度的不均匀度不大于 60%。

三、舱内空调

加压舱在使用过程中要求维持合适的内部环境温度和湿度，需要配备温度调节装置。潜水加压舱温度调节装置的室内电机应设置在舱外，舱内噪声应低于 60 dB(A)。温度调节装置应满足在满员条件下，在 24～32 ℃范围内按设计值保持舱室温度，稳压时温度变化率应不大于 3 ℃/min。

（1）氟利昂空调：基本原理同常规的分体式空调，利用氟利昂作传递热能。由通过穿舱管道连接的舱外机（相当于室外机）和舱内机（相当于室内机）组成。通常设置于舱内机的电路控制部分移出至舱外操纵台，舱内机的风扇的电机移出舱外通过电磁耦合或软轴驱动，或者采用气动马达。分体式空调噪声低（<40 dB），效果佳，造型美，价格相对低廉。

（2）冷热水空调：将舱内环境气体抽吸至设置于舱外、与舱体连接的盘管后输回到舱内，盘管浸泡于水中，通过调节水温控制循环气体温度。

四、加压舱设备的供电

潜水加压舱系统需要多种形式电源，包括驱动空压机的三相动力电、供加压舱操纵台仪器设备使用的单相交流电、独立配置的空调的供电。

加压系统应备有应急电源（UPS），当意外停电时，立即启用应急电源，可为加压舱提供应急照明及通信。有的加压舱系统配备专用的发电设备。

加压舱内的生物电接线柱，只供接生物电用，禁止与交流电混用，以防舱体带电。加压舱的舱体必须有良好的接地装置，须经常检查加压舱的接地电阻，确保状态良好。

第五节　加压舱的操作与管理

加压舱系统中各设备、仪表、管路均需要遵守特定的操作、维护规范，否则不仅影响运行的性能和效率，更会造成安全隐患。

一、加压舱的操作要点

加压舱的操作程序根据不同的舱型有所不同，但原则相同。本节以采用多人潜水加压舱进行常规水面减压、加压锻炼或疾病治疗为例介绍基本操作。

1. 加压前准备

（1）设备准备：检查舱门是否密封，观察窗有无银纹，压缩空气和氧气供气系统是否正常，气体储量是否满足本次使用需要。舱体的各类阀门、仪表、照明、通信和监控装置的功能是否完好。若一切正常，进行必要的舱内外的清洁。

（2）物品准备：主要是进舱人员可能使用的医疗卫生用品、食物、饮用水、保暖衣物等。

（3）人员准备：进舱人员不准携带和穿着易燃、易爆、易产生静电火花和不耐压的物品，如火柴、打火机、发火玩具及尼龙、腈纶等化纤衣物；皮肤不能沾有油脂。必须掌握捏鼻鼓气等平衡中耳内压的动作，排空大小便。

2. 加压

若气温较高可在加压前 3～5 min 开启空调降温，人员进舱、关舱门，通过对讲电话告诉舱内人员"开始加压"，然后打开进气阀升压。加压早期（特别是 0.05 MPa 前）的速度应慢些，根据舱内人员咽鼓管平衡情况调整，通常在 0.03～0.05 MPa/min；若咽鼓管打开困难，在指导继续平衡的同时，应放慢甚至暂停加压，只有舱内人员均能平衡中耳才能继续。若遇到中耳平衡特别困难者，可稍降舱压继续尝试，实在不行，则终止加压，可通过过渡舱让该名人员出舱或者直接减压出舱。潜水员咽鼓管通过性能多数很好，能够耐受较快速的加压，但也必须在加压阶段加强询问。

3. 高压下停留

高压下停留即高气压暴露的"稳压"阶段，是模拟潜水的"水底停留阶段"；也是加压治疗或加压锻炼的最高压力暴露阶段。在此期间，要注意舱内氧浓度，如接近或达到规定限值，要及时通风，同时也为防止 CO_2 蓄积。按规定观察舱内人员的状况，并保持必要的交流。大型物件和人员的进出应经过渡舱来完成，小型物件的传递可通过递物筒进行，进舱物品和人员应满足相关要求。

4. 减压

减压前应通知舱内人员，提醒保暖并在减压过程中严禁屏气。必要时可提前开启空调制热，以免舱内温度下降过低，不利于惰性气体脱饱和。如减压较快，舱内可能会出现"雾气"，是因为环境压强降低达到了舱内水汽的露点,应告知舱内人员。减压的速度、停留时间等严格按潜水减压方案执行。

5. 出舱后

人员出舱后,应进行舱内通风,及时清洁整理,进行必要的检修,使之处于备用状态。关紧进气阀,舱门关闭但不锁紧,排气阀应处于开放状态,防止进气阀漏气舱压上升,关闭通信、照明、监控仪表,最后关闭电源及气源。

应在加压舱使用日志上记录具体的使用情况。

二、加压舱的管理

充满高压气体的高压容器若因故障、误操作、受热等导致内压过高引起薄弱点局部应力集中破裂,或者出现局部结构破损,其内气压瞬间得到平衡,则发生爆炸。在使用高压氧气过程中,如不严格遵守禁油、防火、控制易燃物等规定,火灾风险就会大增。加压系统的安全措施,主要在于防爆与防火。

1. 主要防爆措施

(1)按规范定期检查、维修和保养加压系统各组成部件,不得带故障工作。

(2)储气罐、空气过滤器、加压舱属于压力容器,不得受撞击、划擦、腐蚀等损伤,凡出现变形、裂缝、严重锈蚀等现象及超越检验期限者一律停止使用。

(3)严禁在荷压条件下检修压力容器,出现故障需要维护检修必须先解除压力。

(4)气瓶室(空气、氧气、混合气)应具有遮阳、通风等降温措施。气瓶室的温度夏季不得超过40℃,冬季不得低于10℃。在高温季节,应适当降低储气罐的充气压力,防止高温使瓶内气压进一步升高。

(5)掌握所使用的各个压力容器的工作压,充气时不得超过该限值。

(6)压力表最大量程是其刻度表盘上所示全量程的2/3,过压使用会导致损坏甚至发生事故。

(7)按要求定期对各压力容器的安全阀、压力表进行检修维护,保证性能良好。

(8)熟练加压舱的操作程序与操作要领,杜绝因误操作而造成事故。

2. 主要防火措施

(1)严禁把火种带入各气瓶室和加压舱内。

(2)通常,电源不得进舱,舱内空调的风动电机及控制板都必须引出舱外。如果电源确有必要进舱,必须要有确保安全的措施,如舱内电器(内照明、喇叭等)的电缆的连接必须采用焊接,防止电器火花引起舱内火灾。

(3)舱内装饰必须使用防火材料,如阻燃布、阻燃漆等,应避免使用可能产生静电火花的质料(如毛皮、毛毯、化纤等)。

(4)供氧系统的所有组件(氧气瓶、氧气减压器、氧气压力表、阀门等)不可借用其他非专用组件代替,也严禁使用压缩空气等会存留油污的气体。整个系统的每个部件严禁沾染油脂,包括工作人员的工作服、手套、工具等。

(5)加压系统附近不得存放易燃、易爆物品,明火作业应远离储气罐室,如必须,应先泄压。

(6)加强对消防设施的检查,使其处于备用状态。要提高警惕,严防人为破坏。

(徐伟刚　邴占香)

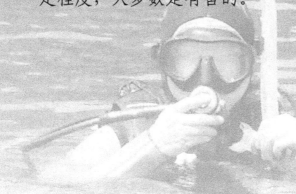

第四篇

气体分压

呼吸气体中各组成成分对机体的影响，取决于其分压而非浓度。在常压环境中，这一观点常被忽视；但在高气压下，因环境气压升高导致各气体成分分压增高，对机体产生的影响得以显现。这些影响有些是有利的；但若超过一定程度，大多数是有害的。

第十二章

氧 中 毒

常压空气中约为 21 kPa 的氧分压对于需氧生物维持生命活动是必需的。但如果机体长时间吸入氧分压超过 50 kPa 的气体，反而会对机体造成毒性作用，这就是氧中毒（oxygen toxicity；oxygen poisoning）。概括的讲，氧中毒是指机体吸入氧分压高于一定阈值的气体，并达到一定时程后，某些系统或器官的功能与结构发生病理变化而表现的病症。

氧中毒的发生同时决定于氧分压和暴露时程，两者间呈负相关，即氧分压越高，发生氧中毒所需的时程越短。

第一节　常见类型及临床表现

氧分压不同，氧中毒所累及的主要系统或器官也不同。在所有氧中毒的表现类型中，肺和中枢神经系统氧中毒是最重要的，是制约高压氧应用于潜水和临床治疗的主要因素，也是潜水医师应该重点关注的问题。

一、肺氧中毒

当氧分压介于 60～200 kPa，氧中毒对机体造成的损伤主要表现在肺，称为肺氧中毒（pulmonary oxygen toxicity）；由于氧分压相对较低，发生氧中毒所需的时程较长，因此也被称为慢性氧中毒（chronic oxygen toxicity）。这一现象最早由英国病理学家 Lorraine Smith 在 1899 年首次发现，因此也被称为 "Lorrain Smith 效应"。他当时观察到大鼠暴露于常压下 73 kPa 的富氧环境中后，出现了致命的肺炎。随后他用小鼠进一步开展了试验，并对这种长时间暴露于适当高分压氧（100 kPa 左右）环境中引起的肺部变化给出了详细的描述。他当时已意识到这种毒性效应的存在将限制氧气在临床中的应用，同时也注意到在这种毒性效应的早期，如及时脱离高分压氧环境，毒性作用可完全逆转。后来在 1910 年，Bornstein 首次在人体中观察到呼吸 280 kPa 的氧气 30 min 后，出现了肺氧毒性表现。

有报道表明，当人体吸入氧分压为 79～89 kPa 的气体，在 6 h 时会出现氧中毒症状；当氧分压分别达到 101 kPa 和 202 kPa 时，出现毒性症状的时间则分别为 4 h 和 3 h。氧气潜水的深度较浅时，如时间较短，一般不会发生肺氧中毒。但如果是长期反复的氧气潜水，即使深度较浅，也可能会发生肺氧中毒。此外，在饱和潜水，以及对潜水疾病进行的长期反复的加压治疗，或临床高强度的高压氧治疗中，肺氧中毒发生的概率也较高。

肺氧毒性的表现包括毛细血管内皮细胞和肺泡上皮细胞的破坏，肺泡细胞增生、水肿、出血，肺动脉壁增厚和玻璃样变、纤维增生、肺膨胀不全，最终导致严重的气体交换障碍、缺氧、死亡。

（一）症状

肺氧中毒的症状类似于支气管肺炎，始于胸骨下和隆突部位并不断扩散至整个支气管树。最初为轻度痒，吸气时加重，偶尔会有咳嗽。以后气管的刺激会不断加重，范围也越来越大，咳嗽也越来越频繁。严重时，气管内有烧灼感，吸气时加重，并伴有不可控制的咳嗽。最严重的情况是，在用力时，会出现呼吸困难，甚至在休息时也会出现。

在 200 kPa 的高压氧暴露结束后，明显的肺氧中毒症状会在 2～4 h 内消失。全部肺部症状要在 1～3 天内才能消失，在这期间，用力时还可能出现呼吸困难。此时，如果有上呼吸道感染，会导致在以后的几周内症状复发。

（二）体征

肺部听诊，常无明显的阳性发现，如健康人体在 200 kPa 的高压氧中暴露直至出现严重的症状和肺功能损伤时，肺部听诊仍然是阴性的。但如经多次反复高压氧暴露，尽管氧分压低至 79～96 kPa，也会出现水泡音、发热、鼻黏膜充血等。

（三）X 线检查

健康人体发生肺氧中毒前后，X 线检查没有明显不同。但是，患者长时间吸入 101 kPa 的高分压氧后，透视检查会发现出现扩散性双侧肺密度增高，继续暴露会不断扩大并融合，直到全肺密度增高。当氧分压降到 86 kPa 以下时，变化会消失。

（四）肺功能测定

1. 吸气功能

通过测定肺活量的改变可以监测肺氧中毒的发生和进展情况。在整个高分压氧暴露过程中，肺活量会渐进性降低，在停止高分压氧暴露后，肺活量还会持续下降达几个小时，需要数天才能恢复正常。如在 150 kPa 的高压氧中暴露 18 h 和 200 kPa 高压氧中暴露 9 h，可使肺活量下降 20%；在 250 kPa 的高压氧中暴露 6 h 可使肺活量下降 12%；在 300 kPa 的高压氧中暴露 3 h 后，肺活量下降 3%。需要明确的是，肺活量的下降并不是肺氧毒性最敏感的指征，特别是它比临床症状出现得迟。在健康人体，肺活量可以用于描述肺氧中毒的耐受限度，以不同氧分压和吸氧时程的组合使肺活量下降的百分比表示。

肺氧毒性早期，吸气功能受损还表现为 1 秒钟的最大吸气量下降，最大吸气量在 1 秒钟吸气量中的比例下降，最大吸气中期流速下降。

2. 呼气功能

最大呼气中段流速仅在大于 200 kPa 暴露后才有下降，呼气中段流速的密度依赖性（%$\triangle$Vmax50）也会明显下降。

3. 肺弹性

资料表明，经 200 kPa 的高压氧暴露近 9 h 后，肺顺应性下降；吸 100 kPa 的高分压氧 40 h 后，动态肺顺应性也会下降。氧毒性导致的肺顺应性下降应该和静息状态下吸氧时吸收性肺膨胀不全导致的顺应性下降区分开来，特别是在肺容积低时，前者完全恢复需要 5 h 左右，而后者在深吸气时即可完全恢复。

4. 气道阻力

在任意氧压中暴露后，在肺氧毒性早期，大气道阻力都没有明显改变。但应明确持续暴露于毒性水平的高分压氧中将会最终通过水肿形成和其他机制导致呼吸道损害。

5. 肺气体交换

肺的气体交换功能是肺氧毒性最为敏感的指征，特别是肺对 CO 的排除能力（DLCO）。经高分压氧暴露后，DLCO 可显著下降。肺对 CO 扩散能力的下降可能是进行性肺上皮细胞和内皮细胞气-血屏障功能损伤导致的。此外，尽管肺氧毒性最终会导致致命的低氧血症，但肺对氧气的交换功能却不太容易受到明显的影响。

长时间暴露于压力较低、毒性较小的氧气中，会导致肺泡膜增厚。如吸入 100 kPa 高分压氧 30～74 h，肺泡膜扩散能力可下降 30%。

6. 肺泡-毛细血管渗透性

在人体中，在肺机械运动功能变化之前，肺泡-毛细血管渗透性增加可能是肺氧毒性的早期表现。资料显示，人体经 96～100 kPa 的高分压氧暴露 15.5～18.0 h 后，出现轻微的胸骨后不适，肺灌洗液检查发现白蛋白增加 67%，总蛋白增加 90%，转铁蛋白增加 111%。

肺泡-毛细血管渗透性增加很容易被逆转，不会导致肺气体交换功能损伤。

二、中枢神经系统氧中毒

当氧分压超过 300 kPa 以上时，氧中毒对机体造成的损伤主要表现在中枢神经系统，称为中枢神经系统氧中毒（CNS oxygen toxicity）或脑型氧中毒；由于氧分压相对较高，发生氧中毒所需的时程较短，因此也被称为急性氧中毒（acute oxygen toxicity）。法国生理学家 Paul Bert 最早于 1878 年在《La Pression Barometrique》中报道了这一现象，记录了包括昆虫和鸟类在内的许多物种在 500 kPa 以上的高压氧中暴露时，可出现惊厥发作。因此这一现象也被称为 "Paul Bert 效应"。

曾有报道当人体呼吸 400 kPa 的纯氧 40 min 后，以及呼吸 700 kPa 的纯氧不到 5 min 时，就出现了非常严重的中枢神经系统氧中毒症状。

中枢神经系统氧毒性的表现包括从局部的肌肉震颤直至全身的强直性、阵发性痉挛，如果继续暴露，可导致进行性神经损害，永久性丧失活动能力，最终死亡。整个发病过程大体上可分为四个阶段，最典型、剧烈的表现是惊厥样大发作。

（一）潜伏期

从开始呼吸高分压氧到出现症状的这段时间叫潜伏期，其长短与吸入气中的氧分压呈负相关，氧分压愈高，潜伏期愈短。这段时间代表了一段没有症状、毒性效应缓慢发展的阶段，这期间如果氧分压恢复到正常，机体的毒性表现将会快速而完全地恢复。肺型氧中毒其实也存在这样的一段潜伏期。

（二）前驱期

在惊厥大发作之前，大多患者首先出现下列一个或数个先兆症状：面色苍白、出汗、心动过缓、气哽感觉、困倦、情绪低落、欣快感、焦虑不安、行为学变化（烦躁、无兴趣、笨拙等），视觉症状（视敏度丧失、眼花、眼球横向运动、亮度下降、视野缩小等），听觉症状（音乐声、铃声、敲击声等），嗅觉异常、味觉异常，呼吸变化（气喘、呼噜声、打嗝、吸气优势、膈肌痉挛等），严重的恶心、痉挛性呕吐、眩晕，嘴唇颤动、抽搐，面颊和鼻翼抽搐，心悸，上腹部紧张。其中口面部肌肉颤动较常见。

需要注意的是，前驱期的这些表现，有时在中枢神经系统氧中毒的发展过程中并不会出现，患者会突然地晕厥，或出现惊厥大发作。或者有时刚出现前驱期表现，随后很快就出现惊厥。这些都给急性氧中毒的防治造成了很大的困难。

（三）惊厥期

前驱期过后，很快会出现癫痫大发作样全身强直—阵发性痉挛。开始时，是僵硬的强直阶段，表现为意识突然丧失，颈项和四肢强直。这时将患者的嘴张开并在上下牙齿间放入一块衬垫，可以防止其将舌头咬破。紧接强直期后的是大约 30 s 的阵挛期，表现为几乎所有的肌肉都反复地强有力的抽搐，持续约 1 min，然后逐渐停止。发作时意识丧失，常伴有大小便失禁。这种类型的惊厥称为氧惊厥（oxygen convulsion）。在强直和阵挛期内，呼吸基本上是停滞的，阵挛期结束后，是猛烈的过度通气，这是由潴留的 CO_2 和代谢性酸化刺激产生的。如果继续在高压氧中暴露，这种全身强直-阵发性痉挛会反复发作。但如果这时停止吸氧，意识会在数分钟内恢复，随后的 5～30 min 内，大脑功能也会逐渐恢复。与癫痫发作时伴随低氧不同，在氧惊厥时，脑内仍然是高分压氧状态，因为肺泡内气体的氧分压是高的，同时由于存在明显的高碳酸血症脑血流量也是增加的。除了会导致身体出现损伤或溺水等损害外，单次的氧惊厥并不会产生有害的后遗症。

氧惊厥严重的患者在离开高压氧环境后，重新呼吸空气的最初几分钟内，有时还会出现比较严重的神经学症状，包括还会发生 1～2 次惊厥，这称为"撤氧效应"（oxygen off-effect），可能与高压氧下脑血管收缩尚未恢复，而氧分压突然降低引起脑缺氧有关。撤氧效应有时在减压开始后就可能发生。需要注意的是，由于发作的同时伴有屏气，所以如继续减压将会导致致命的肺气压伤。所以此时应立即停止减压，保持环境压力恒定，直至恢复正常呼吸。

（四）昏迷期

发生惊厥后如仍未脱离高分压氧环境，就会进入昏迷期。实验动物表现为昏迷不醒，呼吸困难加重，直至死亡。

三、眼氧中毒

眼睛也是较易受氧毒性影响的部位，并且能够引起眼氧中毒的氧压阈值相对较低。Albert R. Behnke 等最早于 1935 年发现机体暴露于 100～410 kPa 的高压氧中，会出现管状视野等视野缩小的情况。

有报道表明当氧压达到 130 kPa 以上时，即可引发视觉方面的多种不良变化，具体的视觉变化类型、毒性发展快慢及严重程度等，与氧压及吸氧时间密切相关。在成人中，高压氧造成的视觉改变一般都是可逆的，在停止高压氧暴露后，均可恢复正常，但恢复速度因具体情况而异。

有一类非常特殊的眼氧中毒发生在临床上早产儿救治中。因为早产儿视网膜尚未发育成熟，如在恒温箱内长时间连续吸入 70～80 kPa 氧，会引起视网膜血管收缩、阻塞，使局部缺血、缺氧，诱发视网膜血管异常增生，并可漫延进入玻璃体内。增生的血管会发生机化，在晶状体后形成结缔组织膜，牵拉视网膜引起剥离而对婴儿的视网膜造成损害，严重者可致永久失明。

四、其他组织与器官氧中毒

除上述氧中毒常见的表现外，持续高分压氧暴露还会对其他器官和组织产生毒性效应。在血液系统，高分压氧暴露可引起溶血和红细胞数量下降，网织红细胞数量增加。对其他一些血流灌注较大的器官，如肝、造血组织、肾小球毛细血管、肾小管系统、颈动脉体、脉络丛等，高分压氧暴露也有可能会对它们造成一定的损害。

第二节　病因及发病机制

一、病因

吸入气中氧分压过高、时间过久是引起氧中毒的两个根本原因。通常，不论是在潜水作业中还是在加压舱内高气压暴露时，呼吸气中氧分压均高于常压空气。但目前几乎所有潜水作业和高气压暴露均有严格的氧分压与暴露时间限定，发生氧中毒的可能性很小。发生氧中毒往往是违反了有关规定、操作失误或者是遇到了对氧敏感者。在潜水、高气压暴露时，下列情况需要引起注意。

（一）氧气轻潜水

因为潜水员呼吸纯氧，随着下潜深度的增加，氧分压迅速增高，达到一定程度会发生氧中毒。因此，氧气轻潜水的深度一般限于 10 m 以浅。

（二）使用闭式或半闭式装具潜水

此类装具中常使用纯氧，或通过装具中的控制系统将氧气与惰性气体混合成恒定氧分压的混合气供潜水员呼吸。如潜水深度超出限制，或因设备故障导致氧分压升高，都可导致氧中毒。

（三）混合气潜水

因呼吸气是人工事先根据潜水深度配制的，如果配气错误或在较大深度潜水时（呼吸气中氧浓度相对较低）使用为较浅深度潜水配制的混合气体（氧浓度相对较高），可能会发生氧中毒。

（四）饱和潜水

如果深度大，氧浓度的轻微波动也会引起氧分压的大幅度增减，而且因为在高气压下停留的时间相当长，氧分压一旦控制不好，可能导致氧中毒。

（五）在加压舱内呼吸高压氧

这种情况见于吸氧减压及高压氧治疗潜水或临床疾病时。通常规定在 18 m 以浅才呼吸纯氧，如果单次或反复吸氧时间过长也会发生氧中毒。

二、影响因素

（一）个体因素

不管是何种类型的氧中毒，其发生均存在着显著的个体差异，不同个体对高分压氧的耐受力差别很大。即使同一个体，在不同时间、不同状态下对高分压氧的耐受力也有很大波动。目前具体原因尚不明确，有研究者正尝试用基因组学方法进行探讨。

一些病理因素，如发热、遗传性球形红细胞增多症、维生素 E 缺乏等都会促发氧中毒。

（二）二氧化碳

吸入气中 CO_2 分压增高会加速中枢神经系统氧中毒的发生，这是因为高压氧暴露时，血红蛋白完全被 O_2 占据，无法及时带走代谢产生的 CO_2，造成脑组织中 CO_2 潴留，使脑血管扩张，进一步增加了达到脑组织中氧气的量。高分压 CO_2 一般不会直接促进和加重肺氧毒性，但可能会通过影响酸碱平衡，进而通过神经和内分泌机制对肺氧中毒造成间接影响。

（三）劳动强度

劳动强度增大或运动量过大可降低氧中毒发生的阈值，促使中枢神经系统氧中毒的发生。所以呼吸相同分压的氧在潜水时比在加压舱内更易发生氧中毒。可能与呼吸循环系统活动加强使氧进入体内的量增加，以及 CO_2 产生增加有关。

（四）暴露次数

连续反复地进行高压氧暴露非但不会产生预适应，增强机体对高压氧的耐受性，反而会降低氧中毒发生的阈值，促使氧中毒发生。这可能与高分压氧促进一氧化氮合酶（NOS）表达、进而一氧化氮

（NO）水平增高有关。

（五）温度

高温可降低机体对高分压氧的耐受力。一般低温可增加机体对高分压氧的耐受力，但温度过低时，由于寒战使能量消耗增多，耐受力反而会降低。

（六）精神因素

紧张、焦虑、失眠等均可降低机体对高分压氧的耐受力。

（七）肺氧毒性和中枢神经系统氧毒性间的相互作用

中枢神经系统氧中毒发生时，可通过交感神经肾上腺系统促进和加重肺氧毒性，脑内生成的 NO 在此过程中发挥重要作用。

（八）药物

肾上腺素能神经受体拮抗剂，麻醉剂，γ-氨基丁酸（GABA），锂、镁制剂，抗氧化剂等都会对氧中毒起到一定的保护作用。而肾上腺素、双硫仑、阿托品、阿司匹林、苯丙胺、乙酰唑胺、胍乙啶、戊巴比妥钠等会加重氧毒性的发生。抗肿瘤药物博来霉素可增加肺氧中毒的敏感性。

潜水或高气压暴露前为帮助开张咽鼓管而使用的鼻黏膜血管收缩药通常含有伪麻黄碱成分，高剂量伪麻黄碱可促发急性氧中毒。所以在使用纯氧或氧含量高的气体潜水前，应避免过量使用伪麻黄碱类药物。

（九）其他因素

浸没、惰性气体，以及强光、噪声等应激因素均可能降低氧中毒发生的阈值。

三、发病机制

有关氧中毒发生的确切机制，尚未完全明了。氧是非常活泼的元素，是生命基本活动必不可少的物质，对于多种生理功能都有直接的调控作用，包括血流量，组织氧化及能量代谢等，并且这种调控作用与其在体内的张力（即分压）是直接相关的。当氧分压出现剧烈变化时，必然导致其对各种生理功能的调控出现异常，进而表现出各种毒性反应。

体内氧分压升高时，细胞内氧浓度增加。在氧代谢的最终环节——线粒体氧化呼吸链上，被完全还原的氧减少，被部分还原的氧增加，导致活性氧（reactive oxygen species，ROS）产生增多，特别是氧的单电子还原产物——超氧阴离子（$O_2 \bullet^-$），以及双电子还原产物——过氧化氢（H_2O_2）的含量增加。它们进一步代谢可产生具有更强氧化、硝化活性的次生代谢产物，如羟自由基、单线态氧，以及由 NO 与超氧阴离子反应生成的过氧亚硝酸盐（$ONOO^-$）等。这些具有高度活性的自由基形成后，可通过攻击细胞膜、线粒体、细胞核，以及离子主动转运、突触传递等各类靶点，严重干扰机体正常的功能活动，最终引发氧中毒的各种症状表现。

（一）酶活性受抑制

体内许多酶的结构中都含有巯基（-SH），对这些酶发挥活性具有重要作用。而-SH 对高分压氧特别敏感，相邻巯基可被氧化生成二硫键（-S-S-），从而使酶活性丧失。一些参与有氧氧化及呼吸链电子传递的关键酶，如磷酸甘油醛脱氢酶、黄素蛋白酶，都含有丰富的巯基，在高分压氧下活性降低，脑内葡萄糖代谢速度降低，引起能量供应障碍。可能在氧惊厥发生过程中起一定作用。

高压氧暴露可使脑皮质中钠钾 ATP 酶失活，脑细胞膜转运功能破坏可导致细胞外钾离子和谷氨酸的积聚，增加神经元兴奋性，最终导致惊厥。

许多与神经递质合成或降解有关的酶可被高分压氧所抑制。如谷氨酸脱羧酶，它是合成抑制性神经递质——GABA 的关键酶，它对高压氧非常敏感，被抑制后，使得谷氨酸含量升高，GABA 含量降低，兴奋/抑制平衡被破坏，导致惊厥。

（二）生物膜受损

细胞膜是自由基作用的重要位点，它可以通过脂质过氧化，氧化氨基酸使蛋白链断裂，以及各种脂质与蛋白之间的交联反应等方式对细胞膜造成损伤。细胞膜上不饱和脂肪酸被过氧化，结构蛋白的氧化及位于膜上的酶失活等，可以增加膜的渗透性，消除跨膜的离子梯度，使得膜的主动转运、分泌及其他的一些重要功能丧失。如高分压氧可破坏肺泡细胞及细胞内板层小体和线粒体，引起肺泡通透性增高、表面活性物质合成减少，导致肺出血和肺不张。

（三）抑制肺毛细血管内皮细胞功能

高分压氧暴露可对肺毛细血管内皮细胞产生严重的影响。最初是胞质改变，随后出现细胞破裂和崩解。毛细血管内皮细胞损坏可以导致肺部微血管对蛋白和液体的渗透性增加，对 5-HT 的清除能力下降。

（四）高分压氧的缩血管效应被抵消

机体暴露于高压氧中，组织内氧浓度升高时，血管很快就会收缩，可能与维持血管正常弹性的基础水平 NO 被超氧阴离子灭活有关。随着高分压氧暴露的持续，血管收缩减弱，血流会恢复到正常，甚至高于正常水平，使得到达组织的氧量增加，促发氧中毒，这一诱因在中枢神经系统氧中毒的发生中尤为重要。在此反转过程中，发挥重要作用的仍旧是 NO。高分压氧暴露时，大量具有硝化活性的自由基生成，使得能够提供 NO 前体的底物含量增加。此外，NOS 在高压氧暴露时，活性会显著升高，也可使 NO 含量大量增加。

除了 NO 外，因无法及时清运而在脑组织内积聚的 CO_2，也对脑血管异常扩张起到重要作用。

（五）脑内肽类物质含量改变

如血管升压素和 β-内啡肽，氧中毒时在不同脑区含量有变化。给予外源性血管升压素能延长实验动物氧惊厥发作潜伏期，而 β-内啡肽则可促进氧惊厥的发生。

（六）神经体液因素

切除动物的垂体和（或）肾上腺皮质能减轻氧中毒，给予氢化可的松则加重氧中毒。提示机体应激系统参与了氧中毒的发生。

第三节 防 治 措 施

一、急救与处理

急救主要是针对急性氧中毒而言。潜水员在水下发生氧惊厥，往往失去控制而引起溺水或"放漂"等潜水事故，直接危及生命。对氧中毒患者的救治，关键在于及时发现其症状或体征，并尽快脱离高分压氧环境。

（一）潜水时发生氧惊厥

1. 迅速脱离高分压氧环境

如发生氧中毒前驱症状，水面供气式潜水时，应立即更换低氧分压的呼吸气体并通风，根据情况采取上升一站或者直接上升出水的处理措施；如是自携式潜水，应立即以一定速率上升出水。当出现惊厥时，潜伴或救护潜水员及时救护，按规则处置。上升速度应控制在 10 m/min 以内。

2. 出水后救治

迅速卸除潜水装具、静卧休息、保暖、通风等一系列措施，往往可使轻症患者很快恢复，应避免一切不良刺激。患者熟睡时，要有人守护，以防再发惊厥。对于被迫快速上升出水，且回到水面后无意识的潜水员，要考虑动脉气栓的可能，并按相应方法处治。

3. 抗惊厥治疗

重症患者需要抗惊厥治疗，可参考癫痫大发作处理，但应避免使用对心肺功能有害的药物。

如果氧惊厥潜水员没有溺水，也没有其他身体伤害，24 h 内可完全恢复，且不留后遗症。在以后的高压氧暴露过程中，潜水员可能会更注意氧中毒的先兆症状，但并不会增加氧中毒敏感性。

（二）加压舱内发生氧惊厥

总体而言，高压氧治疗中氧惊厥的发病率较低。据统计，在加压舱内发生氧惊厥的概率为 1/1000～1/10 000，具体比例因所治疾病及相应的治疗方案不同而存在较大差异，但出现中枢神经系统氧中毒前驱期表现的比例则要高得多。在加压舱内，如发生氧惊厥，可采取以下措施。

1. 立即改吸空气

如果氧惊厥发生在加压舱内，防止患者撞击硬物受伤是非常重要的，但完全限制患者活动既不必要，也不可取。当惊厥发生时，应立即摘下吸氧面罩，呼吸舱内压缩空气，并加强舱内通风，然后按规定减压出舱。不必强制患者张嘴放置压舌板。惊厥结束后，当口部肌肉放松，患者恢复知觉前，应注意使上颌处于前上位以保持气道通畅。患者呼吸一般马上自动恢复。如在纯氧舱内，首先应立即以压缩空气通风，降低舱内氧浓度，然后逐渐减压。惊厥发作时严禁减压。

2. 出舱后处理

出舱后应注意观察病情，精心护理患者，防止不良刺激。

（三）肺氧中毒

对于肺氧中毒，关键在于出现有关症状后及时中止高分压氧暴露。对必须高分压氧治疗的重症患者，必须权衡治疗效果及毒性作用之间的利弊。症状轻者可自行恢复，严重者做对症治疗。

肺氧毒性的恢复是一个复杂的过程，涉及多种受损细胞和组织的不同逆转速度。完全恢复包括细胞内生物化学变化及与此有关的组织学反应的逆转，这些逆转和恢复需要不同的时间，功能缺失的逆转和恢复比结构损伤的恢复要快得多。此外，患者恢复的时间也有较大差异，有的仅需数天，有的则可达数周，与暴露压力-时程的组合有密切关系。

两型氧中毒均应常规使用抗生素，防止肺部感染。

二、预防

药物预防对实验动物氧中毒有显著效果，如抗氧化剂、GABA 等，但尚未应用于人体。最有效的预防措施是限制吸氧的压力和时程，这在各类潜水、高气压作业中都有严格的规定。所以预防的关键是平时加强对潜水员的教育，一方面要严格遵守各项操作规则；另一方面要让他们对氧中毒的症状，尤其是氧惊厥前驱症状有所了解与警惕，以便在这些症状发生时能及时准确地采取措施。

（一）氧敏感试验

在加压舱内呼吸 180 kPa（2.8 ATA）纯氧 30 min，如出现惊厥前驱症状，则为氧敏感体质。对这样的个体，应慎用高压氧；如果是选拔高气压作业人员（如潜水员、潜艇舰员），应定为不合格。需要注意的是，即使同一个体，在不同时间及环境中，对氧的敏感性也不同。

（二）限定吸氧的压力-时程

潜水时，应根据呼吸气中的氧分压限制潜水深度和停留时间。如氧气轻潜水时，其深度和停留时间有明确限定，在 3 m 时可停留 240 min，4.5 m 时可停留 150 min，6 m 时可停留 110 min，7.5 m 时可停留 75 min，10 m 时只允许停留 30 min。

加压舱内吸氧时，一般原则是先根据特殊需要选定某一氧压，然后按规定控制吸氧时间。通常，吸纯氧只限于 18 msw 以浅。当氧分压低于 50 kPa 时（如饱和潜水），时程可不限。超过 50 kPa，则随着分压的增高，吸氧时程渐短（图 12-1）。

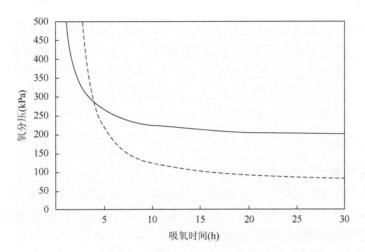

图 12-1　正常人肺和中枢神经系统对氧的耐受状况

注：实线表示 10% 受试者有中枢神经系统氧中毒症状发生；虚线表示 50% 受试者出现肺活量降低 2%

（三）保持警惕

当氧分压达到可诱发中枢神经系统氧中毒阈值时，需密切注意氧中毒的先兆症状。

由于不同个体对氧中毒的敏感性存在较大差异，中枢神经系统氧中毒前驱期的先兆症状，在不同个体上表现不同；尤其是有些个体在氧惊厥发作前甚至不会出现任何先兆症状，对氧惊厥的预防造成很大困难。因此，有必要确定客观的惊厥前中枢神经系统氧中毒指征。近年研究表明，高压氧暴露初期，脑血管会明显收缩，血流量显著减少。随着暴露的持续，至惊厥发作前，脑血管会逆转为显著扩张，血流量明显增加。在动物实验和人体测试中，这一现象都已得到确认，可作为预示氧惊厥发作的客观指征。

除脑血流量外，氧惊厥发作前，平均动脉压升高，呼吸加深加快等也是确定会出现的特异性变化，可参考作为预示氧惊厥发作的客观指征。

（四）监测肺活量

这对需要长时间行高压氧治疗的患者是一个有用的指标。对大多数需要高压氧治疗的疾病，应控制肺活量的降低不超过 10%，因为此时可能已经出现轻度咳嗽及深吸气时胸痛等症状，但经过数天可自行恢复。然而在治疗如重型减压病等重症患者时，肺活量降低可达到或超过 20%，此时应根据病情、治疗效果及不良反应决定下一步治疗方案。

因肺活量监测需要患者的合作，这对重症患者很难做到。采用"肺氧中毒剂量单位"（unit of pulmonary toxicity dosage，UPTD）可间接判断肺受损程度。呼吸 100 kPa 氧 1 min 对肺的毒性即为 1 个 UPTD。50 kPa 以下的氧为非中毒水平，不计 UPTD。计算公式如下：

$$\text{UPTD}=t\times\sqrt[-1.2]{\frac{50}{P-50}}=t\times\left(\frac{P-50}{50}\right)^{0.83}$$

P：氧分压（kPa）；t：暴露时间（min）。

吸氧时间越长,UPTD越多。在治疗一般病症时,应不超过1425 UPTD,此时肺活量降低已达10%。

需要注意的是,尽管UPTD指标在潜水、高气压作业中被广泛使用,但它仍有一定的局限性。肺活量进行性下降一般都伴随着肺毒性症状的不断加重,但是有一些个体,肺活量仅有很小的下降时,肺毒性症状就很严重了;而其他一些个体,肺活量有很明显的下降,肺毒性症状却很轻。在一些个体中,也可能存在中枢神经系统氧中毒和肺氧中毒的相互作用与平均的情况不一致。

除了监测肺活量外,如有条件,监测用力呼气中期流量或一氧化碳弥散能力将能够更准确地反映出肺氧毒性的进展情况,特别是对于反复和长期的暴露。

(五)间歇吸氧

在长时间连续吸高压氧的过程中,间歇地短时间(5～10 min)吸入压力相等的压缩空气或氧分压相对较低的混合气(称为间歇高压氧暴露或间歇吸氧),长期的实践经验表明,间歇吸氧可以非常有效地延缓氧中毒的发生,目前这一措施已经在潜水、高气压作业和治疗中被普遍采用。有关间歇吸氧对抗氧中毒的机制,尚不明确。目前认为氧中毒的毒性效应是不断累积的,间歇吸氧可以延缓毒性的累积,并加速从毒性效应中恢复的速度。

(六)其他预防措施

(1)发热期间避免高分压氧暴露。

(2)高分压氧暴露期间避免服用阿司匹林、类固醇和增加组织CO_2的药物,以及含咖啡因的饮料。

(3)高分压氧暴露时严格控制呼吸气中CO_2的浓度,如潜水中应加强通风换气。

(4)潜水员应保持良好的身体及精神状态。

(李润平)

第十三章

氮 麻 醉

氮麻醉（nitrogen narcosis）是指机体在高分压氮作用下出现的一种以智力、神经肌肉协调性受损和情绪、行为改变为特征的病理状态。这种病理状态一般在机体脱离高分压氮暴露之后，即可完全恢复。在潜水作业过程中如果发生氮麻醉，需要及时进行处理，否则很容易引起更危险的其他潜水疾病，或影响作业安全，引发潜水事故，甚至危及生命。

第一节　主要表现

一、早期观察

在相当长的时间里，人们一直认为氮和氦族气体对机体的生理过程没有影响，不参与机体的代谢过程，也不与机体的物质产生化学反应，因此称它们为"生理性惰性气体"。从 19 世纪前半叶到 20 世纪初，人们陆续发现在潜水和沉箱作业过程中，当潜水深度超过 30 m 时，部分潜水员或高气压作业人员会出现欣快、动作不协调、判断迟钝等类似醉酒的表现。当时，人们不清楚发生这种现象的确切原因。直到 20 世纪 30 年代，才开始认识到是压缩空气中的高分压氮的作用，产生了上述异常表现。通过后来的潜水实践和实验研究，进一步证明其他一些惰性气体包括氦、氖、氩、氪、氙、氢气等，当其达到一定分压时，都会产生麻醉效应。

氮麻醉的表现最早由法国人 Junod 于 1835 年报告，他发现呼吸压缩空气进行潜水作业时，脑功能被激活，想象生动逼真，想法特别有魅力，某些人出现醉酒的表现。不久之后，Green 于 1861 年描述了氮麻醉的另外一些表现，如嗜睡、幻觉、判断力下降等。后来，Hill 和 Mcleod 于 1903 年及 Hill 和 Greenwood 于 1906 年发现隧道和沉箱作业工人在呼吸压缩空气作业时，也出现类似的氮麻醉症状与体征。在后来的报道中，又陆续描述了氮麻醉的其他一些症状与体征，包括过度自信、精神异常、记忆力下降、快速决策困难、意识障碍等。

上述氮麻醉表现及后来的一系列研究表明，当人体暴露于高分压惰性气体时，会给机体带来明显的影响，产生一系列复杂的生物学效应，甚至可以影响机体的代谢过程；这种生物学效应在一定的压力-时程范围内完全可逆，也不改变细胞的结构与功能；惰性气体自身在这一过程中不发生化学变化。

二、具体表现

氮麻醉通常发生在潜水下潜或加压过程中、着底时、水底逗留或高压下停留数分钟后。主要表现有以下几个方面。

1. 情绪变化

潜水员或高气压作业人员可表现为欣快及过度自信，或者埋怨和拒绝别人的有益指点而轻举妄动；也有人、特别是新潜水员易出现一些相反的表现，如忧虑、惊慌和恐惧等。

情绪变化的表现形式虽不尽相同，甚至完全相反，但就中枢神经系统活动变化的本质来看，都是皮质下脱抑制的结果，大脑皮质控制能力下降，情绪变得很不稳定。

2. 智力减退

氮麻醉可表现为判断力的降低和记忆力下降，特别是短期记忆，可以暂时丧失。例如，自己亲自完成的操作或作业任务，做完后随即忘却；也有表现为思维能力减退，如思维不够灵活，观念趋向固定；计算能力下降，对正常情况下能够正确而迅速完成的简单算术都不能顺利完成，不仅计算时的差错较多，而且计算速度明显变慢。此时，作业能力下降，容易出现差错，作业安全不能保证。

3. 运动协调障碍

运动控制能力下降，协调障碍，表现为精细动作难以完成，尤其是复杂而快速的或不熟练的精细动作受影响较大；粗大动作则表现为举止过度，如举手时臂伸得过高，定位也欠准确。严重时神经-肌肉协调性完全丧失，连简单的动作也不能完成。此时，几乎不能进行水下作业，容易引发作业事故。

4. 感觉异常

潜水员或其他高气压作业人员常会出现嘴唇发麻、感觉迟钝、口腔内有金属异味等异常感觉，有时还会出现幻觉。

5. 意识障碍

空气潜水深度过深或在气压过高的压缩空气舱室环境中，潜水员或其他高气压作业人员会出现意识障碍，如意识模糊、神志不清，严重者可出现意识丧失，进入麻醉昏睡状态。这种状态若发生在水下，则非常危险。

一般来说，在其他条件相同的情况下，氮分压愈高，氮麻醉的症状和体征出现也愈早、愈重。综合文献报道的空气潜水时出现的症状和体征，可大体说明氮分压与氮麻醉症状和体征之间的关系（表 13-1）。

表 13-1 空气潜水深度与氮麻醉的症状和体征之间的关系

深度（m）	氮分压（kPa）	症状体征
30	320	头脑轻松、有欣快感、精细分析困难、即时记忆受损、对视听信号反应迟钝
40	400	大笑、多语，但能自我控制；思维固定、自信心增强、感知力下降；计算能力降低、记忆力受损
50	480	嗜睡、幻想、判断力下降
60	560	失去控制地大笑、喋喋不休、头晕目眩、恐惧惊慌
70	640	智力明显受损、注意力集中困难、易忽视自身安全，记忆力和作业能力明显降低，简单的思维也常出错，有外周性的麻木或刺痛感
80	720	对刺激反应明显迟钝，思维紊乱，明显的运动协调障碍，定向能力和自制能力降低，已不能执行作业任务
90	800	麻木、意识模糊、判断力严重受损，丧失有效的神经-肌肉协调性运动，不能进行正常操作
100	880	麻醉性昏迷，昏迷前可有短暂的强烈兴奋，神志丧失

第二节　发病机制和影响因素

有关氮麻醉发生机制的学说有很多，但有一点是肯定的，即麻醉作用与惰性气体对神经细胞膜的理化影响有关。比较有说服力的有"脂质学说"和"蛋白质学说"。脂质学说是比较传统的学说，目前更被人们所接受的是蛋白质学说。

一、发病机制

（一）脂质学说

脂质学说的提出是基于 Meyer（1899 年）和 Overton（1901）的实验观察，他们发现各种麻醉剂的麻醉效力与其在脂质中的溶解度成正比（Meyer-Overton rule）。因此，脂质学说认为，惰性气体的麻醉性与其在脂质中的溶解度有关，即在脂质中溶解度大的物质，容易进入神经细胞膜的脂质双分子层中，改变脂质膜的生理特性，从而容易产生麻醉作用。氮在脂质中的溶解度较大，所以当其达到一定分压值时，其麻醉作用比较明显。如将氮的麻醉性定为 1，其他气体的麻醉性与氮的麻醉性相比得出的值即为该气体的相对麻醉性。例如，氙的麻醉性为氮的 25 倍多，在各种惰性气体中其麻醉性最强，若在人的肺泡达 60～70 kPa 即可产生麻醉效应；而氦的麻醉性不到氮的 1/4，在各种惰性气体中其麻醉性最弱（表 13-2）。

表 13-2　各种惰性气体的麻醉性

气体名称	分子质量	37 ℃时在脂中的溶解度	在水中的溶解度	相对麻醉性
氦（He）	4	0.015	0.009	0.23
氖（Ne）	20	0.019	0.009	0.28
氢（H$_2$）	2	0.036	0.013	0.55
氮（N$_2$）	28	0.067	0.013	1.00
氩（Ar）	40	0.140	0.026	2.33
氪（Kr）	83.7	0.430	0.045	7.14
氙（Xe）	131.3	1.700	0.085	25.64

惰性气体溶解入中枢神经系统后，发生麻醉作用的主要部位可能是在突触，溶解在神经细胞膜脂质里的惰性气体分子，影响突触部位的神经信号传递，出现相应麻醉效应。人体内突触较多的部位是脑干网状结构，脑电记录结果表明，该部位受高分压氮抑制最显著。同时，大脑皮质细胞本身也对高分压惰性气体比较敏感。

麻醉气体或其他全身麻醉剂对膜脂质的影响包括使脂质膜体积膨胀、改变膜的外侧面压力、改变膜的流动性与厚度、对膜表面的张力作用等。

有学者根据麻醉剂可能改变脂质膜的体积，进一步提出了临界体积学说（critical volume hypothesis）。该学说认为惰性气体溶入神经细胞膜内，可使细胞膜"增厚"，如果超过了临界体积，则引起细胞膜对离子的通透性下降，最终引起神经细胞的兴奋性降低。相反，如果在压力作用下，神经细胞膜被压扁（变薄），超过一定程度则会引起兴奋，出现 HPNs（详见第十八章饱和潜水）。一些学者研究发现，麻醉剂包括惰性气体的麻醉效应存在压力反转现象，如发生氮麻醉时，用氦进一步加压，随着压力的升高，氮的麻醉效应将明显受到抑制。在过去，这一现象常常被用来作为支持脂质学说的证据。

虽然"脂质学说"曾经是惰性气体麻醉机制研究中备受推崇的理论之一，但它对有些现象无法解释。例如，能使膜脂质特性发生改变的麻醉气体压力或麻醉剂浓度，远远超过麻醉所需剂量，这样的压力或浓度对生物体会有很大的损害作用；此外，由于某些麻醉剂及它们的光学异构体的立体结构特异性，虽然在脂质中它们的溶解度相同，但其麻醉作用相差很大。因此，这些现象明显不支持脂质学说。

但是，惰性气体的麻醉作用与其对细胞膜的作用相关已经得到公认，确切的分子机制有待进一步研究。

（二）蛋白质学说

目前，蛋白质学说对惰性气体麻醉、包括氮麻醉机制的认识获得了更多的认可。蛋白质学说认为，惰性气体包括氮的麻醉作用与其对神经细胞膜上的一些功能蛋白包括受体、离子通道的作用密切相关，而与脂质分子没有直接关系。惰性气体与蛋白质分子内部特定的疏水位点相结合，引起蛋白质分子构象改变，类似于蛋白变构调节剂的作用，从而阻碍蛋白质分子的功能发挥，产生麻醉效应。对惰性气体、麻醉气体及其他一些全身麻醉剂作用机制研究的众多结果提示，神经系统突触后部位 N-甲基-D-天冬氨酸（NMDA）受体和 GABA 受体最有可能首先受到影响，导致谷氨酸能兴奋性突触传递受到抑制，而 GABA 能抑制性突触传递功能增强，引起中枢抑制，产生麻醉表现。

麻醉机制的蛋白质学说主要是基于许多麻醉剂对萤火虫荧光素酶和细菌荧光蛋白产生抑制作用的实验现象提出的。例如，许多全身麻醉剂包括惰性气体呈剂量依赖性地抑制萤火虫荧光素酶的活性，从而减弱荧光强度。进一步的研究分析提示，麻醉剂分子可能与荧光素酶的底物荧光素竞争性地结合到酶蛋白的疏水性口袋中，从而抑制荧光素的氧化发光。此外，还有一些研究发现麻醉剂对萤火虫荧光素酶和细菌荧光蛋白产生的抑制作用也存在压力反转现象。这样，压力反转现象对脂质学说的支持就被对蛋白质学说的支持取而代之。

二、影响因素

与许多其他具有麻醉作用的药物或气体一样，氮麻醉也存在显著的个体差异。例如，同属初次深潜水，发生氮麻醉的麻醉深度可能相差很大。意志坚强者在一定程度上可以克服氮的部分麻醉作用；而酒量大的人，对氮麻醉的抵抗力也可能较高。影响氮麻醉发生的因素还包括呼吸气体中的 CO_2 分压、乙醇、耐受性及其他因素。

（一）CO_2 分压

当机体受一定的高分压氮作用时，如吸入气中的 CO_2 分压增高，氮麻醉出现早且严重。CO_2 之所以会加速氮麻醉发生并加重症状，一般认为是由于它能使脑血管扩张，以致进入组织的氮量增多。当然，CO_2 本身也有麻醉作用，会增强氮麻醉作用。

（二）乙醇

多数潜水员喜欢饮酒。平时常饮酒者对氮麻醉的耐受力较强，但潜水前饮酒又会促进或加重氮麻醉的发生，可能是它们的麻醉作用叠加所致。因此，空气潜水或相应的高气压作业前应禁止饮酒。

（三）耐受能力

经常进行深潜水或加压锻炼，可以在一定程度上提高机体对高分压氮的耐受力。在同一次潜水中，随着暴露时间的延长，也会出现适应现象。氮麻醉表现通常发生在加压过程中、加压终了或稍后数分钟内，而继续暴露在该高分压氮环境下，麻醉程度不再加重；而且可能随着时间的推移，会逐渐减轻。

不过，曾有人发现，在进行空气饱和潜水时由于存在对高分压氮神经抑制作用的适应，在减压后出现"反跳现象"，表现为过度兴奋。降低减压速度可能是最好的解决办法。

（四）其他因素

由于氮麻醉存在明显的中枢抑制和神经肌肉协调性受损表现，故机体疲劳、焦虑情绪、低温及镇静剂的使用等因素均可加快氮麻醉的发生或加重氮麻醉的表现。因此，空气潜水或相应的高气压作业前应避免这些因素对潜水员及高气压作业人员带来的影响，以保证潜水及其他高气压作业的顺利进行。

第三节 处理与预防

一、处理

一旦出现氮麻醉症状，应立即采取措施，潜水员或高气压作业人员撤离至氮分压较低的环境，如上升至第一停留站。在脱离高分压氮环境后，氮麻醉的症状和体征会很快消失。在减压开始阶段，可能存在疲劳、嗜睡等症状，严重者有一时性健忘，但均可完全恢复。如果患者曾发生意识丧失，应医疗观察 24 h。对氮麻醉本身，除正常减压外，不需要使用其他治疗方法。

二、预防

一般的氮麻醉不至于对潜水员或其他高气压作业人员的生命和健康造成严重危害。但是，若潜水员或其他高气压作业人员已经出现了氮麻醉，其智力、神经-肌肉活动等会有不同程度的障碍，这对在高气压条件下的作业人员，特别是穿着潜水装具在水下进行潜水作业的潜水员来说十分危险。此时，潜水员往往不能正确使用装具和严格遵守安全操作规程，并且可能做出其他一些意想不到的事情。在这种情况下，不但不能完成作业任务，而且可能导致比氮麻醉更危险的潜水疾病或事故，如发生"放漂"进而引起减压病、肺气压伤或跌入深处造成挤压伤等。使用空气自携式潜水装具的潜水员，如果在水下发生氮麻醉，由于没有如水面供气式潜水那样有水面人员的严密守护和信号绳和潜水软管的限制，危险性更大。因此，预防氮麻醉的意义，不仅是为了避免氮麻醉的发生，更主要的是在于防止继发的其他潜水疾病或事故。

（一）加强学习或教育

潜水员或其他相关高气压作业人员及生命支持人员应当学习并提高对氮麻醉的认识，时刻牢记氮麻醉的表现。作业时明确所处的潜水深度，当到达可能发生氮麻醉的危险深度时，水面保障人员和潜水员自己应留心有无异常表现。一旦发现氮麻醉相关的症状，潜水员自己或水面应及时通知潜水员立即暂停潜水作业。如果症状能逐渐减轻，即能适应，可视情况继续作业；否则应回到较浅深度或者立即上升至第一停留站，按规定逐站减压出水。

（二）限制潜水深度

限制空气潜水的深度，是预防氮麻醉的重要措施之一。因为人体对高分压氮的适应能力有限，应在充分估计潜水人员适应能力的同时，根据不同情况适当限制潜水的深度。例如，缺乏训练的潜水员，潜水深度应限制在 30 m 以浅；自携式空气轻潜水，除有经验的潜水员使用合适的潜水装具可达空气潜水的极限深度外，应限制在 40 m 以浅。水面供气式空气潜水，通常规定不得超过 50~60 m。

由于氮麻醉对潜水员作业安全、健康与生命的潜在威胁，潜水时应严格按照上述深度规定执行。但也不是固化不变，应针对具体情况区别对待。因为除了个体差异外，潜水经验、反复锻炼和对高分压氮的耐受力等因素也显著影响氮麻醉的程度。对某一特定个体而言，浅于某个深度不一定不发生氮麻醉，因而不能放松警惕；但经验丰富、技术高超、氮麻醉耐受力好的潜水员，针对特定的情况，在各项保障措施切实到位时，可潜至 60 m 以深，以完成特定的任务。

在加压舱内，由于各种条件易于控制，观察和监护等远较水下环境方便有效，因此在压力限度的掌握方面，可更灵活些。特别是在加压舱内进行加压锻炼或治疗重危潜水疾病时，可适当放宽标准。

（三）提高对高分压氮的耐受力

在潜水员从事空气潜水特别是较大深度潜水前一段时间，组织进行相应深度的加压锻炼。一方面可增加对高分压氮的耐受力，在加压锻炼的适当阶段，允许有控制地造成潜水员产生一定程度的氮麻醉表现，可使潜水员体验和熟悉自己对高分压氮的反应特点；另一方面，万一在水下发生氮麻醉，可以及时察觉、从容应对。这对自携式空气轻潜水的潜水员更为必要。暴露于高分压氮越频繁，对氮的耐受力越强。

（四）控制影响因素

潜水员下潜速度应掌握适当，通常不应超过 20 m/min。在水底作业时，如穿着通风式装具，要定时通风防止 CO_2 蓄积；空气轻潜水时，应禁止间停呼吸以节约用气，防止体内 CO_2 潴留；潜水作业前 24 h 内严禁饮酒；潜水前禁服镇静剂或抗晕动病药物等中枢抑制药物。确保潜水员有良好的身体和精神状态。

（五）用麻醉作用弱的惰性气体代替氮

因为氦和氢等气体的麻醉作用远小于氮，在进行大深度潜水时用氦或氢代替空气中的氮，即配制成特定浓度的"氦氧""氦氮氧""氢氧"或"氢氦氧"混合气供潜水员呼吸，可以从根本上防止氮麻醉，有效拓展潜水深度。

（徐伟刚　姜正林）

第十四章

缺氧和气体中毒

水下作业时，潜水员暴露于局限、密闭的呼吸环境，使用压缩空气或人工配制的高压混合气体，特别容易发生缺氧、CO_2 中毒和 CO 中毒；并且由于处于水下高气压环境，这些呼吸相关问题的发生、发展和救治都有不同于常压环境的特点。

第一节　潜水员缺氧症

缺氧是动脉血中氧气供应的异常减少，导致组织细胞无法获得必需的氧气以维持其正常功能。严重缺氧会引起机体细胞功能丧失，其中脑细胞对缺氧最为敏感。在病理生理学中，根据缺氧原因的不同，将缺氧症分为大气性缺氧、循环性缺氧、贫血性缺氧和组织性缺氧四种类型。还可根据缺氧发生、发展过程的快慢，分为急性缺氧和慢性缺氧。潜水过程中潜水员发生的缺氧，多属于急性大气性缺氧，主要由潜水员吸入气中氧分压过低引起。

人体静息时每分钟耗氧量约 240 mL，活动时增加，而体内氧储备量只有 1500 mL 左右，靠储备氧维持生命活动的时间极为有限。而在潜水时，潜水装具容纳呼吸气体的空间有限，一旦供气不足，氧分压将迅速降低引起潜水员缺氧。

一、发生原因

潜水过程中发生的缺氧症多见于使用闭合式潜水呼吸器（包括潜艇脱险装具）时，使用开式呼吸器或通风式装具潜水时发生缺氧多与供气中断或不足有关。在使用人工配制的混合气为呼吸气体的潜水中，也可能因为配气或用气不当导致潜水员缺氧。

（一）供气不足或中断

供气不足或中断是最常见的原因。闭式呼吸器额定供气流量过小，水面供气压力不足、阀门开度过小，通风式潜水装具的腰节阀开度不足，以及下面各种原因导致的供气流量不足或中断。

（二）装备故障

闭式呼吸器单向阀失灵，氧分压测定仪故障，呼吸器漏气或供气装置失灵，供气管漏气、破裂、堵塞或冻结，空气压缩机故障等。

（三）违反规则

如 2-8 型潜艇脱险装具应该装填产氧剂但却装填了 CO_2 吸收剂，或者装填了失效的产氧剂；将用于较大深度的混合气用于较浅深度，会因氧浓度过低导致缺氧；或者误将纯惰性气体装填入呼吸气瓶或直接供给潜水员呼吸；配气误差过大导致氧浓度过低；大深度混合气潜水时，在较浅处没有按规定呼吸高氧浓度混合气、空气或纯氧；自携式潜水时，为节约用气而采用间停呼吸，或者瓶压降至指示的最低压时，未及时中止潜水；自携式气瓶内气源未充至最低要求的压强值；使用闭式呼吸器时未按规定清洗呼吸袋（存在大量氮气）；屏气潜水前过度通气；等等。

（四）氧气被消耗但没有及时补充

如闭式呼吸器氧气消耗殆尽，饱和潜水时未及时补充代谢耗氧，潜艇内再生药板或氧烛不足或用尽而又不能通风换气等，均能造成人员急慢性缺氧。

（五）缺乏训练或超出生理极限

如屏气潜水深度-时程超过个人能力极限；自由漂浮脱险时，呼气速率和上浮过程没有很好匹配等。

（六）继发于其他事故或疾病

如因眩晕或胃肠疾病在水下发生呕吐导致窒息、溺水或吸入异物，纵隔积气压迫呼吸道，气胸、脊柱损伤造成呼吸肌麻痹，浸泡性肺水肿，支气管痉挛等。

二、症状与体征

潜水员缺氧症的严重程度与吸入气中氧分压降低的速度、幅度、持续时间有关。通常在缺氧之初症状较少、较轻，随着时间的延长症状逐渐增多、加重。但在潜水过程中，由于潜水装具内的呼吸空间较小，一旦发生缺氧，病情发展迅速，往往在潜水员和水面未察觉有异常的情况下突然发生意识丧失。因此，供氧不足引起的潜水员缺氧，其首发异常表现常常是"潜水员无反应"。由于病程较短，故各种症状难以区分阶段。

（一）神经系统表现

中枢神经系统，尤其是大脑皮质对缺氧最敏感，在缺氧造成其他组织明显改变之前即可出现因脑损伤引起的意识丧失和死亡。

在缺氧早期或缺氧程度较轻时，通常吸入气中氧分压下降到 16 kPa 左右时，潜水员出现疲劳、嗜睡、虚弱无力、不安、反应迟钝、注意力不集中、肌肉控制失调、无法完成技巧性操作、思维紊乱等表现，但往往不会引起潜水员本人的注意，甚至反而类似酒醉者，感到兴奋、欣快、自信。当吸入气中氧分压下降到 10 kPa 以下时，潜水员将很快发生意识丧失，在此之前，可能出现头痛、眼花、耳鸣、面部潮红、恶心、呕吐等先兆症状，但很可能出现后很快进入昏迷状态。也可能出现在主观感觉良好的情况下突然发生昏迷。即便缓慢出现上述症状，通常也不足以引起重视，很少有人能够在进行正常水下活动的情况下注意到这些由缺氧引起的神经系统反应。

缺氧导致的意识丧失者经及时处置恢复意识后，对所遭遇的事情往往不能回忆追述。

（二）呼吸系统表现

早期或轻度缺氧时，呼吸加深加快，这是机体对缺氧的代偿性反应。随着缺氧程度的加重，代偿功能失调，呼吸减慢变弱，并出现病理性呼吸（如周期性呼吸）。如果缺氧继续加重，氧分压下降到 10 kPa 以下，呼吸中枢深度抑制，甚至麻痹，致使呼吸停止。

（三）循环系统表现

缺氧发生后，机体以增加循环血量作为代偿，导致心跳加快、心搏量增加、血压升高；因红细胞的还原血红蛋白不能变成氧合血红蛋白，导致口唇、甲床、皮肤出现广泛发绀，但这种变化常被潜水员忽视，因此不能作为判断缺氧的可靠指征。随着吸入气氧分压下降到 10 kPa 以下，机体代偿功能逐渐丧失，心跳缓慢、脉搏细弱无力、血压下降，随即出现循环功能失调以致衰竭，继呼吸停止后，心脏停搏。

心电图检查时，常可发现窦性心动过速，T 波平坦或倒置，S—T 段下降超出正常范围。

三、急救与治疗

潜水员缺氧事故常常在不知不觉中发生，所以要随时掌握潜水员呼吸气的氧浓度和在水下的表现，特别是进行闭式呼吸器或混合气潜水时，如果潜水员无反应，应首先考虑缺氧。潜水员缺氧症发展较快、病情较重，并有继发其他疾病或事故的可能，所以抢救与治疗必须快速有效。

（一）及时将患者抢救出水

对于自携式潜水，应将患者迅速抢救出水；如是水面供气式潜水因供气不足或氧浓度过低导致的缺氧，则立即加大供气或更换合适气体。处置的及时与否和疗效及预后密切相关。

通常情况下，如按规定询问潜水员而得不到回答，或信号绳突然拉紧、询问又得不到回答时，应立即根据潜水方式、水下停留时间和深度等因素适当处置，加大通气、更换氧量足够的气源、派救护潜水员下水援救或者直接以不超过 10 m/min 的速率将潜水员拉出水面。

下水援救时，救护潜水员应先确认装具的供气情况和呼吸气体储备情况，协助通风，纠正头位、保证呼吸道通畅；如确认是供气不足或中断引起，协助供给应急气体或携带上升出水。到达水面后立即给予呼吸新鲜空气或纯氧。

潜艇艇员如发生急性缺氧应立即佩戴脱险装具，再采取其他处置或脱险措施。

（二）出水后的急救与护理

由于缺氧的首发症状常表现为意识不清，对减压上升过程中发生的缺氧，与动脉气栓的鉴别比较困难，可以按照动脉气栓处理，加压治疗对纠正缺氧也有益。

出水后迅速卸除装具，使者呼吸新鲜空气，轻症患者一般可逐渐恢复意识，无需其他特殊处理。

对呼吸停止、心脏停搏或减弱者，应迅速进行心肺复苏，直至恢复心跳和自然呼吸。给患者呼吸纯氧。根据情况使用强心、维持血压、促进呼吸功能的药物。上述措施必须彻底有效，以免复苏后再出现呼吸停止、心脏停搏。

在进行抢救的同时，应加强护理工作，注意安静、保暖，以免增加患者体力消耗。特别对缺氧严重的患者，根据具体情况，可考虑及早给予补液、补盐以防水电解质紊乱。

如果合并发生其他潜水疾病，如肺气压伤、减压病、溺水等，应分清主次，采取相应的急救措施。

（三）防治脑水肿

对严重缺氧造成呼吸停止、心脏停搏的患者，急救复苏仅是第一步工作，如不继续采取有效措施，病情仍可恶化，尤其中枢神经系统常可因脑缺氧继发脑水肿进而危及生命。特别是经抢救呼吸心跳已经恢复，但患者仍处于昏迷状态、血压低而不稳，脉搏和呼吸慢、弱而不规则，眼底存在视神经盘水肿、渗血等情况者，表明存在脑水肿，应及时采取防治脑水肿措施，如吸氧、头部降温、脱水、人工冬眠等，并给予肾上腺皮质激素及能量合剂等药物。

应用高压氧治疗脑缺氧、脑水肿，疗效较好，应尽早积极采用。

四、预后

缺氧症患者的预后与缺氧的程度、抢救和治疗是否及时、有效有关。轻症患者，一般休息 1~2

天即可完全恢复。中度及重度缺氧患者，如抢救及时、措施有效，可恢复健康；若抢救不及时或治疗不得力，可留有神经系统后遗症，需长时间疗养。

五、预防

缺氧的发生并没有明显的先兆，而这种无法预料的缺氧常常更具危险性；加上缺氧的后果会非常严重，因此预防至关重要。使用开式自携式呼吸器或通风式头盔时，很少发生缺氧，除非供应的气体中氧含量过低。使用闭式或半闭式呼吸装备时，即使气体正常也可能因为装备故障而导致缺氧。使用水面供气的潜水员在失去气体供应后即面临缺氧危险，但能够立刻意识到所发生的危险，通常有时间采取一些措施；而使用闭式呼吸装置及进行混合气潜水的潜水员如发生缺氧，就没那么幸运了，因为往往在不知不觉中即发生了意识丧失。

虽然在潜水过程中发生缺氧十分危险，但只要做好预防工作，则完全可以避免事故的发生。预防工作的原则是：在各个环节上杜绝造成氧气不足的一切可能，重点在于认真检查装具、呼吸气体和遵守各项潜水规则。

（一）做好潜水前准备工作

（1）测定自携式装具气瓶瓶压，确保满足最低气压要求。
（2）人工配制混合气体，要求浓度正确、配制准确、分析鉴定合格。
（3）检查供氧装置的性能和额定流量及呼吸器的气密性。
（4）校正测氧仪、及时更换氧电极。
（5）科学确定目标深度下的最长停留时间，不允许超过允许停留时间的极限。

（二）严格遵守规则

（1）遵守着装规定。
（2）在水下作业过程中定期进行清洗换气，出水前一定要再做一次清洗换气。
（3）在水下潜水过程中气体压强出现离底警示时立即结束潜水，上升出水。
（4）对潜水装具定期进行检查，及时维护更新。
（5）进行氦氧潜水时，要熟知流程，正确换气通风，避免操作错误。
（6）进行通风式潜水时，要防止供气不足或供气中断的不正当操作。
（7）水面保障人员必须严守岗位，密切观察潜水员在水下的活动，经常询问潜水员的感觉，及时发现水下异常。

（三）加强教育

针对潜水员和水面保障人员，应定期开展预防缺氧知识的教育，使其熟知预防和处理缺氧的相关知识和应对措施。

第二节　潜水员二氧化碳中毒

在大气环境中，CO_2 的含量为 $0.03\% \sim 0.04\%$，即分压为 $0.03 \sim 0.04$ kPa。当吸入气中 CO_2 分压超过 3.0 kPa（相当于常压下 3% 浓度）时，机体将难以通过调节功能维持肺泡气 CO_2 分压的恒定，体内 CO_2 开始蓄积。在潜水过程中，如果潜水员吸入气中 CO_2 分压过高或机体产生 CO_2 不能及时排出，均

会造成体内 CO_2 潴留，血液和组织中碳酸含量异常增高，引起机体发生一系列病理变化，出现 CO_2 中毒，可以为急性或慢性。

一、发生原因

（一）使用闭式或半闭式呼吸器潜水时

（1）没有装填吸收剂，使呼出的 CO_2 直接进入呼吸袋；或者装填不满，除在潜水后期不能有效吸收 CO_2 外，还可能因为潜水员体位改变引起吸收剂在罐内移位，造成呼出气与呼吸袋之间短路，使一部分 CO_2 直接进入呼吸袋。

（2）CO_2 吸收剂性能不良，没有及时更换或者使用了过期或失效试剂。

（3）吸收剂罐内进水或者寒冷等因素，使吸收剂性能下降或失效。

（4）呼吸单向阀的阀片损坏或因异物嵌塞而密闭性不良，使部分呼出气经吸气阀返回呼吸袋或经呼气阀吸入肺内。

（5）呼吸器管路阻力太大妨碍肺通气，CO_2 不易排出体外。

（二）进行通风式潜水时

（1）供气不足甚至供气中断是引起 CO_2 中毒的主要原因。供气不足主要由水面供气流量太小、腰节阀开度不足、供气软管漏气或冻结等引起，如水面储气瓶气源耗尽、供气空压机故障及软管断裂、阻塞、受挤压等均导致供气中断。这些情况常伴有缺氧存在，类似于发生了窒息。

（2）因增强通风的主观意识不强或者因高氧分压减轻了因 CO_2 增高导致的气短等不适，而没有及时给头盔通风换气。

（3）所使用的压缩空气不符合卫生学标准，含较高浓度的 CO_2。

（三）进行自携式潜水时

进行自携式潜水时引起 CO_2 中毒的主要原因是通气不足，具体原因包括以下几点。

（1）为节约用气而采取间停呼吸。

（2）因氧分压升高或气体密度增大而导致呼吸过慢。

（3）呼吸器呼吸阻力过大。

（4）装具中呼吸无效腔过大或者单向阀失灵。

（5）在进行呼吸管潜水时浅快呼吸。

（四）密闭空间内活动时

在加压舱、饱和潜水居住舱、潜水钟和救生艇内活动时，如不能定时、充分地进行通风换气，或者生命支持系统的净化设备发生了故障，或者没有及时更换吸收剂，均会使舱内 CO_2 蓄积达到中毒程度。

（五）进行重体力劳动时

水下呼吸装备的设计目标是保证在重体力作业时体内 CO_2 水平低于 1.5 kPa。但呼吸高压气体和使用呼吸器，由于呼吸阻力和肺泡通气等问题，本身即可能导致体内 CO_2 张力增加。如果在水下进行重体力劳动，体内产生大量 CO_2，极易导致体内 CO_2 蓄积。

二、病理生理

正常情况下，静脉血 CO_2 分压为 6.13 kPa，比肺泡内 CO_2 分压 5.33 kPa 高。所以，血液内的 CO_2 能扩散进入肺泡，呼出体外。当潜水员吸入气中 CO_2 分压稍高时，通过呼吸代偿和酸碱调节等功能，机体仍可维持恒定的 CO_2 水平；如果吸入气中 CO_2 分压过高，超出了机体的代偿能力，则不仅血液内的 CO_2 不能扩散入肺泡，呼吸气中 CO_2 还会迅速扩散进入血液内（CO_2 通过肺泡壁的速度为 O_2 的 25 倍），造成体内 CO_2 潴留、酸碱平衡被破坏，出现酸中毒。CO_2 对机体各系统的影响，其程度取决于 CO_2 分压和作用持续的时间。

（一）对神经系统的影响

中枢神经系统，尤其是大脑皮质对高分压 CO_2 非常敏感。虽然低分压 CO_2 对大脑表现为刺激作用，但当吸入气 CO_2 分压达到 3.0 kPa 时，即开始表现为反应迟钝、工作效率降低。如 CO_2 分压进一步升高，可出现嗜睡、注意力不集中、精神错乱、动作失调等；当达到 10 kPa 以上时，将出现意识丧失、抽搐、肌肉强直，直至呼吸、循环中枢麻痹，最终死亡。其发生与下列因素有关：①氢离子增多抑制生物氧化酶类的活性，使氧化磷酸化过程减弱，ATP 生成减少，脑组织能量供应不足；②脑内谷氨酸脱羧酶活性增高，抑制性神经递质 GABA 生成增多。

CO_2 分压增高，在大脑皮质被抑制的同时，皮质下中枢、尤其是下丘脑的兴奋性升高，出现恶心、发冷、冒汗、流涎等。但是，如果 CO_2 浓度很高，则整个中枢神经系统的活动均被抑制。

（二）对呼吸系统的影响

血液内 CO_2 张力升高时，CO_2 分子迅速透过血-脑屏障进入脑脊液，使脑脊液氢离子浓度升高，延髓的中枢化学感受器接受脑脊液及脑间质液氢离子的刺激，氢离子兴奋呼吸中枢，使呼吸活动增强，呼吸频率和幅度增加，通过增加肺通气量使肺泡气中 CO_2 排出体外（表 14-1），以维持血浆相对恒定的酸碱度。延髓中枢化学感受器对动脉血 CO_2 分压的变化非常敏感，当 CO_2 分压超过 3 kPa 时，肺通气量可增加 2 倍多；若增加到 8 kPa 时，肺通气量可增加 10 倍。如果超过 10 kPa，呼吸中枢反而受到抑制，产生 CO_2 麻醉。

表 14-1 吸入气中 CO_2 量及肺泡气 CO_2 分压与肺通气量的关系

吸入气 CO_2（kPa）	肺泡气 CO_2（kPa）	肺通气量 L/min	肺通气量 相对值[*]
0.04	5.67	8.0	100
0.8	5.57	9.28	116
2.04	5.67	12.24	153
3.11	5.57	18.08	226
5.21	6.28	39.8	498
6.11	6.68	68.56	857

[*] 以正常通气量作为 100

血液内增高的 CO_2，同时刺激外周化学感受器（颈动脉体和主动脉体），冲动分别沿着舌咽神经、迷走神经传入延髓呼吸中枢，提高中枢的兴奋性，反射性地引起呼吸运动加强，通气量增加。

正常情况下，中枢化学感受器的调节作用强于外周化学感受器。通过中枢或外周的神经反射，肺可以迅速灵敏地调节血浆碳酸浓度，以维持酸碱平衡。

从上表可知，当吸入气中 CO_2 分压在 3 kPa（相当于常压下的 3%）以下时，机体尚能通过呼吸调节机制，使肺泡中 CO_2 分压维持在正常范围内；超过 3 kPa 时，肺泡中 CO_2 分压难以保持正常。如增高到 10 kPa，呼吸中枢被抑制，甚至麻痹，出现呼吸不规则，乃至呼吸停止。呼吸的反射性调节机制比呼吸中枢更早受到抑制。

机体对高浓度 CO_2 的呼吸反应，还存在明显的个体差异。通常，呼吸频率低、潮气量大的人，呼吸反应较轻。

（三）对循环系统的影响

CO_2 对循环系统的影响与其作用部位及分压有关。少量增高时，循环系统发挥代偿功能，但较高分压时会使循环系统的代偿功能失调，机体内环境出现病理性改变。CO_2 对循环系统的影响与 CO_2 分压大小的关系见表 14-2。

表 14-2　肺泡气 CO_2 分压与血压和心率的关系

肺泡气 CO_2 分压（kPa）	动脉血压（kPa）			心跳频率
	收缩压	舒张压	脉压	
5.33	17.2	10.4	6.80	64
7.47	19.5	11.5	8.00	85
8.66	21.5	13.2	8.26	96
10.0	22.7	12.8	9.86	98
11.3	22.0	12.9	9.06	127

CO_2 对循环系统的综合影响可概括如下。

（1）当吸入气中 CO_2 分压低于 10 kPa 时，刺激主动脉体、颈动脉体化学感受器，冲动传入心血管运动中枢，抑制迷走神经，兴奋交感神经，肾上腺髓质分泌活动增加，引起心跳加快，心搏增强，血管收缩，血压上升。

（2）当吸入气中 CO_2 分压达到 10～15 kPa 时，心跳反而变慢、心搏减弱、血压下降，这是由于中枢被抑制、心血管中枢代偿失调、心肌衰弱的结果，最后将导致心脏停搏。

（3）高分压 CO_2 对脑血管和冠状血管无论是局部的直接作用还是化学感受器的反射性作用都会使其扩张，但对外周血管局部的直接作用是使其扩张，而化学感受器的反射性作用则是使其收缩。因此，在高分压 CO_2 作用下外周血管的具体状态取决于何种作用占主导地位。

三、症状与体征

潜水员 CO_2 中毒可无任何明显的前驱表现，直接出现意识丧失；之前可有思维紊乱，甚至有轻度欣快的表现。由于潜水装备内 CO_2 浓度是逐渐增加的，因此出现中毒症状和体征通常存在由轻及重的过程；但发生在水下，此过程可能进展很快。

（一）呼吸困难期

吸入气中 CO_2 分压为 3.3～6 kPa，潜水员 CO_2 中毒的主要症状是呼吸困难，开始只是呼吸幅度增大，以后呼吸频率也加快，呼吸紧迫感不断加重。同时，存在头昏、眩晕、颞部胀痛、颜面潮红、额部出汗、手湿冷，以及指端震颤、动作不协调、脉搏细实、唾液分泌增加等表现。

（二）呼气痉挛期

吸入气中 CO_2 分压在 6～10 kPa 时，上述症状进一步加重，患者出现表情淡漠、思维能力显著下降、肌肉无力、运动失调，最后昏迷；还可出现恶心、呕吐、大量流涎、瞳孔缩小等症状和体征。

在动物实验中，这一期内可以看到每当呼气时全身肌肉会发生痉挛性收缩，所以称为呼气痉挛期。

（三）麻醉期

吸入气中 CO_2 分压在 10 kPa 以上时，中枢神经系统处于抑制和麻醉状态。此时，呼气痉挛停止，呼吸变得慢而深，吸气间期较长，最后呼吸停止、心脏停搏而死亡。目前尚无此期的确切临床资料。潜水员吸入 10 kPa 的 CO_2 数分钟后就会失去知觉；若吸入 15 kPa 的 CO_2，无论时间长短都会引起肌痉挛和强直。

应当指出，上述分期是临床上人为划分的，其实各期之间并无明显界线，有些仅表现为轻度代偿性呼吸性酸中毒，只是在血气检查时发现；有些情况下，病情会迅速发展，以致很快发生昏迷。

四、影响因素

潜水员 CO_2 中毒的主要表现可能是直接出现意识丧失，与缺氧的表现类似，此时诊断 CO_2 中毒应首先排除缺氧。但 CO_2 中毒可能与缺氧同时出现，主要应该根据发生原因判断。在潜水作业过程中，早期 CO_2 水平增高时，呼吸气中氧分压可能较正常时为高，所以会掩盖中毒症状。此外，暴露于水下低温环境时因会引起呼吸频率加快，也可能掩盖 CO_2 蓄积引起的早期表现。在处于引起氮麻醉的深度作业时，也会因为意识状态而不能及时注意到呼吸频率的变化。

体内 CO_2 张力增高会增加氮麻醉、氧中毒的发生风险，可能与脑血管扩张引起的脑血流量增加有关。高 CO_2 水平还会促发减压病的发生，可能与抑制惰性气体扩散、促进气泡形成有关。

五、急救与治疗

因呼吸介质中 CO_2 过多造成意识丧失的潜水员，当成功脱离高分压 CO_2 环境、给予新鲜空气后，很快就可以苏醒，通常 15 min 后就可以感觉正常，但会遗留头痛、恶心、眩晕、无力等后效应，通常存在一段时间后会消失，永久性的脑损害比缺氧少见。因此，救治主要在于及时让潜水员脱离高分压 CO_2 环境。

出现 CO_2 中毒早期症状，如呼吸急促、呼吸困难、头昏、冒汗等，应及时报告水面，并立即停止工作，以减少 CO_2 产生，同时加强头盔或呼吸器通风；如怀疑水面气源污染，应立即换用备用呼吸气。如症状没有缓解，或者发现 CO_2 中毒由装具引起，应立即中止潜水，按规定上升减压。

出水后立即卸除装具，呼吸新鲜空气或氧气。轻症患者很快恢复正常，无需其他治疗。对意识丧失，甚至呼吸停止、心脏停搏者，应立即开展心肺复苏等急救处置。及时发现合并的其他损伤，如溺水、减压病等。因昏迷而紧急上升的潜水员，在恢复心肺功能后，要及时进舱按动脉气栓处理。

六、预防

CO_2 中毒本身不会造成永久性损伤，但由此引起的继发效应常很严重，如发生淹溺、创伤、"放漂"等。在非饱和常规潜水中，通常规定吸入气中 CO_2 最高允许分压不得超过 1.5 kPa；在饱和潜水居住舱内，CO_2 分压始终不能超过 0.5 kPa。

（一）加强教育

虽然潜水高气压环境会掩盖 CO_2 增高引起的各种症状，但训练有素的潜水员应该随时关注自身呼吸情况，及时发现随时可能出现的呼吸异常及 CO_2 增高引起的其他症状。

（二）使用闭式呼吸器时

（1）严格按要求装填 CO_2 吸收剂，准确计算其有效使用时间，水下工作时间不得超过此限度。潜水员在水下可用手触摸吸收剂罐外壁，如感到发热，提示其工作正常。

（2）严格按规定组装和检查装具，确保呼吸器性能良好，决不允许呼吸阀失灵等问题存在。

（3）在水下，如感到呼吸急促、呼吸困难或其他异常感觉，应立即停止活动，查明原因。除 CO_2 水平增高外，其他如劳动强度过大、呼吸袋充盈过度、呼吸阻力增大等，也可导致呼吸困难。如呼吸袋充气正常，经休息及呼吸袋换气后，症状不见缓解，应立即中止潜水。

（三）进行通风式潜水时

（1）根据体格和劳动强度采取适当的通风量，保证潜水服内 CO_2 浓度不得超过相当于常压下的 1.5%。

（2）潜水前对供气设备如空气压缩机、储气瓶等，进行详细检查，如有故障应及时排除，以防供气中断或不足。避免采用空气压缩机直接向潜水员供气。

（3）潜水中如发现软管破裂，被压或冻结，应及时排除故障，否则应让潜水员出水。

（4）在水下潜水员如果感到呼吸困难、头晕等，立即停止工作，加强通风；如症状不能很快消失，应中止潜水。

（四）在加压舱或潜水钟内活动时

（1）应根据舱体容积、人数、劳动强度和停留时间，定期进行通风换气，或通过生命支持系统的净化设备持续清除 CO_2，使 CO_2 浓度控制在目标限定值内；通常普通加压舱不超过 1 kPa，饱和居住舱不超过 0.5 kPa，潜水钟不超过 2 kPa。净化设备内的 CO_2 吸收剂要定期更换。

（2）设置 CO_2 监测仪，连续或定时测定舱内 CO_2 浓度，一旦发现 CO_2 浓度增高，应立即采取相应措施。

随着压强的增加，呼吸气中 CO_2 含量的控制愈加重要；因为在较深处，CO_2 浓度稍有增加，会导致其分压显著增高，可能导致严重的后果。

第三节　潜水员有害气体中毒

一、一氧化碳中毒

CO 无色、无臭、无味，与血红蛋白极易结合，干扰细胞代谢，造成细胞缺氧。潜水员 CO 中毒非常危险，因为可能直到潜水员上升以后才会出现明显的症状。

（一）病因

1. 外源性 CO 过多

潜水员 CO 中毒的原因通常是空气源受到了排放废气的污染。在空气压缩机制备压缩空气的过程，进气口吸入了因不充分燃烧混有 CO 的内燃机尾气。虽然浓度不高，但在高气压下 CO 分压相应升高，即使 0.2 kPa 的 CO 也可能致命。

2. 内源性 CO 过多

在饱和潜水居住舱内长时间生活过程中，可能因为机体含铁血红蛋白正常分解代谢过程中产生的微量内源性 CO 积聚而达到轻度中毒水平。

（二）发病机制

机体吸入的 CO 与血红蛋白的亲和力是氧与血红蛋白亲和力的 240 倍，形成稳定且不能携氧的碳氧血红蛋白（COHb），使氧与血红蛋白的正常结合受阻，造成组织缺氧。COHb 不易解离，是氧合血红蛋白解离速度的 1/3600，它的存在还能使血红蛋白氧解离曲线左移，血氧不易释放给组织而加剧细胞缺氧。CO 与还原型细胞色素氧化酶二价铁结合，抑制细胞色素氧化酶活性，影响细胞呼吸和氧化过程，阻碍氧的利用。此外，吸入气中 CO 的分压越高，出现症状就越快；与高分压 CO 接触时间越长，血中 COHb 浓度就越高，相应症状也就越重。

在潜水过程中，因为氧分压增高，使得有更多的氧气溶解于血浆，通过溶解方式传递给细胞，有助于对抗缺氧；同时增高的氧分压又会迫使部分 CO 与血红蛋白解离。这使得在水下发生 CO 中毒变得隐匿，只有在上升出水过程中，随着氧分压的降低，CO 中毒效应才会完全暴露出来。

（三）症状和体征

CO 中毒的症状几乎与缺氧相同，最大的危险是没有任何先兆的意识丧失。当 CO 浓度升高足以引起快速中毒时，受害者在意识丧失前可能根本没有察觉到无力、嗜睡、意识错乱等变化。中毒缓慢发生时，可以有前额紧束、头痛、颞部受压或者恶心、呕吐等先兆症状。

1. 急性 CO 中毒

急性 CO 中毒的症状与血液中 COHb 浓度密切相关，也与患者中毒前的健康状况，如有无心脑血管病疾病、贫血等相关，同时也可因体力劳动、高温高湿环境、其他有毒气体的同时存在而增加机体易患性，使症状出现更迅速、表现更严重。

（1）轻度中毒：血液 COHb 浓度为 10%～20%，可见不同程度头痛、头晕、恶心、呕吐、心悸和四肢乏力等症状，但脱离中毒环境、吸入新鲜空气或氧气，症状会很快消失。

（2）中度中毒：血液 COHb 浓度为 30%～40%，可出现呼吸困难、视物不清、运动失调、判断力降低、嗜睡、意识模糊等症状，同时口唇黏膜可呈樱桃红色，但进行高压氧治疗后可恢复正常且无明显并发症。

（3）重度中毒：血液 COHb 浓度为 40%～60%，可迅速出现昏迷、呼吸抑制、肺水肿、心律失常、心力衰竭，甚至死亡。此外，急性 CO 中毒患者在意识障碍恢复后，经过 2～60 天的"假愈期"，可能出现一系列神经系统损伤后遗症，即急性 CO 中毒迟发性脑病。

2. 慢性 CO 中毒

在饱和潜水时，有可能长时间暴露在含有一定量的 CO 环境中，可出现一系列慢性中毒症状，如头痛、眩晕、面色苍白、四肢无力、血压不稳、消化不良、视力下降、记忆力减退等症状，尤其是对精细工作和时间、距离的估计能力下降。

（四）诊断

急性中毒可根据 CO 接触史、相应的中毒症状和体征、结合血液 COHb 测定结果，可做出诊断。监测血中 COHb 浓度，不仅能明确诊断，而且有助于分型和估计预后，但采取血标本应尽早进行。此外，脑电图检查可见弥漫性低波幅慢波，颅脑 CT 检查可见双侧大脑皮质下白质、苍白球或内囊出现大致对称的密度减低区。

慢性 CO 中毒的诊断较难，主要根据 CO 接触史、劳动条件和临床表现判断，若血中 COHb 浓度超过 10%，有助于诊断。

（五）急救和治疗

如怀疑 CO 中毒，潜水员应立即更换备用洁净气源或者上升出水。其出水后应尽快呼吸新鲜空气，如有条件尽早给纯氧或接受高压氧治疗。怀疑潜水员呼吸气被 CO 污染后，应防止其他人呼吸该气体，并进行气体分析。

CO 中毒是高压氧治疗的绝对适应证，重症患者稳定病情后应迅速进舱治疗。高压氧能增加血液中物理溶解氧量，可迅速纠正机体缺氧，同时高氧可加速 CO 与 Hb 的解离和排出，缩短昏迷时间和病程，有效预防 CO 中毒迟发性脑病。

重度中毒患者可在中毒 24～48 h 时脑水肿达到高峰，应积极纠治。

（六）预防

首先要保证空气压缩机的安放位置，其进气管应接纳新风，进气口设置在上风口；并且应远离各类机器的排气口。防止空压机排出的废气积聚在进气管所在的房间内。应保证空压机处于最佳的机械状态，防止生成 CO。

使用的气源必须符合潜水员呼吸气纯度标准，CO 不大于 10～20 mg/L；若有怀疑，就立即检测。

在进行饱和潜水时，居住舱的生命支持系统中应增加 CO 过滤催化器，并定期监测 CO 含量。

二、总烃和油蒸气中毒

总烃是指脂肪族开链烃类的总称。油蒸气是指柴油、润滑油、汽油等的蒸汽，它们系脂肪烃、环烃和芳香烃的混合物。即使低浓度的总烃和油蒸气，在高气压环境下可能对机体产生毒性作用。

（一）潜水作业中总烃及油蒸气来源

（1）如使用的压缩空气由有油空压机制成，气体中会混有总烃和油蒸气，在空气压缩机故障时，油蒸气和易挥发的总烃将更多，如未经过过滤器过滤，可引起中毒。

（2）饱和潜水居住舱内，如带入松节油等有机溶剂，再加上舱壁的油漆涂料、塑料配件等可挥发微量的毒性气体，可能导致总烃及油蒸气超标；此外，人体代谢也可产生甲烷，可使舱内总烃浓度增加。

（二）临床表现

含油烟雾混合气的刺激性异味，可刺激呼吸道黏膜，引起难以抑制的咳嗽，甚至呼吸困难。轻度中毒可出现头痛、头晕、酩酊感、心悸、四肢乏力、视物模糊、恶心呕吐、步态不稳等症状；同时可伴有黏膜刺激性引起的流泪、流涕、眼结膜充血等症状。

重度中毒相对少见，可出现昏迷、四肢抽搐、眼球震颤等，同时可伴精神症状，严重时甚至会引起危及生命的肺炎与知觉丧失（俗称"油肺"），此时可出现类似肺炎症状。慢性中毒主要表现为神经衰落症候群，少数可出现癔症样症状。除以上中毒症状外，往往伴有急性皮炎、毛囊炎、慢性湿疹和指甲黄染等。

（三）治疗

首先应立即更换洁净气源并通风换气，尽快降低呼吸气中污染物浓度。轻症患者，脱离污染环境后，症状即可逐渐消除；严重患者按一般麻醉性气体中毒处理。

（四）预防

在控制有害气体的同时，采取措施杜绝污染源，保证吸入气中总烃及油蒸气浓度在容许标准以下。由于油蒸气多从空压机中排出，因此在供给潜水员前必须经过活性炭过滤器，并定时监测，发现接近最高容许浓度时，应检查并更换活性炭。

三、硫化氢中毒

硫化氢（hydrogen sulfide，H_2S）是具有刺激性和窒息性的无色气体，具有臭鸡蛋味，是石油开采工业中常见的一种有毒气体，天然气中的 H_2S 浓度甚至可超 90%。由于 H_2S 可溶于水及油中，因此潜水员在特殊水下作业环境中，如水下油气管道泄漏、洞穴潜水、矿下积水等，可引起意外中毒事故。英国职业环境标准规定，环境 H_2S 浓度不得超过 14 mg/m^3；如累计工作超过 8 h，H_2S 浓度不得超过 7 mg/m^3；当短时单次暴露于超过 700 mg/m^3 的环境时，可以导致死亡。

（一）发病机制

H_2S 通过呼吸道进入机体后，很快溶于血液，并与钠离子结合成硫化钠，对眼和呼吸道黏膜产生强烈的刺激作用。H_2S 吸收后主要与呼吸链中细胞色素氧化酶结合，影响细胞氧化过程，造成组织缺氧；与谷胱甘肽结合，促使脑和肝中的 ATP 活性降低。吸入极高浓度时，强烈刺激颈动脉窦，反射性地引起呼吸停止；也可直接麻痹呼吸中枢而立即引起窒息，产生"电击样"死亡。

（二）临床表现

急性 H_2S 中毒一般发病迅速，常以中枢神经系统和呼吸系统损害的临床表现为主。中枢神经系统症状可表现为头痛、头晕、乏力、烦躁、面部充血、共济失调、谵妄、抽搐、昏迷、四肢发绀，以及惊厥和意识模糊等。吸入高浓度者，可立即昏迷甚至猝死。呼吸道刺激症状可表现为流涕、咽痒、咽痛、咽干、胸闷、剧烈咳嗽、呼吸困难等，严重者可发生肺水肿、肺炎、喉头痉挛和呼吸麻痹；同时伴有眼部刺激症状，如双眼刺痛、流泪、畏光、结膜充血、灼热、视力模糊、角膜水肿等。此外，还可能出现心肌损害症状，如心悸、气急、胸闷或心绞痛样症状；少数患者可能在昏迷恢复、中毒症状好转 1 周后发生心肌梗死样表现。

（三）诊断

根据 H_2S 接触史、典型临床表现及辅助检查可做出诊断。血和尿中硫化盐含量增高，硫化血红蛋白增多可作为诊断指标，但与严重程度不一致，且因其半衰期短，故需在停止接触后短时间内采血，其中尿硫代硫酸钠升高量测定，还受饮食中含硫量等因素干扰。中度以上中毒时，胸部 X 线可见肺炎或肺水肿的 X 线影像改变。

（四）急救和治疗

急性 H_2S 中毒发病迅速，一旦出现相应症状，潜水员应立即撤离污染现场，加强通风换气的同时立即上升出水；对心搏骤停、呼吸骤停者，注意保持其呼吸道通畅，立即行心肺复苏术，并尽早应用糖皮质激素，以防止肺水肿、脑水肿；有条件的应及时给予高流量吸氧或高压氧治疗；如伴有眼部损伤者，应尽快用清水或生理盐水反复冲洗。此外，可适当应用亚硝酸异戊酯、亚硝酸钠或 4-二甲氨基酚进行解毒。

（五）预防

对可能存在 H_2S 溢出的水下环境作业时，应该有监测措施，明确水下危险因素。必须在进行作业时，根据浓度限制停留时间，最好采用闭式或水面环路式（即供排气均连接水面）防污染潜水装具。

（徐伟刚　衣洪杰）

第五篇

医 学 保 障

前面各篇介绍水下物理学、生理学、潜水疾病和潜水装备的目的,是综合应用这些知识和技能,为潜水实践提供系统的医学保障。因此,潜水作业的医学保障,是指潜水医学专业人员应用潜水医学-生理学和其他有关知识,为确保潜水员在健康状态下顺利完成作业任务所提供的必要的医学技术保障。不同类型的潜水涉及不同的技术方法,潜水员需要遵守特殊的规范,才能尽可能地减少特殊高气压环境对机体的不利影响,提升作业效率。对潜水医学专业人员而言,首先应理解各种潜水方式的特点及程序,才能有效实施医学保障工作;当然,这些特点和程序多数源于对特殊环境条件下医学规律的遵守。本篇共四章,在标题的分类上并非对等,概念有所交叉,分别介绍和章标题相关的特殊内容,总体覆盖了潜水实践中常遇的各类情况。

第十五章

空 气 潜 水

压缩空气是最便捷、应用最广泛的潜水呼吸气。采用压缩空气进行潜水的常规问题,之前章节已从不同角度分别阐述,本章介绍与医学保障直接相关的内容。虽然主要针对空气潜水,但其中多数原则和方法对采用其他呼吸介质进行的潜水具有普适性,是潜水员职业健康所应遵守的基本规范。潜水的医学保障,远不止是针对潜水作业的实施阶段,而是涉及潜水员职业生涯的各个阶段,当然也涵盖潜水作业的前前后后。

第一节 平时的医学保障

相对于潜水作业时,平时的医学保障可能更为重要。其基本目的:①保持和增强潜水员的体质,增强对高气压环境的适应性,以利于机体能随时适应水下环境工作的需要;②从预防潜水疾病和其他疾病的发生为目标,制定相应措施,以便于潜水员在实际工作中"下得去、呆得住、干得成、上得来"。

一、健康维护

(一)营养指导

维持良好的营养状态是保持潜水员良好身体素质的必备条件之一。在日常生活中,潜水员应注意摄入高维生素、低脂肪、易消化的食物,应注意均衡营养。由于水下环境温度多数较低,潜水员呼吸压缩气体会额外消耗体能,同时水的阻力等进一步增加了水下作业的体能消耗,在作业阶段,潜水员应摄入足够的热量。如表 15-1 和表 15-2 所列,人在水下的氧耗量远大于在陆地时,而且水温越低,耗氧量还会不断增大。

表 15-1　24 ℃时不同环境和工作条件时人体的氧耗量

工作条件	陆地休息	水底休息	单纯水中活动	水中提 5 kg 重物	水中锯木柱	水中提 20 kg 重物
氧耗量(L/min)	0.34	0.74	1.01	1.08	1.54	1.60

表 15-2　水温与休息状态下潜水员氧耗的关系

水温(℃)	27	25	23	21	19	17	15	13	11	9
氧消耗量(L/min)	0.82	0.88	0.92	0.97	1.00	1.10	1.19	1.33	1.56	1.70

潜水员应有效控制体脂含量,因为脂肪对惰性气体的溶解量较大,不利于安全脱饱和,因此应维持低脂饮食。在高气压暴露期间,应避免进食不易消化和易于产气的食物,以降低胃肠气压伤的可能。

潜水员的营养供应标准为:每日摄入 3600~4000 kcal 能量;若从事深潜水、重体力劳动或在寒冷季节潜水时,可适当增加。表 15-3 所列摄入标准可供参考。

表 15-3　潜水员日常营养素摄入量(每人每日)

营养素	摄入量
蛋白质	120~140 g(含热量 480~560 kcal)
脂肪	80~100 g(含热量 720~900 kcal)
糖	500~600 g(含热量 2000~2400 kcal)
钙	800~1000 mg
磷	1200~1500 mg
铁	12 mg
烟酰胺	20 mg
维生素 A	7000 U
维生素 B_1	2.0~2.5 mg
维生素 B_2	2.0 mg
维生素 C	100 mg

潜水医师应对潜水员进行营养卫生方面的教育,指导厨师膳食调配,使潜水员的伙食符合营养和潜水作业的要求。

(二)健康教育

潜水医师应定期为潜水员开展医学卫生知识教育,具体包括:①潜水物理学和生理学知识;②潜水装具的生理学特点;③潜水减压的意义和减压方法;④常见潜水疾病和普通疾病的发生、发展特点和防治知识;⑤日常健康维护方法和职业要求;⑥潜水作业的各种安全规章制度。

(三)体育活动

应广泛组织潜水员开展各类体育活动,保持潜水的体格适应性,特别是增强耐寒能力、持续作业能力和抗晕船能力。后者也可以通过定期出海来维持适应性。

(四)定期体检

每年都要组织潜水员进行一次全面体检。体检内容包括各科检查、胸部 X 线和长骨大关节片、心电图、B超、常规实验室检查等。发生潜水事故或疾病经治疗后的潜水员也应进行一次全面体检评估适潜性。

对体检中发现的疾病应及时治疗。根据体检结果,对潜水员能否继续胜任潜水工作提出评定意见,分为"合格""不合格""合格后治疗""治疗后决定"四种。

本章末附有"民用潜水员体格检查要求",供实践中参考。

二、特殊锻炼和试验

(一)加压锻炼

(1)目的:加压锻炼(compression exercise)是指为了巩固和提高机体对高气压环境的适应性和耐受力而组织潜水员进行的高气压暴露活动。

(2)对象:主要包括新潜水员、久不潜水的潜水员和将要去执行创本人潜水深度记录的潜水员。

（3）压强-时程：通常根据即将执行的潜水作业的深度而定。一般锻炼的压强为 300～600 kPa（4～7 ATA）、停留时间为 30 min，当锻炼压强＞500 kPa 时，停留时间多为 20 min，均需按所采用的潜水减压表中方案执行。

（4）具体安排

1）通常在没有潜水任务期间每周安排 1～2 次，临执行下潜任务前每日或隔天 1 次，每周可进行 3 次左右。

2）在即将执行创本人深度纪录的潜水任务前，一般按每 50～100 kPa 为一档逐次递增，按照循序渐进的原则，有计划地安排加压锻炼。

3）当潜水员在较长时间内没有潜水任务时，应定期组织加压锻炼，以尽可能维持对高气压的适应性。

（二）氧敏感试验

1. 目的

通过观察机体在高气压下呼吸纯氧的反应，判断受试者是否对高分压氧敏感，进而决定能否从事高气压作业。这样的试验称为氧敏感试验（oxygen susceptibility test）。

2. 方法

受试者进入加压舱，在舱内压强 180 kPa（2.8 ATA）时呼吸纯氧 30 min。期间，受试者若出现口唇、面部肌肉颤抖，恶心、呕吐、眩晕等氧中毒先兆症状，即可视为对氧敏感，提示今后不宜呼吸高压氧或从事高气压相关职业。

在进行氧敏感试验时，因为敏感者可能发生氧惊厥，应准备有相应的救治措施。因为氧中毒存在显著的个体差异和日差异，以前试验并不敏感的个体，可能因为某些如过度疲劳、精神状态不佳等因素，促使机体发生氧中毒，需要引起注意。

三、指导潜水员作息

潜水医师应指导和监督潜水员的作息，尤其是在执行潜水任务期间。实践证明，潜水员若在潜水前得到适当休息，有助于高效率完成水下作业任务；相反，在休息不适当的情况下作业，不仅水下工作效率低，而且容易发生潜水疾病和事故。

（一）睡眠和休息时间的规定

通常必须保证潜水员每昼夜有 8 h 的睡眠。在执行潜水任务期间，还应根据潜水作业的具体情况，确保潜水员按表 15-4 规定的时间休息。

表 15-4　潜水员潜水前和潜水后休息时间的规定

作业深度（m）	充分休息时间（h）*		一般休息时间（h）**	
	潜水前	潜水后	潜水前	潜水后
20	0.5	0.5	2	1
60	1.0	1.0	4	6
100	2.0	2.0	12	24
＞100	3.0	6.0	12	24

* 充分休息：除进行体检和准备装具外，不做其他活动

** 一般休息：只担任通信、掌管信号绳或潜水软管等轻体力工作

（二）间隔时间监督

在执行反复潜水时，应按所采用的潜水减压表的规定执行水面间隔时间。在间隔时间内，潜水员应按照上述安排进行休息。缩短间隔时间要求或者没有按规定进行充分休息或吸氧，会增加反复潜水发生减压病的风险。

四、指导自救互救

潜水员自救是对医学和潜水技术的综合应用，主要包括紧急上浮、呼吸控制、绞缠解脱、止血去毒等，需要专门训练。

潜水员互救是指在水下、作业现场水面或作业平台，由救援或结伴潜水员为受伤或出现紧急情况的潜水员提供救助。在水下和水面时主要包括结伴呼吸、昏迷纠正、携带上浮、抽筋解除、人工呼吸等；在作业平台时主要包括常规的现场急救，包括给氧、补液、止血、骨折固定、心腹复苏、电除颤、加压治疗等。这些都需要接受专业训练。

潜水医学专业人员应该掌握上述在潜水作业环境中应用的特殊救治技术，同时还得培训资深潜水员掌握上述技能。商业潜水中的潜水医学技士（diving medical technician，DMT）是在潜水作业现场开展医疗救助的主要组织者和实施者，应该系统掌握上述技能。

五、指导对潜水装具的检查和消毒

为了保证潜水装具性能完好和符合卫生学要求，除潜水前检查外，平时还应定期检查、维护。潜水装具的检查和消毒由潜水员完成，潜水医师的任务是指导和监督。

（一）需要消毒的装具

包括首次使用的新装具、修理后再使用的装具、污染后的装具和使用后的装具（特别是多人共用）均应进行消毒处理。

（二）消毒方法

1. 轻潜水装具

凡与头部接触的部分（咬嘴、面镜、头罩）用淡水冲洗后，再用温水冲洗，晾干，然后用75%医用酒精或其他专用消毒剂擦拭或喷雾保留一定时间后再清洗；呼吸袋和波形管用温水冲洗；金属附件用淡水冲洗、晾干，再用95%酒精或专用消毒剂擦洗清洁。

2. 通风式潜水装具

头盔内表面用75%酒精擦洗，新装具的软管内应用温水冲洗，再用75%酒精灌注，最后以压缩空气吹干；经常用的软管一般只需在使用前用新鲜压缩空气吹除可能存留在管中的积气即可。潜水衣则应用淡水冲洗，尤其是衣领周围，应先用肥皂水冲洗，再用清水过洗。

第二节　潜水作业时的医学保障

潜水作业全过程可分为五个阶段，各阶段各有其特点。针对这些特点和关键细节有的放矢地实施医学保障，就能事半功倍，确保作业的安全和高效。不同潜水方式（水面供气、自携式）的医学保障各有侧重，但总体原则类似。

一、潜水前阶段

（一）制定医学保障计划

切实可行的医学保障（简称"医保"）计划是潜水任务获得圆满成功的基础。只有在充分调查研究，详细了解潜水作业任务要求、潜水现场水文气象条件、潜水作业力量（装备和人员）、应急救助力量和措施等是否满足潜水任务和现场需要的基础上，才能够制定切实可行的医保计划。

1. 具体内容

（1）医保力量的要求和组织分工。

（2）选用潜水员的数量和技术要求。

（3）潜水员体检、加压锻炼、氧敏感试验等的安排。

（4）减压方法和减压表的选择。

（5）潜水呼吸气的要求和准备。

（6）环境控制和医疗救治物品要求和准备。

（7）潜水装备的卫生学要求。

（8）应急救助措施。

2. 医疗器材和药品

医保计划的每一项内容均很重要，需要严格按规定准备并落实。本处简述下应该准备的医疗器材和药品。通常应包括以下几点。

（1）常用检查用品：手电筒、耳镜-检眼镜、听诊器、血压计（适合高气压下使用）、体温计、叩诊锤、音叉、用作感觉测试的消毒针和棉签、压舌板、开口器、舌钳、喉镜。

（2）普通治疗用品：注射器、氧及吸氧装置、止血带、绷带、敷料、吸痰装置和吸痰管、大孔针和单向排气装置、基本手术器械和配套物品、静脉输液包。

（3）常用药品：静脉输液（如乳酸林格液、生理盐水）、中枢兴奋剂、强心剂、解痉剂、镇痛剂、消毒剂、麻醉剂。

（二）潜水员体检

1. 体检要求

潜水前的体检要求通常根据下潜深度确定。下潜深度在 20 m 以浅，一般只进行询问，即了解潜水员在 24 h 内的饮食、睡眠、精神等情况；深度在 20～45 m，应进行一般体检，包括询问，心肺听诊，呼吸、脉搏、血压检查；更大的深度，则根据情况进行更详细的检查。当然，如果在较浅深度作业的时间很长，也应相应地提高体检的要求。

一般在执行一项较大规模的潜水作业任务之前，均应对潜水员进行一次全面体检，其结果是决定潜水员能否参加该项潜水作业任务的重要依据。

2. 结果评定

根据潜水前体检结果提出评定意见，分"可以下潜"或"暂不下潜"两种情况。

除体检不合格者外，下列情况也是暂不下潜的理由。

（1）个体因素：主诉不适，疲劳、情绪不稳，2 h 内饱食或饮酒，不满足潜水间隔时间规定。

（2）装备因素：潜水装具损坏或不齐全，重要工具损坏或缺失等。

（3）环境因素：海面出现 4 级以上的浪，1.85 km 内有水下爆破，200 m 内有船只通过、布设水雷、抛锚或水面移吊重物等。

（三）准备呼吸气体

1. 估算用气量

（1）水面供气式潜水

1）计算常压下每分钟需气量：要计算潜水员在某一深度作业时的每分钟需要供给的气量，首先要算出其在常压下的每分钟需气量（Q）。如使用按需供气式潜水装具，常压下每分钟需气量可按下面"自携式潜水"呼吸气量估算中相同的方法确定。如使用通风式潜水，则根据控制潜水服内 CO_2 最高允许浓度所必需的通风率来确定。

根据测定，人体在从事中等强度劳动时每分钟呼出的 CO_2 量约为 1.2 L，而潜水服内 CO_2 最高允许浓度为 1.5%，那么每分钟需要供给的气量就可按下列公式计算：

$$Q = \frac{每分钟呼吸出的CO_2量}{CO_2允许浓度} = \frac{1.2}{1.5\%} = 80(L/min)$$

因此，通风式潜水时潜水员在常压下每分钟的供气量至少为 80 L。而在水下，供气量必须随着气压的增加而成比例增加。如潜水 50 m（6 ATA）时，每分钟供气量就不得少于 $80 \times 6 = 480$ L/min。

2）确定水下活动时间：这里的"水下活动时间"（T）包括下潜时间、水底停留时间和上升减压时间之和，也就是"潜水总时间"，单位为 min。根据作业任务情况合理估算，应考虑到各种意外情况。

3）计算潜水员直接用气量：潜水员直接用气量（Ma）即为每分钟耗气量与潜水时间和深度绝对压三者的乘积：

$$Ma = QTD$$

式中：D 为深度绝对压，单位为 ATA。

4）计算需要的总气量：水面供气式潜水通常通过储气瓶供气。把储气瓶中含有的高压空气量换算成相当于常压下的气量叫储气瓶的总储气量（M），为储气瓶容积（V）与储气瓶内气体的绝对大气压（P）的乘积（$M = VP$）。估算某次潜水需要的气量，就是估算总储气量。

储气瓶气体在供给水下潜水员呼吸时，有一部分储气量需要用来对抗静水压，还有一部分必须留以应急情况下使用，扣除这两部分气体后余下的气体才能够被潜水员呼吸使用（潜水员直接用气量），也称为有效储气量，即储气瓶内可用于供应潜水员水下活动的储气量。因此，总储气量为上述三者之和，以下面公式计算：

$$M = QTD + VD + VR$$

式中：Q——潜水员每分钟需气量（L）；T——水下活动总时间（min）；D——潜水深度绝对压（ATA）；V——储气瓶容积（L）；R——储气瓶应急储备压力规定值（ATA）。

上述方法是根据任务估算气体量。如果气体量确定，需要估算可在某一深度的作业时间，则可按相反步骤计算获得。

（2）自携式潜水：自携式潜水供气量的计算实际上是求气瓶内一定气体所能维持某潜水员在水下某一深度的"水下工作时间"。

1）确定常压用气量：常压用气量指穿戴该类装具的潜水员在常压下每分钟消耗的空气量，这是用于估算水下可用时间的基本参数。每个潜水员因身高、体重不同，从而常压用气量也有所差别。因此，每个潜水员都应总结出自己常压用气量的经验值，潜水医师也应该熟悉每个潜水员的常压用气量。通常，潜水员的每分钟常压用气量范围为 16～36 L。在水下的用气量会比常压下大些，还会随潜水深度波动、作业熟练程度、劳动强度及水温等因素而有较大变化。

测定方法：测定所用装具瓶内气压，被测潜水员穿上装具步行 10 min，卸下装具，再次测定瓶内气压。测定前后压差与气瓶容积的乘积除以 10 即为该潜水员的常压用气量（L/min）：

$$常压用气量（L/min） = \frac{气瓶容积(L) \times 着装前后瓶内压差(ATA)}{10}$$

2）计算水下可用时间：水下可用时间是指使用空气自携式装具潜水时，气瓶气压从入水时的压强下降到规定储备压所经过的时间：

$$水下可用时间（min） = \frac{气瓶容积(L) \times (瓶压 - 规定储备压)}{常压用气量(L/min) \times 水深绝对压}$$

以常用的 12 L、工作压 20.0 MPa（201 ATA）的自携式气瓶为例，信号阀指示压（即规定储备压）为 3.5 MPa（36 ATA），根据公式计算出 18 L、24 L、30 L 常压用气量时 40 m 以浅的停留时间（表 15-5）。

表 15-5　不同深度自携式潜水不减压时间及气瓶允许的最长停留时间

潜水深度（m）	水下停留时间（min）			不减压时间（min）
	用气量 30 L/min	用气量 24 L/min	用气量 18 L/min	
12	30	37	50	200
15	26	33	44	100
18	23	29	39	60
21	21	26	35	50
24	19	24	32	40
27	17	22	**29**	30
30	16	20	27	25
33	15	**19**	25	20
36	**14**	17	23	15
39	13	16	22	10
42	12	15	20	10

上表所列数值提示，用气量少的潜水员或当潜水深度较大时，都容易超过不减压极限（横线以下）。因为，通常情况下轻潜水都应采用不减压潜水方式进行，在实践中需要引起重视。

2. 监控供气质量

呼吸气体质量直接关系到潜水员的身体健康，其中不应含有任何杂质和有害气体，不应有异常气味。一些难以避免的有毒、有害气体的含量不得超过如下标准：$CO_2 \leqslant 0.05\%$（500 mg/L），$CO \leqslant 0.002\%$（20 mg/L）；油蒸气 $\leqslant 5$ mg/m³。

需要注意的是，上述浓度是指相当于常压下的允许浓度，若应用到高压下，必须首先计算出常压下的分压值，然后再算出高压下与该分压相应的百分浓度，因为气体对机体的影响取决于分压。同样浓度的某一有害气体，在常压下的分压值可不足以对机体产生毒害作用，而随着暴露压力的增加，其分压值相应增高，至一定程度就可对机体产生有害作用。例如，在常压下，可以允许吸入气体中的 CO 浓度为 0.002%，但若在 60 m（7 ATA）水深处，相同浓度的 CO 在吸入气中的分压增 7 倍，就会导致 CO 中毒，其作用相当于常压下的 0.002%×7＝0.014% 浓度。

供给潜水员呼吸的氧气必须是医用纯氧，供氧浓度不应低于 99.2%，除可含 5 mL 水/瓶和微量氮气以外，不允许含有其他有害气体和杂质。

二、下潜阶段

此阶段的关键问题是随着下潜深度的增加，潜水服含气空间及机体各含气腔室内压必须及时与外界水压平衡，避免引起气压伤。

1. 入水及平衡

以水面供气式潜水为例，潜水员着装完毕得到入水指令后，应乘潜水吊笼或顺潜水梯入水，禁止直接跳入水中。在确认装具气密性良好后，再沿入水绳下潜。若水面供气速率足够，下潜速度应根据潜水员自身咽鼓管的通过性情况调节，一般保持在 15 m/min 左右。下潜过程中及时平衡面镜、潜水服及中耳内外压；若因平衡困难出现耳痛，应暂停下潜，必要时可上升 1~2 m，平衡后才能继续下潜，如反复 2 次上升仍不能打开咽鼓管，应中止潜水。

2. 调节供气压力

供气压力必须高于实际潜水深度一定量，称为供气余压。具体数值的大小根据采用装具的要求结合潜水员感觉确定，现在常用的 KBM 按需供气式装具一般为 0.6~1.0 MPa。

三、水底停留阶段

此阶段需要注意的主要问题是机体能否耐受所处的高气压环境，是否会发生氮麻醉；若供气不足，可能引起缺氧症；通风不良，则可能发生 CO_2 中毒。

潜水员在目标作业浓度停留期间，出现任何不适，均应及时处置。穿着通风式装具时，若感到轻度头昏，出现呼吸急促、头痛、出汗等症状，应停止作业，加强通风，待症状消失方可继续作业。按规定保持与水面的通信交流，水面应通过倾听潜水电话中潜水员的呼吸音及时判断水下作业情况。

严格按既定潜水方案执行，即使任务需要也应严格控制潜水时间不超出规定的"适宜时间"。作业结束准备离底前，应最后确认预选的减压方法和方案是否合适。

四、上升减压阶段

此阶段需要注意的主要问题是，随着环境压强的降低，组织中溶解的惰性气体是否能以安全的方式及时排出；装具和体内含气空间或腔室内膨胀的气体能否及时与外界取得平衡，若处理不好则会发生减压病和气压伤。

离底前应询问潜水员的感觉和状态，通知做好离底上升的准备，并提醒其保持正常呼吸节律，并告诉减压的有关要求。

潜水员在上升出水的过程中，必须严格按照既定的方案减压，无特殊理由不得变更。出现偏差须按规定及时纠正，发生意外应按预案科学处置。

五、减压出水后阶段

空气潜水减压病几乎均发生于出水后阶段。虽然潜水员已经出水离开水下高气压环境，但氮气在组织中仍呈过饱和状态，如果由于机体、操作或环境因素导致不安全脱饱和，就可能出现症状，必须对潜水员进行追踪观察。观察时间随潜水作业情况而定。通常，20 m 以内的潜水出水后严密观察 2 h，在 12 h 内进行一般观察；20 m 以深的潜水严密观察 6~8 h，在 24 h 内进行一般观察。

出水后应确保潜水员得到合理休息，注意保暖，及时补充水分，有条件应安排洗热水浴。每一次潜水作业结束后，都应该将实施全过程记录于潜水日志中。

由于潜水结束后一定时间内体内惰性气体尚未完全排出体外，如潜水员乘车上山、上升至高处或乘坐飞机等，应间隔一定时间，否则可能促发减压病。具体规定如下：①在飞行前 12 h 内进行了单次不减压空气潜水，如潜水时间不超过 1 h，在飞行不高于 600 m 时应至少间隔 2 h，不高于 2400 m 时应至少间隔 8 h；如潜水时间超过 1 h，或者进行了反复不减压潜水，或者连续 2 天及以上进行了不减压空气潜水，在飞行不高于 600 m 时应至少间隔 12 h，不高于 2400 m 时应至少间隔 24 h。②对于减压潜水，潜水时间不超过 4 h 的，在飞行不高于 600 m 时间隔时间应不小于 12 h，不高于 2400 m 时间隔时间应不小于 24 h；如潜水时间超过 4 h，间隔时间还应延长。③氦氧饱和潜水后的间隔时间要求与常规减压潜水相同；空气、氮氧、氦氮氧饱和潜水后，飞行不高于 600 m 时应至少间隔 24 h，不高于 2400 m 时应至少间隔 48 h。④轻中度减压病经治疗后症状完全消除者，在飞行不高于 600 m 时应至少间隔 24 h，不高于 2400 m 时应至少间隔 48 h；中重度减压病经治疗后症状完全消除者，飞行不高于 600 m 时应至少间隔 48 h，不高于 2400 m 时应至少间隔 72 h；治疗后仍有减压病残余症状或体征者，间隔时间应进一步延长，具体咨询潜水医师。

六、特殊条件下潜水作业的医学保障

当必须在急流、寒冷、高温和夜间等条件下进行潜水时，医学保障内容除了遵循常规要求外，还须针对不同情况采取某些特殊措施。

（一）急流作业

流速超过 0.5 m/s（1 节）时即为急流。在急流中潜水，会增加作业难度、加大安全风险。

1. 人员安排

为防止潜水员被冲走或发生"断离"，无论是作业、救援还是保障，都应由经验丰富者担任。同时，应该增加水面信号绳、脐带掌管者人手。

2. 潜水装具

特殊条件下潜水作业更须重视潜水装具牢固性、软管的坚固性，应考虑所用装具呼吸器能够耐受的水流速率；确保电话畅通，即时沟通进展；必要时可增加装具压重。

3. 潜水过程

下潜和上升时除紧握入水绳外，同时可使用安全带；潜水员在水底应围绕行动绳活动，工作结束也应沿行动绳返回入水绳所在位置；减压应尽量采用水面减压法，且减压方案应选用延长方案。整个潜水过程中，水面人员和救护潜水员应该随时做好接应和待命准备。

（二）寒区潜水

在寒冷地区或季节潜水，潜水员、保障人员、作业和保障装备均面临低温环境的考验。寒冷导致血管收缩，容易引起减压病，或导致麻木、冻伤，继而引发事故，医学保障的特殊要求主要是防寒保暖。

1. 现场防冻保暖措施

潜水现场应专门腾出舱室或在潜水现场临时搭建小屋供潜水员取暖，房内应配置充足的取暖设备。潜水前的准备工作尽可能在临近潜水位点的温暖空间内进行，也应将潜水装具置于室内，便于检修着装的同时，也可防止装具冻结。需要保持足量热水，用于需要时溶冻结冰的装具和软管等装备。

2. 潜水装具防冻要求

如使用按需供气式装具，应选择适合低温条件下使用的型号，以免水下作业过程中调节器发生冻结故障；同时应尽可能把调节器吹干，穿戴完毕后尽快入水，以防呼出气中的水蒸气在阀箱中冻结。潜水软管在使用前，应先用干燥压缩空气吹除其中湿气；软管接头部位应用保暖物包裹。CO_2 吸收剂的效率会因结冰而降低，因此，下潜前应将吸收剂罐烘暖后再装入试剂。潜水过程中，水面人员应密切注意压力表指针转动和潜水员呼吸情况，一旦发现软管被冻结征兆，应立即令潜水员出水。

3. 潜水员防冻保暖措施

如穿着干式潜水服，应内衬足够的毛衣、毛裤、毛袜等；必要时可穿着加热潜水服（水加热潜水服或电加热潜水服）。应尽可能在室内着装。根据潜水员主观感觉和环境条件，严格控制水下作业时间。水底停留结束，尽可能采用水面减压法。潜水结束后，潜水员进入取暖室休息；补充热饮，有条件可泡热水澡，但温度不易过热。

（三）热区潜水

如作业水域气温高于 32 ℃、水温超过 28 ℃，均应考虑到发生体温过高的可能，特别是还需要穿着防护服潜水时。

1. 热适应准备

在准备高温水域潜水前，应进行热适应，进行连续 5 天的温水潜水适应性训练，可降低潜水员中心体温上升的速度，能在一定程度上增强对热环境的适应性。潜水员和水面保障人员都可进行。

2. 潜水员防护

潜水前应多喝含盐饮料，以减少大量出汗导致氯化钠和水分的丧失。在水下作业期间，潜水员如感觉热且不舒服，应及时减轻工作强度或缩短潜水时间，或者终止潜水。呼吸频率增快常是潜水员过热的先兆，应注意识别。减压出水后也应及时补充足够水分。要注意，在较热环境呼吸纯氧进行潜水或减压时，发生氧中毒的风险会明显增加。应尽可能采用水面减压。

在炎热天气作业，水面保障人员也应注意遮阳，尽量少穿工作服，备便潜水员每小时应补充 1 L

左右液体，潜水间期多休息。

3. 潜水现场防暑降温措施

作业平台上应具有遮挡阳光的设施；应提前一定时间给储气瓶充气，保证在供给潜水员使用时瓶内压缩空气已经降至室温。储气瓶等压力容器不应置于阳光直晒处；潜水脐带等也不能在烈日下曝晒，否则会降低耐压性能，甚至引起爆裂，至少会缩短使用寿命。

（四）夜间潜水

夜间潜水主要影响水面保障，由于能见度差，不仅影响工作效率，还容易发生信号绳或软管绞缠等情况。当然，水下的能见度也会有一定影响。除了提供良好照明、与潜水员保持良好联系、更多关注低能见度损伤易发意外之外，应确保潜水员充分的睡眠和休息。

（五）高海拔潜水

高海拔潜水时须对潜水深度和减压站深度进行修正；从原理上讲上升速率也应修正，但影响很小，不进行修正也可保证安全。90 m 以下的海拔高度产生的气压变化很小，不需修正。海拔 90～300 m 时，实际潜水深度超过 44 m 时需要修正。海拔超过 300 m 时，所有潜水作业均需要修正。具体修正查阅第二十五章第二节。

附录：潜水员心肺和神经系统医学要求

一、心血管系统

（一）基本条件

1. 无先天性心脏病、心瓣膜病、心肌病和心包炎。
2. 无冠心病。
3. 无脑血管、外周和内脏血管疾病。
4. 心电图检查无病理性心律失常，以及陈旧性或新近形成的心肌梗死所致的异常心电图。
5. X 线检查心脏无肥大或扩张。

（二）常规空气潜水时参数值

1. 心率 　　安静状态 　　55～85 次/分；

轻度劳动 　　≤90 次/分；

中度劳动 　　≤120 次/分；

重度劳动 　　≤150 次/分；

2. 血压值 　　收缩压 　　11.99～18.66 kPa（90～140 mmHg）；

舒张压 　　7.99～11.99 kPa（60～90 mmHg）。

3. 每搏量 　　＞80 mL。

4. 心排血量 　　安静状态 　　≥5 L/min；

中度劳动 　　≥12 L/min；

重度劳动 　　≥18 L/min；

5. 心电图 　　正常情况下，水下体力负荷及减压时允许出现窦性心律不齐、心电轴右移、P—R 间期延长＜0.03 s、S—T 段抬高小于 3 mm 的变化。

（三）常规混合气潜水（深度≥60 m）时心参数值

1. 心率　　　安静状态　　　55～85 次/分；

　　　　　　　轻度劳动　　　≤90 次/分；

　　　　　　　中度劳动　　　≤120 次/分；

　　　　　　　重度劳动　　　≤150 次/分；

2. 血压值　　收缩压 11.99～18.66 kPa（90～140 mmHg）；

　　　　　　　舒张压 7.99～11.99 kPa（60～90 mmHg）。

3. 心搏量　　＞80 mL。

4. 心排血量　安静状态≥5 L/min；

　　　　　　　中度劳动≥12 L/min；

　　　　　　　重度劳动≥18 L/min。

5. 心电图　　正常情况下，水下体力负荷加重时可允许有窦性心律不齐、P 波变平、T 波增大 0.1～0.3 mV、PR 间期延长＜0.03 s。

（四）饱和潜水（深度 100～500 m）时参数值

1. 心率　　　55～85 次/分，体力负荷时可达 120 次/分。

2. 血压值　　收缩压 13.33～17.32 kPa（100～130 mmHg）；

　　　　　　　舒张压 9.33～11.99 kPa（70～90 mmHg）。

3. 心搏量　　＞80 mL。

4. 心排血量　≥5 L/min。

5. 心电图　　正常或在静息或劳动后仅出现窦性心律不齐、偶发性期前收缩、I°房室传导阻滞和轻度的 T 波下降。

二、呼吸系统

（一）基本条件

1. 无急慢性气管、肺、纵隔、胸膜疾病；呼吸器官无畸形。

2. 胸部 X 线无肺囊肿、肺气肿、肺大泡。肺部钙化点直径小于 0.5 cm，两侧肺野总钙化点不多于 3 个，聚集者则不超过 2 个。

3. VC、FVC 不低于预计值 80%或 VC 不少于 3500 mL。

4. FEV10、MVV 不低于预计值的 80%。

5. FEF25～75 不低于 3.37 L/S。

6. 气道激发实验后 FEV10 不低于基础值的 85%，FEF25～75 不低于 70%，$V50$ 不低于 65%，$V25$ 不低于 60%。

（二）常规空气或氦氧潜水（120 m 以浅）时肺静态容量参数值

1. 呼吸频率不增加或比正常略降 3～5 次/分。

2. 潮气量略有增加。

3. VC、IRV、IC、ERV 保持下潜前水平。

（三）饱和潜水时肺静态容量参数

1. VC 降低不超过正常值的 4%；特殊情况下不超过 10%，可伴轻度咳嗽、胸骨后不适和深吸气时的烧灼感。

2. MVV 不低于 50 L/min。

（四）评定潜水、高气压暴露人员肺静态容量参数的参考值（与暴露前比）

轻度降低　VC 下降≤4%。

中度降低　VC 下降≤8%。

重度降低　VC 下降≤10%，IC 降低不大于 23%，ERV 增加＜14%。

（五）高压氧对肺造成的损伤

常用 UPTD 值衡量。正常连续暴露时 UPTD 值为 615，最大允许 UPTD 值为 1425。

三、神经系统、视觉、听觉功能

（一）神经系统

1. 神经系统反应良好，深浅反射正常，无病理反射。自主神经功能正常。

2. 肌力、肌张力、共济运动功能正常。

3. 脑电图正常或轻度异常，但 α 波频率加快或减慢不超过 2 Hz，无 α 波阻滞障碍，节律性 θ 波不超过 20%。

4. 大深度（＜450 m）呼吸氦氧混合气潜水时脑电图不出现成组的 θ 波节律。

（二）视觉反应

1. 保持有常压条件下同等的视敏锐度。

2. 简单视觉反应时小于 0.24 s。

3. 高压下惰性气体的麻醉作用可使视觉反应时延长，延长正常对照值的 8% 以内为工效值，延长 13% 以内为安全值，延长 16% 为安全临界值，超过此值表明出现神经功能障碍。

（三）听觉功能

1. 不同压力下生理性听阈变化参考值见表 15-6。

表 15-6　不同压力下生理性听阈变化值

	压力（kPa）	反应频区（Hz）	声压级改变
气导	≤301	所有频区	同常压，无变化
	302～897	＜2000	基本不变
		3000～4000	阈值提高 15 dB
	898～1793	＜1000	阈值提高（26±8）dB
		＞2000	阈值提高（25±13）dB
	1794～2390	各频区	平均阈值提高 30～40 dB
骨导	各压力	各频区	同常压

2. 潜水、高气压暴露人员的中耳感觉阈和鼓膜破裂阈值变化：

正常生理跨鼓膜压　　　　　－0.49 kPa

轻度耳痛跨鼓膜压阈值　　　－8 kPa

剧烈耳痛跨鼓膜压阈值　　　－24 kPa

鼓膜破裂跨鼓膜压阈值　　　－25～50 kPa

（徐伟刚　张尉）

第十六章

氦 氧 潜 水

　　以人工配制的氦和氧的混合气作为呼吸气体进行的潜水，称为"氦氧潜水"。人类早期的潜水都采用压缩空气，但由于氮麻醉，空气潜水的深度被限制在 60 m 以浅。需要寻找麻醉作用比氮气小的生理性惰性气体来替换氮气，才能突破潜水深度的限制。氦气是麻醉作业最小的惰性气体，实践证明，其确实适合于深潜水应用。氦氧潜水成为现代深潜水的主要技术。

　　呼吸氦氧混合气进行潜水，解决了氮麻醉的问题，使潜水深度大幅度增加；但也带来了一些空气潜水所没有的问题。针对这些问题，必须采取相应的措施，在发挥氦氧潜水优势的同时，尽可能避免它的不利影响。

第一节　氦气及其对机体的影响

一、氦气的一般特性

　　氦是地球上的一种稀有气体，在 19 世纪后叶才被发现和分离。到 20 世纪 30 年代明确了氮麻醉以后，氦气才被正式应用于潜水和高气压作业。

（一）氦的存在

　　1869 年，Lockyer 在一次观察日全食时，从日冕的光谱中，首次发现一种黄橙色带，认为它可能只是太阳中特有的一种元素，因而用希腊字"helios"一词的字头将其命名为"helium"。10 年以后，Palmeri 从意大利维苏威（Vesuvius）火山爆发时喷射的气体光环中观察到了与上述发现相同的黄橙色带，从而知道地球上也存在氦气。1895 年 Ramsey 首先从铀钍矿中提炼出了这种稀有气体的样品。

　　在地球表面的空气中，氦气的含量很少，只有整个大气含量的 1/25 万～1/5 万；但随着海拔高度的增加，大气中氦气浓度不断增高。在离地面 20～25 km 的高空，大气的主要成分只有氦气和氢气两种气体。

　　氦气的存在量少，分离、纯化及储存的工艺也较为复杂、困难，所以其价格比较昂贵。一些含放射性元素的矿，如磷铈镧矿（独居石）等，矿泉和天然气中含氦量较多。我国的天然气资源比较丰富，并正在不断开采，这是我国有效开展氦氧深潜水实践的关键物质基础。

（二）氦气的一般特性

　　（1）作为空气的组成成分，氦气是一种无色、无嗅、无味的气体。

（2）氦气的化学性质稳定，不与其他物质发生化学反应，其化合价为零，在元素周期表上属于零族。与它同族的还有氖、氩、氪、氙等气体。零族气体的分子为单原子结构，即相对分子质量等于原子量。

（3）氦气的相对分子质量（$4 \times 1 = 4$）小，为氮气（$14 \times 2 = 28$）的1/7；因此，相对密度（0.138）也只有氮（0.967）的1/7。

（4）氦气在水中的溶解度（0.00872）为氮气（0.01275）的2/3；在油中的溶解度（0.0148）仅为氮气（0.06683）的2/9。因此，氦气的脂水溶比（1.7）仅为氮气（5.2）的1/3。其相对麻醉性也不到氮气的1/4。

（5）氦气的扩散速度是氮气的 2.65 倍。这是根据"扩散速率与气体分子量的平方根成反比"的格雷汉姆定律确定的：

$$\frac{1}{\sqrt{4}} : \frac{1}{\sqrt{28}} = 2.65 : 1$$

（6）在相同的压力下，氦气的比热容为氮气的 5 倍，是水的 1.25 倍。导热系数为空气的 6.23 倍。

（7）氦气的传音速度快，在标准状况下，为空气传音速度（约 330 m/s）的 2.9 倍。

二、氦气在潜水中的应用

数十年实践证明，将氦氧混合气用作潜水呼吸气能有效避免空气潜水中不可避免的氮麻醉，可用于 60 m 以深的潜水作业。虽然，氦氧常规潜水试验曾潜到 300 m 以深，但商业和军事潜水中氦氧常规潜水最大深度一般限在 120 m 左右，主要限制因素是水下作业效率。现代休闲运动潜水中的技术潜水，也采用氦氮氧三元混合气，可短时下潜到很大深度，目前的纪录已超过 330 m。

将氦氧混合气用于饱和潜水，是现代深潜水技术的完美结合，可有效实现大深度水下长时间持续作业的难题。目前实验室模拟潜水和海上实潜最大深度纪录均是以含氦混合气饱和潜水方式实现的（饱和潜水及有关的医学问题在第十八章介绍）。

三、氦气对机体的影响

在常压下，氦气对机体无显著影响。动物在一个大气压的氦氧混合气（80%氦+20%氧）中生活 2 个月，未出现任何异常。说明这个分压的氦即便对机体存在微弱影响，也易为机体所代偿，不会引起可见的生理变化。但是，在潜水高气压条件下，当氦分压达到一定程度时，氦气显示出了对机体有利和不利的两个方面的影响。潜水医学的任务就是研究和认识这些影响，从而用其有利的一面，避免、限制和克服其不利的一面。

（一）无麻醉作用，适用于深潜水

高分压氦气基本没有麻醉作用，突破了空气潜水深度限制。在氦氧潜水到达（尤其是快速到达）较大的一定深度时，潜水员会出现手、臂甚至全身颤抖，精巧动作受损、精神活动受累，出现恶心、昏沉、脑电图异常慢波等现象。所有这些，都曾归因于氦气的麻醉效应。但是，在 20 世纪 70 年代经过大量的研究，明确这些现象并非氦的麻醉作用，而是高气压本身所造成，因此称为"高压神经综合征"，目前也已经找到了预防或缓解的办法（具体见"第十八章饱和潜水"）。

（二）呼吸阻力小，呼吸负荷减轻

由于氦的密度只有氮气的 1/7，机体呼吸氦氧混合气时呼吸阻力非常小。这对大深度潜水的意义是非常大的。因为，即便没有氮麻醉，在很大深度时呼吸压缩空气也会因为呼吸阻力太大而变得非常困难。而呼吸氦氧混合气可显著减轻呼吸肌的负荷，从而减少潜水员的体力消耗，有利于提高劳动效率。呼吸顺畅，潜水员感觉舒适；换气顺利，CO_2 的排出不受阻碍，也减少了氧中毒、减压病等的促发因素。

（三）扩散速度快，有利于含气腔室内外调压

氦气的扩散速度是空气的 2.65 倍，易于通过狭小孔隙，有利于中耳鼓室等含气腔室内外的平衡。

（四）饱和及脱饱和快，过饱和安全系数小

由于氦气从肺扩散到血液、组织的速度比氮气快，在组织中的溶解度比氮气小，而且从皮肤进入体内的量又会比氮气多，所以达到饱和所需要的时间要比氮气短。

氦气在组织中达到饱和所需要的时间，随组织的成分、血液的灌流等条件而不同。对机体组织的分类，仍然遵循 Haldane 按氮气的半饱和时间分类的原则，但具体数值有所不同。最快组织的半饱和时间一般都定为 5 min；最慢组织则不同研究者存在明显不同，45～240 min 不等。氦气的脱饱和也比氮气快，一部分氦气还可通过皮肤和尿液排出体外。

由于氦气的扩散速度快，已溶于组织内的氦气在外界气压降低时较易逸出而形成气泡。换句话说，按 Haldane 理论，减压时氦气的过饱和安全系数须比氮气小，才能避免在体内形成气泡。通常空气潜水中所用氮气的过饱和安全系数是 1.8 和 1.6，但氦气的过饱和安全系数应采用 1.4 和 1.2，而且随潜水深度的增加和水下停留时间的延长还应再减小，甚至到 1。

因为氦气的过饱和安全系数小，在减压时，为防止体内产生气泡，应避免造成过大的压差梯度。第一站与水底之间的距离要近些，即第一站应深些；上升到第一站的速度也须慢些；后续各站的停留也应保证氦气脱饱和至较小的过饱和水平。由于这些因素的制约，氦氧潜水的减压时间长于空气潜水，减压病发生风险较高。

（五）散热快，增加机体能量消耗

氦气的比热容和导热系数均比氮气大。因此，呼吸氦氧混合气时，容易从肺部带走较多热量。对于这种核心失热（core loss of heat），机体很少能够产生阻遏性调节。在氦氧环境中，经皮肤散失的热量也增加。呼吸氦氧混合气时，机体的氧耗量增加，可能是机体对热量损失的反应。

氦氧潜水容易造成机体能量的巨大消耗和严重的寒冷感觉，特别在寒冷水域潜水时。这不仅降低劳动效率，更不利于氦气的脱饱和，增加减压病发生风险。因此，氦氧潜水的防寒保暖措施非常重要，可以采取加穿保暖衬衣、穿电热潜水服或水加热潜水服，甚至直接对呼吸气体加温等措施。

（六）语音改变

在氦氧混合气环境中，潜水员的语音显示出特殊的变化，音调失常（呈童音样改变），带有鼻音，语音清晰度明显降低，难以听懂，这种异常语音即为"氦语音"。

通过声带波形的测定和对声波频率的分析发现，氦语音具有以下几个特点：①共振峰频率向高频方向移动，是降低氦语音可懂度的主要原因；②共振峰带宽明显增加，并且不同频率处增加的比例不同；③高频共振峰幅度衰减，原因不明；④基频略有升高或没有变化，这不会对可懂度造成很大影响；⑤采集到的氦语音信号经常被高强度的噪声污染，包括呼吸噪声、生命支持系统噪声、海洋背景噪声及面罩内回声等。

由于氦气分子质量、密度小，声波在氦气中传播速度快，导致了语音共振峰频率往高频移动，这种由于介质的不同而造成的效应称为线性移动。在高压下，气体密度的增大使声道壁震动的效应放大，其与声波的耦合使得低频处的共振峰往高频方向额外移动，发生非线性移动。

氦语音与声带紧张度和共鸣腔变化也有关。喉头肌电证实，呼吸氦氧混合气时，肌电变化到音爆发之间的时程，要较呼吸空气时短，肌电幅度也比呼吸空气时为小。潜水员在氦氧环境中停留较长时间后，维持嗓音基频的能力可有所改善，但共振峰位移的变化不能自然恢复，语音也因此就不能完全恢复正常。氦浓度越高，语音二次谐波频率升高越明显，语音畸变也就越明显。

氦语音直接影响潜水员与水面的通话联系。克服的办法是根据不同原理研制氦氧潜水电话，以提

高氦语音的可懂度。这类电话有许多种，采用滤波、波形伸展、低频放大、计算机自动频率补偿等原理，能达到较好效果。

第二节　氦氧潜水医学保障要点

氦氧潜水的基本程序与空气潜水类似，但环节和过程更为复杂。由于氦氧潜水减压时间长，计划或实施不当容易引起严重后果，需要特殊的医学保障措施予以支持，才能安全、高效地完成深水作业任务。

一、氦氧潜水基本装备

氦氧潜水会使用一些特殊的装备，通过了解这些装备，也可了解氦氧潜水的基本程序、特殊操作和医学保障要点。

（一）潜水装具

由于氦气昂贵，不能采用通风式潜水装具。我国早期使用的 HY-6071 型氦氧重潜水装具引进自前苏联，具有半闭合循环呼吸器特点，以喷射-再生式原理供气。但该型装具重达 95 kg，穿着和脱卸复杂，水下活动受限，目前已基本淘汰。后来，又引进了按需供气式头盔和头罩，国产型号为 TZ-300 和 MZ-300，开式环路、呼气入水，不存在 CO_2 清除或中毒等问题。早期由于价格问题，将此两型号当成氦氧潜水专用装具，但其实可通用于各类呼吸气的潜水，包括空气。目前国内更多地采用进口装具，主要型号为 KMB 系列，包括头盔式和头罩式，都是开式环路、按需供气。

一些装具可与氦气回收系统配套使用，回收水下作业时潜水员呼出的氦氧混合气。但由于收集、纯化等过程并不简单，加上氦气的价格有所下降，所以在实践中应用并不广泛。

（二）供配气系统

氦氧混合气由纯氦和纯氧人工配制而成。整个供配气系统包括储气瓶、膜压机、导氧泵、配气控制台、供气控制台，以及连接管路和仪表、阀门等。

（1）储气瓶：包括氦气和氧气纯气瓶及氦氧混合气瓶，通常以组为单位编排存放。瓶身以不同颜色喷涂，并有标牌注明瓶内气体类型及成分。

（2）膜压机和导氧泵：前者用于氦气的增压和回收，后者用于将较低压的氧气导入较高压的氧气或混合气瓶中，两者目的均是提高气体使用的效益。

（3）配气控制台：连接每组纯气瓶和混合气瓶，通过控制一系列阀门，通常根据压力表显示的气压，通过计算，将不同气源混合输注入混合气瓶中，用于配置特定浓度的氦氧混合气；当然，也可使用自动配气系统进行配气，通过分压或流量配气原理，由电脑控制气体的自动混合。

（4）供气控制台：承接混合气、压缩空气和氧气气源，按需向水下作业的潜水员供气。设置有各类气源、潜水深度、供气压力等多个压力表，根据所使用的装具要求和作业情况调控向水下的供气。通常，一座供气控制台至少可控制两名作业潜水员及一名救护潜水员的供气（图 16-1）。

（三）出入水系统

国内早期采用 HY-6071 装具进行氦氧潜水时，常采用和空气通风式潜水类似的"扶梯-入水绳"方法，进入水下开展作业。但潜水员需要依附入水绳在水下停留减压数小时，造成很多不利影响。如果采用潜水吊笼，既能作为潜水员入水和水下减压过程的"休息架"，对潜水员发挥全面防护作用；

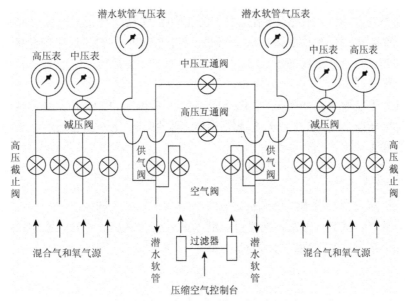

图 16-1 供气控制台管路示意图

在吊笼上还设置有应急气瓶,在紧急情况下还能为潜水员提供应急呼吸气,进一步提升了减压的安全性。当然,这一方式也可用于水面供气式空气潜水。

(四)下潜式加压舱和甲板加压舱

采用下潜式加压舱(也即潜水钟)进行氢氧潜水作业,安全性会进一步提高。潜水钟的概念在"绪论"中已有介绍,它是一个耐压的钢制球形或圆柱形舱体,通常可承受内外压。钟内有调压系统,可将其内压力升高到与潜水深度相等的静水压,也可排气减压。潜水母船和潜水钟之间通过一根输送和循回气、水、电的管缆集束连接,习惯上称其为"脐带"。水面通过脐带向潜水钟和潜水员提供气体、热水、电能,进行通信交流。在钟外周配备若干只混合气瓶、氧气瓶,在水面供气中断时可提供应急气。潜水钟还装有气源仪表、气体净化、照明、电话等设施。

潜水钟一般可容纳 2~3 名潜水员。钟体的底部为钟门,是潜水员出入的通道。潜水员可在钟内随钟到达预定水深后再加压,待与环境压强平衡后出钟作业;作业结束后回到钟内,关闭钟门,边上升边减压。下潜和减压过程可完全脱离水环境的影响。潜水钟可以独立应用于潜水,但更多的是与水面甲板加压舱配套使用,通过与加压舱对接,潜水员可进入加压舱内完成后续减压过程,更加舒适、安全,有利于惰性气体的脱饱和。

甲板加压舱,早期多称为甲板减压舱(deck decompression chamber,DDC),因为主要用于完成潜水的减压而得名。但该舱也用于加压治疗、加压锻炼等;并且,相对于常压环境,即使是用于水面减压,仍需要先加压再减压,工作条件下其舱内压永远是高于常压的,所以其本质仍然是加压舱。因此,采用"甲板加压舱"更符合中文习惯。当然,也不必排斥"减压舱"的说法。

有关潜水钟与甲板加压舱的应用在"第十八章饱和潜水"中还有进一步介绍。当然,它们也并非氢氧潜水或饱和潜水的专用装备,常规的空气潜水也能采用,只不过由于通常深度小、时间短而不必使用这些复杂的装备。

二、作业前准备

氢氧潜水作业也从制订作业计划开始。除空气潜水的常规事项外,氢氧潜水计划应特别考虑因使用混合气和深潜水相关的特殊事项。

(一)确定作业方案

根据作业任务选择合适的减压方案。对于水面供气式氢氧潜水,最大作业深度一般不超过 120 m,

有的作业机构规定不超过 90 m。大深度作业的减压时间特别长，且减压病发生风险会加大。水下作业时间不应超过所在潜水深度允许的最适时间极限，更长时间的方案只用于应急情况。因此，只有紧急情况才允许在制订计划时才采用超过最适时间的作业方案，但必须征得业务主管和潜水医师的同意并加强现场保障力量。

进行水面供气式氦氧潜水，如果采用不减压方案，至少间隔 12 h 后才能实施下一次潜水或者高海拔暴露（乘坐飞行器或上高原）；如实施减压潜水，必须间隔 18～24 h 后才能实施下一次潜水，在 24 h 后才能高海拔暴露。

（二）选拔潜水员

氦氧潜水员从优秀的空气潜水员中选拔，有更高的身体、经验和技术要求。在制订计划时，必须了解每名潜水员的身、心状况，确保状态良好。潜水员须全面掌握混合气潜水相关的医学知识，熟悉氦氧潜水流程和各个细节，并定期进行教育和培训。

（三）估算用气

进行氦氧潜水时，需要准备不同的气体。除水下作业使用的氦氧混合气（称为"水底混合气"）外，还需要纯氧、压缩空气，或者其他浓度的氦氧混合气。后面几类气体主要用于减压及治疗可能发生的减压病。所有气体须提前准备，并进行必要的矫正和鉴定。

水底混合气的氧浓度是根据潜水深度和规定的最高安全氧分压确定的。计算公式如下：

$$C = \frac{Po_2}{10(D+10)} \times 100\%$$

式中：C 表示最大允许氧浓度（%）；Po_2 表示最高安全氧分压（kPa），不同的减压表有不同的规定，高者可达 160～180 kPa，低者规定不能超过 130 kPa；D 表示潜水深度（m）。

从上述公式可以看出：由于氧分压为一恒量，所以潜水深度越大，允许的氧浓度越低。为了使用方便，氦氧潜水减压表中通常会列出不同深度潜水时混合气中允许的氧浓度范围，供用气量估算和配气时使用。最终配制成的混合气的氧浓度，与规定值的误差应控制在 ±0.5% 范围内，否则应该校正。氦氧混合气配制和矫正的具体方法和步骤，见配套的《潜水医学实习手册》。

应注意，为不同潜水深度所配制的氦氧混合气不能互相代替。应当用于较大深度的氦氧混合气，若用于较浅深度，由于氧浓度较低，氦浓度较高，即使不导致缺氧，也会增加减压病的发生可能；反之，将用于较浅深度的氦氧混合气用于较大深度，因氧浓度较高，则会增加氧中毒的发生风险。

（四）准备 CO_2 吸收剂

HY-6071 装具需要使用产氧剂，潜水钟和加压舱内（饱和潜水时）需要使用 CO_2 吸收剂。应根据潜水减压时间、人次等确定使用量，并做好鉴定。其他用以洁治气体的试剂如活性炭、硅胶等也一并按需要准备。产氧剂或吸收剂等必须在潜水前临时装填，需要先筛除粉尘，装填不能过实，以保证气流有效通过；装填好后还得用高压气吹除残留的粉尘。

（五）准备其他装备器材

氦氧潜水时的防寒保暖特别重要，须根据作业水域气温和水温情况，准备好相应的保暖装具、水面热水循环系统等设备。确保氦氧潜水电话性能良好，以保证作业期间水下和水面的通信交流。其他如供配气系统、出入水系统、加压舱等均应状态良好。同时，还应准备必要的医疗设备和药品，以备急用。

（六）应急预案

任何潜水都应准备应急预案，氦氧潜水的预案应更加详细完备，包括发生"放漂"、水下意识丧失、减压不当、出现减压病、气体供应障碍等意外情况的处置措施。

三、潜水过程保障要点

（一）下潜或加压速度

根据潜水员的咽鼓管通过性和供气情况，确定下潜速度。如咽鼓管通过性良好并且水面供气流量充足，下潜可以尽可能快些，但一般不要超过 22 m/min（120 m 以浅时，更大深度需要按照预防加压性关节痛和高压神经综合征的要求实施加压，具体见十八章）。如穿着干式潜水服，下潜时还应注意平衡潜水服内外压力，防止发生挤压伤。

（二）下潜过程中呼吸气体的转换

下潜过程中，如果采用先呼吸空气下潜，到一定深度再转换为水底氦氧混合气的方式，就需要在水下进行气体转换。当然，如果潜水深度大、水底混合气氧浓度低于 16% 时，必须到了水下才能转换，否则会发生缺氧。当然，如果混合气氧浓度较高，通常在水面就可完成转换。前苏联氦氧潜水减压表规定，到水下 60 m 空气潜水极限深度处再转换成氦氧混合气，以充分节约氦气并减少氮在体内的饱和量。因此，确定呼吸气体转换深度的基本原则，是最浅不致缺氧、最深不致氮麻醉。

我国现用氦氧潜水减压表规定在水下 20 m 进行转换，美国海军则规定在水面或者水下 6 m 进行转换。到达转换呼吸气体的深度时，暂停下潜，换供氦氧混合气，根据使用装备的不同，通风 20 s～2 min，成功转换的标志是潜水员出现氦语音。如采用潜水钟下潜，可到达作业深度后以钟用氦氧混合气给潜水钟加压，至潜水员出现氦语音后戴头盔或头罩出潜。

（三）监督水下用气

在作业过程中水面或潜水员应根据所使用的装备，调节好供气余压。供气不足可能导致潜水员呼吸不畅或者发生挤压伤；供气过大可能导致"放漂"（采用 HY-6071 装具潜水时）。供气控制台操作员和潜水监督应严密观察供气压力表的指针变化，以第一时间发现供气中存在的问题。例如，当潜水员吸气时如果管路压力下降非常明显，提示供气流量不足或者潜水员过大地开启了旁通阀，都需要及时纠正。

（四）监督上升减压

氦氧潜水减压时间很长，减压过程的医学保障尤为重要。为了缩短在水中的减压时间，减压过程中需要使用几种不同的气体，并且应尽可能采用水面减压法。通常先呼吸水底混合气完成最初阶段的减压，到达某一深度或第一停留站后转换呼吸空气或较高氧浓度的氦氧混合气，继续阶段减压到较浅深度时转换为呼吸纯氧。在进行水面减压时，在加压舱内尽可能呼吸纯氧，以空气间隔以降低氧中毒风险。

不同的减压表对上述减压轮换气体的过程有不同的做法，应该根据所用表的规定，严格执行各环节，紧密衔接，确保各类气体正确、及时转换。空气潜水在减压过程即发生减压病的可能较小，但氦氧潜水时这种可能性显著增加，需要提高警惕。另外，由于常采用高强度吸氧以提升减压效率，也应密切关注氧中毒的发生。

（五）加强出水后的医学观察

潜水员减压结束出水或出舱后，应密切观察 2～6 h 甚至更久，期间不应远离加压舱，出现问题及时报告潜水医师并及时处置。

四、氦氧潜水减压病

由于氦气的物理特性，氦氧潜水时，氦气容易因减压不当溢出形成致病气泡。相对于氮气泡，氦气泡一般较小，且散在、数量多，在水下减压过程即可能导致症状。氦氧潜水减压病的表现与空气潜水减压病基本相同，但以轻型症状多见，偶尔也会发生内耳和中枢神经系统症状。主要表现为关节疼痛（下肢多于上肢，尤以膝关节多见）、皮肤瘙痒和红斑，以及散在性疼痛和暂时性不适等，也可能出现麻木、肌无力或眩晕等症状。随着潜水深度的增加，出现前庭功能损害的可能增大。在水下、水面减压过程或潜水结束后发生减压病的处理方法不同。以下介绍基本原则和方法举例，具体以所采用的氦氧潜水减压表的规定执行。

（一）潜水结束后发生减压病

立即选用适当加压治疗表进行加压治疗。基本原则是，根据潜水深度、可能存在的减压不足发生的深度和时间，结合症状的发生发展，选用较大强度的加压治疗方案，如美军治疗表 8 或第二军医大学治疗表Ⅵ、Ⅶ（具体参见第二十八章），条件允许时，可在较高压力下通过面罩呼吸氦氧混合气，或直接采用饱和潜水减压方案治疗。

（二）在水面间隔期间发生减压病

潜水员进行水面减压，在水面间隔期间发生轻型减压病，尽快将潜水员送入加压舱，可先加压到 15 m 吸氧，根据症状发展、水下减压和水面间隔时间是否延误等情况，选择延长原有水面吸氧方案、提高到 18 m 吸氧或者直接选择如美军治疗表 5、第二军医大学治疗表Ⅰ～Ⅳ等处理。

如间隔期间发生重型减压病，或者在加压到 15 m 后发现存在神经系统异常，应立即加压到 18 m，根据症状直接选择如美军治疗表 6 或第二军医大学治疗表Ⅳ或Ⅴ等进行加压治疗。

（三）水下发生减压病

无论水下环境如何，处理水下发生的减压病都很困难。通常，如果潜水员处于较大深度（如 12 m 以深），可先下潜 1 站，在该深度停留原计划方案时间的 1.5 倍；如果症状缓解或稳定在可接受水平，继续按原方案 1.5 倍停留时间逐站减压；为了有效控制病情，可根据情况进一步延长部分停留站停留时间。在按规定完成水下出水站停留后出水、进舱，以较高强度的方案，如美军治疗表 6 或第二军医大学治疗表Ⅳ或Ⅴ加压治疗。

如果在较浅处（如 10 m 以浅）发生减压病，下潜 3 m，呼吸纯氧 30 min。如症状缓解，重新完成后续水下减压；如症状未缓解，但稳定在可接受水平，延长水下停留时间为原方案的 1.5 倍，可根据情况进一步延长部分停留站时间；可以采取水面减压，进入加压舱后直接选用治疗方案处理。在上述处理过程中，如果症状恶化，无法继续在水下停留减压，可直接上升出水，进入加压舱以较高强度治疗方案处理。

（徐伟刚）

第十七章

氢氧潜水

氢氧潜水，即是以人工配制的氢氧混合气或氢氦氧三元混合气作为呼吸气体进行的潜水。与其他混合气潜水一样，氢氧潜水可以采用常规潜水方式进行，也可以采用饱和潜水。然而，氢气与氧气混合时，需要控制氧浓度低于 4%才不会发生燃烧，而这么低的氧浓度在较浅深度时不足以维持人体生存所必需的安全氧分压，所以只有在大深度潜水时才能应用氢氧混合气。

第一节　氢气及其对机体的影响

一、氢气的发现

在 16 世纪初，首创"三元素"学说的瑞士著名医生帕拉塞斯曾描述过铁屑与乙酸作用时会产生一种气体，其实就是氢气。后来，比利时化学家海尔蒙特和波义耳等都曾偶然接触过氢气。1700 年，法国的勒梅里曾提到将铁和稀硫酸混合时产生了可以燃烧的气体。然而，他们都未能深入研究这种气体的性质，也未将其分离出来。1766 年，英国著名化学家卡文迪许系统地研究了这种气体，他用铁屑和锌等与盐酸或稀硫酸反应，用排水集气法收集产生的气体，由于发现产生气体的量与加入酸中的某种金属的量成正比，而与酸的种类和浓度无关，所以误认为该气体是由金属分解出来的；由于此气体在加热时就会燃烧，他称其为"来自金属的可燃空气"，并错误地认为这就是燃素或燃素和水的化合物。1781 年，英国化学家、氧气发现者普利斯特里发现用上述方法产生的气体和空气混合爆炸后有液体产生，卡文迪许证实生成的液体是水。1782 年，法国化学家拉瓦锡重复了卡文迪许等的实验，终于得出了正确的结论：氢和氧组成水，并于 1787 年科学地给出了它的名字"hydrogene"（英文 hydrogen），意为"会产生水的东西"，并确认氢是一种元素。

在地球表面，自然产生（如在雷电作用下水气会分解生成氢气）和各种人工方式生成并扩散到环境中的氢气，由于其密度低，都逃逸到外太空去了，所以地球表面大气中氢气含量极微。

二、氢气的理化特性

（一）无色、无味、无嗅

在常温、常压下，氢气是一种无色、无味、无嗅的气体。在 1 ATA 时，当温度达到-252.87 ℃时，氢气可转变成无色的液体；-259.1 ℃时，则变成雪状固体。

（二）分子质量、密度小

在元素周期表中，氢位于第一位，元素符号 H，是自然界最小的原子；两个氢原子组成一个氢分子（H_2），即氢气。因此，氢气的相对分子质量只有 2，是自然界最轻的气体；在标准条件下（1 ATA，0 ℃）氢气的密度只有 0.0899 g/L，分别是氦气、氮气和氧气的 1/2、1/14 和 1/16，是空气的 1/14.5。

（三）溶解度与氦、氮不同

1 ATA、37 ℃时，每毫升水中可溶解氢气 0.017 mL，比氦气（0.0087）和氮气（0.0134）的溶解度大；氢气在油中的溶解度为 0.036，比氦气（0.0148）大，但比氮气（0.0668）小。因此，氢气的脂水溶比（2.12）是氦气（1.70）的 1.25 倍，是氮气（4.99）的 2/5。

（四）扩散速度快

气体的扩散速度主要受气体的分压（张力）、相对分子质量或密度、溶解系数等因素影响。由于氢气分子质量小，加上其在水中和油中的溶解度都比氦气大，所以氢气在混合气体及机体组织或体液中扩散的速度都要大于氦气，比氮气则更大。

（五）比热容大、导热性好

氢气的等压比热容为 14.23 kJ/(kg·℃)，是氦气的 2.72 倍、氮气的 13.55 倍。在 0 ℃时氢气的导热系数为 0.568 kJ/(m·h·℃)，比氦气高 14.5%，是氮气的 7 倍。

（六）传音速度快

在标准状态下，空气的传音速度是 331 m/s，氦气的传音速度是 972 m/s，而氢气的传音速度是 1286 m/s。

（七）化学性质活泼、易燃烧

常温下，氢气的性质很稳定，不容易跟其他物质发生化学反应。但当条件改变（如点燃、加热、使用催化剂等）时，情况就不同了。当空气中氢气浓度为 4%～74.2%时，遇到火源，会发生爆炸；氢气与氟的混合物在低温和黑暗环境就能自发性爆炸，与氯气等比例混合时，在光照下就能爆炸。氢气与氧气燃烧时的火焰呈淡蓝色，同时放出大量热，是相同条件下汽油的 3 倍，所以氢气是一种高能燃料。

常压下，当氢氧混合气中氧浓度低于 4%时，则不会发生燃烧。很多金属会吸附氢气，氢气进入金属原子间隙并与金属形成配位化合物。

三、氢气对机体的影响

（一）无毒性作用

尽管早期曾有人认为高分压氢气会对人机产生毒性影响，但至今进行的大量实验研究和现场实践应用均表明，高达 3 MPa 的氢分压对机体没有毒性作用，也未发现更高分压的氢气对动物存在毒性作用。

（二）有适度麻醉作用

氢气在水和脂中的溶解性特点，大体表示了其麻醉性大小：比氮气小、但比氦气大。动物实验和人体试验进一步证实了此结果，三者的相对麻醉性比约为 1∶1.87∶0.43。氮麻醉的存在，限制了空气潜水的深度；而氦则几乎没有麻醉性，但在高压下会导致明显的高压神经综合征；氢气的麻醉性介于两者之间，能在一定程度上对抗高压神经综合征效应，这也是氢气用于大深度潜水的一项主要优越性。人体试验证实了氢气的麻醉性和其造成的高压神经综合征的对消作用，潜水员在 4.6 MPa 氢氦氧下未出现震颤、肌阵挛、眩晕等高压神经综合征症状，工作能力未受明显影响。

氢麻醉的主要表现为致幻，对潜水员的认知能力影响较大，当人体暴露在 1.9 MPa 左右高压氢环境时出现这种效应。法国在 20 世纪 70～80 年代开展 Hydra 系列研究专门观察了氢麻醉效应，发现 2.45 MPa 氢分压对人员操作技巧和视觉反应时间无明显影响。和氮麻醉一样，氢麻醉也存在明显的个体差异。

（三）呼吸阻力小

由于氢气分子质量小，氢氧混合气潜水时潜水员的呼吸阻力比呼吸任何其他气体都小，潜水员呼吸功明显降低，体力消耗减少，有利于提高作业效率。

研究发现，在 1.3 MPa 压力下，呼吸含氧 2% 氢氧混合气时的功能性肺阻抗比呼吸同样氧浓度的氦氧混合气低 35%，呼吸肌负荷也相应减轻，肺活量轻度增加。然而，在 Hydra 系列 450 m 氢氦氧模拟潜水试验中，未发现呼吸氢氧和氦氧时通气功能有改变，这可能与氢麻醉作用降低了中枢神经系统的反应性有关。

（四）易于调压

由于氢气分子质量小、扩散速度比氦、氮均快，所以氢气更易于通过狭小孔隙，有利于中耳、鼻窦等含气腔室内外压力的平衡。

（五）增加机体散热

氢气的比热容比氦高近 3 倍，更是氮气的近 14 倍，导热系数也比氮气和氦气大。因此，呼吸含氢混合气时，比氦氧潜水还容易从肺部带走大量热量，即氢氧潜水时的核心失热效应更为明显，成为限制氢氧潜水的一个重要因素。在 Hydra 试验中，潜水员在 300 m 呼吸 10 ℃ 气体时，呼吸氢氧丧失的热量是呼吸氦氧的 1.6 倍；潜水员即使从事重体力劳动，身体代谢产生的热量也无法抵消体热的散失。豚鼠在 600 m 氢氧环境维持正常体温的耗氧量要比在氦氧环境中多 25%。在 1～10 MPa 下，呼吸氢氧混合气时潜水员的呼吸散热和对流散热比呼吸氦氧混合气分别高 38% 和 32%。因此，进行氢氧潜水时对环境温度的要求更高，1 ℃ 温差就可以产生明显寒冷感觉。氢氧潜水时的舒适温度范围为 30～34 ℃，最终均要以潜水员自身的感觉来调整。在水下呼吸氢氧混合气进行作业时，除采用加热潜水服外，还应该对呼吸气体进行加热，否则将难以抵御从呼吸道带走的热量。

（六）改变语音

由于氢气分子质量小、密度小、传音速度快，所以在高压氢氧环境中，人的语音会发生明显改变，音调变高、带有鼻音，语音清晰度也明显降低、难以听懂。其原理和解决方法可能与氦语音类似，相关研究并不多。

（七）对心脏功能无明显影响

氢氦氧环境下心脏功能和心肌电生理仅出现轻微的改变。在 250 m 氢氧和 700 m 氢氮氧（氢分压 2 MPa）环境下，P—R、QRS、Q—T、S—T 特征均无变化。体外观察静水压、氢气、氮气和氦气对大鼠心房率作用的研究中，发现 4～15 MPa 静水压使大鼠体外心房自发性频率降低最高达 30.6%，在 4.9 MPa、9 MPa 和 14 MPa 氢分压下，则自发性频率随着氢分压升高而增加，效应为氮气的 1/2、氦气的 5 倍。这可能与副交感神经系统的兴奋性受抑制有关。

（八）氢气的抗氧化效应

2007 年，日本学者发表了氢气选择性抗氧化作用的实验报告，我国研究人员据此开展了大量研究。研究的主要结果是，氢气作为一种有效的抗氧化物，能清除各类疾病进程中产生的有害自由基，同时还能发挥其他生物学效应。其实，采用氢气治疗疾病早在 1975 年就有报道；而氢气作为一种化学性还原剂，更是科学常识。当然，在通常情况下，氢气的化学性质是比较稳定的，这也是它能作为潜水惰性气体的基本要求。氢气作为一种潜水呼吸气，其基本特性仍是遵循了生理性惰性气体的定义："在通常条件下与体内物质不发生化学键关系，不参与机体新陈代谢，只按体内外该气体的分压差梯度自由扩散"。即使氢气与体内某些物质发生反应，但这并没有影响氢气在体内的进出平衡，也没有影响氢气在高压下饱和、过饱和及脱饱和规律，后者才是作为一种潜水惰性气体被关注的焦点；当然，如果氢气还能对潜水员机体产生有益作用，那可算是氢氧潜水的又一优点。

四、氢气在潜水中的应用

在寻找麻醉性小的生理性惰性气体替代氮气用于大深度潜水的过程中，氢气和氦气几乎是同时被考虑到的两种具有潜在应用价值的气体。氢气是自然界最轻的气体，特别适合在大深度潜水时的高气压条件下用作呼吸气以降低呼吸阻力。氦氧潜水能有效解决空气潜水的氮麻醉问题，但在大深度时，会引起高压神经综合征；而氢气因为具有一定的麻醉性，在相同的高气压下引起的高压神经综合征较轻。并且，氢气的获取要比氦气容易得多，价格也便宜得多。当然，与氧混合时的易燃爆性，是将氢气用于潜水的主要风险；目前虽有办法克服，但对实践应用还是造成了很多限制。

第二节　特殊医学问题

将氢气用于深潜水，充分利用了氢气易得、价廉、呼吸阻力小、适度麻醉性等优点，但同时也带来了一些空气潜水和氦氧混合气潜水时所没有的问题。经过多年研究，多数问题都能得到有效解决。但由于氢气的特殊性质，一些问题带来的风险将难以完全避免。

一、安全相关问题

（一）氢气易泄漏

氢气的黏度只有 13.2×10^{-8} Pa·s，泄漏能力是空气的 2 倍；氢气的扩散系数为 0.63 cm/s，比空气快 4 倍，易于通过压力气瓶阀门、舱室门管路连接处泄漏至环境中。进行氢氧潜水时，应采取防止泄漏、加强通风等措施，以防局部氢气积累引发燃爆事故。

（二）氢气易燃易爆

氢气在空气中自燃的温度为 585 ℃，此时所需的最小着火能量仅为 0.019 mJ。氢气在氧气中自燃温度为 560 ℃，最小着火能量 0.007 mJ。爆炸极限指遇火种时会产生爆炸的空气中含有该种气体的体积比范围，氢气的爆炸极限为 4.0%～75.6%。在氢氧混合气中氢气的着火阈值，1.5 MPa 时为 5.5%，7.5 MPa 时为 4.35%。为此，须采取禁烟、禁用明火、消除可能产生的火源、使用防爆电机和不产生火花的工具、防雷和消除静电等一系列安全措施。

（三）静电危害

由于氢气的着火能量极低，微量静电火花即能引爆氢气，而氢氧潜水使用氢气的过程中，易于产生和积聚静电，所以需要高度重视。静电的来源很多，氢气在管路中快速流动或从喷口或泄漏处快速流出时会产生静电，氢气中的固体和液体杂质在氢气流动过程中与管壁等碰撞会产生静电，而操作人员更容易产生和携带大量高能静电。所以，用于潜水的氢气，其纯度应该高于 99.995%；在管道中输送、补充和排出时应该控制流速；盛装和输送氢气的容器、管道和输出口等的内表面必须清洁、光滑并满足特殊的材质要求；并且有良好的接地措施；相关操作人员要严格遵守消除和防止静电产生的规范；可能有氢气通过或积聚的室内，应该保持一定的湿度，促使静电荷从绝缘体上自行消散。

（四）呼吸气的污染

氢气的生产过程中，容易导致砷化三氢、磷化氢和氰化氢等氢化物污染，特别是在催化制氢时。电解水生产出的氢质量最好。但不论使用哪种生产方法，呼吸用氢气都必须纯化，并符合标准，砷化三氢必须小于 0.05 mg/L，磷化氢须小于 0.33 mg/L，氰化氢须小于 10.0 mg/L。其他成分也有严格规定，如氧和氮必须小于 100 mg/L，CO 须小于 0.5 mg/L，CO_2 和甲烷须小于 5 mg/L，砷和磷须小于 0.0015 mg/L。

（五）氢气的钢脆化效应

氢气能引起钢材料的脆化，通常在氢分压达到 10 MPa 时体现这种作用。在目前已经开展的潜水作业中，还达不到如此高的氢分压，并且呼吸气中的氧气和水汽能削弱这种效应，所以在这方面并不需要过多考虑。实践表明，将氦氧潜水设备用于氢氧混合气潜水是安全的。但是，氢氧潜水动物实验已达到 15～20 MPa，此时氢分压达到 10 MPa，钢制动物舱有可能出现疲劳现象。

二、氢氧混合气的配制

在配制氢氧混合气的全过程中严格控制氧浓度是避免爆炸的关键。研究证明，只要将氢氧混合气中氧浓度控制在 4% 以下就不会发生燃烧，就能保证安全。

研究者报道的氢氧混合气配制方法或装置包括 Edel 的分压法、Hill 的液体氢氧混合装置、Fife 循环流混合器等。1973 年，Edel 用分压法配制了 50 瓶氢氧混合气，并用于商业潜水。Hill 发明了在液体中混合氢氧气体的装置，安全性高；但此法配置的氢氧混合气如果压力不高，还需要使用氢气模压机将中低压混合气增压入高压储气瓶中。

在配制和储存氢氧混合气的室内空间，其最高点至少要安置一个氢气检测器。舱门、阀门、管路连接处等可能泄漏出氢气的上方也应该安装氢气检测器。检测器与声光报警器连接，报警器应安装在适当的部位，以有效警告相关岗位的工作人员。

测氧仪和压力表的精度都应该达到 0.1%。还得通过测量氢气瓶的温度来控制氧气加入氢气瓶中的流速，不能过快。

三、氢氧潜水系统的特殊要求

（一）舱室和管道

氢气加压的舱室和流经的管道，首先必须严格防止泄漏。在使用前后，输送氢气的管道必须用纯氮或纯氦冲洗。排气前，排气口也需要用纯氮冲洗，并将所有排出气体收集起来，安全排到室外。潜水系统能安置在室外最好；如在室内，可安装通风柜，将排出或漏出气抽吸至室外。在船舱室中存放或运输氢气的过程中，可以用氮气充满所在舱室，采用遥控操纵舱室内阀门。

（二）生命支持系统

法国 Comex 公司研发了专用于氢氧潜水的特殊生命支持系统，主要技术是确保氧气的安全加入。其原理是：①保证良好的氧气混合；②防止氧气直接接触舱内混合气；③当温度升高达到设定值时，系统自动关闭。该系统在 Hydra 系列试验中得到了很好的应用。

（三）氢清除系统

氢氧潜水作业过程及减压过程中，大量含氢混合气排出。在饱和减压过程中，由于减压速度缓慢，排出的含氢气体会很快扩散消失，通常不至于形成爆炸性混合气体。在排放大量含氢气体时，可以采用连续燃烧的方法直接消耗排出的氢气。当然，此时要采取有效措施，以防止火焰逆反进入排放管路系统。还可以采用催化反应方法，使氢气和氧气结合产生水，达到安全除氢的目的。

（四）潜水呼吸装具

进行氢氧潜水时应采用适用的潜水员呼吸装具，应该带有气体回收装置。Comex 公司研制了专用于氢氧潜水的聚硅酮热水服、Prox-lite 型头盔、BOS 回收系统和 Lara 半闭式循环系统。

四、加压和减压

（一）加压

氢氧混合气的加压，通常采用空气加压到大于 30 m 的深度，然后转换成低氧浓度的氮氧或氦氧混合气，再用相同浓度的氢氧混合气置换。氢氦氧饱和潜水的加压也要遵照特定程序，先用氦氧加压到一定深度（100~200 m），然后用氢气加压到目标深度。用氢气加压，很少出现加压性关节痛，但需要注意潜水员的情绪变化。

（二）减压

作为一种特殊的潜水惰性气体，最被潜水医学专业人员关注的是其安全减压问题。氢气从体内排出的速度要比氦气快，这一点有利于脱饱和。但是氢气在水中和脂中有较大的溶解度，又不利于脱饱和。这两个因素决定了氢氧潜水的安全减压速度要稍慢于氦氧潜水。Michaud（1969）等氢氧动物模拟潜水实验中，采用氦氧方案减压，结果在减压过程中动物就死亡了。Edel（1972）等证明，相同深度的氦氧和氢氧潜水，如果采用相同的氦氧减压方案，氢氧潜水的减压病发病率更高，症状也更严重。氢气的饱和、脱饱和时间介于氮气和氦气之间，氢气在机体组织中的最慢假定时间单位约为 5 h。Gardette（1985）在 Hydra 潜水试验中发现，氢氧饱和潜水的减压时间比相同深度氦氧饱和潜水减压时间长 1/4。Hydra 研究提出氢氧饱和潜水可采用单一的 1 m/（50~55）min 的减压速度，此方法在海上实潜中成功得到了应用。

在 Hydra V 的第一次模拟潜水中，在 450 m 饱和 3 天后将氢氦氧三元混合气转换成氦氧混合气，但是，在转换后探测到循环系统内气泡数量突然增多，加压到 470 m 并呼吸治疗混合气后气泡音消失。第二次 450 m 饱和试验则采用了从饱和深度逐渐减少氢含量、直到 200 m 全部消除氢的方法，要比第一次试验时突然大比例减少氢的方案更安全。

另外，为了防止氢气燃爆，氢氧潜水的加压和减压阶段需要在一定深度进行混合气体等压转换，涉及等压气体逆向扩散的问题。Aoust（1981）等的实验发现，在 0.8 MPa 时将氢氧饱和后的山羊转换成呼吸氦氧混合气，腔静脉中出现明显气泡音。气体逆向扩散是比较复杂的问题，大深度氢氧潜水应该谨慎进行气体的转换，转换过程应该在舱内进行，以保证有效监控和及时处置。

五、未来展望

氢氧潜水，优点突出，但涉及的问题也很多，氢气易燃爆的特点是最大的安全隐患，目前虽然已经有了一些有效的解决措施，但需要增加很多特殊装备和考虑，风险永远存在。至于减压和核心失热等问题，只要关键措施和技术解决后，都应该可以通过深入研究得到更好的优化。氢氧潜水研究，在

20世纪80~90年代达到高潮；针对氢氧潜水提出的"生物减压"方法，其成为关注热点的原因更多地还是在理念上的创新。在过去十来年中，有关氢氧潜水的实践和研究，报道少见。当前氦氧潜水技术已经非常成熟，同时潜水作业的安全性和经济性考虑并不特别支持300~400 m以深的载人潜水作业，氢氧潜水的实践需求在现阶段可能并不明显，其发展前景也因此并不明朗。

（徐伟刚）

第十八章

饱 和 潜 水

潜水员在水下某深度或相当于该深度水压的高气压环境中，持续停留 24 h 以上，以致呼吸气体中的惰性气体在机体各类组织中达到完全饱和，在这一深度无论再逗留多久，其减压时间不会因潜水时间延长而再增加，这样的潜水方式，称为饱和潜水。自饱和潜水概念确立以后，传统的潜水方式就被对应地称为"非饱和潜水"或"常规潜水"。

第一节　原理和优越性

一、原理

饱和潜水，除遵循基本的加压、高气压下停留和减压的基本原理外，主要体现了生理性惰性气体在体内"饱和"后"减压时间不再因停留时间的延长而延长"的生物－物理学基本规律。

潜水员呼吸压缩气体进行潜水，在一定深度停留，在一定时间范围内，停留越久，呼吸气中惰性气体在机体各类组织和体液中的溶解量越多，所需要的减压时间也相应增加；当惰性气体在体内的溶解达到完全饱和，即呼吸气体中惰性气体的分压与组织中该惰性气体的张力相等时，所需要的减压时间非常长；但此时，如果进一步延长潜水时间，减压时间不会因为潜水时间的延长而再增加，因为惰性气体从呼吸气中溶解进入组织内的速度与从组织内扩散出体外的速度完全一致，不会因为停留时间的延长而继续增加组织中惰性气体的张力。

如果创造条件，使潜水员得以长期停留在水下或高气压下几天乃至几周，待全部作业任务完成后，可一次性减压出水。这样，水底作业时间大大延长，即潜水员可在一定深度水下进行长时间的有效作业，而减压时间不再增加，潜水作业效率就会显著提高。1957 年，美国潜水军医 Bond 上校率先提出了这一概念，并进行了名为"创世纪"的一系列试验，证实了上述规律或特点。

二、巡回潜水

在饱和潜水条件下，潜水员离开居住舱到水中某一深度进行潜水作业，完成任务后返回居住舱，这种方式的潜水称为巡回潜水（excursion diving），简称"巡潜"。巡潜是在饱和基础上进行的。

（一）类别

巡潜分为三种类型：从饱和深度出发向较浅深度进行的巡潜称为"向上巡潜"，与饱和潜水深度相等的巡潜称为"水平巡潜"，从饱和深度出发向较大深度进行的巡潜则称为"向下巡潜"。向上巡潜本质上是在一定深度内的减压，所以不得超过规定的上限，否则在巡潜过程中即可能发生减压病。水平巡潜，压力无变化。向下巡潜，在饱和深度的基础上增加了潜水作业深度，实践意义较大；当然，在向下巡潜后回到饱和深度时也涉及减压问题。

（二）不减压巡潜

潜水员向下巡潜到比饱和深度更深处，允许停留较长时间，然后可按类似常规潜水中不减压潜水的方式安全地回到饱和深度，这种向下巡潜称为"不减压巡潜"。不减压巡潜的"深度-时程"极限，相比从水面出发做常规不减压潜水的"深度-时程"极限，其范围要宽得多。因为，不论以"过饱和安全压差"还是"过饱和安全系数"来控制减压，从饱和深度（即便是 80 m 深度其压强也达 9 ATA）向更大深度的不减压巡潜肯定要比从水面（1 ATA）出发的不减压潜水要深或者时间极限要久得多。

因此，饱和基础上的向下巡潜允许不减压的深度-时程极限要比通常的不减压潜水要大得多。这就更进一步提高了潜水作业效率和在更大深度下进行有效作业的可能性，具有很高的实用价值。在实践中实施的饱和巡潜，通常都是不减压向下巡潜；当然，如果需要在一定深度范围实施潜水作业，则可同时采用两种或三种巡潜方式（图 18-1）。

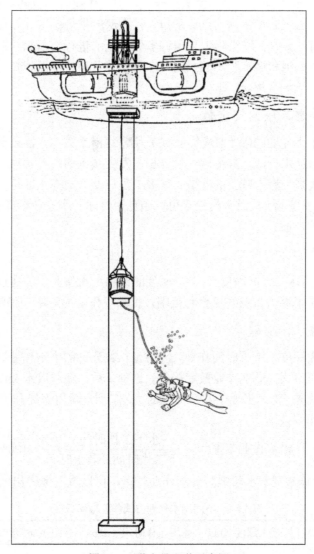

图 18-1　潜水员巡潜示意图

当巡潜的深度-时程超过规定的不减压极限时，也必须进行减压，否则会发生减压病。

根据饱和深度、呼吸介质、氧分压、过饱和安全系数（或安全压差）、采用的理论组织参数等条件，可求得向下和向上巡潜的深度-时程极限值。为了使用方便，在各饱和潜水减压表中，都列有专用的"巡回深度-时程极限表"。

三、优越性

饱和潜水的优点在于提高潜水作业效率,潜水员可在某一深度水下进行长时间的有效作业。在潜水装备技术的支撑下,很快从实验室试验、海上试验走向了海上实际应用。

（一）允许在大深度水下长时间持续作业

常规潜水作业方式,允许的最长水下作业时间通常只有1~3 h,难以满足一些需要在水下长时间持续作业任务的需求。而饱和潜水能较好地满足这种需求,能够长达数周暴露于饱和压力下,潜水员通过换班在水下作业点持续劳动,即使单批次(个)潜水员也可持续工作4~8 h。

在大深度水下仍能长时间持续作业,则是饱和潜水优越性的最重要体现。因为考虑到减压的安全性,现代常规潜水方案的基本规则之一,是潜水深度越大,允许的最适作业时间极限越短。如表18-1所示,按我国潜水减压表规定,36 m水深处的空气潜水的最适工作时间极限为60 min;而到了60 m则只允许潜水20 min;60 m以深需要采用氦氧混合气,但其作业时间也随着深度的增加而显著缩短。由于水下工作时间在计算时还包括下潜时间,所以,在大深度常规潜水中,真正能在水底从事作业的时间更为短暂,甚至只有数分钟,这实际上使得许多任务无法进行。因此,常规潜水对120 m以深的水下作业几无用武之地。而饱和潜水则不然,只要在现代装备和医学保障技术允许的深度范围内,不论多深,都可持续作业数天到数周。

（二）有效提高潜水减压的安全性

针对需要较长时间水下作业的潜水任务,如果采用常规潜水方式,需要数百、数千甚至上万人次的潜水作业才能完成。每潜水一次,就得有一次减压,发生减压病的总体风险,也会相应增加。如果采用饱和潜水,则可大大减少潜水减压的次数,很多工程只要一次潜水即可完成,对整个潜水工程而言,发生减压病的风险将大大降低。潜水员更是可以避免短时间潜水作业后即开始减压所带来的匆忙,降低水下发生意外操作的可能。

（三）能以饱和深度为中心向上下扩展潜水作业范围

"巡潜"功能使饱和潜水"如虎添翼",单一深度的饱和潜水作业,可通过巡潜进行一定深度范围的潜水作业,进一步拓展了潜水作业的深度和范围,提高了作业的效率和经济性。

（四）显著提升潜水作业效率

常规潜水不允许在大深度水下长时间作业,因为延长数分钟的水下作业时间,即可能需要增加数十分钟甚至数小时的减压时间,潜水作业效率极低。这种矛盾,随着潜水深度的增加愈加突出。饱和潜水的上述几个特点和优点,汇总形成了其最关键的优越特性,即显著提升了潜水作业的效率。通常,用下面公式来衡量潜水作业效率:

$$潜水作业效率 = \frac{水下工作时间}{水下工作时间+减压时间} \times 100\%$$

按照这一公式计算常规潜水和饱和潜水作业效率,可以直观地得出结论(表18-1)。

表18-1 不同潜水作业方式作业效率比较

潜水方式	呼吸气体	潜水深度（m）	水下工作时间（min）	减压总时间（min）	潜水作业效率（%）
非饱和潜水	压缩空气[1]	36	60	67	47.2
		60	20	75	21.1
	氦氧混合气[2]	100	30	262	10.3
		150	20	495	3.9

续表

潜水方式	呼吸气体	潜水深度（m）	水下工作时间（0）	减压总时间（min）	潜水作业效率（%）
饱和潜水³	氦氧混合气	100	10080（7 d）	5037	66.7
		300	10080（7 d）	12634	44.4
			20160（14 d）	12634	61.5

1 数据来自我国空气潜水水下阶段减压表；2 数据来自我国氦氧潜水减压表；3 数据来自我国饱和潜水减压表

从上表可以看出，在非饱和潜水，当潜水深度大时，最适作业时间极限变短，潜水作业效率大幅度降低；而饱和潜水因为突破了大深度条件下停留时间的限制，随着饱和暴露时间的增加，作业效率进一步增高。

当然，从上述优点及表中实例我们还应该看到，饱和潜水只在长时间水下作业中才能发挥优势，这种优势随着潜水作业深度的加大而变得更加明显。针对潜水作业时间并不很长的任务，如果仍采用饱和潜水，则只能体现它装备、技术和操作复杂的缺点。因此，常规潜水仍有很大的用武之地，两者不能偏重或偏废。在选择作业方式时，应当根据具体潜水作业的深度、所需作业总时数、是否需要持续不间断操作、潜水装备和潜水员素质等主客观条件，来决定采取哪一种潜水方式。例如，当潜水深度超过 120 m，并且所需作业总时数超过 30 h，或者潜水深度虽然较浅，但所需作业总时程超过两周，采用饱和潜水是比较经济的。

四、类别

根据潜水深度和呼吸气体的不同，可将饱和潜水分为以下几类。

（一）空气饱和潜水

在常规潜水中，压缩空气是最常被采用的呼吸气体。但在饱和潜水中，压缩空气的使用受到限制，主要原因是呼吸气中随深度而增加的氧分压的长时作用会对肺脏产生不利影响，即肺氧中毒。只有浅于 15～18 m 深度下才适合采用压缩空气作为饱和呼吸气。当然，可在浅深度空气饱和的基础上，采用适当的巡潜以完成较大深度的潜水作业。

（二）氮氧饱和潜水

对大于 15～18 m 的饱和潜水，可采用降低空气中氧分压的方法，使用人工配制的氮氧混合气作为呼吸气。将氧分压控制在 20～50 kPa，可避免肺氧中毒的问题。然而，控制了氧分压，就得相应地增加氮分压，又出现了氮麻醉问题。适宜的氮氧饱和潜水的深度范围为 18～36.5 m。采用氮氧饱和潜水的深度虽有限，但采用空气巡回潜水，可到达 60～75 m 进行较长时间的作业，加上氮气及压缩空气易得、价廉，其优越性比较显著，具有一定实用价值。

（三）氦氧饱和潜水

超过 36.5 m 的饱和潜水，应选择呼吸麻醉作用比氮气小的惰性气体和氧气的混合气体，氦氧混合气是最常用的饱和潜水呼吸气体。由于氦气在大深度潜水中的一系列优点，氦氧饱和潜水成为当今使用最多的饱和潜水方式。

（四）氢氮氧饱和潜水

深度超过300 m 时，由于会出现比较明显的 HPNS，影响加压和高压下作业。如果在氦氧混合气中加入适量氮气，以氮的麻醉性"对抗"HPNS，实践证明能发挥一定作用。这就需要呼吸氦氮氧三元混合气。但由于存在作用并非能完全"抵消"、操作复杂等因素，加上商业潜水多数限于 300 m 以浅，所以在实践中应用并不多。

（五）氢氧/氢氦氧饱和潜水

在大深度饱和潜水中使用氢气，则可解决或部分解决氢气价格昂贵和 HPNS 的问题。法国 Comex 公司在 20 世纪 80～90 年代进行的系列大深度饱和潜水试验，包括仍保持着当前潜水深度世界纪录的海上和实验室潜水试验，均是采用氢氦氧三元混合气进行的。然而，由于氢气的特殊性质，几乎没有在实践中得到应用。

第二节　饱和潜水系统

饱和潜水系统是指为潜水员在水下和高气压环境中长时间生活、居住和作业提供支持的设备和器材的总称。从维护人员的生命和健康角度讲，饱和潜水系统就是保证潜水员顺利实施作业的生命支持装备。正是因为这个性质，潜水医学人员应该对相关装备有所了解。饱和潜水系统是最复杂的潜水系统，包括居住舱、潜水钟、生命支持等一系列子系统。

一、分类及主要组成

根据安装形式的不同，可将饱和潜水系统分为固定式和模块化两大类。固定式饱和潜水系统又分为陆基和船载式两类，前者用于研究和训练，后者主要用于海上实潜和训练。模块化饱和潜水系统是将整个系统进行模块化分解，需要时将各模块吊装并组合到潜水作业母船或海上石油平台上，依托这些平台开展潜水作业。

无论形式如何，饱和潜水系统的主要组成基本相似，均由甲板加压舱、潜水钟、钟吊放系统、生命支持系统、控制室、潜水装具、高压救生舱或艇等组成，陆基模拟饱和潜水系统通常还包括水舱系统，用于开展模拟饱和潜水训练。下面主要以海上作业的饱和系统为例简要介绍。

二、居住舱系统

居住舱是供潜水员居住并能按需控制舱内压力的载人高压容器。早期曾经使用水下居住舱，或称为"海底舱"，但由于运行保障复杂、机动性受限，所以现在几乎均采用甲板居住舱，安装在船舶或海上平台上。居住舱系统通常至少配置一个居住舱和一个过渡舱，能在舱内压强不同的情况下同时使用。

在饱和潜水整个过程中，潜水员绝大部分时间在居住舱内度过。居住舱体外表面一般包有隔热保温层。舱内通常分为起居室和卫生间两个空间。为了节约空间，舱内通常设置双层床铺。

过渡舱是供潜水员进出主舱高压环境时使用的压力平衡舱室，也是甲板减压舱与潜水钟的过渡对接通道，有时也兼做居住舱的卫生间。

舱控制台是整个甲板加压舱的监视和控制中心，通过操控台实现对居住舱及过渡舱的操纵、监控，进行通信。

三、潜水钟系统

潜水钟是一个能够把穿着全套潜水服的潜水员、作业工具和相关设备从水面甲板平台运送至指定作业深度的球形耐压设备，是连接居住舱和水下作业点的"交通工具"。钟内外配置有支持潜水作业所需的装置及设施，通过吊放系统移动钟体。水面通过脐带控制潜水钟内气压、供给潜水员呼吸气、测定深度、维持潜水服和钟内环境温度以及进行通信和监控等。

潜水钟通过脐带与水面供气及控制系统相连，通常包括一根潜水钟脐带和若干根潜水员脐带。脐带主要用于为潜水钟和潜水员供气、供热水、供电、通信、测深等，经过特别设计的脐带也可用于应急情况下潜水钟的回收。

潜水钟通过吊放系统在甲板移动和出入水。通常配备升沉补偿装置，用以抵消船舶运动对潜水钟主缆的影响，以减少涌浪起伏对水下作业的影响。

四、生命支持系统

生命支持系统是控制潜水员居住、作业时舱内环境，提供潜水员居住、作业所必需的生存条件，保障潜水员整个作业过程身体健康和生命安全的一系列设备系统的统称。主要包括气源及供气系统、环境控制系统、卫生系统、海水加热系统、高压逃生系统等。其他如监控、通信、医学、潜水装具等设备也是生命支持系统的一部分。

饱和潜水作业现场需要配置足够数量的作业气源，基本要素与"氦氧潜水"章中介绍的类似。环境控制系统通过舱外主机和舱内机控制舱内温湿度，同时通过钠石灰罐吸收 CO_2，控制其浓度。必须对舱内氧气、CO_2 和其他有害气体进行实时监控，出现偏差及时纠正。由于潜水员长时间生活于居住舱内，所以必须设置供水和排污系统，以保证洗涤、淋浴、大小便等日常生活。常用海水加热系统对过渡舱、潜水钟及巡潜作业的潜水员进行加热，保证作业期间环境温度的舒适。

现代饱和潜水系统多配置高压逃生子系统，用于在紧急情况下潜水员逃生撤离。逃生舱的工作压力与饱和潜水系统工作压力相同，能容纳饱和潜水系统内所有潜水员。

五、水舱训练系统

水舱训练系统是模拟海上饱和潜水作业的闭式潜水训练注水耐压舱室，通常与陆基模拟饱和潜水训练系统连接在一起，可以模拟饱和潜水系统工作压强以内的任何水深的压强和水环境。用于在陆上训练饱和潜水员实践操作技能。

六、其他分系统

（一）通信系统

饱和潜水系统的通信系统包括数字扬声综合通信、声力电话、氦氧电话、水声通信机、潜水钟应急定位装置，以及视频、音频娱乐等系统，用于同水面各岗位、居住舱、潜水钟及出潜潜水员之间的通信、交流、警示、定位等。

（二）综合监测系统

综合监测系统主要用于完成对饱和潜水系统中潜水钟、减压舱、过渡舱、液压系统、冷却水系统及卫生系统等的信号监测、故障报警等，同时对潜水钟吊放系统及其辅助系统进行集中监控，实现潜水钟的吊放操作及吊放过程中系统运行参数的监测。

（三）视频监控系统

视频监控系统主要用于监视和记录饱和潜水系统各主要设备及关键部位的运行情况，包括舱内、钟内人员活动，潜水钟对接、吊放，潜水员水下作业等，以便及时发现故障或异常，从而采取相应的措施以保证饱和潜水系统各关键装置及操作的安全运行，保障饱和潜水系统的安全。

（四）供配电系统

供配电系统负责向饱和潜水系统提供三相 380 V、单相 220 V 和直流 24 V 电源保障。通过不同规格的电缆将用电设备连接至主配电柜、配电箱、不间断电源、控制柜（箱）及用电设备。通过各断路器的配置和相应保护段动作值的选定，使供配电系统具有自动保护功能，实现配电系统安全可靠地运行。

七、饱和潜水装具

常规潜水使用的各种轻潜水装具都可用于饱和潜水，主要根据水下作业时间和深度、气体供应、人员经验等选用。在工程潜水作业中，一般选择管供式按需供气潜水装具。在气源充足或水底停留时间较短的饱和潜水中，可以使用开式按需供气装具。这种装具结构简单、使用方便，但耗气量大。在长时间、大深度作业时，可采用回收净化循环装置，以减少氦气的消耗。

第三节　对机体的影响

长时间暴露于高气压环境中，可能会对机体产生一些明显或持久的影响。就目前人类所进行的饱和潜水试验或实潜而言，只要遵循规范，饱和潜水对人体的影响多数是轻微或可逆的；即使出现一些病理损伤，在通常的作业深度范围内，也都有有效的预防或处置措施。目前观察到的饱和潜水对机体的影响，都是在特定气压、气体成分、暴露时间、作业环境和人员个体等综合条件下取得的结果；一些变化的生理或病理机制，仍需深入探索、研究。

一、生理功能的变化

高气压对机体的影响主要来自于气体压强与呼吸气体的成分两个方面；压强越大、暴露时间越久，影响越显著。对饱和潜水而言，长时间生活于居住舱密闭、狭小环境会对机体产生影响。但总体而言，饱和潜水对机体各系统生理功能的影响与常规潜水没有质的不同。

对呼吸、心血管和血液系统的影响主要因密度增加和氧分压增高引起。出现呼吸频率减慢、肺活量增加、肺泡通气量不足，呼吸功增加、心率下降、脉压缩小、血管外周阻力增加，红细胞和血红蛋白减少、白细胞增加，而血小板在减压后会减少。随着压力的增加，高压性多尿现象更加明显，消化腺分泌和胃肠运动也会受抑制，食欲减退并且胃肠道对营养素的吸收下降，因此长时间高气压暴露容易导致潜水员体重下降。长时间高气压暴露和应激等也会对机体免疫功能产生一定影响，神经反应和短期记忆等会出现一定程度的下降。由于长时间居住于密闭潮湿环境，皮肤、外耳道较易发生感染。

二、高压神经综合征

机体受高气压作用时出现的一系列神经系统功能障碍症状和体征，称为HPNS。以运动障碍（如震颤和肌肉抽搐）、脑电图变化、视觉障碍、眩晕、恶心和嗜睡等为特征。

（一）症状和体征

1. 震颤

当潜水深度超过150~250 m时，潜水员就可能发生震颤。手最明显，也可累及臂、腿、躯干和颈项等。震颤有节律性，频率为5~8次/秒。轻度震颤可凭意志克服，但严重者会妨碍协调动作和操作。如果在出现震颤后维持压强不变，震颤会减轻或消失；如进一步加压，震颤又会重新出现。在有的深潜水实验中还可以见到肌肉抽搐。在更深的模拟潜水动物实验中还可见到全身阵挛性或强直性惊厥。震颤、肌肉抽搐和惊厥被认为是 HPNS 发展过程中运动障碍的三个阶段。

2. 脑电图变化和嗜睡

在人的实验中，当压力接近 3 MPa 时，脑电图 α 波活动受抑制，出现 θ 波，有时还出现 δ 波。在动物实验中，如果压力继续升高，脑电图会显示类似癫痫大发作的皮层放电，并且发生惊厥。潜水员出现间断嗜睡，轻微刺激能惊醒，但撤去刺激后又很快回到嗜睡状态。

3. 其他症状

出现 HPNS 者还可发生眩晕、恶心和呕吐等，也可感到眼睛调节不灵活、干燥等。也有报告出现智力和记忆力减退。HPNS 症状和体征的发生和严重程度，与所加压力值和加压速度有密切关系。通常在压力超过 1.5～2.5 MPa 时才出现症状和体征。提高加压速度，可使症状出现得更快更重；而降低加压速度，并分阶段加压（即在加压过程中设置若干停留站），则可使症状减轻，从而可加压到达更大的深度。但当暴露压力增大时，不仅症状加重，对加压速度的敏感性会不断增加。但是，所加压力值与加压速度两者究竟是彼此叠加的两个不同效应，还是有直接的相互作用，尚不清楚。

（二）发病机制

HPNS 是由压力本身引起的，但具体机制尚不完全清楚。

1. 溶解气体的渗透压作用

认为在压力迅速变化时，血液和组织之间的溶解气体分配不均匀，导致渗透压的暂时性不平衡，引起细胞和组织内液体的移动和细胞膜通透性的改变，因而产生 HPNS。这个理论可以解释加压速度对发病的影响，以及当压力恒定时症状可逐渐减轻甚至消失。但是，渗透压力的不平衡只持续数秒钟，不能解释历时若干小时的症状和体征。同时，对能产生这种渗透效应的生物膜的本质，至今还缺乏了解。

2. 临界体积或"类脂质自由体积"假设

这种假设认为，惰性气体或其他麻醉气体的麻醉作用是由于该气体溶解于类脂质，使类脂质（假定是细胞膜）体积膨胀，这种体积膨胀可引起细胞膜通透性的改变，降低其兴奋性。而类脂质体积的膨胀可被相当大的静水压所消除，从而使麻醉逆转。由此认为，HPNS 很可能是由于静水压对神经细胞的一种体积压缩作用，使细胞的兴奋性升高。如果此时加入少量氮或其他麻醉剂，将有助于细胞膨胀，使由静水压引起的膜压缩又逆转过来，从而减轻 HPNS。实验已经证明，在呼吸气中加入适当的氮或其他麻醉气体，确实能减轻症状，提高引起 HPNS 的压力阈值。但后期研究发现，麻醉气体的作用只是对症治疗，并没有改变 HPNS 最终的惊厥阈值，反而会掩盖症状的发生发展过程，增加发生惊厥的可能。

3. 神经递质改变

研究表明，高压使兴奋性氨基酸受体激活，抑制性氨基酸类神经递质受抑制，谷氨酸、GABA、多巴胺、5-HT 等都出现变化。

（三）预防与处理

1. 降低加压速度

大深度饱和潜水时，降低加压速度，并采取分阶段加压，阶段之间设驻留站，可减轻或延缓 HPNS 的发生。深度越大，加压速度应越慢，驻留站的驻留时间应越长。但是，究竟何种加压速度为合适，至今尚无比较一致的意见。

2. 采用氮氦氧混合气

在动物实验和人体试验中均已证明，采用氮氦氧混合气，其中的氮气缓解 HPNS 确实有效。美国最大深度 686 m 模拟潜水试验就是采用的氮氦氧混合气。但由于前述原因，实践中 500 m 以浅的饱和潜水通常仍采用氦氧混合气。

3. 药物预防

在早期的动物实验中，应用氧化亚氮、巴比妥类药物及其他中枢神经系统抑制剂来对抗压力的兴奋性作用。但由于高压下用药等限制，这些药物仅仅停留在实验阶段。

4. 筛查敏感个体

个体对高压的敏感性存在显著差异。有研究发现个体敏感性与其在 1.8 MPa 下的脑电图变化存在显著相关性，但是实践上难以应用。最近研究显示，通过脑干听觉诱发电位分析可能能够预测高压下 HPNS 的发生，从而可以在常压下筛查 HPNS 的敏感个体。

三、加压性关节痛

因加压而引起正常关节发生疼痛，称为加压性关节痛（compression arthralgia）。1941 年 Case 等首先观察到这一现象。当潜水深度超过 50 m，加压速度又较快时，就可能发生。

（一）症状和体征

1. 关节疼痛

疼痛程度一般并不重，70% 为隐约的和轻度的，28% 为中等程度，出现严重疼痛者仅占 2% 左右。

2. 关节内异常感觉

据患者描述，有"关节内没有汁水""关节干燥和粗糙""关节咬合不完全""关节韧带变松""关节僵硬"等感受。

3. 关节内异响

在用力和快速运动时，关节内发出"叽嘎"声或响亮的"噼啪"声。

4. 运动受限

由于疼痛和异物感，潜水员在加压时往往会保持在使关节相对弛缓的某个姿势，如坐姿或卧姿。

加压性关节痛累及的关节，最多为肩，其次为膝、踝、髋、肘，也有累及腰、颈的，指、趾关节很少累及。加压性关节痛的充分发展，需要一定的时间。在常规潜水，即使潜水深度大、加压速度快，但水底停留时间短，即使发生加压性关节痛，亦不会充分发展。但在大深度饱和潜水时，症状会充分发展。大多数病例在所到达的压力下 5～10 h 内症状消失，少数在 24 h 后消失，个别可达几天。

引起加压性关节痛的决定性因素为所加压力值和加压速度。压力值愈大、加压愈快，则发病率愈高，疼痛的程度、范围、持续时间和频度也愈严重。有人统计，在深度为 30～300 m 的氢氧潜水中，当深度到达 75 m 时，25% 的潜水员出现症状，到 125 m 时 50% 出现症状，220 m 时有 75% 出现症状，加压到 300 m 时则有 95% 发生疼痛。

加压性关节痛有明显的个体差异和日差异，但与年龄关系不大。

（二）发病机制

加压性关节痛的发病机制尚未完全清楚。可能由于以下几点。

1. 关节变形

关节由多种不同性质的组织构成，这些组织的可压缩性各不相同，静水压作用于关节时，有可能造成关节变形。

2. 关节软骨脱水

关节内血液灌流较其他部位差。当快速加压时，溶解进入关节的气体量少于周边组织。以致关节腔出现渗透压梯度，导致关节软骨脱水。

3. 关节面凝胶形成障碍

在关节的负荷面，海绵状基质的空间内充满凝胶状物质。这种物质部分地被挤入关节间隙，形成一凝胶层（0.1 μm），以润滑关节。加压和脱水等过程妨碍了这一薄层凝胶的形成。

（三）预防和处置

对加压性关节痛的预防措施，主要是在大深度饱和潜水中采用慢速度加压，以及在加压过程中设置若干"驻留站"。例如,美国海军规定,如果潜水深度超过90~150 m,加压速度取12 m/h:用15~20 min加压至12 m,驻留40~45 min,平均速度为12 m/h。也有人提出更慢的加压速度。

四、饱和潜水减压病

(一)减压方案的计算

饱和潜水的减压方案,不论以什么理论模型计算,都要比常规潜水减压方案的计算简便,因为其只要考虑最慢组织的脱饱和。换句话说,饱和减压由最慢理论组织控制减压过程,计算减压方案时无需考虑其他各类理论组织的脱饱和情况。曾选用150 min、180 min、240 min、300 min和360 min作为氦的最慢半饱和时间;选用480 min、500 min、640 min、700 min甚至1200 min作为氮的最慢半饱和时间。大量实践提示,采用"M值"来代替过饱和安全系数,用于控制饱和潜水减压,安全性更高。

但和所有常规潜水一样,由于存在于环境、操作和人员方面的不可控制的影响因素,在饱和潜水过程中也难免发生减压病。

(二)临床特点

饱和潜水减压病多数出现在减压过程中,特别是在较浅处,具体根据所采用减压表的不同而有所差别。其症状和体征,主要是局部肌肉、关节疼痛,疼痛部位以下肢为主,尤其是膝关节。也有发生Ⅱ型减压病的,主要表现为听力和前庭功能障碍。

巡潜减压后也可能发生减压病,主要表现为眩晕、恶心、眼球震颤、听力损害等内耳症状,相对于饱和减压可能发生的减压病,总体症状较重。

(三)治疗

通常的处理原则是:适当增高压力,直至症状消失或明显缓解,在此压力下停留足够时间,间歇呼吸治疗混合气。然后从治疗深度开始继续按原方案减压。一般仅有肢体疼痛者,加压深度不超过20 m;出现严重症状者,加压深度不超过30 m。

巡潜导致的减压病一经确诊,应立即以10 m/min的速率加压到症状消失或明显缓解的深度,间歇呼吸治疗混合气,轻型至少停留2 h,重型至少停留12 h。饱和减压过程中发生减压病,轻症者以1.5 m/min加压到缓解的深度,至少停留2 h;重症者以10 m/min升压至症状消去,并至少停留12 h。饱和减压结束后发病者,根据病情轻重选用适当的治疗方案或饱和暴露方案进行治疗,通常采用空气加压,但可通过面罩呼吸氦氧治疗混合气。

第四节　医学保障要点

饱和潜水时,潜水员长期工作、生活于密闭高气压环境。潜水各阶段呼吸气体的更换、潜水设备系统的运转及加压、减压的特殊过程,都直接影响着潜水员的生命安全和作业效率。潜水医学保障的作用,在饱和潜水中体现得最为突出。

一、饱和潜水基本过程

一切工作准备就绪,潜水员通过潜水钟或者直接进入加压舱,按选定的预防加压性关节痛和HPNS的加压方案加压到饱和深度。根据作业深度等情况可直接巡潜或者停留一定时间后再巡潜。巡潜开始前,潜水员在居住舱内穿好潜水衣,携带好必要的工具,进入与居住舱接口连接并已调压至饱和深度的潜水钟内，钟舱分离。潜水钟被吊放入水，到达预定的巡潜深度或稍浅位置，打开底部钟门。潜水员穿戴好呼吸器出钟巡潜。通常，一名或两名潜水员出外巡潜，一名潜水员在钟内负责照料，一定时间后可替换。巡潜结束，作业潜水员返回潜水钟，脱下呼吸器，关闭钟门。潜水钟被起吊出水面和居住舱对接。在起吊过程中按规定速率减压（向下巡潜）或加压（向上巡潜），当钟内压恢复到饱和压强时，打开通道，潜水员返回居住舱，卸装、冲淋，休息等待下一次巡潜或减压。

潜水员在 24 h 内进行一次巡潜，称为单一巡潜。如果在上一次巡潜后 24 h 内又进行巡潜，称为反复巡潜，需要遵守所采用减压表的相关规定实施。

二、潜水员的选拔和训练

（一）基本条件

饱和潜水员应从身体健康、技术熟练的常规潜水员中选拔。在性格上应沉着镇静、机智勇敢；在生活习性上应合群；无打鼾和腋臭等情况，并能戒烟、戒酒。

（二）基本训练

饱和潜水员必须熟悉饱和潜水相关的医学知识，理解饱和、巡潜减压的原则及方案；掌握必要的医疗急救处置技术；熟悉居住舱、潜水钟等装备的结构性能，掌握其使用方法，并能进行维护保养和独立排除故障等操作。正式进舱前，应集中生活 3～7 天，排除传染病，进行全面体验，进行必要的消毒。除了掌握水下作业相关的技术外，为配合科研等工作，还应学习和掌握在高气压暴露期间准备进行的医学、生理学指标测定的方法。

三、呼吸气体的选择和准备

由于需要几天甚至几周暴露于特殊的高气压环境中，饱和潜水呼吸气体的选择和准备极其重要。选择饱和潜水呼吸气体，主要应考虑适宜的氧分压、惰性气体的麻醉性及气体密度对呼吸功能的影响等要素。常用的饱和潜水呼吸气包括天然的空气及人工配制的氮氧、氦氧和氦氮氧混合气。

（一）适宜的氧分压

饱和潜水呼吸气的氧浓度控制原则，是长时间暴露不得引起肺氧中毒，但又得尽可能有利于惰性气体脱饱和。因此，适宜的氧分压范围为 20～50 kPa。通常的实践是，在加压和稳压期间，呼吸气氧分压控制在 40 kPa 左右，在减压过程中可提高到 45～50 kPa。在巡潜期间，氧分压可短时提高到 80～120 kPa。

因此，在进行空气饱和潜水时，因氧分压的限制，最大深度不能超过 15～18 m。

（二）控制惰性气体的麻醉性

为了预防氧中毒而限制的空气饱和潜水深度，也避免了出现氮麻醉。如果采用氮氧混合气，通过降低氧浓度可以增加应用深度，使用氮气也很经济；但因氮麻醉，深度只能限于 35 m 左右。但我国之前的探索表明，在 20～36.5 m 氮氧饱和的基础上，可进行 50～70 m 空气巡潜。

（三）氦氧混合气的应用

超过 35 m 左右的饱和潜水多采用氦氧混合气，在有效避免氮麻醉的同时，还显著降低了呼吸阻力。在氦氧混合气中增加 5%～10% 的氮气配制成三元混合气，可减少大深度氦氧饱和潜水时发生的 HPNS，但从机制上看，两者效应并不是真正发生了抵消。采用氢氧潜水，在气体密度、经济性和 HPNS 方面又体现出了进一步的优点，但其安全使用要求和其他特点限制了其在实践中的广泛应用。所以，目前在商业和军事潜水作业实践中，氦氧混合气的应用最广泛。

（四）呼吸气体的准备

以氦氧饱和潜水为例，至少需要准备以下呼吸气：饱和混合气、巡潜混合气、治疗混合气、减压混合气、纯氦和纯氧。饱和混合气和减压混合气通常直接配制于加压舱内，巡潜混合气和治疗混合气都需要提前配置好。治疗混合气是指含 200～280 kPa 氧的氦氧混合气，在潜水员罹患减压病时通过面罩供给潜水员呼吸。根据饱和及巡潜深度、时间、人数及作业人次等估算并准备各类混合气和纯气的量，应有充分的余量。

四、环境条件的控制

（一）氧分压

如前述，饱和居住舱内氧分压范围应为 20～50 kPa，必须严格按所选用的方案控制。在饱和暴露过程中，潜水员不断消耗居住舱内的氧气；为了维持舱内氧分压的稳定，应及时补充。通常通过持续小量补氧法将氧分压控制在目标值，可以通过手动人工补氧或自动补氧的方法，均根据舱内氧浓度监测结果来判定。

当潜水员在减压期间呼吸治疗混合气或纯氧时，原本通过面罩排出舱外的高氧混合气有可能会漏入居住舱；补氧时也可能因操作不当补充过度，都会使舱内氧分压增高。如果增加的程度不大，可停止补氧，通过潜水员代谢消耗降低至目标水平。但如果氧分压增加过多，会增加氧中毒和火灾发生的风险。此时，应通过补充纯惰性气体或低氧浓度混合气体，同时排气以维持压力恒定。

（二）CO_2 及其他有害气体

饱和潜水居住舱密闭环境内，潜水员呼出的 CO_2、机体代谢产生的各种气体，以及居住舱内设施可能产生的各种有害气体，都应及时清除，控制于允许的低限。通常规定舱内 CO_2 浓度不得超过相当于常压下的 0.5%。其他有害气体，如硫化氢不得超过相当于常压下 10 mg/L，氨不得超过相当于常压下 50 mg/L，CO 不得超过相当于常压下 50 mg/L 等。

目前使用最广泛的是以碱土金属和碱土金属的氢氧化物为基本原料的化学吸收剂清除 CO_2，如钠石灰、钡石灰、锂石灰等。活性炭、活性铝矾土等可有效吸收各种有害气体。对臭气和有害气体的控制，不仅考虑清除，还要注意防止或减少其产生，如选择不产生或释放气味的食物、及时清除污物和排泄物，不准携入可能产生有害气体的物品。因考虑到有害气体并不可能被完全清除，对长达几周的饱和暴露，可考虑在中途彻底更换舱内气体一次。

（三）温湿度

在高气压环境中热的对流和传导增强（由于气体密度增高和氦的导热系数大），人在高气压环境中长期停留时，舒适温度值提高，舒适温度的范围缩小。通常，氮氧饱和潜水的舱内温度应控制在 20～26 ℃，而氦氧饱和潜水应控制在 30～32 ℃。

饱和居住舱的相对湿度，一般要求控制在 50%～70%。

五、饱和及巡潜的减压

（一）饱和减压

1. 等速减压法

等速减压法又称线性减压法，即用缓慢均匀的方法减压。早期曾采用全程等速线性减压，减压速率控制在 10～20 kPa/h。目前采用分阶段的线性减压，即在某一深度范围内按一定速度进行线性减压，越接近水面，减压速度越慢。

2. 阶段减压法

如果不借助自动减压控制系统，线性减压较难操作。采用阶段减压更容易实施，具体过程与常规潜水的阶段减压法相同。我国早期采用英国的减压方案，每 5 m 一站减压，越到浅处每站停留的时间越长。我国最近研究的饱和减压方案采用每 1 m 一站，从原理上讲效率会更高。

（二）巡潜减压

不论向上还是向下巡潜，通常都采用不减压潜水方式回到饱和深度。如果向下巡潜时由于某种原因超过了深度-时程极限，在返回时，必须先在潜水钟内进行有效减压后才能回到饱和深度。具体措施参照所用减压表的规定实施。

（徐伟刚）

第六篇

健 康 维 护

　　潜水员健康维护涉及方方面面，很多已在之前篇章中述及。本篇对潜水高气压医学实践中受关注的几个主要问题进一步加以介绍。进入水下高气压环境，首要考虑的是人的生理、心理和体格适应性，既能满足进入特殊环境的基本要求，又能应对作为一项职业或长时间暴露后产生的各种问题。同时，对可能发生的一些特殊疾病或事故，应遵循特殊的规范分析、处治并能在宏观上建立有效预防机制。而在潜水疾病治疗中，会用到潜水高气压医学特殊治疗手段——高气压治疗，其还能用以治疗大量临床适应证，潜水高气压医学从业者应该深刻理解这一治疗方法并有效应用。

第十九章

潜水员体格适应性

不论目的如何，只要进入水下就应该满足相应的体格要求。很多疾病会影响潜水适应性。对于商业和军事潜水，一些疾病可能会影响潜水员的职业生涯；但对于休闲潜水，患有相同的疾病可能仍允许继续参与潜水。在潜水员选拔时，可能因为在病史中或体检时发现的某问题被视为不合格；但对于具有同样问题、但已获潜水资格并具有一定经验的潜水员，可能仍被允许继续参加潜水。本章介绍的限制潜水的医学问题，只是从原则上分析适潜性。文中所述能够潜水或继续潜水的情况，多数是指休闲潜水；参与或继续从事商业或军事潜水必须满足更高要求，在难以评估结果时，应遵循保守原则。

第一节　一般问题

一、不同类型潜水的不同要求

按目的不同分类，潜水可有商业潜水、军事潜水、科考潜水和休闲潜水之分。虽然越来越多的休闲"技术潜水"爱好者使用氦氧和氦氮氧混合气，挑战大深度和水下洞穴和沉船等复杂、危险环境，但总体而言，休闲潜水的环境通常较好，潜水深度一般不超过 40 m，多使用开式自携式呼吸器，对参与者体格的要求相对较低，只要能满足基本要求，即使身体条件稍差也可进行潜水。

而对于商业、军事和科考潜水，从业者必须具备符合要求的身体条件，才能有效完成作业团队可能面临的各种水下作业任务。通常将这些类型的潜水称为职业潜水。职业潜水员不能选择潜水环境，也不能事先确定如何参与，因此对体格有很高的要求，不能患有出现不利情况时影响操作的慢性疾病或功能障碍，还必须能忍受在加压舱内生活数周、在漆黑寒冷环境中连续工作数小时等艰苦条件的考验。

潜水医师应该对休闲潜水员和职业潜水员的作业环境和条件有足够全面和深入的了解，有助于准确评估适潜性。

二、年龄问题

儿童参与休闲潜水，需要考虑体格和情绪是否能满足使用潜水装备在水下环境活动的要求，以及潜水是否会影响生长发育。后者主要关注四肢长骨生长和卵圆孔未闭的问题。虽然目前没有充分证据显示存在这方面的顾虑，但为了降低风险，对参与休闲潜水儿童的年龄应有适当限制，参与潜水活动的强度（深度、时间、频次）也应有所控制。不论出于体格、认知、专业知识和技能考虑，职业潜水员应年满 18 岁。

潜水对参与者年龄上限没有明确要求，只要身体满足条件，虽然很多作业机构设置了年龄上限。随着年龄增长，体格状况会逐渐下降，伤病恢复的能力也不断降低。对于 40～45 岁以上的参与者，特别应关注心血管、呼吸和内分泌系统的慢性病，进行必要的体检以排除影响潜水安全的问题，特别是心肌缺血方面的检查，进行运动负荷试验有助于发现心脏问题。另外需要关注的是体能和体力问题。随着年龄的增加，潜水适应性评估应更严格，同时年长者潜水的减压方案也应更加保守。年长潜水员因具有丰富的经验，更胜任于监督岗位。

三、性别问题

女性体脂含量较高，但现有资料显示，在潜水或低气压暴露时女性并不比男性更易患减压病。少数研究表明，月经期潜水、口服避孕药及宫内节育器或止血棉塞并不会增加潜水减压病风险或导致其他不利影响。

对于妊娠女性，为尽可能保证胎儿健康，建议不要潜水。妊娠期潜水可能对胎儿存在细微影响，但潜过水者并不需要中止妊娠。对于绝经后女性，因为雌激素水平降低存在骨质疏松倾向，应控制潜水强度，以尽可能减少减压气泡对长骨的影响。

四、体力和体重问题

职业潜水通常作业条件艰苦、工作负荷大，所用装备的总重量也较大。因此，具备足够良好的体格条件是成为一名职业潜水员的基础。在进行体格适应性检查时，应基于作业的性质，选择可以反映工作特性的方法。所选的测试与预定作业的过程和强度等应相近。例如，不能根据跑步能力来判断潜水员的游泳能力。潜水员还必须有足够的体力储备以便能够处置水下的一些突发情况。

与职业或军事潜水不同，在休闲潜水中，对身体强壮程度并没有特殊要求，只要能在水面和水下承担和操作所使用的潜水装备即可满足基本要求。当然，强壮者参与任何活动都有优势。

过度肥胖者身体功能难免下降，存在缺血性心脏病和糖尿病等的可能性增大；并且体脂含量高不利于惰性气体安全脱饱和，尽管目前的研究尚未证明肥胖者减压病发病率增高。肥胖者发生减压性骨坏死的可能性也会增加。

五、残障人士潜水问题

虽然经常需要他人协助，但截肢或身体残疾者仍可以选择适合自己的潜水环境参与休闲潜水，但需考虑到肢体缺失或行动不便会降低应对水面潜水平台局限空间和水下意外情况的能力。

装有人工关节、钢板、螺钉或其他内固定器材者，只要愈合良好、固定安全且活动范围和力量都不受影响，不存在潜水禁忌。

六、心理和精神问题

潜水参与者应有一定的情绪成熟度和稳定性，以便在一些紧急情况下能够采取正确和稳妥的处置措施。精神病学检查是潜水适应性检查时最难以把握的项目。目前还没有一种绝对的指标可以客观地筛查出精神缺陷者。应仔细询问以发现是否存在焦虑发作、过度通气和精神异常的病史和治疗情况。可在职业训练中观察是否具备处理应急情况的能力。

易恐慌、有幽闭恐惧症史和浸没恐惧的人不能参加潜水。接受抗精神疾病药物治疗者不能潜水。某些类别的药物会导致嗜睡和锥体外束危象，导致在水下失能。

许多潜水员经常饮酒或服用其他药物，但如果已成瘾，会引起智力和器官的慢性损伤，不适于潜水。应在询问病史和体检时发现相关问题。可卡因的作用包括心动过速、高血压、缺血性胸痛和易激动，会导致急性心梗和急性肺损伤，严重影响潜水安全。

七、受伤或感染问题

潜水活动需要灵活性和力量，骨折、扭伤、脱位、滑囊炎、肌腱炎和其他一些炎症会影响运动幅度和力量。如存在残留疼痛，影响水下处理紧急情况，或无法与减压病症状区分，也不应潜水。体检医师必须知道潜水员穿戴装具的特殊体格要求，也应该明确潜水员患有的局部伤痛不会影响某次潜水的安全和操作。罹患获得性免疫缺陷综合征者因感染风险较大，不应潜水。

八、疾病后重新潜水

潜水员发生任何潜水疾病或损伤后，都必须详尽地评估其重新潜水的适应性。应慎重考虑存在的状况是否会影响潜水安全，或者潜水是否会加剧潜在的损伤。潜水员如因创伤导致一根或几根手指被截肢，但他还有可能在水下搬重物，或者做备用潜水员，以及在水面做一些辅助性工作。具体应视所罹患疾病的治疗和恢复情况而定。

第二节　内　科　疾　病

一、心血管疾病

潜水过程中存在许多不可预知的问题，潜水者必须有足够健康的心脏和良好的心血管功能，以能够在水下进行高强度活动。此外，水下环境可能造成的机体损伤造成的心理应激等也需要具备足够好的心血管功能。

（一）先天性心脏病

先天性心脏病患者分为发绀型和非发绀型。发绀型患者动脉血氧饱和度低于正常，运动能力严重受限，因此禁止潜水。无症状的房间隔缺损（atrial septal defect，ASD）、室间隔缺损（ventricular septal defect，VSD）会导致右-左分流，发生气栓或血栓的风险增加，是潜水禁忌证。但膜部室间隔小缺损只要无症状也可参与休闲潜水。常见于上隔膜的膜部，小的缺损不会导致明显的右-左分流，在潜水中引起动脉气栓的危险不大。进行听诊即可检测出 VSD。在胸骨左缘向右胸部放射的全收缩期杂音是 VSD 的典型体征。超声心动图可确定 VSD 的大小，当听到心脏杂音时，应进行超声心动图检查，可以明确杂音的来源和缺损的严重程度。肺/体血流比低于 1.7 的 VSD 通常不需修补，但有此病者常需要使用抗生素，如进行牙科治疗时，细菌感染可能会增加心内膜炎的危险。

25%～30%的人存在卵圆孔未闭（patent foramen ovale，PFO），其中 40%的未闭口较大，发生动脉气栓的风险较高。但常规体检通常不易发现，经食管超声心动扫描是诊断的最好方法。如果减压病神经系统损伤难以用违反减压规则解释或反复发生，应该详细检查是否存在 PFO，否则不必要对所有潜水从业者行超声心动扫描。如果存在大的 PFO，应控制潜水或行 PFO 封闭治疗。

（二）心脏瓣膜病

心脏瓣膜病较普遍，多数是三尖瓣异常但不伴有心功能障碍，因为杂音很小，较难查出，通常是良性的，但严重者也可造成右心衰和静脉充血，后者不能进行潜水。主动脉瓣或二尖瓣严重狭窄会造成严重的潜水并发症，其中主动脉狭窄者潜水时可能猝死，二尖瓣狭窄者会引起急性肺充血。潜水时由于活动及浸泡反射引起血液向心性移位，会引起快速肺充血。如开口面积小于 $1.5\ cm^2$，均应禁止潜水。

轻、中度主动脉瓣和二尖瓣关闭不全可以潜水。但重度关闭不全会造成充血性心衰，运动及浸泡会进一步恶化疾病；瓣膜关闭不全引起左心室明显扩大，或者在心电图上发现左心室肥大，均应禁止潜水。

人群中有 2.4%的人存在二尖瓣脱垂，只有很少部分会导致严重的二尖瓣关闭不全，大部分没有临床症状也不会进行性发展，可以潜水；但如果脱垂引起严重关闭不全，则不能潜水，虽然这种情况并不多见。

（三）冠状动脉疾病

冠状动脉疾病是造成潜水死亡的第二大常见原因，也可能是潜水中无原因猝死的最常见原因。通过分析相关危险因素，包括高血脂、糖尿病、抽烟、高血压、冠心病家族史和年龄，有助于发现和评估。超过 40 岁的个体如果存在一个以上危险因素就存在患冠心病的风险。所有职业潜水员及要求进行此项检查的休闲潜水员，必须进行冠心病筛查试验。隐匿性冠状动脉疾病在出现症状前可能会有相当长的无异常期。有症状的冠状动脉疾病者禁止潜水。如经治疗已无症状，只要运动能力良好，且不会诱发心肌缺血，则可以参加休闲潜水。

（四）原发性心肌病

直接涉及心肌的疾病包括感染、免疫紊乱（胶原—血管疾病）、浸润性疾病和代谢性疾病。很多心肌病没有明确病因，左心功能下降是这类患者普遍的表现。评价左心室功能的主要指标是射血分数，正常应高于 55%，严重心肌病患者可降至 20%以下。射血分数小于 50%可影响活动能力，并可能发生充血性心衰，不能从事职业潜水。有些射血分数在 35%～50%的休闲潜水员，可在温水中进行适度潜水。

有扩张性或阻塞性心肌病者禁止潜水。肥大性心肌病，特别是伴有梗死者可引起室性心律不齐，会增大潜水中猝死的风险，是潜水禁忌证。临床检查很难查出此病的无症状患者，超声心动图可以明确诊断。

（五）心率和心传导异常

大多数心功能正常的潜水员不会有严重的心律失常，虽然可能存在良性心律不齐，但通常不影响潜水。在潜水人群中，由于外部刺激常引起室上性心动过速。乙醇、疲劳、血管收缩药物和咖啡因等可协同促进对心脏的刺激，应予以避免。心肌病和缺血性心脏病也会诱发室性心律失常，是非良性的，可通过静息时心电图记录到，运动可诱发。如存在明确的心脏疾病，运动诱发的室性心动过速会增加猝死的危险。出现反复发作的室上性心律不齐应限制潜水，并应检查是否有甲状腺功能亢进、充血性和瓣膜性心脏病、肺部疾病和预激综合征。遗传性 Q—T 间期延长综合征可能在潜水时发生猝死。用于增强运动能力的药物，也可能会导致心律不齐。

慢性心房颤动者不能从事职业潜水，但可参加休闲潜水。心房颤动治疗中需使用抗凝药物，这是职业潜水的禁忌，休闲潜水也应该有所控制，虽然很多休闲潜水员使用华法林抗凝。

有心脏疾病出现传导阻滞者不能参加潜水。传导障碍可由以下某个疾病引起：冠心病、慢性心肌病或者原发性传导障碍。心脏一度阻滞和 Mobitz Ⅰ 型二度阻滞（Wenckebach 现象）通常提示迷走神经兴奋，常见于技能熟练的潜水员，所以并不能成为禁止潜水的原因。如果存在疑问，让申请者做轻度运动，如走楼梯，然后反复检测心电图。多数情况下，这些改变随着心率的加快而消失。

心律不齐致运动耐力或意识受损者，不能进行休闲潜水。携带植入式除颤仪者，也不能进行休闲潜水。心律不齐者经治愈后，可参加休闲潜水，但需经潜水医师仔细评估。

（六）预激综合征

在心房和心室之间存在传导旁路，能在正常房室结传导之前使心室肌提前除极。在心电图上可见

P—R 间期缩短（＜120 ms），通常命名为 Lown Ganong Levine 综合征；或者 P—R 间期缩短并伴有宽大的 QRS 波形（因出现 delta 波），通常称为 Wolff-Parkinson White 综合征。Wolff-Parkinson White 综合征常伴有心房跳动过快，可在应激或运动时出现，外部刺激如咖啡因等可促发。大多数存在旁路者不会出现心律不齐，但当出现突发性心房跳动过快时，不能潜水。某些个体的房室结旁路虽然存在，但不引起 P—R 间期缩短。房室结旁路造成的心动过速具有特征性，必须由心内科医师诊断。可采用导管消融术损坏这些旁路，恢复正常的房室传导。成功对预激旁路进行消融手术的潜水员，如 P—R 间期正常，可继续潜水。

（七）周围血管性疾病

患有周围动脉功能不良者常伴有心脏、肾和脑循环等其他血管疾病。这些人可能存在弥漫性血管病变，每个部位的血管疾病都可能影响潜水安全。下肢血管功能不良会影响正常的行走和攀爬，限制职业潜水中的正常操作。伤口愈合不良是血管功能不良的常见并发症，可能会因职业潜水经常接触的作业环境，形成慢性开放性伤口。周围动脉功能不良出现症状者不能从事职业潜水，对休闲潜水也应有所控制，避免冷水暴露。超声检查是确诊血管功能不良的可靠方法。

二、肺部疾病

呼吸系统问题是限制候选者参与潜水活动的主要原因。除了能够应对中等强度的体力活动外，整个肺实质应该具有均一、良好的顺应性，并且不存在影响通气的功能性和器质性病变。气道任何部位的局部阻塞都会在潜水上升过程中影响气体排出。如怀疑潜水申请者存在这些问题，需要进行影像学检查。特别是发生气胸或没有明确原因的气栓时可能需要进行 CT 检查才能发现异常。

（一）哮喘

活动期哮喘并存在气体存留者应禁止潜水。休闲潜水员如没有活动期哮喘，并且肺流量曲线正常，可以潜水。有哮喘病史者，运动后呼气中段流量降低不超过 20%，潜水是安全的。职业潜水员如果肺流量检测正常，即使在很久以前患过哮喘，在潜水中出现哮喘相关问题的可能性也并不大。

（二）气胸

临床和实践提示，存在自发性气胸史者在潜水中可能出现肺塌陷和发展为进行性恶化的张力性气胸。有自发性气胸病史者其壁层或脏层胸膜往往存在薄弱（水疱），在周围气压改变时易破裂。

患有囊状肺、慢性支气管炎、慢性阻塞性肺疾病、肺气肿、活动性或慢性呼吸道感染等疾病者一般不应潜水。

三、胃肠疾病

消化性溃疡和肠道炎性病变，可能会在偏远潜水点或饱和潜水时发作，不应参与职业潜水，也应控制参加休闲潜水。水中浸没使正常的腹部器官重力依赖作用消失，即使在消化道功能良好的情况下也可能造成胃反流，严重的胃食管反流会导致窒息。食管裂孔疝在水下可能导致反流，特别是当头向下潜水时。在减压上升过程中，胃残留物会在食管裂孔疝部位过度膨胀，严重者引起破裂。同样，胃流出道受阻也会造成上升过程中胃的过度扩张。

腹部疝气会在用力时恶化，在上升过程中疝内气体膨胀，可能造成肠绞窄。存在憩室炎的潜水员也可能在偏远的潜水现场作业时发作。此外，存在任何有可能阻塞消化道，影响气体排出的疾病时，都暂时不宜潜水。回结肠造口术后并不影响潜水。

四、血液系统疾病

存在镰状细胞贫血者可能在重体力劳动时发生猝死，虽然目前尚没有数据证明。患有血友病、von Willebrand 病者，因可能在创伤后难以控制出血，或促进气泡形成，不宜潜水。出血还会加重脊髓和内耳减压病损伤。红细胞增多可致血液流变学改变，会影响组织灌注和惰性气体在体内的运动，所以这类患者也不宜潜水。白细胞过多症者也应谨慎潜水。

五、内分泌系统疾病

大多数内分泌疾病，包括甲状腺或垂体功能减退，以及使用激素替代治疗等，对潜水员没什么影响。甲状腺功能亢进和甲状腺功能减低者，如病情控制良好，可以参与休闲潜水。但甲状腺肿如影响到气道内气体流通，则不宜潜水。肾上腺功能减退者，因为皮质激素释放不足，在轻微损伤时即可引起低血压，必须仔细评判个体病情的严重程度，但多数情况下不影响潜水。

最需要关注的是胰岛素依赖型糖尿病（IDDM）患者。建议 IDDM 患者不参与休闲潜水，更不能从事职业潜水。但如果口服降糖药可以控制血糖，可以适度参加休闲潜水。如果在水下出现低血糖，可能会导致严重事故，需要充分考虑风险。糖尿病也会增加冠状动脉疾病的可能。

第三节 专科疾病

一、神经系统疾病

许多神经系统的异常情况都会诱发潜水损伤，同时也会使一些伴有神经系统症状的潜水疾病的后果进一步加重和复杂化，所以存在神经系统疾病者应特别慎重。职业潜水员的神经系统功能必需完全正常，存在任何疾病都不宜进行潜水。

（一）头部创伤

头部损伤后残余的神经功能障碍和创伤后惊厥是影响潜水的主要因素。伴脑膜下血肿的脑部挫伤、颅骨骨折、意识丧失或失忆超过 1 天，是引起迟发型惊厥的重要危险因素，年龄超过 65 岁者风险更大。但如果在没有使用抗惊厥药物时包括脑电图在内的所有检查结果都正常，可在 6 周后考虑继续潜水。但在潜水医师给出最终建议前，潜水员最好先和神经科医师会诊，以明确疾病残留风险。

（二）惊厥性疾病

不论是否可通过抗惊厥药物控制，惊厥大发作或小发作因为可能导致淹溺或对潜伴或救护者造成危险，均不能潜水。惊厥发作强直期出现的周期性屏气，使肺气压伤风险增大，可引起气胸或动脉气栓。

特别应注意儿时有意识丧失病史者。高热型惊厥患者如果存在以下两个或以上因素，有 13% 的可能发生非高热惊厥，包括神经系统检查异常、长时间（>15 min）发作、局灶性发作、伴有短暂或永久性神经缺陷的发作、有非高热性惊厥家族史。对于休闲潜水员，继发于败血症或脑脊髓膜炎但没有神经系统后遗症的惊厥，药物性惊厥，儿时屏气或创伤引起但最终完全康复的惊厥，如果没有再次发作，都可接受。如果患者在儿时出现过上述引起惊厥的疾病，必须进行神经系统彻底检查，只有全部正常者才可能从事潜水。在情绪紧张、过热、出现恐怖场景时，如伴有低血糖等生理应激，正常人也会出现晕厥、虚脱、出汗和皮肤苍白等表现。因为在水中维持意识清楚非常重要，出现原因不明或反复发生晕厥者必须禁止潜水。

（三）颈背部慢性疾病

颈背部问题在重劳动人员中较常见，如没有神经系统或身体损伤，可以潜水，但要注意是否会加重损伤。对于职业潜水员，必须保证可以完成规定的工作而不损伤脊柱。休闲潜水在攀爬或提重物时也可能会加重脊柱损伤。如存在任何症状，在彻底治愈前应避免潜水。成功进行椎间盘手术后必需观察3个月，如没有并发症可以潜水。手术后的神经系统缺陷会干扰脊髓减压病的判断。如果患有腰骶部疾患并伴有神经系统异常，只要症状稳定并且有明确医疗记录，在不影响安全操作的情况下，资深休闲潜水者仍可继续潜水。

（四）脑卒中

对职业潜水员，脑卒中并残留明显的神经缺陷是潜水的禁忌证，特别是对于那些还存在其他血管功能不良表现（心脏、周围血管、肾）者。对休闲潜水员，则可以灵活掌握。有些因脑栓塞、创伤或血管病变造成的稳定脑损伤患者，如没有再发的风险，并且已经掌握了应对功能缺失的方法，可酌情判断是否可潜水。当有明显的颈动脉疾患时（狭窄大于70%），在进行潜水和相关活动时可能发生脑卒中或短暂性缺血，虽然目前还没有资料评估潜水的风险。

（五）中枢神经系统减压病或脑动脉气栓后重新潜水

目前有关判断中枢神经系统损伤后是否可以继续潜水的资料较少，详细体检以明确病因很重要。由肺部解剖结构异常引起动脉气栓导致的神经系统症状，和因减压不当造成的中枢损伤对能否继续潜水的判断不同。如最初的神经系统症状在出现后24 h内完全消失，不论是否有治疗，存在严重神经系统损伤的可能不大。局灶性脑缺血患者，神经麻痹可存在数小时，但如果脑血流恢复至正常，仍有可能彻底痊愈。如潜水员发生神经系统减压病，但损伤在24 h内完全恢复，不论是否加压治疗，可认为所受损伤较小，如检查不出存在残留的神经损伤，可考虑继续进行职业潜水。如临床检查结果和影像学不一致，应以前者为主要依据。可参照以下规定：经加压治疗彻底痊愈的轻症神经系统减压病患者，可在两周后考虑继续潜水；如减压病神经系统症状较重或者由动脉气栓引起，至少应在4周后、并且经检查确认神经功能障碍消失后才能考虑继续潜水。如神经系统功能需要采用高强度甚或饱和治疗才能恢复者，至少在3个月内不得潜水。

（六）中枢神经系统的其他异常

中枢神经系统任何部位的肿瘤均为潜水禁忌证，除非肿瘤消退5年以上。脑室静脉分流是职业潜水的禁忌证，休闲潜水也应加以限制，急性分流阻塞需要紧急神经外科处理。潜水中许多环境和压力应激因素会加重偏头痛，所以存在偏头痛者应根据程度而谨慎潜水。潜水时因晕动病而致呕吐是非常危险的，晕动病还会出现一些心理方面的异常导致决策和判断失误，故患有晕动病者不宜潜水。

（七）周围神经病变

主要应明确病因和评估是否影响潜水操作。因可能干扰减压病神经症状的判断，必须对检查结果进行详细分析和记录。同时，感觉障碍者因不能感知创伤（如切割、擦伤或海洋生物伤），容易在潜水时损伤皮肤。运动神经病变会造成不同程度的功能障碍。职业潜水员由于椎间盘突出修补造成沿腰椎第二节神经的感觉缺失，通常并无大碍；但如果存在股四头肌的萎缩则不可进行潜水。

二、耳鼻喉疾病

（一）外耳

如有耳垢堵塞外耳道，则应先清除才能潜水。有急、慢性外耳道炎的人暂时不宜潜水，特别是不应进行饱和潜水。如有外生骨疣，体积不能太大，否则会堵塞外耳道。

（二）中耳

中耳鼓膜应完整，无损伤、弹性良好。咽鼓管能开张自如。中耳炎、乳突炎和中耳手术病史往往提示咽鼓管功能不良，不能潜水。有耳部手术史者特别应检查咽鼓管功能。鼓膜穿孔修补术后，如愈合良好且容易打开咽鼓管，可考虑潜水。乳突单纯切除术后如果咽鼓管功能良好可以潜水。辐射状乳突切除，也切除了后外侧耳道，是潜水的禁忌证。做过镫骨底板切除术或镫骨底板造孔术者，因可能会引起前庭窗瘘和内耳损伤，禁止潜水。

（三）内耳

内耳和耳蜗功能应良好，听觉敏锐度如有一定的下降并不影响潜水。但作为职业潜水员，在水下进行语音通信时必须达到一定的听力要求。职业潜水员年度体检时应进行听力测试。职业潜水员因所处的作业环境，可能会导致听力下降加速。此外，可能发生的一些潜水疾病，如内耳气压伤和内耳减压病等，也可导致听力下降。因此，应对潜水员出现的听力下降进行准确评估。如存在梅尼埃病等前庭功能不良或不对称者，以及伴反复眩晕的其他内耳疾病者，都不能潜水。如果有内耳气压伤后导致的蜗窗瘘，则不应潜水。有持久性迷路症状的人，如眩晕、平衡缺失，也不应进行职业潜水。当然，各种症状在完全康复后，各项检查正常，可以考虑重新潜水。

（四）上呼吸道

上呼吸道问题最容易引发潜水损伤。鼻息肉、鼻中隔偏曲，慢性或反复发作的咽炎、扁桃体炎、鼻窦炎等都将会影响咽鼓管功能而造成中耳损伤。过敏性鼻炎既可影响鼻窦和咽鼓管的通气，还可能引起支气管高敏性。所以耳、鼻、喉等部位如有疾病，都暂时不宜潜水。咽喉因与气体在呼吸道的流通直接相关，如存在影响气体流通的疾病，也不宜潜水。

三、牙齿和下颌疾病

义齿可能与呼吸器咬嘴不匹配，并且可能因长时用力咬合而松动。严重牙周病伴有牙齿松动，也会影响使用咬嘴。使用头盔或全面罩时应取掉义齿。正在接受治疗（如根部钻孔）的牙齿会因为存留气体造成牙齿挤压伤。存在牙齿裂痕或不稳固的填充物都有可能引起牙齿气压伤。颞下颌关节综合征会因为咬嘴不合适而加重病情。

四、眼部疾病

潜水员必须有良好的视力和视野以完成潜水任务或保证潜水安全。职业潜水员常在能见度不良的环境中作业。近距离视力要能够看清压力表、潜水电脑、减压表和深度表等。过度远视和近视者参与潜水活动应慎重，除非可以通过更换面镜镜片或佩戴隐形眼镜有效改善。使用隐形眼镜时，要注意不能使用硬质隐形眼镜，因为镜片和眼球间形成的气泡可能会导致角膜溃疡形成。避免佩戴普通眼镜后再佩戴头盔或者在潜水钟里作业，因为如果眼镜脱落，就没法处理。接受激光角膜修正术后可考虑重回潜水岗位，此类手术重塑角膜曲线，不会引起角膜严重损伤。

只要存在足够的视力和视野，青光眼或眼内高压并不影响潜水。已成功修补的视网膜剥离并非潜水禁忌。色盲可以参加休闲潜水，但不能胜任职业和军事潜水，因为在作业中常需要辨别颜色代码。经白内障摘除和移植人工晶状体者可继续参加休闲潜水。

五、皮肤病

反复浸泡、饱和舱中的高湿环境可加重急性或慢性皮炎的病情。而长时间在温、湿度较高的饱和居住舱内生活极易发生皮肤感染。潜水员通常还共用潜水服和呼吸器，容易造成病菌传播。因此，饱和潜水的潜水员不应有可致传染的皮肤病，如足癣、接触性软疣等。

如果单纯疱疹导致口腔损伤以致影响使用呼吸器，也不宜潜水。出现带状疱疹感染时，也不应潜水。一些潜水员可能对湿式橡胶潜水服中使用的抗氧化剂和黏胶，或者对水底泥浆等过敏，应咨询皮肤科医师进行评估。水源性荨麻疹者不宜从事潜水。

因为潜水通常在暑热、阳光良好时进行，对日光敏感者，包括正在服用光敏感性药物者需特别注意。所有潜水员都应注意，在潜水船或其他开放水域或休闲场所长时间日晒，可能引起严重的皮肤烧伤。

（徐伟刚　李润平）

第二十章

潜水职业的心理学问题

职业潜水员是实施水下作业的特殊职业人群。潜水作业时，潜水员呼吸压缩气体并在水下、高气压特殊环境中停留较长时间，其感觉、知觉、记忆、分析、比较、判断等能力均可能受到不同程度的影响，导致情绪、认知和心理活动出现各种变化。随着现代潜水装备技术的不断完善和社会关系的持续复杂，潜水员心理素质在潜水作业效率和安全性提升中的作用越来越显现。潜水医师应按照现代生物-心理-社会医学模式的要求，为潜水员提供全面的医学保障。

第一节 潜 水 应 激

一、应激的概念

现代观点认为，应激是指当个体觉察到各种刺激存在使内环境稳定受到威胁时，机体对应激源产生特异性和非特异性综合反应，努力使身心维持在新稳态。新稳态如果继续被破坏，则反应将进一步发展，直至该系统崩溃，再在其他系统内寻求稳态。应激具有以下共性。

（1）应激存在实际的或想象的刺激因素并为个体所认识。

（2）应激是一种适应和应对过程，其结果可以是适应的或不适应的，对机体而言适应能维持稳态，不适应就可能使内环境紊乱。

（3）应激是在个体的内稳态受到干扰时才发生的，所以不是所有的刺激都称为应激源，一般的烦恼与困难并不构成应激。

（4）应激源种类繁多，可以是生物、心理、社会和文化的，对个体可以是单一的刺激，也可以是多种刺激同时存在。

（5）应激引起的反应可以是单纯生理方面、心理方面或行为方面的，也可以是综合性反应。

（6）应激过程受多种内外因素的影响。

（7）认知评价在应激作用过程中起重要作用。

（8）应激具有双重效应，一方面消耗体力和精力，可能对身心造成损伤；另一方面在应对过程中增长才能。

人类生活的方方面面无不受到应激的影响，没有应激就没有生活。对于成年人来讲，他们不但有家庭、婚姻和个人生活，还要从事职业、社会、政治、经济等多种活动。在此过程中，难免会遭遇各种各样的应激源。其中，工作占用了大量的时间和精力，发生于职业活动中的应激称为工作应激。潜水应激即属于工作应激的范畴。

二、潜水应激源

引起机体内稳态失调并唤起适应性反应的刺激与情境即为应激源。所有应激源都包含共同的心理成分，即被觉察到的威胁。潜水员的劳动条件和生活环境存在许多特殊的应激源。

（一）潜水作业过程中的应激源

（1）恶劣水下环境：水下环境存在高气压、高分压氧、水下低温、能见度差及水流、水底性质等诸多不利因素，影响健康、安全和作业效率；潜水员担心恶劣、多变的水下环境会引起意外事故。

（2）加压舱环境：潜水加压舱狭小、封闭，潜水员相对隔离，活动范围小，与外界的交流受限，生活单调、乏味；多人共处一舱，空气质量不好，都可能导致应激的发生。

（3）浸染作业环境：在污染水域作业，潜水员担心有害身体健康。

（4）潜水作业负荷较大：潜水员穿戴装具在水下作业，呼吸压缩气体，体力消耗大，还要警惕意外事故的发生，工作负荷较大，易产生应激反应。

（5）水下作业过程的孤独：很多潜水作业由单名潜水员完成，能见度差，感觉孤独。

（6）潜水作业配合困难：在需要多名潜水员协作完成的潜水作业中，由于能见度差、语音和非语音交流方式均受限，常会出现配合不够默契的情况，影响作业任务的完成，甚至会导致应激的发生。

（7）对高危作业项目的恐惧：如拆除水下爆炸物、打捞沉尸等，都会令潜水员紧张甚至毛骨悚然。

（8）潜水装备：一些潜水装具或作业工具由于设计不尽合理，或者没有经过系统培训，会影响水下作业，导致应激。

（9）作业过程困难：潜水作业常有不可预测因素存在，增加作业困难，任务完成不顺，导致应激的发生。

（10）对救援设施和保障人员缺乏信心：潜水作业有专门的保障队伍和保障设备，部分潜水员对水面安全保障技术人员与设施缺乏信心，担心事故发生时得不到及时救援。

（11）目睹潜水事故：在作业中目睹同事发生意外，会导致应激发生。

（12）担心因自身失误影响作业进程或他人安全：发生在需要多人协作的任务中。

（13）担心意外事故：潜水作业难免有意外情况的发生，遇到紧急情况时需要及时、准确处置，决策失误或操作不当会带来严重后果。这会对一些潜水员造成应激反应。

（14）担心海洋生物伤害：潜水作业中不仅会有海藻、章鱼等的绞缠；有时还会发生海胆、水母、鳐鱼的刺伤，甚至有鲨鱼、梭鱼的追咬，在干扰操作的同时可能会危及潜水员的生命。

（15）潜水项目具有挑战性：参加具有挑战性的潜水训练或大深度潜水试验，易导致应激。

（16）生活环境：潜水员作业期间经常生活在舰船舱室或石油平台上，环境噪声、振动、照明、温湿度、空气污染等理化因素都会导致潜水员的应激反应。

（17）晕船：潜水员水下作业、水面生活和航渡等过程，均可能遭受晕船的影响进而导致较高程度的应激反应。

（二）劳动组织中的应激源

除了普通职业共有的应激源外，潜水职业还有一些特殊性。

（1）工作时间过长：一项复杂的潜水作业，其时间跨度会很长，潜水员经常缺乏充分休息、没有时间陪伴家人。

（2）职业内工种多变：潜水技术多样，潜水员需要持续接受培训和挑战；除潜水作业外，潜水员还得担任水面保障各岗位操作，潜水员难以样样精通，会产生压力。

（3）潜水作业地点不定：潜水作业流动性较大，有时在浅海区，有时在深海区，有时在寒区，有时在热区，潜水员要不断适应新的作业环境。

（4）决策参与程度低：由于潜水保障组织严密，多数潜水员对整个作业的决策参与程度低，只是按命令完成水下特定作业，工作缺乏自主性，有时会感觉茫然。

（5）工作不稳定：很多潜水员并没有固定单位，有些因服役到期、装备或技术更新无法适应，年龄和家庭等因素，需要更换单位甚至职业，都会影响心理状态，导致不同程度的应激。

（6）生活条件艰苦：海上作业，环境单调、枯燥，设施简陋，饮食、卫生条件较差；与同事同吃同住，住宿拥挤，缺乏个人空间。

（三）家庭和社会生活中的应激源

（1）作业场所远离家庭和其他社会群体，社会活动受到限制，社会活动技能下降，有与外界隔离的感觉。

（2）外出工作期间无法尽到自己对家庭的责任，担心子女的成长和教育受到不良影响。

（3）担心长期在外工作影响自己与妻子（恋人）、子女的感情。

（4）担心家庭成员（恋人）不支持自己的工作。

（5）单性别男性群体，生活单调。

三、应激反应

对大多数的应激反应，在撤除应激源后，机体可很快趋于平静，恢复自稳态。由于各种应激源的长期作用，潜水员会产生生理、心理和行为反应，严重者会出现各种身心症状。

（一）分期

若劣性应激源持续作用于机体，导致肾上腺皮质、胸腺、淋巴结和胃肠道等器官出现一系列变化，即为全身适应综合征，分为以下 3 期。

1. 警戒期

警戒期（alarm stage）是应激源造成机体防御机制的初始激活，是应激过程的开始。在这个阶段，机体密切注意环境变化，并激发适应性防御反应，目的在于使随后的机体生理变化适应和满足应激源提出的要求。此阶段基本特征是肾上腺髓质和皮质激素向血液中大量释放。

2. 抵抗期

抵抗期（resistance stage）是应激反应的高原阶段。此时警戒反应显著减少，机体仍然积极适应环境变化，同时对应激源的完备的抵抗力逐渐发展起来，通过主动应用体内平衡资源去抵抗对机体造成的影响，维持机体的生理完整性。在应激源仍然存在的情况下，机体竭力保持内环境的稳定。此时皮质醇分泌是升高的，机体则在被抬高的功能水平上发挥功能。在强大的适应负荷之下，应激源取胜，机体的组织系统无法承受，则支持这个抵抗阶段的机制逐渐衰弱。

3. 衰竭期

衰竭期（exhaustion stage）指当较高的皮质醇循环水平对循环、消化、免疫和身体其他系统产生显著效应，但仍无力战胜应激源的作用时，机体就会发生休克、消化溃疡和对感染的抵抗力下降等。机体的许多功能开始出现问题，脑垂体和肾上腺皮质失去分泌激素的能力，各种组织器官无法有效适应应激源，机体出现适应疾病（disease of adaptation），如心脏损伤、休克、免疫系统衰败、糖尿病、胃溃疡等，这些疾病也被称作"应激相关疾病"。

（二）过度应激所致人体各系统的生理反应

（1）神经系统：头晕、头昏、头痛、耳鸣、失眠等。

（2）循环系统：心律失常、血压不稳等。

（3）呼吸系统：胸闷、气急、呼吸困难、胸部压迫感等。

（4）消化系统：恶心、呕吐、腹痛、腹胀、腹泻、食欲下降等。

（5）泌尿系统：尿频、尿急等。

（6）运动系统：肌肉紧张。

（7）生殖系统：性欲下降、月经紊乱、阳痿、早泄等。

（8）内分泌系统：甲状腺素升高或降低，血糖升高或降低等。

（9）皮肤：瘙痒、忽冷忽热。

（三）应激所致的心理行为反应

机体在应激过程中心理和生理反应是密切联系的，生理应激和心理反应常伴随出现。生理应激和心理应激是应激时机体以整体方式做出的反应，两者同时存在，相互影响，相互作用。

1. 应激的情绪反应

应激会导致各种各样的情绪反应，其表现形式和强度受很多因素的影响，差异很大。应激导致的常见情绪反应主要有焦虑、恐惧、愤怒、抑郁。

2. 应激的行为反应

当个体遭到挫折时，除情绪反应外，有时还会有行为反应，如敌对与攻击、冷漠、病态固执、逃避与回避、无助与自怜、嗜酒或药物滥用等，这是机体为缓冲应激对个体自身的影响摆脱心身紧张状态而采取的应对行为策略，以顺应环境的需要。不同个体所表现的方式有所差异。

3. 应激对认知功能的影响

应激对认知功能存在积极和消极的影响。有些人面临应激情境能急中生智，即为积极影响；但如果被吓得目瞪口呆、魂不附体，就是消极影响，认知功能必然会下降。在应激状态下一些人的记忆力下降、注意力不集中，甚至有时候会出现脑子一片空白。

（四）应激性心理障碍

1. 急性应激障碍

这是一种在强烈应激源作用下而发生的一过性精神障碍，应激源常为突如其来且个体难以承受的创伤性体验，或对生命具有严重威胁的事件和灾难。在受刺激后 1 h 内发病，表现有强烈恐惧体验的精神运动性兴奋或者精神运动性抑制，甚至木僵。如果应激源被消除，症状往往历时短暂，预后良好，可完全缓解。

2. 创伤后应激障碍

创伤后应激性障碍（post-traumatic stress disorder，PTSD）又称为精神创伤后应激障碍，是遭遇到异乎寻常的威胁性或灾难性心理创伤后延迟出现的或长期持续的精神障碍。患者常出现创伤性体验的反复重现、持续的警戒性增高、持续的回避等。在遭受创伤后数周甚至数月后发病，病程可长达数年。

3. 适应障碍

适应障碍是一种出现于明显的生活改变或应激性事件（包括患有或可能患有严重躯体疾病）之后，产生以烦恼、抑郁等为主的情绪障碍，适应不良的行为障碍或生理功能障碍，同时伴有社会功能受损的异常状态。个体素质和易感性在发生和表现形式上起重要作用。患者性格缺陷、应对及防御方式掌握和使用不当或存在缺陷、社会适应能力不强等是发生适应性障碍的重要原因。生活改变或应激性事件是本病的主要诱发因素，但应激源强度并不剧烈，可能是长期存在或为一种困难处境。适应性障碍多数随着事过境迁，刺激的消除或者经过调整形成了新的适应，精神障碍随之缓解，患者若提高了自己的适应水平，则今后的社会适应有可能改善。但也可能仅仅是一种暂时性缓解，今后遇到其他生活变化、生活事件或困难还有可能再次发生。

四、应激的影响因素

面对同样的应激性事件，有些人会产生强烈的应激反应，甚至导致疾病；而另一些人则适应良好。即使是异乎寻常的创伤性事件，个体的反应方式和严重程度也存在很大差异。影响应激的主要因素如下。

1. 应激源

应激源的性质、强度、持续时间、可预测性、可控制性数量及累积作用是影响应激的重要因素。

2. 认知评价

所谓认知评价是指个体从自己的角度对遇到的生活事件的性质、程度和可能的危害情况做出的估计。对事件的认知评价直接影响个体的应对活动和心身反应，因而是生活事件是否会造成个体应激反应的关键中间因素之一。

3. 个体自身心理特征

个体自身存在着多种心理特征，如需要、性格特征、生活经历和适应性等，这些都会影响个人的应激过程和后果。

4. 社会支持

社会支持可以有效降低或缓解应激的强度，有助于摆脱困境，对身心健康的保护起到重要作用。

5. 应对方式和策略

应对就是个体为处理应激性事件而做出的种种认知和行为的努力。合理的应对方式有助于个体成功地解决问题，从而起到缓解内心紧张和维护心理健康的作用。

6. 个体自身身体状态

当机体处于良好的功能状态时，对应激源刺激的耐受性好；当机体存在过度疲劳、饥饿或处于晕船状态时，机体对于应激源的耐受性要降低。

五、应对措施

应激干预措施包括当事者个人应对、心理医师疏导和社会支持。许多情况下，个体通过自己的努力或他人的适当帮助即可成功地应对应激。当应激反应过于强烈，个体又难以应对时，则需要各方人员针对应激发生的各个环节采取措施，以有效地降低应激强度，维护身心健康。

（一）针对应激源的措施

（1）消除应激源：如治疗疾病、消除事故隐患、改善生活环境等。
（2）调整生活方式，避免应激性事件的发生。
（3）改变产生应激的行为方式。
（4）增强对应激源的耐受性，如模拟训练。

（二）改变个体的认知

（1）消除不合理的信念，调整需要的内容和抱负水平。
（2）调整心态，换一个角度看问题，重新评价应激性事件。
（3）培养乐观主义精神。
（4）增强自信心，提高自我效能。

（三）扩展应对资源

（1）增强体质，以良好的状态应对应激。
（2）建立自己的社会支持系统，拓展社会支持网络，培养自己的社会交流等技能。
（3）提高自己的技术水平。

（四）提高控制应激反应的能力

（1）监视应激源和早期应激反应（如肌肉紧张），及时、合理地选择应对方式。
（2）提高情绪的自我觉察、控制和表达能力。
（3）积极转移和释放压力，如欣赏音乐、阅读、表演、锻炼、参加志愿者活动等可以促进能量释放，降低紧张水平，从而减轻应激的痛苦体验。

（4）采用渐进式放松法、生物反馈疗法以减轻症状，降低焦虑水平。

（5）适当地坚持立场，维护自尊。

（五）改进组织管理

（1）合理控制工作负荷、工作量和工作时间。

（2）加强与潜水员的沟通，促进潜水员之间的交流，增强部门凝聚力。

（3）提供潜水员参与决策的机会，如作业方案的确定、任务分工、部门发展策略等。

（4）确保工作计划有一定弹性，以使潜水员在必要时有时间处理家庭和个人事务。

（5）关心潜水员的家庭、婚姻与个人问题。

（6）经常性给予技术指导，有计划地组织培训，帮助潜水员提高技术水平，为潜水员提供职业发展的机会。

（7）有关规章制度中应包含可行的应激管理方案。

（8）及时肯定潜水员的工作成绩和工作能力，增强其职业自豪感，提高其职业自信，培养其职业兴趣。

第二节　潜水员心理选拔

潜水员心理选拔是指根据潜水活动的特殊需要，运用心理学原理和方法，对潜水员候选者进行心理素质检测与评定，选取心理素质适于潜水职业者。

一、潜水职业对心理素质的要求

在科学技术高度发达的今天，潜水装备的性能日趋成熟，潜水和医学保障技术日益完善，心理因素对潜水安全的影响则逐渐增加。从心理角度增强潜水员职业适宜性已经成为提高潜水作业质量和效率的重要手段。潜水职业的特殊性要求就业者具备适应水下与高气压环境、能胜任水下作业的个性。

综合国内相关研究，可以总结出职业潜水员应该具备以下心理素质：①良好的动机和愿望；②个性：客观性、低神经质水平、自立、自信、乐观、敢为；③勤勉，为工作甘愿吃苦耐劳的精神。

而具有以下心理和行为障碍的人员，则不能从事潜水活动：①自杀观念；②精神病性障碍；③容易受潜水环境诱发的恐惧性神经症，如幽闭恐惧症、海洋恐惧症、恐水症、恐鱼症、黑夜恐惧症、挤压恐惧症、窒息恐惧症、深渊恐惧症、死亡恐惧症、生食恐惧症等；④心境障碍；⑤嗜酒、吸毒；⑥其他神经症。

不同类别的潜水作业，对潜水员心理素质的要求又有所不同。例如，常规空气潜水员更需要独立工作和应变能力；而对于饱和潜水，多名潜水员须在狭小、密闭的空间共同生活与工作，协作精神和自我调节能力就显得特别重要。

二、心理选拔工具的基本要求

1. 具有可靠性

可靠性即采用标准化的潜水员心理选拔工具重复测量同一群体所得结果具有一致性。

2. 具有有效性

有效性即采用标准化的心理选拔工具确实能够测查出目标心理特征和内容。只有信度的测验，如果效度不好，同样达不到测验目的。选择测验工具，首先考虑的就是效度问题。

3. 测验项目具有一定难度

项目难度应根据测验的目的与选拔的策略而定，"选优"策略要求测验难度较大，"淘劣"策略要求测验难度较小。就标准化的潜水员心理选拔工具而言，应具有一定难度，许多心理素质较低的候选者不能通过。但难度也不能太大，以避免"地板效应"。

4. 测验项目具有一定的区分度

区分度又称鉴别度，指测验能辨别个体差异的程度。标准化的潜水员心理选拔工具，如果既能辨别出潜水能力最好和最差的人，又能辨别潜水能力相近的人，则该工具的区分度就高。

5. 实用性

标准化的潜水员心理选拔工具必须具有实用性，才能推广应用。实用性包括以下几点。

（1）测验方法简单，便于实施，主试稍加训练就能掌握。

（2）指导语通俗易懂，仪器操作简便，不需对候选者进行专门训练。

（3）测验时间不宜过长，以免候选者产生疲劳，影响测验结果。

（4）能够迅速获得测验结果，测验结果简单、直观，不宜过于复杂。

（5）讲究效率，便于少数主试在短期内测验多名候选者。

（6）测验费用不宜过高，测验仪器经济、耐用。

三、心理选拔的内容

（一）职业动机与兴趣

通俗的说就是个体内心愿意和喜欢从事某一职业的程度。潜水员如果没有从事潜水职业较高的内心愿望，就难以成为一名好的职业潜水员，如果对潜水职业有内心抵触则不适合从事潜水职业。而对潜水的兴趣是做好潜水工作的前提。

（二）一般能力或特殊能力

能力有两种涵义，其一是指"所能为者"，即个人目前已掌握的技能；其二是指"可能为者"，也就是潜能，即个人通过学习可获得的能力，心理学上称为能力倾向。能力倾向又可分为两类：一般倾向（一般能力或智力）和特殊倾向（特殊能力）。特殊能力只在特殊领域发挥作用。完成复杂的任务需要多种能力的结合。

在能力与能力测验的研究与应用中，智力与智力测验最为重要。传统的智商更多地被用于预测个体的认知能力与学业成就，而情绪智商则被认为是预测个人职业成就和生活满意度的更有效的指标。情绪与认知是既相互独立又相互渗透的心理活动过程。情绪可以影响、冲击甚至阻碍认知，同时也接受认知的调节和控制。

常用的智力测验有斯坦福-比纳智力量表、韦克斯勒成人智力量表，这两种只能个别施测。瑞文图形推理能力测验和图形数字编码能力测验是对某种能力的具体测量，这两种可以团体施测。瑞文图形推理能力测验适用年龄范围宽，测验对象不受文化、种族和语言限制；既可以个别施测，也可以团体施测；对结果的解释直观、简单，测验具有很高的信度和效度。

从事潜水职业需要具有一定的普通能力和某种特殊能力，因此，需要进行部分一般能力和某种特殊能力的测量。

（三）个性特征或气质类型的测量

个性是一个人整体的精神面貌，是具有一定倾向性的比较稳定的各种心理品质的总和。个性具有整体性、稳定性、独特性、生物遗传性和可塑性等特征。

个性不同，个体行为方式也不一样。从事潜水职业的个体对个性有一定的要求。个性测量主要有问卷法和投射法。常用的问卷法有明尼苏达多相个性问卷（MMPI）、卡特尔16种个性因素问卷（16PF）、艾森克个性问卷（EPQ）、YG性格测验等；投射法有罗夏墨迹测验、主题统觉测验等。

气质就是个人心理活动的动力特征，包括心理过程的速度、强度、稳定性和心理活动的指向性。气质影响个体活动的方方面面，使个人的日常生活带有独特的色彩和风貌。气质的评定多采用实验法或问卷法。巴甫洛夫学派对高级神经活动类型和特性的测定，建立了一套严格的标准和具体的方法。问卷法可选用斯特里劳气质调查表、瑟斯顿气质量表和吉尔福特-齐默尔曼气质调查表等。

（四）心理运动能力

心理运动能力是指个体对躯体动作的控制能力，包括从感知到运动反应的过程及两者之间的协调，其基本特性有力量、速度、耐力、准确性、灵活性和协调性。心理运动能力有较大的个体差异。美国心理学家Fleishman研究表明，心理运动能力与智力之间的相关很低。通过因素分析，他发现了11种基本的心理运动能力，包括四肢活动协调、手臂运动速度、腕手速度、手指敏捷、臂手稳定性、腕指速度、速度控制、定向反应、反应时、瞄准和准确控制。通过一定的心理测量仪器能够将个体的心理运动能力进行区分，从而能够找到满足潜水作业所需的心理运动能力的个体。

四、职业潜水员心理选拔的实施步骤

（1）文化考核，一般不单独进行，而是参考候选者的学历。

（2）初步体格检查和纸笔测验，淘汰身体和心理素质较差的候选者。

（3）第二次体检和综合心理测验，即在体检复查和氧敏感试验的同时，完成其余心理测验，包括能力倾向、动机、气质、个性、情绪稳定性、心理运动能力等。此阶段将淘汰大多数职业适宜性较差者。

（4）适应期观察，上述检查合格，还不能断定对所有候选者完成了准确无误的选拔。在训练期间还可以通过行为观察等措施进行必要的复查，确定其是否适宜从事潜水作业。

五、建立心理选拔标准的方法

潜水员心理选拔系统应包括测验项目、测验和评价方法、选拔标准和选拔程序。目前尚无成熟的潜水员心理选拔系统，但至少应包括以下六个部分。

（一）工作分析

探讨潜水职业对潜水员心理素质的要求，提取与潜水职业相匹配的个性心理特征，回答一名优秀潜水员应该具备什么样的心理素质的问题。

（二）设计心理测验，确定效标

根据工作分析结果，在现有测验中选择相应的测验项目或设计新的测验。同时，选择一个或多个敏感、可靠的效标。此外，还要制定标准化的测验方案，如场地和背景要求、测验程序、指导语及仪器规格、型号、性能、操作顺序等。

（三）选择施测对象，实施心理测验

选定的样本对拟将普遍使用该测验的总体，必须具有代表性。按照测验程序的标准实施。效标的评定，必须做到客观、公正、准确，有较好的区分度。

（四）效度分析

此系统可采用预测效度。效度系数大，说明测验项目与工作成就的相关性高，预测性强；否则，就说明测验项目缺乏预测性。新设计的测验项目，还须进行信度分析。

（五）建立常模

常模是一种供比较的标准数值，是由常模样本测验的原始结果，按照一定规则转换而成的数值组。只有将候选者在心理选拔测验中所得的结果与常模比较，才能对测验结果进行解释和评价。常模的形式大致有均值、标准分、百分位、划界分、比率（或商数）。通过效度分析，筛选出预测性较强的测验项目，并建立常模，作为心理选拔的标准。

对于不呈正态分布的常模样本资料，多采用临界值常模。筛查用量表也常常采用此种常模。

要建立常模，测验样本必须足以代表总体。潜水员心理选拔常模样本的特征为：男性，18～20 岁，高中毕业。常模团体样本量依总体数量而定，但一般不得少于 100 人。

（六）再分析

随着技术的发展、设备的更新，潜水职业对从业人员心理素质的要求会发生一定的变化；同时，随着社会的发展，人类的心理素质也会发生一定的变化。因此，要定期对潜水员心理选拔系统的效度进行重新评价。

六、心理选拔的效果评价

（一）预测效果评价

心理选拔就是通过心理测验预测候选者日后的职业成就。通常以专业训练的成绩作为心理选拔效果评判的依据，只有将测验结果与专业训练成绩（效标）进行比较，方可确定心理选拔的预测效果。心理选拔录取与否和训练成绩是否合格，构成了评价心理选拔预测性的两个维度。

在心理选拔研究中，可以先对一批候选者进行心理测验和评定，不论结果如何，再让全部候选者参加专业训练；以专业训练的成绩作为心理选拔效果评判的依据，出现以下四种结果。

（1）A：正确录取。指心理选拔分数与专业训练成绩均符合要求，即心理测验被评为录取，专业训练成绩又被评为合格的候选者。

（2）B：错误录取。指心理选拔分数符合要求，而专业训练成绩不符合要求，即心理测验被评为录取，但专业训练成绩被评为不合格的候选者。

（3）C：错误拒绝。指心理选拔分数不符合要求，而专业训练成绩符合要求，即心理测验被评为淘汰，但专业训练成绩被评为合格的候选者。

（4）D：正确拒绝。指心理选拔分数不符合要求，而专业训练成绩也不符合要求，即心理测验被评为淘汰，专业训练成绩又被评为不合格的候选者。

根据以上四种结果，可以计算出评价心理选拔预测性的 6 个指标。

（1）预测合格符合率：指心理选拔合格的候选者中专业训练合格者所占的百分比，愈高，错误录取的人数就愈少。预测合格符合率的高低，与录取标准的高低和测验人群的心理特点有关。

（2）预测淘汰符合率：指心理选拔不合格的候选者中专业训练不合格者的占比，愈高，错误拒绝的人数就愈少。预测淘汰符合率的高低，也与录取标准的高低和测验人群的心理特点有关。

（3）筛除率：指专业训练不合格的候选者中心理选拔合格者的占比，愈高，表示错误录取的人数愈多。

（4）损失率：也称淘错率，指专业训练合格的候选者中心理选拔不合格者的占比，愈高，表示错误拒绝的人数愈多。

（5）淘对率：指专业训练不合格的候选者中心理选拔不合格者的占比。即正确拒绝与效标分数在临界点之下的全体候选者之比的百分率。

（6）总预测符合率：指全体候选者中，正确录取和正确拒绝的人数所占的百分比。

（二）预测效果的影响因素

影响心理选拔预测效果的因素很多，主要包括心理选拔录取分数和专业训练成绩合格的划界点的变化、录取人数与报考人数之比、候选者的心理素质、心理测验的质量、潜水作业的性质和难度、效标系统的可靠性、从业动机，其中效标系统的可靠性尤其重要。

（沈兴华　徐伟刚）

第二十一章

潜 水 事 故

潜水是一项风险较高的活动。据不完全统计，全球每年有数百名潜水员在潜水事故中丧生，数千名潜水员因潜水事故或潜水疾病而致残。威胁潜水员安全的危险因素多而复杂，有些互为因果，但总的来讲不外乎四个方面，即人（man）、机（machine）、环境（media）和管理（management），也就是系统安全理论上所讲的事故"4M"要素。因此，在潜水过程中，"4M"中的任何环节出现差错，都有可能发生潜水事故，轻则影响工作进度和质量，重则造成人员伤亡和财产损失。为了减少和避免潜水事故或使潜水事故的不良后果降至最低，必须采取有效的预防措施和妥善的处置方法。

第一节 原 因 分 析

一、事故发生概况

美国职业安全与健康管理局统计的 1989～2013 年在美国发生的潜水死亡共 206 人，平均每年 8.24 人。国际海事承包商协会（IMCA）会员单位在 2009～2014 年共发生潜水死亡 5 例。对欧洲北海地区潜水事故的统计显示，在 20 世纪 70～80 年代，随着海洋资源开发快速发展，潜水事故增多，但到 20 世纪 90 年代以后，由于安全管理的强化，潜水员死亡人数大幅度下降，至今一直保持在非常低的水平，平均每年死亡不到 1 人。

海洋石油行业的潜水死亡率最低，这是因为海洋石油行业对潜水的要求最重视，执行安全标准最严格。例如，在我国海上油田的潜水作业中，自 2004 年引进国际潜水标准和管理体系后，十多年来尚未发生潜水死亡事故。

在休闲潜水领域，2010～2013 年，潜水警报网（divers alert network，DAN）收集到了 561 例死亡事件。在 2003～2014 的 12 年间，在北美共发生 665 例死亡事故。随着我国休闲潜水的持续兴起，相关事故难以避免会增加。

二、事故原因

造成潜水事故的原因多样而复杂，但不外乎人的不安全行为、物的不安全状态、环境不良和管理缺陷这四个方面。

（一）人的不安全行为

造成人的不安全行为的因素很多，包括①生理因素：身体不适、疲劳、残疾、既往病史、晕船、呕吐、眩晕和（或）定向障碍等；②心理因素：个性（神经质、焦虑）、不良行为（酗酒、吸毒、药物依赖）、急于求成、侥幸心理、忽视或否认危险征兆、反应迟钝、恐惧、追求刺激、寻求挑战等；③技能因素：知识缺乏、经验不足、能力有限、技术不熟、装具使用不当等；④文化素质：文化素质影响着人的生活方式及思维方式、价值观、人生观，也影响着社会人格和心理素质的发展，是造成潜水时人的不安全行为的因素之一。

（二）物的不安全状态

在潜水中物的不安全状态主要有①潜水装具、设备和系统的故障或损坏：包括供气系统故障、脐带损伤或断裂、管路不畅、头盔或面罩脱落或漏水、调节器故障、腰节阀失灵、脐带绞缠或羁绊、潜水鞋脱落、压铅带断开或压铅脱离、绞车故障或刹车失灵、吊缆损坏或断裂、减压舱泄漏或供气故障、通信故障或中断、各类监测仪表失灵、CO_2清除和环控装置失灵等；②作业工具故障或损坏：如水下监视仪故障、水下检测仪故障、高压水射流装置损坏等；③作业目标物的潜在危害：如水下隔栏栅缺失、水下外加电流阴极保护装置失灵、沉船舱室损坏、大坝闸门损坏等；④潜水支持船故障：如动力定位潜水船突然失去动力，船位发生漂移，锚泊潜水船走锚等。

（三）环境不良

在潜水过程中，环境不良的主要表现形式有①水文因素：包括风浪大、水流急、能见度低等；②气象因素：包括大风、大雨、寒冷、高温等；③作业区因素：包括潜水深度大、洞穴或密闭空间作业、水下障碍物多且复杂、有深沟或坑道、水下爆炸物存在、不同压力界面等；④海洋生物侵袭：如周围有鲨鱼、海蛇活动，存在大量海藻或水母等；⑤居住因素：在加压舱内减压时，环境狭小、封闭，生活单调、乏味，身体容易疲劳、情绪容易波动等。

（四）管理上的缺陷

造成管理上的缺陷主要表现形式有：①潜水人员缺乏正规的培训，没有胜任所从事任务的技能；②规章制度不健全或执行不到位，安全管理体系不完整，作业程序不清晰；③潜水计划不完善，作业人员和设备配备不足或不合理，潜水人员分工、职责不清，工作安全分析不彻底，安全监管人员责任心不强、监督和检查不到位；④现场信息交流不畅，缺乏必要的交流制度和交流渠道，与陆岸和其他方的沟通不足；⑤现场设备布置紊乱，人员居住环境脏乱差；⑥作业地点、任务、程序、人员或设备变化后，没有及时进行或没有进行有效的变更管理；⑦人员得不到充足的休息和睡眠；⑧人员之间关系不和谐，团队协作精神差，相互之间漠不关心；⑨不重视医学保障，潜水员不做体检或体检把关不严，呼吸气体的质量控制不严，医疗器材、药品准备不足，备用应急气源和氧气准备不足，减压不当，减压出水后疏于观察；⑩人员流动性大，相互之间不熟悉，配合默契不够；⑪潜水作业前，设备检查不充分或没有进行检查；⑫潜水过程中存在交叉作业或交叉作业控制不严；⑬水下隔离不充分或没进行隔离等。

欧洲有机构对收集到的 2002～2012 年死亡的 461 名潜水员中 211 人的死亡原因进行了分类，见表 21-1。

表 21-1　211 例潜水员死亡原因分析

事故原因	死亡人数	比例（%）
吊装不当	4	1.9
海洋生物伤害	6	2.8
设备故障	9	4.3
氧弧切割爆炸	18	8.5
推进器伤害	17	8.1
压力差伤害[*]	45	21.3

续表

事故原因	死亡人数	比例（%）
绞缠	31	14.7
减压不当	35	16.6
健康问题	46	21.8

* 指吸水口等因负压吸引或正压冲击导致的伤害

三、影响因素

（一）潜水深度

从作业难度、复杂性来说，深度越大，发生事故的可能性也应该越高。但由于深潜水作业时，参与人员重视、计划周密、准备充分、操作严格，所以潜水事故发生的概率可能反而不高。

（二）潜水类别和方式

有资料显示，从潜水场所看，洞穴潜水和依托钻井平台进行的潜水危险性最高；从潜水目的来看，选拔潜水员的考试潜水和检验新装具的试验性潜水的事故发生率较高；从是否需要配合看，协同作业的事故高于单独作业；从作业方式看，自携式潜水的事故发生率要比水面供气式潜水高，饱和潜水的事故发生率最低。

（三）技术水平

技术水平是影响潜水作业中应激反应的重要因素。过硬的技术可以从主观上提高自我效能，帮助潜水员做出积极的认知评价，从而有效地应对潜水中的意外情况。

（四）年龄和工龄

从事潜水的适宜年龄为青壮年（最佳在 20～45 岁）。年龄大的潜水员虽然技术熟练、经验丰富，但动作的速度、力量和灵活性降低，对信息刺激的反应相对迟钝；另外，年龄大的潜水员心血管功能相对较差，心血管事件发生率明显增大。所以，事故发生率常高于年轻潜水员。

在一定年龄范围内，随着潜水工龄的延长，作业经验不断积累，潜水事故的相对频数逐渐降低。

（五）性别

资料显示，无论是潜水事故中遇难者的数量，还是遇难者在各自性别潜水员群体中的比例，女性均低于男性。

（六）个性

人的气质类型、性格、心理活动水平有很大差异，因而在特定情境中便有不同的表现，出现不同的差错频率。如有的人反应快，但准确性低、差错率高；而有的人反应稍慢，但准确性高、差错率低。因此，有人提出了"事故倾向品质"的概念。对于潜水职业来讲，事故倾向品质可能包括毅力差、遇事动辄放弃努力、神经质、疏忽大意、鲁莽行事等，目前尚无定论。

第二节 调查与处理

一、事故调查

潜水事故发生后，应立即组织调查分析，以准确掌握事故发生过程，明确原因，提出预防措施。

（一）原则和要求

事故调查应遵循以下原则：①尊重科学，实事求是，以客观事实为依据；②调查组成员与所发生的事故没有直接利害关系；③由上一级主管单位组织调查；④依靠专家、依靠科学技术（包括必要的检测、检验、定性定量分析、模拟实验等）；⑤任何单位和个人不得阻碍、干涉调查组正常工作。

事故调查应做到：①查明事故发生的原因、人员伤亡及财产损失情况；②查明事故的性质和责任；③提出事故处理建议；④根据调查结果，提交事故调查报告。

（二）人员组成

事故调查组一般由事故单位或上级主管部门指派的人员组成，包括行政管理、安全管理、潜水医学、工程技术等方面的人员，必要时还需有病理学专家和司法人员的参与，对重大伤亡事故，应请劳动保护监察机构派出专业人员进行必要的分析和鉴定。

病理学专家的调查可以帮助确定死亡时间、造成死亡的直接原因，通过病理学检查结合工作经历，可以对大多数致死事件提出合理的解释，并揭示某些医学问题，如某种潜在或自然疾病引起的机体功能障碍，诱发了潜水事故。

事实表明，即便是近期刚进行的体检也不能排除会造成事故的自然疾病。确定死者生前究竟是否存在自然疾病是十分重要的，某些微小的医学问题在高压下可以导致死亡事故。明确了是否存在自然疾病之后，病理学专家才可进一步确定死亡的确切原因，因涉及水下与高气压医学的有关知识，病理学专家在调查时应与潜水医学专业人员密切合作。

（三）调查内容

1. 人员调查

对涉事人员的调查可从以下几个方面着手。①职业资格：查阅事故人员（包括潜水员和水面支持人员）的职业资格证书、相关安全和操作培训证明，验证其是否具备潜水资格和水面支持资格，是否参与过与作业相关的安全和技能培训；②健康状况：调查受伤或死亡潜水员的健康状况和潜水前适潜评估；③专业技能：事故人员是否具备从事该项潜水任务的技能；④工作经历：了解事故人员是否具备从事类似工作的经验。

发生人员死亡的，根据情况有时可能需要进行尸检。进行尸检时，首先应仔细检查尸体外观，如有浮肿、皮下气肿、大理石样斑纹，可提示减压病；皮肤变紫提示缺氧；皮肤呈粉红色则提示CO中毒。进行尸体解剖时，如体腔和组织内有气泡和游离气体的存在可能是减压病的证据之一；喉黏膜、肺膜、脑的蛛网膜等出现塔雕斑（tardieu spot）说明存在缺氧损伤。一般事故的致死原因是可以鉴定的，但有时明确致死原因存在困难，不能凭借不充分的证据提出一些理论性的猜测。

必要时进行实验室检查，主要分析以下样本。①气体：对潜水员呼吸气体取样分析，明确气体的成分及是否存在有害气体；用从尸体中采取的气体样本去检测气体的纯度意义不大；②血液：从腿静脉抽血，做乙醇、药物和CO检测；③尿：采集洁净尿样，检测药物、乙醇和纤维蛋白原降解产物含量，进行酸碱度分析；④脑脊液和玻璃体液：脑脊液和玻璃体液分析对电解质失衡的确定可能有益；⑤胆汁：如怀疑潜水员曾经服用过吗啡类药物，应采集并分析胆汁样本；⑥硅藻：对死者的血液、组织、肾和骨髓，以及呼吸道和消化道进行组织学检查，检测硅藻含量，并与潜水员死亡地点水中的硅藻含量比对，对诊断潜水员死前是否溺水有重要意义。需要注意的是，在毒理学检查中的某些阴性发现与阳性发现有同等的甄别价值。

2. 装备检查

发生潜水事故的潜水装备应单独存放，并与其他物品隔离。除事故调查人员外，其他人不得随意接触这些装备。潜水装备的检查包括①头盔或面罩：检查是否有水、血液、唾液或呕吐物存在；②潜水服：检查衣服内有无尿液和粪便，如是干式潜水服，应注意检查是否有明显膨胀；③应急气瓶：检查气瓶的压力、气体纯度及各成分（O_2、CO_2、CO）浓度，检查调节器、软管、阀门是否有损坏和故障；④浮力背心：是否有进水、膨胀；⑤压铅：是否被正确地拴牢并记录重量；⑥安全背带：是否在检验有效期内，是否被正确佩戴；⑦测深仪：刻度标记是否准确；⑧潜水脐带：检查是否有破裂、膨胀、堵塞，与头盔或面罩链接是否牢固；⑨供气系统：供气量、压力是否在要求范围内，气体纯度是否满足要求；吸氧减压的，还要检查吸氧时的深度（压力），检查供气系统上的阀门，应记录或者必要时保留阀门开闭的位置，以便专业人员做进一步技术鉴定；⑩其他装备：根据事故情况，检查相关装备如吊放系统、供电系统、减压舱、饱和潜水生命支持系统、辅助工具等的结构和性能情况。

如检查发现有装具遗失，要进行记录。如果找到遗失的装具，应记录其位置与潜水位置、发现潜水员的位置三者之间的关系。在调查人员到达之前，最好不要去除遇难潜水员穿戴的潜水服及内衬衣物，以便调查人员在调查时可以将尸体或服装上的任何迹象与事故的情况联系起来。去除潜水衣时，最好将服装从尸体上直接剪除；潜水员衣物移除前应注意尸体是否有破口及其他问题。

3. 环境调查

环境调查包括①水面是否存在有毒有害物质，水下是否存在垃圾、渔网、洞穴、吸水口、失事残骸、爆炸物和有毒物质等；②水流、水温、浪高、风速是否适合潜水，是否有乱流存在；③周围来往船只情况，是否存在吊装货物、高空作业等交叉作业；④水下是否存在电击危险，引起电击危险的情况有钢结构防腐阴极保护系统、电动工具、电焊手把等；⑤水下能见度；⑥声呐能使潜水员产生烦恼、惊恐，当潜水员处于声呐源 10 m 以内时，可造成伤害；⑦其他有害因素，如潜水员周围是否有高压水射流、爆破作业，有无水下输油（气）管道，是否触碰过船舶推进器等。

4. 管理调查

管理调查就是对规章制度、作业程序及执行情况的调查，包括：①现场有无潜水作业手册、安全管理体系；②针对该次潜水任务的工作计划、人员和设备的配备情况、人员分工和岗位职责；③有无进行工前技术交底和工作安全分析，是否每位潜水队员均已明白具体的潜水任务和现场存在的危险因素；④是否每次潜水前都进行了安全注意事项简介和设备性能检查；⑤是否配备了待命潜水员，待命潜水员是否按规定着装；⑥水下作业期间是否遵守了深度和时间限制；⑦选用的减压方案和治疗方案是否合适，有无严格执行减压程序，有无配备潜水医师；⑧潜水员饮食和药物服用；⑨以往是否发生过潜水事故，事故隐患报告情况，本次事故后的处理情况等。

二、事故分析

在对潜水事故的人员、装备、环境、程序等各个方面进行调查的基础上，从以下几个方面进行分析：①事故的直接原因和间接原因；②事故的责任主体和责任人；③预防措施和经验教训等。

三、事故处理

（一）处理原则

事故处理一般按照"四不放过"原则进行处理：①事故原因未查清不放过；②事故责任人未受到处理不放过；③事故责任人和其他人员没有受到教育不放过；④没有制定切实可行的整改措施不放过。

（二）基本方法

基本方法为：①一旦发生事故，潜水人员应保持沉着冷静，听从指挥，启动应急预案，按照应急程序处理；事故处理首先是抢救生命，其次是保护财产和环境；②及时排查并排除事故原因，事故影响不大的，原因排除后可继续工作；③及时组织现场急救，组织疾病、创伤治疗；④事故发生后，应及时向业务和行政主管部门汇报；⑤应妥善保管好潜水过程中的录音、录像和潜水记录、设备检查记录、减压和治疗记录。

（三）尸体处理

如果潜水员在现场已死亡，可按下列方法处理。

（1）尸体的回收：如潜水员在高气压下死亡，为防止压力突然降低引起体内密闭腔室撕裂，可将尸体在压力下停留 1 h，待凝血和分解过程完成后，再以 2 m/min 的速率减压，使游离气体释出而不会损伤机体组织，减压过慢，会引起尸体腐败。潜水医学咨询委员会（DMAC）在其指南（DMAC 32，2014 年 1 月）中建议，如果在饱和潜水期间发生死亡事故，应将尸体移至过渡舱或其他非人员居住舱内，装入尸袋中，并放入吸潮剂，停止该舱的加热，然后用 3～4 h 减压出舱，减压前应进行尸体拍照。

（2）尸体的储存：储存的最佳温度为 0～4 ℃，如可能，应用聚乙烯尸袋将尸体密封，这样有助于防止痕迹证据的丢失。尸体双手应罩上聚乙烯袋，以便检查指甲留有的残屑。在尸检前，绝不可将尸体在 0 ℃ 以下保存。应尽可能使服装保持原样。如果无冷藏装置，可用聚乙烯薄膜将尸体包起来，并在尸体周围放上足够的冰袋。

（3）尸体的运输：运送尸体前，应联系相关部门出具死亡证明，在港口和内河发生的事故，可联系当地水下公安部门办理，但如果发生在海上，特别是公海上的死亡事故，出具死亡证明就相当困难，这时可协调海事、水上公安和殡仪单位处理。尸体运输应委托政府认可的殡仪单位执行。

（4）样本的防腐：用于显微镜检查的样本一般用 10% 甲醛浸泡固定，样本应置于 20 倍的固定液中，以保证效果。样本运输（特别是空运）之前，应固定 1 周，脑组织标本则应固定 3 周。

第三节 事 故 预 防

潜水事故的预防，仍主要从人、机、环境和管理四个方面采取措施。

一、减少人的不安全行为

（一）严格体格检查

不管什么职业，健康、强壮的体魄是工作安全的基本保证。作为潜水员这样一个特殊工种，在水下和高气压环境从事高强度活动，其体格必须满足一定的要求。潜水员选拔体检、年度体检、疾病后体检均应严格遵循相关的标准和要求，及时发现健康问题，及时解决，杜绝带病潜水。需要注意，潜水员体格检查的结果只能代表体格检查当时的健康状况，在每次潜水前还应询问潜水员自我感觉，并做相应的体检，以评估是否适合潜水；在参与重大潜水任务前，还应进行专门体检。

在潜水前，如发现潜水员有感冒或呼吸道感染、咽鼓管功能障碍、喝酒、药物反应、中耳疾病或外耳感染、皮肤感染、过度疲劳、情感抑郁、心理障碍、心动过速或过低（超过 100 次/分或低于 55 次/分）、血压过高或过低（超过 140 mmHg 或舒张压超过 90 mmHg，收缩压低于 90 mmHg 或舒张压低于 60 mmHg）、体温过高（口腔温度超过 37.3 ℃ 或腋下体温超过 36.8 ℃）等情况，不应让潜水员下水。

（二）科学心理选拔

应按照相关的心理选拔方法及评价标准，选拔出擅长机械操作、反应快速而准确、情绪稳定、勇敢、果断、独立能力强、具有团队协作精神的人员从事潜水职业。增强从业人员的职业适宜性，是提高潜水员队伍素质、减少人为差错、确保潜水安全的有效措施。

（三）加强知识、技能培训

牢固掌握与潜水相关的生理学、医学、物理学和水文气象知识，以及潜水设备和水下作业设备的性能和操作程序，熟悉潜水法规、标准和安全知识，有效开展潜水技能和水下操作技能的训练。重视应急技能的培训，熟练掌握应对各种险情的方法。例如，遇到通信中断时，会使用手语、信号绳通信。在日常培训或现场施工作业中，应经常模拟可能出现的意外情况，演习如何按照预案做出应急反应，反复练习，直至形成条件反射式的自动反应，在实践中遇到类似情况时能够从容不迫，不易产生恐慌情绪。如果潜水员面对意外情况几乎不需要考虑就能做出正确反应，就可能为避免重大事故赢得宝贵时间。

（四）开展认知重建训练

改变不正确的认知方式，提高自信心，是防止过度焦虑的重要措施。在潜水中出现特殊情况，如果认为"不好了，赶快逃生吧"，那么潜水事故就难以避免。类似情况下，如果冷静分析，相信总有解决办法，则成功脱险的机会就大大提高。经历过潜水事故的潜水员，如果把失败原因归于自己的能力，并觉得难以改变，则不但于事无补，反而加重心理应激反应。如果归因于努力不足，则失败不会导致悲观失望，而是增加动机行为。认知重建训练就是分析自己的认知方式，认清认知的不准确性和歪曲性，用正确、客观的认知取代非理性认知，检验新的认知。除了针对潜水事故的认知重建训练，潜水员在平时的生活、训练中也要注意自我调节，提高对职业环境的适应性，防止因不良应激反应而影响作业时的情绪、思维和操作水平。

（五）组织体格锻炼

平时应加强体能训练，可以增加心、肺功能的储备能力，增强耐寒能力，提高自我效能。体能训练可进行跑步、打球、游泳；最好能组织一些水上运动，可提高机体对海洋和水下环境的适应能力；定期组织加压锻炼，巩固和提高机体对高气压环境的适应性和耐受力。

（六）尝试心理训练

焦虑如果得不到有效控制就会发展为恐慌，恐慌中的潜水员往往做出非理性的行为，直接影响解决问题的能力，容易产生致命危险。防止恐慌的措施，首先要有足够的知识、不断练习和充分准备；同时也要认识到，焦虑也是一种保护性反应，有利于引导人们消除或避开引起焦虑的危险情况。在潜水过程中，焦虑是一种早期的危险征兆，只要潜水员能够保持清醒的头脑，正视问题的存在，对意外事件就有可能做出准确的判断和反应，解决问题和获得生存的机会就会大大增加。有人推荐，面对突发情况，SBTA技术能帮助潜水员成功地脱离险情，SBTA即停下来（stop）、深呼吸（breathe）、想一下（think）、再行动（act）。从生理上讲，当进行缓慢的深呼吸时，很容易冷静下来。此外，放松技术对于控制应激，阻断恐慌的恶性循环可能会发挥有益作用。

（七）合理布置任务

根据个人生理、心理特性和当时的身心情况，以及经验和技能水平，合理安排工作、分配任务，避免在疲劳、生病、情绪波动或有心事的时候进行潜水。

二、消除物的不安全状态

（1）配备合格的装备：完整和性能良好的装备是潜水安全的必备条件。在购买、配备潜水装备和水下作业工具时，一定要查验合格证和技术规格书，验证是由行业认可的厂家生产，并已获得有关机构的产品认证。

（2）做好装备的维护保养：应建立潜水装备和水下作业工具维护保养体系，并按照体系规定定期进行维护保养。

（3）严格进行潜水前装备的检查和测试：建立装备检查制度。每次潜水前对潜水装备和水下作业工具依照检查表逐一检查，并测试其功能，确保所有装备处于正常功能状态。检查时不得有任何遗漏和疏忽。

（4）确保任务目标物处于安全状态：水下作业目标物如果出现异常，有时会导致严重潜水事故。如有压力差的界面的格栅栅缺失，会导致潜水员被吸入，造成伤亡；水下外加电流阴极保护装置失灵，会导致潜水员触电；水下障碍物过多，会造成潜水员绞缠等。只有在排除了这些不安全因素或采取了必要的防护措施后才能潜水。

（5）确保潜水支持船满足潜水要求：大多数潜水都是以船舶为平台进行的。如果船舶结构或性能不能符合潜水要求，会影响潜水安全。如船舶甲板面积过小，不能完全布置潜水装备，影响安全作业；房间太少，人员居住拥挤，得不到充足的休息。在选择潜水支持船时应考虑安全作业需求。

三、控制不利环境因素

（一）设定潜水的水文气象极限

在制定潜水计划时，应根据潜水点情况，按照安全潜水相关要求，规定潜水点的浪高、流速、能见度和风速等的限值；如超过，在没有确保潜水安全的专项措施时，就不应继续潜水。

（二）水下情况的预调查和预处理

在复杂或危险水域潜水前，应对水下情况进行调查，可以指派潜水技能良好、经验丰富的潜水员进行探摸潜水，了解情况；有条件可采用常压潜水或 ROV 进行调查。如果水下情况确实复杂，无法正常开展潜水作业，可先行水下障碍物清理。

（三）作业点危险因素隔离

对存在的水下吸水口，在潜水前应关闭或隔离。即使这些吸水口已经隔离，潜水员在接近它们时也要格外小心，观察其有无异常水流。另外，带电的水下防腐阴极保护系统、水下电缆等，在潜水前必须关闭；船舶的推进器在潜水时必须关闭和锁定，动力定位船的推进器因始终处于运转状态，需要采用专门的防范措施。

（四）防止海洋生物的伤害

在有鲨鱼、海蛇活动或存在有毒海洋生物的水域潜水，应有防护措施。

（五）污染水域潜水的防护

在存在或怀疑有污染的水域潜水，应穿着干式潜水服或其他特殊防护潜水服潜水。在核污染等严重污染水域潜水时，潜水员呼吸气体还应排至水面大气环境。

（六）合理协调交叉作业

如果在潜水区域的上方同时进行有高空作业、直升机起降、货物吊装等作业，如果操作不当，有物品掉入水中，可能会伤害潜水员。在潜水水域有其他船舶活动，船舶本身或其推进器可能会伤及潜水员。存在这些情况时，必须与相关方进行协调，要么潜水时这些作业停止，要么等待这些作业结束后再继续潜水。

四、加强科学管理

潜水管理是预防潜水事故的关键因素。国家或行业出台的法规或标准都是规范管理的重要指导，应结合实践灵活应用。

（一）建立完整的潜水管理体系

潜水管理体系主要包括潜水手册、潜水装备和水下作业工具操作规程、维护保养体系，人员组织管理架构、岗位职责等。

（二）制定翔实的潜水计划和应急计划

针对某项潜水任务，应制定翔实的潜水计划，包括采用的潜水方式、人员配备和岗位职责、设备和气体准备、应急处置预案等；潜水医学保障计划可以纳入到潜水总体计划中，也可以单独列出，重点关注潜水员体检、加压锻炼、减压程序、急救治疗、追踪观察、药品和医疗器械的配备、潜水装备的清洁消毒、呼吸气体的检测等。根据作业情况配置潜水医师（现场保障或远程指导）。

（三）技术交底和风险评估

针对某项潜水任务，应将具体完成该任务的方法和步骤与所有参加潜水的人员交代清楚；应针对具体潜水步骤做出书面的风险评估和工作安全分析报告，明确每项风险可能造成的伤害，以及降低该风险应采取的防范措施和责任人。需要特别注意的是，变更潜水程序、潜水人员、潜水设备和潜水地点，或隐患、事故和环境条件出现变化后，应重新评估与分析，并修订防范措施。每次潜水员下水前也要重复告知其完成任务的步骤和安全注意事项。

（四）保障人员防护

水面保障人员是维护水下潜水员安全作业的关键力量，也应遵守规范加强防护。在作业过程中，应穿戴符合安全要求的个人防护用品，并满足对人员头部、脚部、眼部和听力的防护要求；登高或舷外作业应佩戴安全背带；甲板作业应穿戴救生背心；在可能存在环境气体污染的区域作业，应配备个人呼吸防护用品等。

（五）潜水工作的批准和相关方通知

在潜水工作开始前，一定要得到现场最高管理者的批准，并确保现场所有相关方都知道潜水即将开始，所有防范措施均已到位。

（六）加强现场隐患发现和处理

尽早发现并及时处理事故隐患可减少和杜绝小事故，进而预防大事故的发生。制定措施从人、物、环境和管理各方面发现问题，不排除不作业。

（七）加强潜水事故案例的宣传教育

组织潜水人员进行潜水案例分析，使其知道所从事的作业中存在哪些危险，曾经有过什么样的事故及后果，如何才能及时地发现异常现象和事故隐患，应该如何处置等。且应提高潜水员的安全分析和预知危险的能力。

（徐伟刚　张　辉　郭晓平）

第二十二章

高气压治疗

高气压治疗是潜水和高气压医学特有的治疗技术。除可处理潜水疾病外，高气压还可用于治疗各类临床适应证；后者主要采用高压氧治疗（hyperbaric oxygen therapy，HBOT）方式进行。高压氧虽然只是潜水-高气压医学中的一个气体类别，但采用高压氧治疗临床疾病是高气压医学在实践中最广泛的应用。第十章和第五章中针对减压病和肺气压伤的高气压治疗（hyperbaric treatment）已有涉及，本章简要介绍高气压治疗各类临床适应证的普适原理、方法和相关事项。

第一节 概　　述

一、有关概念

高气压治疗是指以高于常压的气体治疗适应证，在高气压环境中开展，最高治疗气压可以达到 $0.5\sim1$ MPa。根据治疗气压的不同，可以呼吸纯氧、压缩空气，也可以呼吸各类人工配制的含氧混合气。高气压治疗是人类与疾病斗争过程中，通过不断实践、反复认识才逐步发展起来的。随着科学技术的进步，高气压治疗已成为临床治疗学的一个重要组成部分。

加压治疗（compression treatment）是将环境压强升高以治疗一些疾病的一种方法。虽然从低气压环境下为了治疗疾病将患者加压至常压或接近常压也属于加压治疗，但通常意义上的加压治疗多指将患者加压到高于常压的气压，是高气压治疗的一种别称。加压治疗重在强调"将环境压强升高"以治疗疾病，主要用于减压病和动脉气栓的高气压治疗。

高气压治疗或者加压治疗常采用在一定压力下呼吸纯氧或高浓度氧的方式实施。在高于常压（1 ATA）的环境下呼吸纯氧的治疗方式称为高压氧治疗，高于常压的纯氧即为高压氧（hyperbaric oxygen，HBO_2 or HBO）。按我国标准，供患者呼吸的医用纯氧浓度不得低于 99.5%；在临床实践中，只要吸入气成分主要为氧气（通常氧浓度大于 95%），就可以认为是纯氧。除了气体栓塞外，非潜水临床疾病的高气压治疗均采用高压氧治疗，高压氧治疗是最常采用的高气压治疗方式。

在概念上，高压氧需要与高分压氧（high partial pressure of oxygen）相区别，后者是指大于 21 kPa（常压空气中的氧分压，即通常所称的"常氧"）的氧气。虽然高分压氧通常指混合气体中高于正常氧分压的氧气，但大于 21 kPa 的纯氧也可被认为是高分压氧的一个特例；因此，呼吸高压空气和在常压下呼吸纯氧都是呼吸了高分压氧。当然，在常压下呼吸氧浓度大于21%的混合气，呼吸的也是高分压氧。所以，从概念上讲，高分压氧涵盖了高压氧，在常压环境甚至是低气压环境中也可呼吸高分压氧；而高压氧仅指高于 1 ATA 的纯氧。

二、发展简况

高气压治疗的发展史，是"以气压治疗疾病"和"氧气的临床应用"有机结合的发展史；而其中的高压氧治疗则是在高气压医学发展过程中，因氧气的特殊性能专注发挥其治疗作用而得到发展的。

（一）高气压治疗

早在 1662 年，Henshaw 即尝试了以高压空气防治某些疾病，可被认为是高气压医学的起始。1834 年，Junod 在铜制加压舱内以 2～4 ATA 空气治疗肺部疾病，取得了一定效果。真正意义上利用高气压进行治病源于 1841 年，Pol 和 Wattelle 在明确"潜水员出水后出现的特殊病症是因减压引起"后，尝试采取"再回到压力下"的措施进行治疗。1890 年，Moir 建造了医用加压舱，在潜水现场治疗减压病，开始了正式、规范的加压治疗。

在 20 世纪初，医疗人员继续进行了高气压治病的一些尝试，包括 Cunningham 在 1928 年建造了有史以来最大的高压舱（直径 19.5 m，5 层楼高）。限于当时对高气压（包括高压氧）治疗机制等认识不足，对非潜水临床疾病的治疗探索直到二战后才被重视。

但在此阶段，加压治疗减压病则被广泛认可。各国早期的减压病加压治疗表均在此阶段先后颁布。期间的一个有益尝试是科学地应用了高压氧。在潜水水面减压及减压病的加压治疗中，在规定的适当压力下吸纯氧，以加速体内惰性气体的脱饱和，可有效缩短减压时间或促进气泡消失。这在早期的潜水水面吸氧减压表和加压治疗表中都有体现。1937 年，Behnke 和 Shaw 率先直接采用高压氧治疗减压病，使得高压氧在潜水疾病防治中的作用更加显现。这为随后高压氧治疗的快速发展提供了必要的高气压医学知识和装备技术储备。

（二）氧气的临床应用

氧气对机体的益处在 1774 年刚被从空气中分离出来后即被发现，用于各类不健康状态的治疗，并延续至今。临床最常用的给氧方式是常压下鼻导管给氧，通过调节流量控制给氧的浓度，已普及到了每张病床的床头。高气压医学的发展，将氧气的临床应用推向了更高的层次，使氧气在治病中的作用发挥到了极致。当然，与"小剂量"给氧的普及不相协调的是，非高气压医学专业临床工作者对"大剂量"用氧的认识还有待提高。

（三）高压氧治疗

随着科学的发展，人们逐渐认识到，高气压对机体的影响来自于各气体成分的化学作用和气压本身的影响两个方面，在不同情况下各有侧重。氧气在治病中的特殊益处及高气压医学的发展，必然会将高压氧推向临床应用。1887 年，Valenzuela 率先尝试采用 2 ATA 纯氧治疗一些临床疾病，开辟了高压氧临床应用的先河。然而，此阶段正是 Bert（1878）和 Smith（1899）发现中枢神经系统和肺氧中毒的时期，对人们接受高压氧治疗产生了负面影响。但同时期，仍有一些研究在不断发现高压氧的优点，如"潜水医学之父"Haldane 教授观察到高压氧可对抗动物 CO 中毒（1895）。同时，高压氧在潜水减压和潜水疾病治疗中的成功应用及对纯氧潜水引发氧惊厥的系统研究，使人们掌握了不同条件下安全用氧的压强-时程限制要求。

二战后，高压氧治疗的临床应用不断增多，在治疗 CO 中毒、提高肿瘤对放疗的敏感性方面获得了良好效果。最引人注目的是在 1956～1960 年，Boerema 领衔开展的高压氧下心脏直视手术、高压氧下无血液动物存活、高压氧治疗厌氧菌感染几项临床和实验工作，为高压氧的临床应用注入了生机，启动了现代高压氧治疗的发展大潮，对我国高压氧治疗的发展也有直接影响。

我国的潜水-高气压医学学科在新中国成立后才起步。1954～1964 年，高气压医学学科逐步在军队系统内形成，并在该阶段后期建成了用于潜水训练、水面减压、加压治疗、高气压医学教学和科研的多台潜水加压舱。在完成潜水医学科研、教学和实践保障的同时，相关教研单位还开展了很多类别临床疾病的高压氧治疗。在随后的数年中，专用于临床治疗的高压氧舱先后在福建、上海、杭州、南京、北京、广州等地建成，并在 20 世纪 90 年代后迎来了爆发式增长。目前，我国加压舱的数量、从业人数、治疗病种和人次，均处于世界绝对领先地位。凭借我国的人口优势和经济形势，高气压治疗发展势头方兴未艾，将在质量方面迎来新的拓展。

三、实施要点

高气压治疗是使用专用的高气压设备为患者建立高气压环境，并在高压下提供纯氧等呼吸气体。需要在保证高气压设备安全使用的基础上，遵循高气压暴露的安全规范，尽可能让患者舒适、高效地经历加压、稳压、吸氧（或其他含氧混合气）、减压全过程。

（一）基本过程

明确诊断、确定采用高气压治疗后，选定治疗方案。完成加压舱、医护人员和患者准备，患者和陪护进入加压舱，以一定速率加压至预定压强，然后按选定的方案完成停留、吸氧等治疗操作，再以预定速率减至常压，出舱。在加压、高压下停留、减压及出舱后一定时间内，应密切观察病情或做体检，及时掌握被治疗的疾病（主要是减压性疾病）对加压治疗的反应及进展情况，同时也及时发现可能发生的并发症，并根据情况调整方案或做必要的处理。

（二）加压和减压

（1）如果采用单人纯氧舱治疗，先以纯氧置换舱内空气，即"洗舱"，然后继续以纯氧加压至目标压强。如果采用单人空气舱治疗，则直接以空气加压至目标压强。如果采用多人舱治疗，则以空气和（或）混合气或纯惰性气体加压至目标压强。

（2）决定加压速率的因素是疾病性质和患者中耳气压平衡能力。只有急重气栓性疾病才需要较快的加压，其他疾病可按不高于 6 m/min 的速率加压。对最初几次接受加压治疗的非潜水员患者，可采取更慢的加压，除保证能够轻松平衡中耳气压外，还应尽可能让患者感觉平稳、舒适。

（3）严格按选定的加压治疗方案控制减压速率，特别在采用高于高压氧治疗压强范围的方案治疗减压病和动脉气栓时，减压过程决定着治疗的效果；此时一般采用长时间的阶段减压方法，站间移行速率通常不超过 1 m/min。

（4）进行单纯的高压氧治疗（在不超过 2.8 ATA 下呼吸纯氧）时，控制减压速率的主要目的并不是预防减压病，而是减少气压下降造成的不适；通常采用 1 m/min 匀速减压，但也可采用较快的减压速率，如 6 m/min。

（5）应关注舱内长时间呼吸压缩空气的陪护人员的减压需求，可以根据高气压暴露情况在减压前或减压过程中吸氧一段时间以和患者同步减压出舱。

（三）压强和时程

（1）治疗减压病和动脉气栓多采用高压强方案，我国和苏联治疗方案的最高压强均为 11 ATA（见第二十八章）。常规高压氧治疗的压强均不超过 2.8 ATA，通常采用 2.2~2.5 ATA，治疗婴幼儿患者时采用更低的压强。

（2）在治疗压强下的停留，也称为"稳压"或"高压下停留"阶段，应保持舱压恒定，不应有较大幅度的波动。

（3）高压下停留期间应注意通风换气，以控制舱内氧浓度（空气舱氧浓度不得大于23%）和 CO_2 浓度（不得大于相当于常压下的1%），需要时也可通过通风降低舱内温度、舱温或者异味。高压下的"通风"是以相同流量的进气和排气给加压舱换气，但保持压强不变。可以采取持续小流量通风或者间断通风的方式。

（4）高压下停留的时程，由所采取的加压治疗方案确定。重症减压病的治疗可能需要停留超过12 h，但通常为15 min～2 h，更多时间是花在减压过程中。高压氧治疗的主要时间用于高压下停留吸氧，时间通常为1～1.5 h。

（四）吸氧及空气间歇

（1）只要条件允许，高气压治疗均应整合吸氧；高压氧治疗当然就是为了高压下吸氧。为了防止氧中毒，吸入气中氧分压最高不得超过280 kPa，治疗普通临床适应证时通常不超过250 kPa。虽然常规高压氧治疗导致氧中毒的可能性极小，但仍应关注吸氧期间出现的异常，应理解氧中毒的发生具有极大的个体差异和日差异，才能做到科学预防。

（2）给氧方式，空气加压舱采用面罩给氧，但重危或昏迷患者可应用气管插管或头罩供氧。单人纯氧舱则直接呼吸舱内氧气。

（3）不论是面罩、头罩还是气管插管供氧，均应保持一定的气密性，以尽可能减少吸氧时混入舱内压缩空气，同时尽可能减少呼出的高浓度氧气漏入舱内。

（4）采用间歇吸氧方式，以保证给氧强度的同时，有效降低发生氧中毒的风险。具体的间隔方式因所使用的加压治疗方案而有所不同。总体而言，在较高压下持续吸氧的时间应短些，在较低压下持续吸氧的时间可长些；空气间歇时间通常为5～15 min。

（五）设备和气体保障

（1）高气压治疗离不开设备的良好运行，必须确保设备性能良好、满足要求。同时要按规范准备好加压治疗期间可能使用到的各类物品和医疗用品，这些物品和设备要满足在高气压下使用的一切要求。

（2）加压和呼吸气源应充足，配制的混合气体浓度准确，各类气体均应满足相应的纯度要求。

（3）密闭环境内进行治疗，还需要重视清洁、消毒、灭菌、隔离等卫生工作，防止疾病传播。

（六）安全事项

确保安全是开展高气压治疗的首要前提，主要涉及压力容器的防爆、使用高分压氧的防火、高压下人员和物品的"防压"几个方面，均有详尽的规范，必须严格遵守。"防压"指的是防止不耐受加减压的人员或物品在加压舱内遭受损伤，以免导致严重后果。

第二节　原理和适应证

高气压治疗中的压强、氧气、气体分压差等因素单独或联合产生的效应，适合很多具有缺血缺氧病理生理基础的疾病及减压病和动脉气栓、有害气体中毒、水肿性疾病等的治疗，对其他很多疾病或损伤的治疗和预防也都有疗效。以下是高气压治疗各类疾病的主要原理，根据所治疾病的不同，发挥不同的机制、表现为不同的疗效；而一种以高气治疗有效的疾病，往往涉及多个治疗机制。

一、促进气泡溶解和消散

血管或组织内气泡的体积会随着环境压强的升高而成比例地缩小，遵循波-马定律。在被压缩的同时，气泡内各气体成分的分压也同比例增高，与周围组织中溶解的该气体的张力间产生压差，气泡按亨利定律重新溶解入组织中。当体内气泡缩小到一定的临界值以下时，由气泡占位或栓塞引起的临床症状和体征消失，加压治疗的急救效应得以体现。此时，虽然体积显著缩小，但气泡尚未完全消失，如果立即减压，这些"隐性气泡"又会膨胀回"显性"的致病气泡，导致病情复发。所以，应该在症状和体征显著缓解或完全消失的气压或稍高气压下停留一段时间，使自由相气体溶解入组织中并通过呼吸循环向体外扩散排出。与此同时，在呼吸空气或混合气的较高压强下，还会有新的惰性气体溶解进入体内，所以需要控制停留时间，至少不是越长越好。尽管如此，采用非高压氧治疗方案进行加压治疗时，还必须有充分的减压过程，以保证重新溶解入组织的气泡内气体和加压治疗过程中从呼吸气中新溶解入体内的惰性气体有充分的时间安全地排出体外。

以本机制治疗的疾病包括减压病、肺气压伤导致的动脉气栓和重度气肿、临床操作（置管、心脏手术等）导致的动脉气栓等。这些都是加压治疗的绝对适应证。

二、加速置换致病气体

在加压治疗气泡性疾病时，如果治疗呼吸气中惰性气体与气泡中所含的惰性气体不同，或者采用高分压氧或在适当压强下直接使用高压氧，高气压除了发挥上述压缩气泡、促进溶解的作用外，还可通过气体交换加速置换出致病气泡中的惰性气体，促进气泡消散。当采用高压氧治疗时，这种加速置换的效应最佳，因为高压氧不会给组织带来新的惰性气体；当然，限于氧中毒，高压氧的压强受限。

在采用高压氧治疗很多有毒、有害气体中毒时，首先也是通过高分压的氧气加速体内有害气体的排出。例如，CO 中毒时，由于 CO 与血红蛋白的结合力是氧的 240 倍左右，而与血红蛋白的解离速度仅是氧的 1/3600，只有采用高压氧才能在通过溶解氧快速解决缺氧问题的同时，有效地通过较高的氧分压竞争性结合血红蛋白，加速 CO 的解离和排出。呼吸 3 ATA 高压氧时 CO 自体内的排出速率是在常压空气中时的 16 倍，是呼吸常压纯氧时的 4 倍。有些气体进入人体后会与体内物质反应生成其他化合物，则高压氧治疗的主要机制可能并非是促进排出。

通过本机制发挥治疗作用的疾病包括上述气泡性疾病，CO、H_2S 等有毒有害气体中毒。CO 中毒的首选治疗措施即为高压氧治疗。减压病、动脉气栓、CO 及其他有害气体中毒也是高压氧治疗的绝对适应证。

三、增强组织氧供

（一）增加血溶解氧量

正常条件下，成年人 100 mL 动脉血中的氧含量为 19 mL 左右，其中只有约 0.3 mL 以物理状态溶解在血液中，其余均以与血红蛋白结合的方式在血液中运输，而正常条件下血红蛋白的氧饱和度已接近 100%。因此，当呼吸气中氧分压增高时，血液中增加的氧含量几乎均是通过物理溶解状态存在的"游离氧"，能够快速被组织细胞摄取利用，其量随氧分压的增高而成比例地增加。在 2.5 ATA 下呼吸纯氧时，动脉血氧分压从呼吸常压空气时的 13 kPa 升高至 235 kPa，此时 100 mL 动脉血中的溶解氧增加至 5.4 mL，通过溶解氧向全身组织提供的氧气占整个血液供氧的 87.5%。因此，呼吸高压氧时，很少或无须依赖血红蛋白对氧的运输和氧合血红蛋白中氧的解离，仅靠物理溶解氧即可以基本满足基础代谢的需要，从而改变了供氧方式。对于缺血、血红蛋白携氧功能受损和其他缺氧性疾病，高压氧能够迅速纠正缺氧状态，打破"缺氧-损伤"恶性循环，效果立竿见影。高压氧也是额外增加氧供以发挥预防或治疗作用的有效手段。

通过提高物理溶解氧供氧是高压氧治疗绝大多数疾病的共性机制，特别是对于严重贫血、低血容量性休克，以及血红蛋白病变引起的急性缺氧，如 CO、亚硝酸盐等导致血红蛋白携氧功能丧失的毒物损伤等，高压氧均能发挥独特的治疗效应。

（二）提高血氧弥散率和有效扩散距离

氧在体内的弥散率和有效弥散距离，即氧的穿透力，取决于扩散区与被扩散区氧分压（张力）的梯度大小。高压氧可显著增加肺泡与血液间、血液与组织细胞间氧分压梯度，使氧的扩散速度加快、有效弥散距离增大。在组织中，氧以毛细血管为中心向周围不断弥散；在弥散途中，氧被组织细胞不断地摄取消耗。在高分压氧下，氧在组织中的弥散速率和有效弥散半径均成倍增加，有利于纠正因血管痉挛、狭窄、阻塞、断裂或血容量降低导致供血不足引起的缺氧，也可有效提高气泡栓塞远端红细胞不能到达部位细胞的氧供。在组织因缺氧发生水肿或者出现缺血梗死灶等病理损伤时，增加的氧气弥散距离和弥散量，对及时纠正病理生理进程、挽救濒死细胞更具有关键作用。

这一机制也是高压氧治疗绝大多数缺血缺氧性疾病的共性原理，例如，脑、肺等组织水肿，心、脑梗死，气栓或血栓性疾病，挤压综合征，存在血供障碍的断肢（指、趾）和皮肤移植术后，顽固性皮肤溃疡等。

（三）增加组织氧储量

在氧气从肺泡通过血液向组织细胞运输及被细胞不断消耗的动态平衡过程中，组织内通常会保持一定的氧储量，平均 13 mL/kg 组织。正常情况下每千克组织耗氧量为 3～4 mL/min。因此，阻断循环后组织仍能安全获得氧供的理论时间为 3～4 min。在 3 ATA 高压氧下，每千克组织氧储量增加至 53 mL，发生供血或供氧中断后组织的安全用氧时限可延长到 10 min 左右。如果配合低温，更可进一步延长组织、特别是脑组织的安全无供血时间。这也是早期在高压氧下开展心脏手术的理论基础。

除了在高压氧下可延长无血供组织的生存时间外，呼吸高压氧后屏气时间的延长也是因为增加了组织氧储。但这种氧储的增加不能在脱离高压氧环境后持续存在，所以在防治其他缺氧性疾病中并不能发挥重要作用。

四、收缩血管、加速侧支形成、改善微循环

在高压氧条件下，机体大多数器官的血管和外周血管均发生不同程度的收缩，导致所供血区域血流量减少。但由于氧分压增高，血流减少区域的氧供仍比正常时要丰富得多。例如，在 2 ATA 氧压下，脑血流量下降21%，使得颅内压下降36%，但脑组织氧分压仍从正常时的 4 kPa 升高至 31 kPa。这对于治疗各种原因引起的脑水肿具有非常重要的实用价值，可以有效打断"缺氧-水肿-缺氧"的恶性循环。但对于肝，高压氧下血流量明显增加。高压氧对视网膜血管的收缩作用最显著，2 ATA 纯氧可导致视网膜血流量下降超过40%。不论引起血管收缩还是舒张，高压氧下组织氧分压均是明显增加的；但对于视网膜，由于缩血管作用过于显著，对于少数特殊人群（特别是早产儿）用氧（包括常压高浓度给氧）时，应加以重视。

高压氧还能够促进缺血损伤区组织侧支循环的形成，加速缺血濒死组织的恢复和移植组织的存活；还能通过增加红细胞变形性和提高微血管功能改善微循环。

可利用高压氧的缩血管机制治疗多种原因引起组织水肿，特别是脑水肿和肺水肿，效果显著。对微循环功能的改善，可用于治疗各种缺血性损伤、皮肤和皮瓣移植，促进伤口愈合。

五、增加活性氧生成

在高压氧下，细胞生成活性氧显著增加。厌氧菌因缺乏抗氧化酶而无法清除活性氧，加上缺乏细胞色素及其氧化酶而无法在有氧条件下生成能量，容易在高压氧下被氧化损伤而杀灭。在较高的氧压下，即使是需氧菌，因一些关键酶（特别是富含-SH 者）被活性氧抑制，其生长也会被抑制甚至被杀灭。同时，高压氧也能增加缺血区域组织内白细胞活性氧的生成，从而增强对病原生物的杀灭作用。在炎症组织中，高压氧下增加的活性氧可通过抑制 β_2 整合素而抑制白细胞黏附，从而改善炎症。在肿瘤组织中，经常因为组织生长过快而存在缺氧，在进行放疗或化疗时辅助高压氧治疗，可有效增加组织内活性氧的生成，发挥放、化疗增敏作用。活性氧对免疫细胞作用，也与活性氧的生成量及效应有关，通常在高强度高压氧暴露时出现抑制作用，而较低强度暴露则可能发挥促进作用。

高压氧通过活性氧生成来发挥治疗作用的适应证包括气性坏疽、破伤风、脑脓肿等厌氧菌感染、坏死性软组织感染，顽固性骨髓炎，肿瘤放、化疗辅助治疗，一些炎症抑制和免疫调节等。

六、适度氧化应激动员保护机制

对高气压治疗各类疾病的效应和机制进行分析，可以发现很多作用与高分压氧导致机体发生适度的氧化应激、进而激发机体的保护性防御机制有关。例如，适度高压氧暴露后机体各类抗氧化酶水平增加，单次高压氧暴露就能增加在体组织和离体细胞热休克蛋白的表达。这些蛋白都能提高机体对抗各类损伤的能力，不仅是在治病过程中发挥作用，更是可以作为预防可见创伤或高风险作业，如择期手术和潜水作业的有效手段。适度的氧化应激还可动员干细胞、促进损伤修复和组织再生。高压氧对各类内分泌腺的刺激作用也可能与其氧化应激有关。高压氧暴露，只要控制好压强和时程，不会对机体产生毒副作用；但其通过活性氧生成导致的适度氧化应激，却是激活机体内源性保护效应的独特方式。作为高压氧治疗和预防各类疾病的新型机制，值得深入探索。

从原理上讲，通过适度氧化应激治疗和预防疾病，适合绝大多数临床疾患。目前在高压氧预适应保护心脑缺血性损伤和减压病等的实验研究甚至临床试验中，已有明确的效果。

第三节　并发症和禁忌证

高气压治疗的适应证极其广泛，但绝对不是万能的，若应用不当有时甚至是有害的。除了需要深刻理解治疗的原理、掌握适应证外，还应理解高气压治疗的特殊要求，掌握治疗的禁忌证。同时应遵循高气压治疗的普遍原则并综合病情和个体状况，严格控制各治疗要素，以尽可能避免并发症。这样才能有效用其利、避其害，并与其他临床处理措施相配合，发挥高气压治疗的最佳效果。

一、并发症

在高气压治疗过程中，由于气压变化、高气压下气体在体内的溶解及呼吸高分压气体，可能对机体产生除治疗效应以外的不利影响，即发生并发症。只要措施得当，这些并发症是可以避免的，重在预防。

（一）因气压不均导致的问题

因加、减压过程中气压不均导致的问题，也即是气压伤，容易出现在加压治疗过程中。

1. 中耳气压伤

（1）病因：主要发生在加压过程中，是高气压治疗最常见的并发症。在加压时因不能做、没有正确或者没有及时做打开咽鼓管的动作，或者由于上呼吸道感染、鼻咽炎、鼻甲肥大、局部组织良恶性增生、瘢痕等原因引起咽鼓管阻塞，均可导致加压或减压时气体不能通过咽鼓管进入或排出中耳，出现鼓室内压过低或过高于外界气压，可损伤鼓膜，严重者鼓膜破裂。

（2）处理：在加压过程中出现耳痛，立即停止加压，行咽鼓管开启动作，只有成功开放咽鼓管后才能继续加压；若无效，减压数千帕，再尝试开启。重复 2～3 次减压无效者中止加压治疗或者采取收缩黏膜血管、鼓膜穿刺等方法后再进行治疗。

（3）预防：①有上呼吸道感染和鼻咽部各类疾患影响咽鼓管功能者不要进行高气压治疗；如必须治疗，可在患者进舱前用血管收缩剂滴鼻或行鼓膜穿刺；②非潜水员患者在接受加压治疗前必须学会掌握有效开启咽鼓管的方法；③对小儿及意识、智能、精神障碍的患者，不能主动或不会做咽鼓管开张动作，可在加压过程中通过喂食水果、饮料等通过咀嚼、吞咽动作，或者协助左右移动下颌，均有助于打开咽鼓管；④应遵循"先慢后快"的原则加压，因为中耳平衡困难多发生在加压初期；⑤首次接受加压治疗或者存在中耳平衡困难者，应告知在加压开始即刻即行开启咽鼓管动作，并在加压过程中不断重复。

2. 肺气压伤

（1）病因：发生在减压过程中，因有意或无意屏气，或者肺内存在影响通气的基础疾病（肺炎、肺气肿、黏稠痰液堵塞气道），或者在惊厥发作喉痉挛时实施减压，均可导致肺泡内气体不能顺利排出，发生膨胀、撕裂组织，导致气栓、气肿、气胸等损伤。严重者处置不及时可致命，是加压治疗最危险的并发症。

（2）处理：一旦在减压过程或出舱后出现肺气压伤表现，应立即停止减压，及时正确处理可能存在的气胸。如怀疑存在动脉气栓，应立即重新加压。

（3）预防：①严格掌握禁忌证，存在影响肺通气的疾病时，应严格把关，充分考虑到发生肺气压伤的可能；②教育接受高气压治疗者严禁在减压过程中屏气；③对肺部疾患适应证，应采取足够缓慢的减压速率，并密切关注患者情况；④若治疗过程中患者惊厥发作，必须要等到发作停止、恢复正常呼吸后才能减压。

3. 鼻窦气压伤

（1）病因：类似于中耳气压伤，存在局部急慢性炎症或病理性增生或肥大，鼻窦口堵塞或欠通畅，在加减压过程中气体不能顺利进出，导致鼻窦损伤，多发生在加压过程。

（2）处理：如发生鼻窦疼痛，暂停加压，必要时使用黏膜血管收缩剂；如无效则中止加压。

（3）预防：存在影响鼻窦通气的情况时，必须予以处理。轻者滴用黏膜血管收缩剂；重者经专科处理通畅后才能接受加压治疗。

4. 其他气压伤

如果在治疗前或治疗过程中因饱餐、食用产气食物或饮料等导致胃肠积气但又不能在减压过程中顺利排出，可能导致胃肠过度胀气，严重者损伤胃肠道。当劣质义齿或修补的龋齿内存在密闭的小气室时，在加减压过程中可能导致牙髓或牙周组织损伤或者牙齿脱落。使用耳塞或外耳道存在异物可能导致加压时外耳道和鼓膜疼痛；加压过程中强行捏鼻鼓气还可能导致内耳气压伤。上述问题虽然在加压舱内治疗时极少发生，但均存在可能性（具体防治措施参见第六章）。

（二）因气体脱饱和导致的问题

1. 原因

高气压下呼吸气体中各气体成分溶解于体内，若因减压不当在体内形成气泡，就会导致减压病。加压治疗减压性疾病时，减压过程漫长，只可能存在因加压方案不合理导致病情复发的情况。在高压氧治疗临床疾病时，只要吸氧充分，不存在发生减压的物质基础；而通常采用的治疗气压值和缓慢的减压速度，也不满足引起减压病的环境条件。因此，高压氧治疗的患者，除非发生极其快速的减压导致氧气的不安全过饱和而短暂致病外，几乎不可能发生减压病，除非患者在舱内没有吸氧，并且在暴露足够长的时间后又发生了快速减压。但对于舱内陪护，如果在高气压暴露过程中未有效吸氧，并且一日多次或者连续多日进舱，则有可能发生减压病。

2. 处理

出现减压病症状者，根据病情选用适当的加压治疗方案及时进舱加压治疗。

3. 预防

虽然通常情况下发生减压病的可能性极小，但仍需做好预防工作：①吸氧过程中保持面罩贴合面部，减少空气吸入；②严格按照减压方案减压，不能随意修改方案；③减压过程中陪护者和患者需注意保暖并避免身体直接倚靠温度较低的舱壁；④制订并遵守预防减压病的吸氧和进舱次数限定的陪护制度。

（三）因呼吸高分压气体导致的问题

1. 氧中毒

（1）病因：加压治疗中的供氧方案已充分考虑了氧中毒的预防，所以发生氧中毒的风险是极低的。对于需要长时间呼吸治疗气（氧分压 250～280 kPa）或直接采用吸纯氧治疗的重症减压性疾病患者，发生氧中毒的可能性相对于普通临床适应证的高压氧治疗要高些。总体而言，高压氧治疗时氧中毒的发生率约为万分之一。发生氧中毒的主要原因：①错误供氧，因仪表等发生故障而在更高压强下供给纯氧，或者在超过呼吸纯氧的压强范围内供给纯氧或高浓度氧；②某些脑损伤患者存在发生癫痫倾向，可能对高压氧敏感；③长时间吸氧对某些肺损伤患者可能容易引起肺氧中毒；④遇到对氧特别敏感的个体，这会因为舱内环境（过冷、过热、CO_2 蓄积等）或个体状态、用药等而促发。

（2）处理：加压舱内出现氧惊厥前驱症状，应立即停止吸氧，呼吸舱内空气，必要时使用镇静剂。待症状消失至少 15 min 后再根据治疗需要确定是继续、修改方案还是中止治疗。如在纯氧舱内，出现前驱症状时可立即缓慢减压。需要注意的是，发生惊厥时绝不可减压，否则可能导致更为严重的肺气压伤。

（3）预防：①对于氧敏感试验阳性者，不宜从事高气压相关职业，包括高气压医学职业；②疲劳、醉酒、高热者，以及正在服用能增加体内 CO_2 生成或者含咖啡因等的药物者，不宜接受高压氧治疗；③对存在潜在对氧敏感可能者，控制给氧的压强-时程，密切关注治疗过程表现；④尽可能采用间歇性吸氧。

2. 氮麻醉

（1）病因：在采用高于 5 ATA 压缩空气治疗减压病和动脉气栓时，有可能导致舱内人员出现明显的氮麻醉症状。这对于需要保持静止的肺气压伤患者来说，可能会对治疗产生不利影响。

（2）处理：出现影响治疗的氮麻醉表现时，可加强提醒、保持静止；必要时缩短较高气压下的停留，延长较低气压下的停留或吸氧时间。

（3）预防：如可能，尽量采用低气压治疗方案。

3. 其他

高气压治疗时，患者处于局限密闭环境，特别是在单人加压舱内或者是长时间实施空气减压的多人舱内治疗时，若未按规定通风换气，容易引起 CO_2 蓄积而导致轻度中毒，虽然这一效应在吸氧时容易被掩盖。另外，压缩空气中如果混入了 CO 等有害气体，即便浓度很低，在加压舱内高压下其分压增高，也可能导致中毒。如果新建或新维护的加压舱或储气罐内使用了不够环保的涂料、润滑剂等材料，也会因为加压而加重其中所含挥发性物质对人体的不利影响。这些均需要引起注意。

二、禁忌证

高气压治疗以特殊的方式发挥治疗作用，必然对被治疗者有特殊的要求，也即存在不适合加压治疗的情况。存在禁忌证时，如违背规律坚持加压治疗，出现的不利结果可能远远大于治疗收获，甚至会致命。但有些禁忌证是相对或暂时的，在必须要采用高气压治疗以挽救生命或者获得重要疗效时，仍可在采取适当措施降低不利影响后允许进舱治疗。

（一）不能耐受环境压强变化的情况

这是高气压治疗的主要禁忌。主要包括肺、中耳、鼻窦等含气器官的各类别影响通气的疾病、手术后状态及先天性异常。如肺大疱、严重钙化灶、肺内含气囊肿、肺结核空洞、哮喘发作期、自发性气胸、重症上呼吸道感染、重度肺气肿、支气管扩张、重度鼻窦炎、鼻咽部增生或肥大影响中耳或鼻窦通气、单体性鼓膜、中耳整复术后等。

（二）不能耐受高分压氧的情况

因脑或肺的损伤，可能对高分压氧特别敏感，同时又存在促发氧中毒的基础状态，需要严格控制用氧。这类情况比较少见。胎儿和新生儿中枢神经系统和肺组织对氧的敏感性高，如必须应用，应控制用氧的强度和次数。

（三）不能耐受特殊治疗过程或者密闭狭窄空间的情况

高气压治疗需要进入加压舱这个对患者而言非常特殊的装备内，经历加压、中耳调压、语音和温度变化、吸氧、通风、减压等过程和操作，可能会导致敏感和易激惹者过分应激、紧张，导致血压升高，活动性出血加重；存在精神性疾病者在加压舱内也可能会导致意外、自伤或伤害他人；幽闭恐惧症患者可能难以适应加压舱内环境。此外，在加压舱内可能会发生其他严重意外者，因难以实施有效处理措施，也应充分权衡。

（四）不能耐受高气压导致的生理反应的情况

因高分压氧会导致心率减慢，严重房室传导阻滞或心动过缓者吸高压氧可能会导致心率进一步变慢。高压氧的血管舒缩效应及抗凝效应可能加重活动性出血或出血倾向者的病情。高压氧对视网膜血管的收缩作用，可能导致早产儿或新生儿视网膜血管纤维增生。

（五）治疗可以导致疾病恶化的情况

对于非放、化疗期间的恶性肿瘤，高压氧会增加肿瘤内部的氧供，以及激发其内源性保护机制，可能促进其生长并增强其对放、化疗的抵抗。未经处理的气胸，在减压时会迅速恶化。

（徐伟刚　刘文武）

第七篇

援潜救生

　　潜艇在训练和作战时，因碰撞、触礁、机械或设备故障、战伤等原因而沉没并失去上浮能力，称为"潜艇失事"（submarine accident）。当进行了一切抗沉措施后仍无法使潜艇上浮，而艇员的生命受到严重威胁时，在不妨碍全局的情况下，必须进行潜艇脱险（submarine escape）。潜艇脱险工作要依靠失事潜艇和防险救生部队共同完成。对后者来说，这项工作又称"援潜救生"。

　　援潜救生是军事潜水医学的特殊内容。但作为一项海上人命救助，"军民联合救援"正在推广普及；而且相关技术对其他水下救援也有指导作用，不仅是潜艇军医，普通潜水医师对潜艇救生也应该有所了解。

第二十三章

潜 艇 脱 险

潜艇军医是潜艇脱险的组织指挥成员，不仅要熟悉潜艇脱险的基本知识，熟悉脱险途径、脱险装备、脱险装具、救援装备的性能和使用，作为一名艇员，首先得掌握脱险技能。

第一节　脱险途径和装备

一、脱险途径

各类型潜艇供艇员水下离艇脱险的通道分布略有不同，但基本途径类似（图 23-1）。

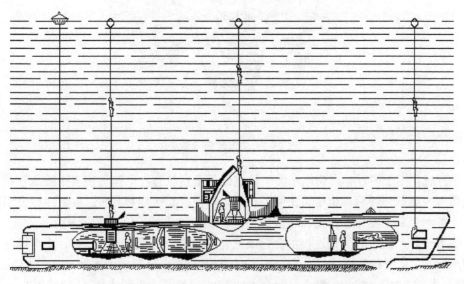

图 23-1　鱼雷发射管、指挥室、尾舱升降口脱险途径示意图

（1）鱼雷发射管：为发射鱼雷的装置。设在潜艇的艏舱和艉舱，呈圆筒形，长 8 m，直径 570 mm。其有供排水、供排气系统。在进行潜艇脱险时常作为艇员离艇的重要途径。

（2）中央舱指挥室：为中央舱到舰桥的通道，艇指挥所在此。它为一耐压壳体，设有上下密封舱口盖。下盖为指挥室通中央舱的"门"，在上舱口围栏的凸缘处固定一只救生闸套，平时折叠收拢，使用时向指挥室内展开。上盖开启即通海水。

（3）尾舱升降口：为艇员出入潜艇的主要途径。尾舱升降口处有一围栏，设有上下密封舱口盖。

在下舱口围槛的凸缘处固定一只救生闸套（rescue trunk）。在潜艇脱险时，通过该升降口围栏可向失事艇内供应所需物品和进行脱险。

（4）快速上浮脱险舱：是脱险的专门装备，在潜艇上设置有一个或多个，通过快速加压的方式与外界水压平衡，每次供一人或双人同时脱险。

（5）漂浮逃生舱：是安置在艇体外的一个专门用于集体脱险的舱室，只有少部分潜艇设置。

（6）导弹发射筒：为一筒形耐压壳体，长 10 m，直径 1.5 m。有上密封盖和设在下端侧壁直径为 500 mm 的侧密封盖。潜艇脱险时艇员即可由此口进入。筒内设有注排水和注排气系统，以供潜艇脱险时使用。

（7）鱼雷输送口：一些潜艇设有专门的鱼雷输送口，设在艏舱。在潜艇脱险时，只有在无其他途径可供使用时，方从此口脱险。

二、专用脱险装备

（1）应急信号浮标：潜艇都配置有 1～2 只应急信号浮标，常称为失事浮标，一个气密钢制浮体（图 23-2），具有正浮力。由钢索和电缆与艇体相连。当潜艇失事后，如确认艇位在适当海区，可以把失事浮标放出。浮标盖的中央装有信号灯，浮标表面漆红白相间扇形色块。浮标内装有电话和接线盒。水面救生船通过失事浮标内的电话与失事艇取得联系，并可通过浮标内的接线盒供给失事艇电能，作应急照明灯使用。失事浮标的钢索电缆下端还可接钢索导缆，导缆末端固定在潜艇对拉平台外口，用于救生钟或救生艇就位、对接。

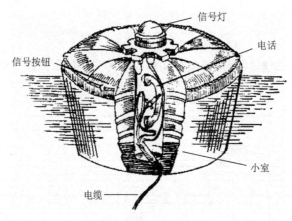

图 23-2　失事浮标示意图

（2）救生浮标：用于将浮标绳带出水面，并使处于垂直状态，供艇员在水中减压停留用，同时水面救援人员可以根据救生浮标知道艇员出艇的位置，以便组织接应和救护。救生浮标为铝镁合金制成的中空圆球，能耐受和潜艇作业深度相适应的外压。表面漆成橘黄色，以便识别。

浮标下部有一环，通过弹簧钩连接由白棕或尼龙制成的浮标绳（图 23-3）。从浮标向下，在浮标绳上设有深度标记：从浮标到 22 m 处，每 2 m 一个木球（12 m 处有 3 个木球）；22～25 m，3 m 间隔，在 25 m 设两个木球；25～155 m，每 5 m 一个木球（85 m 处是一个圆木柱）；超过 155 m，每 10 m 设一根橡皮条。艇员通过浮标绳上标记估计在水中的深度。

不同型号的潜艇配备有不同长度的浮标绳。在释放救生浮标前，得先确定浮标绳的长度，应该是潜艇所在深度的 1.2 倍。

（3）救生闸套：用于着装脱险时，在舱室内造成空气层，并形成一条通向艇外的水道，供艇员出艇脱险。闸套安装在中央舱指挥室和艉舱升降口的围栏上，以人造纤维外涂橡胶制成，呈套筒状（图 23-4）。为了使其在放下状态时维持圆筒形，在闸套壁上每隔一定距离设有加强环，下口边缘有压重环，使用时通过压重环的 3 个环眼将闸套斜拉固定于舱室壁上。平时折叠收拢于舱口围栏上。

（4）快速上浮脱险舱：简称"快漂筒"或"调压舱"，是一圆柱形钢体结构。其上下两端均有一个向上开的舱盖，出口位于救生平台中央，平时作为艇员出入通道（图23-5）。脱险舱内设有照明、注水、排水、供气、排气装置，以及水位传感器和脱险服充气系统等装置。潜艇舱室内设有注水、供气、加压、压力显示装置、开脱险舱上盖操作手柄等。快漂筒的作用是对脱险艇员实施快速调压，在很短的时间内就能使筒内气压与外界水压平衡。

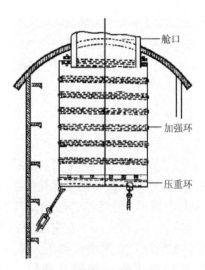

图 23-4　救生闸套示意图

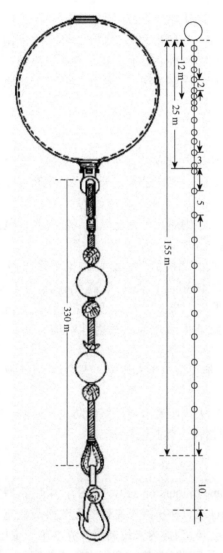

图 23-3　救生浮标和浮标绳示意图

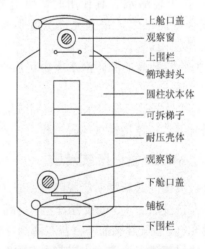

图 23-5　快速上浮脱险舱示意图

快漂筒可采用压缩空气或者海水加压。平衡后开启上盖，脱险艇员迅速上浮出水。

（5）漂浮逃生舱：简称逃生舱，也称救生舱、救生球，是设置在潜艇外的一个专门用于逃生的舱室。可以容纳数十人。潜艇失事时，艇员经连接部进入逃生舱内，松开与艇体的连接装置，借助浮体浮力，逃生舱浮出水面。使用逃生舱，艇员可主动逃生，并且一般没有高气压暴露。

三、配套装备

（1）高压气系统：由空气压缩机和高压气瓶及相应的管道、阀门组成。当实施水下脱险时，用高压空气来平衡舱室、快漂筒、指挥室或鱼雷发射管内部与舷外的压力。若邻近舱室破损进水，为防止隔板单侧压力超过隔板承压限度，可用压缩空气为舱室加压，以平衡隔板两侧的压力，防止隔板破损。

（2）应急淡水箱和应急食品箱：安放在潜艇每个舱室顶部，在失事后能保证全艇人员几昼夜食用。配备情况依潜艇的型号不同而有所区别。必要时可根据所处海区的海水盐度，将淡水与清洁海水以1∶1或1∶2的容积比混合后饮用。

（3）救生橡皮艇：潜艇通常配有多个气胀式救生橡皮艇，供艇员脱险到达水面后使用。艇上有桨、风帆、修理工具及 CO_2 气瓶等。使用时由液态 CO_2 充气，也可用人工打气。

四、脱险装具

现代潜艇都配备有专用的脱险装具，是用以保证艇员在失事艇内和离艇脱险过程中与水隔离，并能进行正常呼吸的一种装具，是潜艇脱险的主要器材，每名艇员配备一套。我军潜艇脱险装具主要有2-8 型和 2-8Ⅱ型脱险装具和 MK10 型脱险抗浸服。本处只做简要介绍，具体结构、功能、原理和使用参见"潜水医学实习手册"。

（一）2-8 型脱险装具

2-8 型潜艇脱险装具（简称 2-8 型装具）是一种能自动轮换供应氦氧混合气、氦氮氧混合气和纯氧的循环再生式闭式呼吸器，主要由呼吸器和脱险潜水服组成。呼吸器可以同潜水服配套使用，也可以单独使用。目前部队配备的为优化的 2-8G 装具。

2-8 型装具携带 3 个容积为 1.3 L、工作压为 20 MPa 的小钢瓶，分别充以氦氧混合气、氦氮氧混合气和医用纯氧。除此之外，在潜艇的多个舱室增配有这些小气瓶，用于更换使用。

穿戴 2-8 型装具，按设计要求，艇员可以从 120 m 水深离艇脱险。必要时也可作为潜艇舱室损管及舷外轻潜水作业的装具使用。供舱室内损管时使用时，舱室最高允许压力不得超过1.2 MPa；作为轻潜水装具使用时，如用装具的氧气瓶供气，最大允许深度不得超过 20 m；如用氦氮氧混合气瓶供气，最大允许深度不得超过 40 m。此外也可作为防放射性沾染、防化学毒剂的防护装具使用。

2-8 型脱险装具的脱险潜水服由优质夹层胶布制成，能保证气密和水密，与 2-8 型呼吸器配套使用。

2-8 型呼吸器是根据潜水医学研究成果设计而成，包括大深度潜水使用氦气防止氮麻醉，轮换使用多种混合气体加速惰性气体脱饱和，充分利用吸氧加速惰性气体脱饱和等。

（二）MK10 型脱险抗浸服

引进自英国的最新型潜艇脱险抗浸服（submarine escape immersion suit，SEIS），采用新型复合材料制成。在抗浸服上 1/3 处设置有一个马蹄形储气囊，通过设置在抗浸服左臂的充气接头盒充气导管为储气囊充气。储气囊胸前下方左右两侧各有一个排气安全阀，当囊内气压高于外界水压一定压强时，能自动开放排气进入头罩。头罩前面有面窗，下端开口于下胸部，形成一个与水隔离的空间。脱险上浮过程中，储气囊内膨胀的气体经排气安全阀排入头罩内，供人员呼吸，多余的气体则经头罩下方开口排入水中。

脱险抗浸服是一种较为理想的脱险装具，具有着装方便、操作简单、脱险深度大、上浮速度快以及抗沉性、保暖性良好等优点。MK10 还配置有单人救生筏，增强了水面待援的安全性和舒适性，可用于 180 m 以浅的快速上浮脱险，世界发达国家大多数采用此装具。

脱险抗浸服和快速上浮脱险舱及头罩充气系统配合使用。

（三）2-8Ⅱ型脱险装具

着装减压脱险是我海军传统的脱险方法，但随着快速上浮脱险技术的应用，也需要配备相应的装具。因此，我国海军于 1993 年研发了 2-8Ⅱ型脱险装具，既适用于着装减压脱险，又适用于快速上漂脱险。

2-8Ⅱ型脱险装具由呼吸器和快速上浮脱险服组成，单独使用脱险服时，可用于快速上漂脱险，联合呼吸器时，可用于减压脱险。艇员到达水面后，脱险服能提供一定的抗浸保温能力，等待水面援救。

第二节 救援装备

潜艇失事后，水面救援力量需要在第一时间开赴失事海域，采用救生钟或救生艇等装备进入水下救援艇员出水。

一、救生钟

救生钟是最早应用的援救失事潜艇艇员进行集体脱险的救生装备。救生钟可以和潜艇救生平台对接，艇员通过对接口进入救生钟内离艇上升出水，此方法也称为干救，整个过程不接触海水、也不暴露于高气压环境（当艇内保持常压时），脱险过程安全性较高。有的救生钟也允许采用湿救方法，艇员先离开潜艇，再进入附近的救生钟内，钟内压强与环境压强相等，艇员在救生钟内上升期间和到达水面救生船后，需要进行减压。

我国的移动式救生钟最大干救深度为 200 m，每次可援救 6～8人；最大湿救深度为 120 m，每次可援救 3～5 人。我国机动型救生钟只能实施最大 200 m 的干救，每次可救 6 人。救生钟本身无动力，在使用过程中需由救生船进行吊放回收。下面以其为例介绍基本结构（图 23-6）。

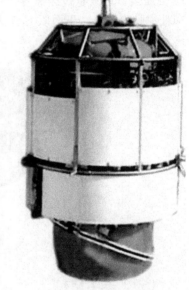

图 23-6 机动型救生钟

（1）钟体耐压壳：由主舱和旋转对口裙组成，可承受 2 MPa 外压。主舱分上、下两个室，中间有隔板和水密门。上室为救援时的载人舱室，设有操纵台，有上盖，供人员出入。下室为干救时与潜艇救生平台对接的过渡舱室，室内有对口绞车和对口钢缆切割装置，设有下盖。

（2）浮力调整系统：由降压水舱、左右压载水舱、钟下室、高压气瓶和管路、阀件等组成，主要功能是调整钟在水下的浮力，在对接和解脱时控制钟下室内外压差。在钟外设有 6 只（移动钟）或 11 只（机动钟）40 L、15 MPa 压缩空气瓶，主要用以吹除压载水柜内的水。

（3）生命支持系统：主要由气源、供气装置、钟内环境监测仪表和 CO_2 吸收装置组成。移动式救生钟外有 5 只氧气瓶，机动型救生钟外有 4 只氧气瓶，每只气瓶的容积和工作压同上。在干救时，由氧气瓶通过钟内供氧装置自动或手控供氧；在湿救时，通过脐带由水面救生船供气。钟内还设有氧流量计、钟外氧气瓶压力表、口鼻呼吸面罩。

钟内装有氧和 CO_2 浓度监测和超限报警器仪、气压表、温度计，随时监测救生钟内环境。

钟内还设有 CO_2 吸收装置，通过风机加速钟内气体的流动。

（4）观察通信系统：救生钟共设有 5 个观察窗供钟内操作人员观察钟外情况；装备有 5 只照明灯，其中 2 只在钟内，3 只在钟外；在下舱和钟外还各装有 1 台摄像机；上舱内还配备有普通有线电话、水声电话和氦氧电话，用以和钟外联系。

（5）移位和对口作业系统：由旋转对口裙、对口绞车、推力器油马达、降压水柜和控制仪表组成。旋转对口裙分为上、下两段，裙的上段固定，下段呈楔形，可以转动，中间以旋转密封环相接。采用这种结构可以使裙口与最大倾斜 20°（移动钟）或 45°（机动钟）的救生平台对接，提高对口成功率。

降压水柜约 0.2 m³，用于卸去救生钟和潜艇对接口的水压，从而使钟牢固地对接于潜艇救生平台上。控制仪主要由深度传感器、下舱压力传感器和钟体倾斜仪组成。

（6）操作控制系统：在救生钟的上舱前方设有操作控制台，能够显示舱内氧浓度、CO_2 浓度、压力和温度参数，显示救生钟所处深度、下舱压力、水柜液位等状态参数，显示油马达推力器和液压对口绞车的转向、转数和对口裙的转向、转角等操作运动，显示各类气源的压力和流量，以及显示下舱内电视图像。可对液压源、油马达推力器、液压对口绞车、对口裙角度油马达和钢缆夹紧与切割油缸，以及钟内外照明、风扇和水下电视等实施操作或控制。操作台还设有手动阀件，用来控制压载水柜的注水、排水，降压水柜和下舱的排气和注水。

（7）铠装电缆：是救生钟和水面救生船甲板控制室间的联系纽带，是供应电能、传输各种信号的通道，并可承受钟的水下重量。在湿救时临时加装捆扎式脐带，脐带由 2 根气管、1 根水管捆扎而成，每根软管工作压力为 3.0 MPa。

二、深潜救生艇

深潜救生艇（deep submergence rescue vehicle，DSRV）（图 23-7）是一种执行水下营救失事潜艇艇员的小型潜艇。它具有动力、观察、通信、导航等设备。执行任务时只要由母舰将其运送到失事艇海区后，便可在水下自行搜索失事潜艇。我国最新的深潜救生艇为引进自英国的 LR7，一次可以营救 19 名艇员，最大救援深度为 500 m，并可承受 6 ATA 内压。由两名潜航员操纵及 1～2 名潜救员接应和救护脱险艇员。下面以 LR7 为例介绍基本结构和功能。

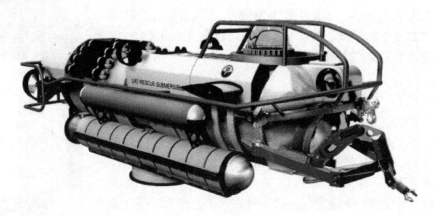

图 23-7　深潜救生艇

（一）基本结构

（1）耐压壳体：内分指挥舱和救生舱，中间由隔壁舱口盖隔离。救生舱通过底部裙舱口盖通对接裙。艉部舱口盖主要用于人员进出。指挥舱设有指挥塔和前视窗。

（2）对接裙：设置在艇底部，是一个半球形可旋转裙罩，可与横向倾斜不大于±22.5°、纵倾不大于±45°的失事潜艇的救生平台对接，也可在母船上与加压舱对接。只有在潜艇救生时安装对接裙，在搜索勘测等作业中可将其拆下。

（3）指挥塔和前视窗：指挥塔是设置在指挥舱上部的、由透明丙烯酸半球为外壳的空间，为驾驶员提供环潜器 360°视野。前视窗设置在指挥舱前部，为向前下倾斜 15°的半球形耐压透明窗体，为驾驶员提供前向视野。

（4）电池舱：左右舷各设置一个，为长约 5.4 m、直径约 0.7 m 的圆柱体，内装 3 个电池模块和 1 个配电模块，可以在需要时独立抛弃一侧电池舱。

（5）其他结构：浮力材料为潜器提供额外的浮力，主要安装在潜器底部和两侧。导流罩为潜器提供规则、整洁的外表面，降低潜器的水动阻力，并包住障碍点和锐边。为了在布放、回收及水下作业时保护易损部件，在潜器外部周围设有多个防撞架，包括指挥塔、艏部拖曳、艏部下端、侧面及艉部防撞架。

（二）主要系统

（1）电气系统：电池及配电系统设置有系统的管理、监控、诊断和绝缘监控功能。报警系统为潜器各系统在出现故障时提供声、光或其他视觉提示。通信系统使用对讲机（潜器内部通信）、水下电话（与失事艇和母船交流）及甚高频无线电通信（在潜器布放和回收操作中与母船通信）三种方式。导航系统由回声测深仪、声呐、速度记录仪和陀螺罗盘组成。潜器还安装有 2 台外部摄像机和 1 台裙内摄像机。有手动驾驶、自动驾驶、自动定向和自动定深四种推进模式可选。

（2）主液压系统：除 2 台主推采用直接电力驱动外，其他包括 4 台辅推进器、机械手、推进器转向机构等所有执行机构都为液压驱动，因此该系统非常庞杂、极其重要。

（3）应急液压系统：其动力源为手动液压泵，设置在指挥舱内，在主液压系统发生故障时通过手动操作完成基本动作。应急液压系统管路通过通舱件与艇外执行机构连接。

（4）压载/均衡系统：用于控制潜器在水中的浮力和姿态，以及抵消运载人员或货物而引起的浮力变化，包括压载水舱、空气浮力舱及压载铁均衡系统。

（5）空气系统：用于吹除压载系统、为救生舱增压、为干式对接裙增压和提供艇内应急呼吸，由主系统和备用系统组成，各有一个设置在耐压壳体外部的 550 L 的气瓶。瓶内充填 24 MPa 的压缩空气。

（6）氧气系统：为艇员提供呼吸用氧，分主系统和备用系统，气瓶均位于耐压壳体外，压强为 20 MPa。主氧气系统由 1 个 50 L 气瓶供氧，备用系统由 7 个 50 L 气瓶供氧。

（7）CO_2 吸收系统：用于吸收艇员呼出的 CO_2，在指挥舱内配有 1 个、在救生舱内配有 5 个吸收器，内盛装化学吸收剂，通过直流无刷电机驱动气流。除此外，每名艇员还配有一个装有氢氧化锂的小罐子，在吸收器失效时或应急状态下使用。在正常情况下，可供 21 人使用 8 h；在应急情况下，可使用 96 h。

（8）内建呼吸系统：在舱室内大气环境恶化时（包括进水），为潜器内人员提供呼吸空气。通过阀柱连接空气系统，经调节器减压后通过软管输出至全面罩。

（9）推进装置：2 个主推进器安装在艉部两舷，主要提供向前和向后的动力。4 个辅推进器中 2 个位于舯部两舷，控制垂向运动；艏艉各 1 个推进器可以同时运行，控制横向和旋转运动。可提供最大 3 节向前、2 节向后及 1.48 节巡航速度。

（10）其他装具：艏水平舵提供 ±15° 纵倾控制；机械手用于完成潜器外部的操作；在潜器无法上浮时，还可通过设置在左右舷的 2 根应急起吊索将潜器从海底吊至海面；拖钩装置用于水面布放回收时以供母船人员控制艇艏方向固定拖曳缆。

三、潜艇上救援相关装置

（1）救生平台：各型潜艇均设置有救生平台，表面是一圈光滑的不锈钢支撑环，可与深潜救生艇和（或）救生钟的裙罩密封对接，实施干救。

（2）失事排水系统：当失事艇无法自行排除主水柜中海水时，救生船可通过失事排水系统、使用高压气从失事艇外为主水柜排水，使艇上浮。通常，该系统分首、中、尾三组，每组的接口均位于潜艇甲板上。

（3）供排气系统：为失事艇舱室通风换气，供气管路通向舱室顶部，排气管路接于舱室下部，以提升通风换气效果。每根供、排气管在上甲板都有接头，与失事排水系统的接头排列在一起。

（4）向潜艇供高压气系统：通常设在潜艇救生围壁内，供基地和防救船向潜艇高压气瓶充装高压空气。

第三节 脱 险 方 法

潜艇脱险主要有单人和集体两种方法，可以通过自救或者援救脱险。潜艇失事后情况错综复杂，坐沉深度、固壳是否破损、艇体位置、海上水文气象条件及艇内大气环境情况和艇员健康状况等都会影响脱险方法的选择和实施。

一、单人脱险

单人脱险分为三种，即着装减压脱险、自由漂浮脱险和快速上浮脱险。

（一）着装减压脱险

艇员穿着脱险装具，按照一定的步骤和方法，通过艇上鱼雷发射管、指挥室、尾舱升降口、导弹发射筒等途径逐个离开失事艇，在水中逐站停留减压上升到水面。

1. 基本方法

采用着装减压脱险，不论从哪个途径离艇，均需要掌握使用装具、调整压强、使用脱险信号、执行减压方案这四个共同的基本方法。

（1）使用脱险装具：按规范检查全套装具，穿着脱险服、戴好呼吸器，按程序开闭各类阀门、使用不同气体，具体见"潜水医学实习手册"。

（2）调整压强：潜艇舱室通常保持在常压，潜艇失事坐沉海底后，艇员离艇脱险前必须先将脱险通道压强升高至与艇外水压相等，才能打开脱险通道的外盖。主要有以下两种调压方法。

1）水-气调压法：向舱室或鱼雷发射管内注水，水升到一定高度后，再用储备的压缩空气增加其内压，使与舷外水压平衡。当艇壳未破损、舱室内压力正常或基本正常，艇员可在艇内停留较长时间，供气系统及出艇装置完好，有足够的高压空气可供分组脱险调压时，适宜采用此法。调压后，人体上半身可暴露在空气中，对艇员的精神影响小，利于脱险操作。

2）注水调压法：向舱室或鱼雷发射管内单纯注水，直到与舷外水压平衡。当潜艇固壳破损、舱室进水形成高压气层、艇员无法在此环境下长期停留，或者当潜艇储备压缩空气量不能满足分组调压需求，以及在采用水-气调压脱险的最后一组调压时，可采用此法。此法调压后，艇员身体全部浸没在水中，会造成更大的精神压力，也会对脱险操作带来一定的影响。

（3）使用脱险信号

1）信号及其意义：单人脱险时，脱险艇员与艇内其他人员通过敲击艇壳或鱼雷发射管内壁进行联络。敲击不同的次数代表不同的意义如表23-1所示。

表 23-1　脱险信号表

信号	信号代表的意义	
	舱室艇员使用	脱险艇员使用
敲一下	你感觉怎样？	我感觉很好
敲两下	可以注水或注气吗？	可以注水或注气 *停注水或注气 **继续注水或供气
敲三下	开始离艇	全组艇员已离开指挥室或发射管，可以关闭上盖（或前盖）
敲四下	可以打开上盖（或前盖）吗？	可以打开上盖（或前盖）
连续敲四下以上		我感觉不舒服，迅速打开下盖（或后盖）

* 正在注水或供气时，如因某种原因，要求暂停注水或注气时，可以敲击两下

** 如注水或供气已停止，要求继续注水或供气时，也可敲击两下

2）使用信号时的注意事项：①脱险艇员必须按照先后次序每人回答一次信号；②各脱险艇员回答"可以注水或供气"信号时，中间要有间隔，以免误听为不舒服的信号；③脱险艇员若某一人感到不舒服，可发相应信号，但其他人不应重复这一信号；④脱险艇员听到"开始离艇"信号时，暂时不要回答信号，应立即离艇，每一艇员离开舱室或发射管后，敲一下壳体，每组最后一名（组长）离艇后敲三下艇壳，回答这一信号。

（4）出水减压：采用着装减压出水法进行脱险前，艇员必定在高气压下暴露了一段时间，在上升出水过程中应沿救生浮标绳逐站停留减压，否则出水后可能会发生减压病。在调压前舱室长或潜艇军医应根据艇员在调压前和调压过程中所处的高气压和在高气压下暴露的时间选择相应的减压方案，要求艇员牢记各停留站的深度和各站的停留时间。为了便于实施和记忆，脱险减压表的各停留站深度均符合救生浮标绳上的深度标记。艇员在各站的停留时间是根据自己的呼吸次数来掌握的。当艇员离艇后，即抓住救生浮标绳，将弹簧钩钩住浮标绳，然后沿浮标绳逐站停留减压出水。如海面风浪较大，上升到 12 m 或 6 m 处时，可将 12 m 或 6 m 以浅各站所需的停留减压一并加在 12 m 或 6 m 处停留，然后以 3 min 左右的时间缓慢上升出水。

2. 鱼雷发射管内水气调压脱险

此法相对简便，在潜艇脱险训练时经常采用。

（1）准备工作

1）将艇员编组，每组 3～4 人。每组的第一名和最后一名（组长）应有经验、熟悉脱险方法。

2）清除发射管内的鱼雷，检查发射管内注水及注气系统，打开发射管后盖。

3）根据潜艇所在深度，再增加 20%，量出浮标绳的长度。将救生浮标及浮标绳清理好后放在发射管后盖处。

4）舱室长或潜艇军医根据高气压暴露情况选定脱险减压方案。

5）检查脱险装具，互相协助着装，按规定操作呼吸器。

（2）调压离开发射管

1）第一组的第一名携带救生浮标和浮标绳进入发射管，后面 3 人依次进入，各人之间的距离应以后一人向前伸手能触及前一人的脚为准。

2）脱险艇员进入发射管后短暂休息，然后艇内人员向发射管内发出询问感觉信号，待回答"良好"后，关发射管后盖。

3）艇内发出注水信号，待回答"可以注水"后开始向发射管注水。当所注水的水面到达发射管管径高度的 1/2～2/3 处时停止注水。注水时应打开发射管的排气阀，注水完毕后即关紧。

4）艇内发出注气信号，待回答"可以注气"后即向发射管注气，至管内压与舷外水压平衡时停止。在调压中按规定操作呼吸器。

5）艇内发出打开前盖信号，得到"可以"的回复后，先慢慢打开前盖，待发射管内注满海水后，再迅速打开前盖。

6）艇内发出离艇信号，发射管内艇员收到离艇信号后，第一名把救生浮标推至发射管出口处的凹龛处，然后把浮标绳末端的弹簧钩挂到发射管口外艇体的挂孔上，再将浮标放出。用手抓住浮标绳，离开发射管，敲一下信号，将装具弹簧钩钩到浮标绳上，然后沿浮标绳上升减压出水。每组组长在上升前敲三下艇壳，以示全组均已离艇。

（3）舱内工作：舱内艇员收到全组均已离艇的信号，确保全部脱险艇员已经离艇后，关闭发射管前盖，排出发射管内积水，打开后盖，准备下一组艇员脱险。

最后一组艇员须用舱内注水调压法脱险。

3. 舱室内水-气调压经鱼雷发射管脱险

（1）准备工作

1）潜艇各舱间只有壁固（弧形）隔板可耐一定的高压，且凹面耐压大于凸面，而普通（平）隔板不耐高压。以图 23-8 为例，如需经首舱鱼雷发射管脱险的艇员，若水深压强超过该舱隔板的耐压强度时，应关闭首舱与二舱及二舱、三舱之间的水密门，并向二舱注水。在经尾舱鱼雷发射管脱险时，如水深压强超过隔板耐压强度时，应关闭三四舱室间和五六舱室间水密门，打开四五间和六七水密门，人员进入七舱后，向四五舱注水和外界平衡。

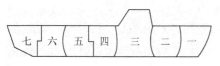

图 23-8　潜艇各舱室隔板结构示意

2）同上准备发射管、浮标和浮标绳。将救生浮标推到发射管前盖处，浮标绳末端固定在舱室内（浮标绳得额外增加相应长度）。选择脱险减压方案，检查脱险装具，互相协助着装。着装后，呼吸舱室内空气。

（2）调压离开发射管

1）打开舷外注水阀，向舱内注水。当水位到达用于脱险的鱼雷发射管的上缘 10～20 cm 时停止注水，打开供气阀，向舱内注气，直至舷内外压平衡后停止供气。在调压过程中，根据不同深度，接通呼吸器，并呼吸相应的气体。

2）打开鱼雷发射管前盖，第一名进入发射管，将救生浮标放出水面并发出信号（敲击三下）以示可以离艇。后续艇员按顺序沿浮标绳离艇减压出水。

4. 经指挥室脱险

潜艇失事后，如中央舱没有进水，指挥室无损坏，艇员可经指挥室脱险。

（1）准备工作：按每组 3～5 人编组，每组指定第一名和组长。打开升降口上盖的闭锁把手，放下救生闸套，并借拉索固定。根据潜艇所处的深度和应增加的长度，准备好救生浮标和浮标绳，并置于指挥室。舱室长或潜艇军医选择脱险减压方案。检查装具，互助着装，着装后仍呼吸舱室内空气。

（2）调压离开指挥室：第一组艇员按顺序进入指挥室，关闭下盖。

1）打开指挥室舷上注水阀，同时打开升降口排气阀，向指挥室注水。当水位到达闸套以上 30 cm 时，停止注水。然后打开指挥室注气阀，向指挥室注气，直至舷内外压力平衡停止注气。在调压过程中根据深度变化接通呼吸器，呼吸相应气体。

2）第一名脱险艇员带着系有弹簧钩的救生浮标绳末端进入救生闸套，打开指挥室上盖排气阀，放出救生闸套顶部气层后关闭排气阀，打开上盖，上半身爬出指挥室，将弹簧钩钩在上盖后面舰桥的踏脚支架上，再返回指挥室，放出救生浮标。

3）全组脱险艇员按先后次序（间隔 30 s）进入救生闸套，上升到舰桥，找到浮标绳，将装具弹簧钩钩住浮标绳，然后沿绳减压上升。离开指挥室时，每人均敲一下艇壳发出信号，最后一名（组长）离艇前先关闭指挥室上盖（但应保持上盖的闭锁把手于打开位置），并敲三下艇壳，以示全组离艇完毕，听到中央舱内敲三下的回答信号后，再沿浮标绳上升出水。

（3）艇内工作：用气压操纵装置再关闭一次升降口上盖，确保关严。打开放水阀，将指挥室内积水放入中央舱底部。打开指挥室下盖，准备第二组艇员进入。

5. 经尾舱升降口脱险

（1）准备工作：艇员携带脱险装具进入尾舱，按舱室水-气调压法要求关闭和开启各舱室间水密门。其他准备工作与经指挥室脱险时相同，但艇员不必分组，全部艇员均穿着好装具。

（2）调压离开升降口：调压过程、调压中呼吸器的操作、离艇出水步骤等均与经指挥室脱险时相同。应将救生浮标绳末端固定在舱室甲板上。

6. 经鱼雷输送口脱险

鱼雷输送口没有救生闸套，因此，不能在舱室内造成适宜的空气层，故只能用舱室注水法调压。调压后，人体大部分甚至到颈部均浸入水中，会给脱险造成困难。因此，只有在没有其他途径时，才采用此法脱险。有关脱险的准备工作和进行的方法与经尾舱升降口脱险大致相同，但需注意艇员着装后，应集中于舱口附近，并立于位置较高的物体上，以便注水调压后，头部能尽可能暴露于空气层中。当舱内外压强平衡后，打开鱼雷输送口盖上的通气阀，放出空气、海水注满舱室后，再打开舱口盖，放出救生浮标（浮标绳末端预先固定在舱室内），然后依次爬出鱼雷输送口，沿浮标绳逐站减压出水。

7. 经导弹发射筒脱险

在导弹发射筒下端侧壁，设有直径约 500 mm 的出入口，艇员可由此进入发射筒，然后经调压后离艇脱险。

（1）准备工作：检查通向发射筒的注水、排水、供气、排气系统，关闭通向发射筒的引火装置。按要求准备救生浮标和浮标绳。准备好在发射筒内使用的辅助浮标。艇员集中在发射筒下端的入口处，按每组 3～4 人分组。第一组着装后进入发射筒，舱内艇员将救生浮标及辅助浮标连同浮标绳送入发射筒内。脱险艇员把辅助浮标绳末端的弹簧钩挂在发射筒底部的扣环上，第一名拿救生浮标，脱险艇员站在发射筒的导弹坐架上。

（2）调压离开发射筒：关闭发射筒侧壁出入口的密封盖，打开注水阀向发射筒内注水（注水时打开通气阀）。当发现通气管口向外排水时，关闭注水阀和通气阀。脱险艇员接通呼吸器，根据深度呼吸相应的气体。向发射筒内注气，直至与舷外水压平衡，即完成调压。艇内艇员打开发射筒上盖，第一名脱险艇员沿发射筒内辅助浮标绳爬到发射筒出口处，然后将救生浮标绳末端弹簧钩挂在发射筒外边的卡箍上，并放出救生浮标。将装具弹簧钩钩于浮标绳上，离艇脱险。后续脱险艇员相继到达发射筒出口处，依次沿浮标绳上升减压出水。离艇时按规定敲击信号。舱内艇员关发射筒上盖，将发射筒内积水排至底舱，准备下一组艇员脱险。

最后一组脱险或失事艇内气源不足时，可用单纯注水法实施调压脱险。

（二）自由漂浮脱险

自由漂浮（free ascent）是指艇员不使用任何呼吸器，经鱼雷发射管或艇上特设的调压舱，迅速调压，然后凭借人体的自然浮力或附加具有浮力的物件（如浮力围肩）不经水中停留减压，直接上浮到海面的单人脱险方法。应用这种方法，在上升出水过程中艇员不能自由呼吸，必须连续不断地呼出肺内膨胀的气体，以防止发生肺气压伤。一般认为，上升速度控制在 1.5～2.1 m/s 比较合适。此法在 1945 年被英国首次采用，通过在脱险训练塔内大量模拟和海上现场实践，证明只要经过一定训练，掌握要点，艇员可以安全顺利地浮到水面。但由于屏气时间、不减压潜水海底停留时间、人体浮力等因素，实践中应用此法有很多限制。

（三）快速上浮脱险

快速上浮（air-breathing buoyant fast ascent）由英国海军在 1962 年首次采用。1965 年采用此法，在脱险训练塔内模拟脱险深度达到 191 m，至今仍是快速上浮脱险的最深纪录。1970 年采用该方法，海底脱险深度达到 183 m，又创造了实海脱险的最深记录。目前，北大西洋公约组织（北约）国家、俄罗斯等都引进了这一技术。我国也消化吸收了这一技术，将在未来潜艇单人脱险实践中发挥更大的作用。

1. 概念

快速上浮（简称"快漂"）是在自由漂浮的基础上发展起来的。使用这种方法时，艇员须穿戴特殊装具（脱险抗浸服），经艇上特设的调压舱快速调压后，离艇快速上升出水，不需在水中停留减压（图 23-9）。由于艇员穿戴脱险抗浸服，在调压过程中头罩充气系统同步地向抗浸服储气囊内充气，保证了艇员在调压和上升出水过程中可进行正常呼吸。到达水面后抗浸服又可以充气，使艇员漂浮于水面等候援救。

2. 原理

快速上浮的基本原理是不减压潜水。艇员离艇前在专用的调压舱内调压，所需的时间极短（如由 183 m 海底脱险，调压时间仅 20 s），在高压下暴露时间也很短（如在 183 m 仅暴露 3 s），保证了艇员可以不减压迅速漂浮出水。因此，只要不超过各深度不减压停留时间极限（表 23-2），就可以快速上浮出水，而不会发生减压病。自由漂浮脱险也遵循这一原理。但是，当潜艇失事后，如果舱室形成高气压，艇员在高气压下的暴露时间很容易超过不减压极限，就不能采用快速上浮或自由漂浮脱险。

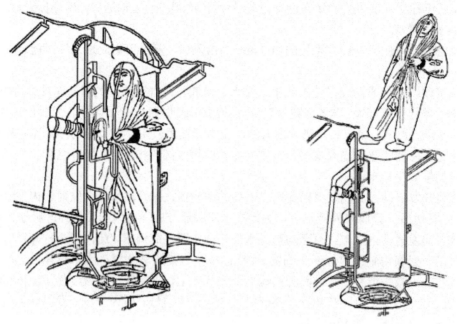

图 23-9　调压舱调压和漂浮上升

表 23-2　快速上浮出水时在各深度的安全停留时间

深度（潜艇龙骨位置）（m）	时间（min：s）
15.2	100：00
30.5	25：00
45.7	7：00
61.0	3：45
91.4	2：00
121.9	1：15
137.2	1：00
152.4	0：45
183.0	0：30

3. 操作程序

一名脱险艇员仅需 60 s 就可穿好抗浸服进入调压舱，关闭舱下盖。将抗浸服上的储气囊充气接头插入调压舱内的储气囊充气阀，即开始向抗浸服中的储气囊充气。艇内人员为高压舱快速加压，脱险深度越大，加压速度应越快。在 150 m 以浅深度脱险时，也可采用海水加压方式。待调压舱内压与舷外水压平衡后，舱内艇员立即打开调压舱上盖。此时储气囊充气接头自行解脱并封闭。脱险艇员迅速离开失事艇，以 2.5～2.8 m/s 速度上浮出水。在上浮过程中，储气囊内空气膨胀，经排气安全阀排入头罩供艇员呼吸，多余空气从头罩下方开口排入水中。到达水面后，打开头罩外层面窗，艇员即可呼吸海面空气。如穿着 2-8 Ⅱ 型脱险服，打开置于抗浸服左腰的 CO_2 小气瓶，向抗浸服夹层气囊内充气，艇员便头部稍抬起仰卧于水面；如穿着 MK10 型脱险服，拉开单人救生筏充气机构充气，艇员爬上救生筏待援。艇内人员关闭调压舱上盖和海水阀，将调压舱内积水排入潜艇内，继续进行下一名艇员脱险。实测每 4 min 左右可完成一名艇员脱险。国外有的潜艇的调压筒一次可容纳 2 名艇员脱险。

4. 操作要点

快速上浮的优点是方法简单，仅需简单的抗浸服即可从较大深度不经停留减压快速上升到水面。但在实施中必须掌握以下操作要点。

（1）严格遵守高气压下安全暴露时间规定：这不仅可以保证自由漂浮或快速上浮出水后，不致发生减压病，而且，由于艇员在高气压下暴露时间极短，许多潜水疾病如麻醉、氧中毒和CO_2中毒等，能得以避免或虽发生但症状轻且易迅速消除。

（2）采用快速加压：这是缩短高气压下暴露时间的前提条件。在调压过程中，以几何级数的加压速率进行加压，可以解决快速加压问题。压强随时间的升高遵循以下公式：

$$P_t = P_0 \times 2^{t/T}$$

其中：P_t为时间 t 时高压筒内压强；P_0为开始加压时筒内压强；T 为常数（4～30s）。如从目前试验的最大深度 183 m 脱险，需要以绝对压每 4 s 翻倍的速率加压，加压时间只要 20 s。当然这样快的加压速率可能导致耳及鼻窦的气压伤，同时艇员如不能适当地进行吸气和呼气，也有发生肺气压伤的危险。因此，加压速率是快速上浮的最重要限制因素。

（3）上浮过程中掌握正确的呼吸动作：在进行快速上浮脱险时，因为艇员在上升出水途中可以自由呼吸，所以呼吸动作较自由漂浮易掌握，但呼气应大于吸气，严禁屏气，特别是在临近水面时。至于普通艇员可以耐受的最大上升速率，在保持正常呼吸条件下，一般为 2.7 m/s。

（4）水面应及时组织援救：艇员出水后，浸泡在寒冷的海水中对艇员是一大威胁。由于快漂脱险抗浸服的保暖效果有限，长时间浸泡会导致脱险艇员体温过低，受到海洋生物侵袭的可能也增大。因此艇员到达水面后应及时获得救援。

二、集体脱险

集体脱险（mass escape）是指依靠救生船等援助，全体艇员不接触海水而集体安全脱险的方法。这种方法得满足一定条件，包括潜艇损伤不严重，艇员可以较长时间生活在失事艇内，及时发现失事艇，事故发生在我方控制的海区，并有良好的水文气象条件等情况下。

（一）救生钟法

1. 实施步骤

（1）救生船在失事艇上方水面定位。找到失事浮标，将其钢缆系在救生钟下舱的绞盘上。救生钟收紧钢缆，救生钟即徐徐下放，且正好就位于平台上（因为失事浮标钢缆下端固定在艇尾舱的舱口盖中心部位）。但如找不到失事浮标或其钢缆已断，也可由潜水员带着救生钟的钢缆末端下潜，将其固定在尾舱舱口盖的支架上。

（2）当救生钟下放到失事艇后，在潜水员协助下，使钟的底部突缘与失事艇尾舱舱口盖周围光滑的救生平台对接。

（3）通知失事艇排出救生钟下舱积水，救生钟在水压作用下可牢固地紧贴在救生平台上。

（4）平衡救生钟内与失事艇内压强，打开救生钟上舱的下盖和失事艇升降口上盖，将艇员接进救生钟内（图 23-10）。

（5）关闭升降口上盖和救生钟上舱的下盖，向救生钟下舱注水，使钟内外压平衡，钟和平台脱离，起吊出水。

（6）如失事艇没有破损，艇员事先并未暴露在高气压下，则被救艇员不须减压，即可通过救生钟上口转送到救生船上；如艇员在进入救生钟前已暴露在高气压下，则救生钟吊到救生船上后必须与救生船上的甲板加压舱对口连接，平衡压力后，被救艇员从救生钟下口转入甲板加压舱，进行减压。

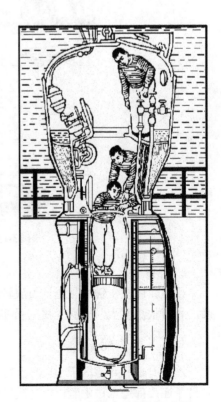

图 23-10 钟艇对接救援示意图

2. 优劣

（1）优点：①艇员不暴露于高气压（失事艇未破损）；②艇员进入救生钟后可得到必要的食品和医疗处置等；③艇员不必在海面长时间浸泡或游泳待援，也不会遭到海洋生物的侵袭；④艇员可不必接受专门训练；⑤可以从较深的水中离艇脱险。

（2）缺点：①在战时或海面气候恶劣条件下不能应用；②准备工作费时较长；③救生钟机件复杂，容易发生故障；④沉没潜艇倾斜度较大或救生平台损坏时，救生钟无法与其对接；⑤救生钟对接需要潜水员配合，因此援救深度受到潜水作业最大深度的限制。

（二）救生艇法

1. 实施步骤

（1）救生船或救援潜艇开到失事艇附近，放下救生艇。

（2）救生艇搜索到失事艇，接近救生平台，用照明灯与水下电视观察下，利用设在裙罩旁的机械手，使裙罩下口与救生平台衔接并固定。

（3）通知失事艇，放掉裙罩内积水，平衡失事艇和救生艇内压力，打开升降口上盖和救生艇下盖。在救生艇内人员的协助下，失事艇艇员进入救生艇内。

（4）关升降口上盖和救生艇下盖，向裙罩内注水，对接部脱离。救生艇离开失事艇自航上浮出水回到救生船或回到母艇并对接。

（5）如艇员事先未暴露在高气压下，救生艇到达救生船母艇后，被救艇员离开救生艇进行休息或医疗处置；如艇员进入救生艇前已暴露于高气压，则艇员在回到常压前还应完成必要的减压（图 23-11）。

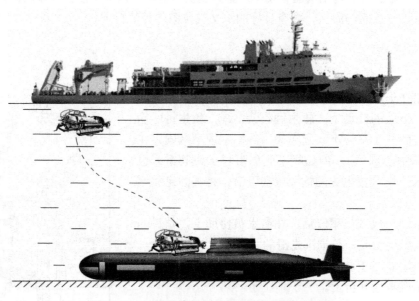

图 23-11　深潜救生艇援救失事潜艇艇员示意图

2. 优劣

救生艇比救生钟大且重，吊放较难。但救生艇能够自航探索，不需要艇外潜水员对接即能自行对接，且营救深度大，一次救援人员多。

（三）逃生舱脱险

逃生舱是联邦德国于 20 世纪 70 年代研制的集体自救脱险装备，可容纳数十人。当潜艇失事后，艇员经连接部进入逃生舱内，与艇体解离后，借助舱上方的浮体浮出水面。逃生舱脱险的优点是，艇员不必被动地等待外界救援，进入逃生舱脱险的艇员一般无高气压暴露。

（四）打捞脱险

通过救生船上的起重设备将整个失事潜艇或其一端吊出水面，或采用浮筒协助潜艇浮出水面，同时将艇内全部人员救援出水。但这仅适用于较小型的潜艇，且费时较长。

三、单人-集体结合脱险

艇员在失事艇舱室内穿戴好脱险装具，经调压离艇至水中，然后进入等候在附近的救生钟或救生艇内，随救生钟或救生艇回到救生船上。此法仅适用于失事艇深度较大、艇员在高气压下暴露时间较久、不能采用单人脱险，或者失事艇倾斜度较大，救生钟或救生艇不能同其对接，并且水文气象条件较好、没有敌情等情况下。

以救生钟为例，其基本过程如下。

（1）救生钟下放到失事艇处，用钟内钢缆将救生钟固定在艇员离艇的出口处附近。当失事艇沉没于较大深度时，如超过100 m，则救生钟可放在80~100 m处，或在第一停留站处等候接应。

（2）救生钟停留在目标深度后，用压缩空气吹除救生钟下部积水，使救生钟内气压与所在深度水压平衡，然后打开救生钟中间的水密门。

（3）通知失事艇，艇员穿着脱险装具，按单人脱险方法离艇，沿救生钟钢缆进入救生钟内。

（4）接收满规定数量的艇员后，关闭救生钟门，起吊上升。脱险艇员可以在一定深度（如60 m以浅）卸除呼吸器，呼吸钟内气体。救生钟出水后与救生船上的甲板加压舱对接，艇员在甲板加压舱内完成必要的减压。

附录　水下出艇减压表

（供 2-8 型装具用）

深度(m)	高压下停留时间(min)	上升到第一站时间(min)	105	100	95	90	85	80	75	70	65	60	55	50	45	40	35	30	25	22	20	18	16	14	12	10	8	6	4	2	减压总时间(min)
30	15	3																													3
	20	3																												3	6
	30	3																											3	3	9
	40	3																										4	4	4	15
	50	3																									4	4	4	4	19
	60	3																								4	4	4	4	4	23
40	10	4																													4
	15	4																												4	8
	20	4																											4	4	12
	30	4																								4	4	4	4	4	24
	40	3																							4	4	4	4	4	4	27
	50	3																						4	4	4	4	4	4	4	31
	60	3																					4	4	4	4	4	4	4	4	35

续表

深度(m)	高压下停留时间(min)	上升到第一站时间(min)	105	100	95	90	85	80	75	70	65	60	55	50	45	40	35	30	25	22	20	18	16	14	12	10	8	6	4	2	减压总时间(min)
50	10	4																											4	4	12
	15	4																									4	4	4	16
	20	4																								4	4	4	4	20
	30	4																						4	4	4	4	4	4	4	32
	40	4																				3	3	3	3	5	5	5	5	5	41
	50	4																				4	4	4	4	6	6	6	6	6	50
	60	4																				4	4	4	4	8	8	8	8	8	60
60	10	4																								3	3	3	3	3	19
	15	4																						4	4	4	4	4	4	28
	20	4																						4	4	4	4	4	4	32
	30	4																			4	4	4	4	4	4	4	4	4	4	44
	40	4																		4	4	4	4	4	4	6	6	6	6	6	58
	50	4																		5	5	5	5	5	5	9	9	9	9	9	79
	60	4																	5	5	5	5	5	5	5	10	10	10	10	10	89
70	10	5																						4	4	4	4	4	4	29
	15	5																					4	4	4	4	4	4	4	33
	20	5																			4	4	4	4	4	4	4	4	4	4	45
	30	5																4	4	4	4	4	4	4	4	4	4	4	4	4	57
	40	5																4	4	4	4	4	4	4	4	8	8	8	8	8	77
80	10	5																			3	3	3	3	3	3	3	3	3	3	35
	15	5																	4	4	4	4	4	4	4	4	4	4	4	4	49
	20	5																4	4	4	4	4	4	4	4	4	4	4	4	4	53
	30	5																4	4	4	4	4	4	4	4	6	6	6	6	6	67
	40	5															5	5	5	5	5	5	5	5	5	11	11	11	11	11	105
90	10	6																	3	3	3	3	3	3	3	3	3	3	3	3	39
	15	6																4	4	4	4	4	4	4	4	4	4	4	4	4	54
	20	6																4	4	4	4	4	4	4	4	5	5	5	5	5	63
	30	5														4	4	4	4	4	4	4	4	4	4	8	8	8	8	8	85
	40	5														5	5	5	5	5	5	5	5	5	5	12	12	12	12	12	115
100	10	7																4	4	4	4	4	4	4	4	4	4	4	4	4	55
	15	6														4	4	4	4	4	4	4	4	4	4	6	6	6	6	6	72
	20	6													4	4	4	4	4	4	4	4	4	4	4	8	8	8	8	8	90
	30	5													6	6	6	6	6	6	6	6	6	6	6	11	11	11	11	11	126
	40	5												6	6	6	6	6	6	6	6	6	6	6	6	14	14	14	14	14	147
110	15	6											4	4	4	4	4	4	4	4	6	6	6	6	6	6	6	6	6	6	98
	20	6											4	4	4	4	4	4	4	4	7	7	7	7	7	7	7	7	7	7	108
	30	5									4	4	4	4	4	4	4	4	4	4	4	9	9	9	9	9	9	9	9	9	130
	40	5									5	5	5	5	5	5	5	5	5	5	5	10	10	10	10	10	10	10	10	10	150
120	15	6											5	5	5	5	5	5	5	5	6	6	6	6	6	6	6	6	6	6	106
	20	6											5	5	5	5	5	5	5	5	7	7	7	7	7	7	7	7	7	7	116
	30	6									5	5	5	5	5	5	5	5	5	5	9	9	9	9	9	9	9	9	9	9	146
	40	6								5	5	5	5	5	5	5	5	5	5	5	11	11	11	11	11	11	11	11	11	11	165

续表

深度(m)	高压下停留时间(min)	上升到第一站时间(min)	各停留站深度(m)及停留时间(min)																												减压总时间(min)
			105	100	95	90	85	80	75	70	65	60	55	50	45	40	35	30	25	22	20	18	16	14	12	10	8	6	4	2	
130	15	6									4	4	4	4	4	4	4	4	4	4	7	7	7	7	7	7	7	7	7	7	116
	20	6								4	4	4	4	4	4	4	4	4	4	4	8	8	8	8	8	8	8	8	8	8	130
	30	5						5	5	5	5	5	5	5	5	5	5	5	5	5	9	9	9	9	9	9	9	9	9	9	155
140	15	7									4	4	4	4	4	4	4	4	4	4	7	7	7	7	7	7	7	7	7	7	121
	20	7								4	4	4	4	4	4	4	4	4	4	4	10	10	10	10	10	10	10	10	10	10	151
	30	7						5	5	5	5	5	5	5	5	5	5	5	5	5	10	10	10	10	10	10	10	10	10	10	167
150	15	8									4	4	4	4	4	4	4	4	4	4	9	9	9	9	9	9	9	9	9	9	142
	20	7							4	4	4	4	4	4	4	4	4	4	4	4	10	10	10	10	10	10	10	10	10	10	155
	30	7							4	4	4	4	4	4	6	6	6	6	6	6	12	12	12	12	12	12	12	12	12	12	193
160	15	7						3	3	3	3	3	3	3	6	6	6	6	6	6	9	9	9	9	9	9	9	9	9	9	157
	20	7				3	3	3	3	3	3	3	3	3	6	6	6	6	6	6	11	11	11	11	11	11	11	11	11	11	180
170	15	8					3	3	3	3	3	3	3	3	6	6	6	6	6	6	10	10	10	10	10	10	10	10	10	10	171
	20	8			3	3	3	3	3	3	3	3	3	3	6	6	6	6	6	6	13	13	13	13	13	13	13	13	13	13	204
180	15	8				3	3	3	3	3	3	3	3	3	6	6	6	6	6	6	12	12	12	12	12	12	12	12	12	12	194
	20	8		3	3	3	3	3	3	3	3	3	3	3	6	6	6	6	6	6	13	13	13	13	13	13	13	13	13	13	213
190	15	9			3	3	3	3	3	3	3	3	3	3	6	6	6	6	6	6	12	12	12	12	12	12	12	12	12	12	204
	20	9			3	3	3	3	3	3	3	3	3	3	6	6	6	6	6	6	14	14	14	14	14	14	14	14	14	14	227
200	15	9		3	3	3	3	3	3	3	3	3	3	3	6	6	6	6	6	6	13	13	13	13	13	13	13	13	13	13	217
	20	9	3	3	3	3	3	3	3	3	3	3	3	3	6	6	6	6	6	6	14	14	14	14	14	14	14	14	14	14	236

注：本减压表水深 130～200 m 的方案尚未验证，仅供参考

（徐伟刚　顾靖华）

第二十四章

潜艇脱险医学救援

潜艇失事后，艇内正常生活环境受到破坏，艇员在失事艇舱室内、在脱险过程中及上浮到达海面得到救援前，都处于特殊的恶劣条件下，不仅承受着强烈的心理应激，更是会受到各种有害因素的损伤，如呼吸气体成分改变、寒冷、饮水和食品缺乏甚至舱室气压升高或舱室进水等。为了尽可能减少潜艇失事继发的艇员伤亡，保存潜艇有生力量，医学力量应全程做好潜艇脱险医学保障工作。

第一节　艇　内　自　救

一、出航前准备

（一）脱险救生器材

出航前应该对各类脱险救生器材进行全面检查。脱险装具按要求的数量配备（通常应按艇员数量的 1.3 倍配备），性能良好；气瓶气压适当，气体成分满足要求；鉴定产氧剂性能，并按要求装填；氧烛和氢氧化锂的数量与质量符合要求；各类气体分析仪性能良好；应急食品和饮水按规定更新和存放；艇上脱险装置和设备维护良好。

（二）随艇医疗物资

应该根据潜艇出航任务、时间、艇员数量、常见伤病、携运能力等确定携带的卫生装备和药材的种类和数量。主要携带手术和麻醉器械、急救用品和仪器（包扎、止血、固定、复苏）、便携式诊疗设备、消毒灭菌装备、艇用担架等卫生装备，携带镇痛、镇静、止血、急救、麻醉、抗休克、抗感染、促排等战救药品和日常疾病防治药物。

二、舱室内应对措施

潜艇失事后，首先是采取一切可能的措施排除故障，竭力抢修，千方百计恢复潜艇的自浮能力。在采取一切措施无效时，可放出失事浮标，等候水面援救。当等待水面援救无望时，指挥员应当机立断在人员安全停留时间内的适当时机，组织单人脱险。自救脱险时机应尽量于白天进行，以便于脱险艇员辨别方向或便于水面救援船只搜寻与救护。另外，艇员脱险时还应充分考虑失事海域海面的水温和气温、艇员在寒冷环境下的保暖能力、在水面获救的可能性等因素。如等待水面援救有望，但已超过安全停留时间，而还需艇员在舱内坚持停留，在舱内氧浓度低于18%、CO_2浓度高于2%～3%时，艇员应使用 2-8 型呼吸器，呼吸纯氧或含氧 25%的氮氦氧混合气。

在潜艇失事沉没后，沉艇舱室内可能出现以下几种情况，需要采取不同措施处置：未进水也未形成高压、形成高压、部分进水致舱室顶部形成高压气层、渐进性气压升高、全部被海水灌满、大气严重污染、温度急剧降低、发生辐射污染等。

（一）舱内仍保持常压

当舱室固壳未破损或邻近舱室虽破损但还未影响到该舱室时，舱室内仍保持常压。在这种情况下，人员可在舱室内作较长时间的安全停留。停留时间取决于舱内人数、有效的氧烛和氢氧化锂数量、食品和淡水的数量等来计算。淡水供应为每人每日 1 L，食品供应维持最低的热能。其中主要依据是有效的氧烛和氢氧化锂的数量。当舱室内二氧化碳分压增大到 2 kPa 时，应及时更换氢氧化锂或有条件时进行通风换气。当舱内无氧烛和氢氧化锂或其已耗尽，人员在舱内的安全停留时间根据舱室的容积和舱内人数估算：每 1 m^3 空气可供一人在安静状态下呼吸 2 h。

（二）舱内已形成高压

由于邻近舱室损坏灌进海水，为了避免舱室隔板被高压水破坏，必须将该舱室内压升高，升高程度视邻舱压力和隔板耐压情况而定。通常以艇内储备的压缩空气或由水面供气来升压。在舱室内压大于 0.6 MPa 时，艇员应及时使用 2-8 型呼吸器，呼吸氮氦氧混合气，否则会发生氮麻醉；在低于 0.6 MPa 高气压环境下，若舱内人员不能及时得到新鲜的压缩空气，会导致 CO_2 蓄积引起中毒。因此，需要设法通风换气或使用氢氧化锂。

人暴露在高气压舱室内，其耐受时间取决于两大因素，即环境压强和呼吸气体的成分。压强越高，氮麻醉和氧中毒的危害就越大。艇员暴露的舱室内若无吸收剂可使用时，CO_2 浓度会不断升高，人员在这样的环境中可耐受的时间随压强和浓度的升高而缩短（表 24-1）。在高压空气下长时间暴露，呼吸气中增高的氧分压会造成肺损伤，也有安全停留时间限制（表 24-2）。

表 24-1 不同浓度 CO_2 的高气压下人员的耐受时间

压强（ATA）	容许停留时间（h）			极限时间（h）		
	1%	2%	3%	1%	2%	3%
3	72	72	72	120	100	100
4	40	35	25	100	65	40
6	16	8	2	42	35	25
8	8	4	1	25	20	15
9	6	2	1	20	15	10

CO_2 百分数系指换算为常压下的浓度

表 24-2 不同压力下人员呼吸空气的安全停留时间

压强（ATA）	氧分压（kPa）	安全停留时间（h）
2	42	>72
3	63	72
4	84	30
5	105	20
6	126	10
7	147	8
8	168	5
9	189	1
10	210	0.5
11	231	<0.5

除了舱室大气质量外，艇员在高气压下停留越久，机体内溶解的惰性气体就越多，就需要相应长时间的减压以预防减压病的发生。若采用单人脱险法，由于水下环境、精神紧张、过度疲劳和饥饿等不良因素的影响，将很难安全地到达水面。因此，单人减压脱险一般只适用于 100 m 以浅的脱险，且高气压下停留时间不长、需要的减压时间不超过 1～2 h 的情况。当舱室形成高气压且确定无法及时得到水面援救时，应尽快组织单人脱险，以尽量缩短高气压停留时间。为了实现全体艇员以最快的速度离艇，应采取注水调压法调压。如果在高气压下停留时间较久，或因深度过大需要长时间减压，则应尽量由水面力量组织集体或单人-集体脱险。

当舱内形成高气压后经抢修如排除了故障，可按潜水减压方案要求的速度，通过排出舱内海水或回收压缩空气等方法，使舱内恢复常压。

（三）舱内部分进水形成高压气层

若海水通过损坏的舱室下半部灌入舱内，可能会在舱室上半部形成压缩气层；或者为了抵御海水进入而向舱室注入压缩空气，也会在舱室上部形成压缩气层。在这种情况下，对艇员威胁最大的首先是 CO_2 分压的升高，因为舱室内 CO_2 分压会随着气层绝对压的升高而增加，艇员很容易发生 CO_2 中毒。若不能通风换气，必须使用脱险装具呼吸混合气体。此时首先应尽可能封堵漏洞，如果舱室恢复了抵抗舷外水压和保持气密的能力，则可按照潜水减压方案要求排水、回收压缩空气减压，尽可能使艇员回到常压无水环境。这增加了潜艇恢复上浮的可能，同时又使艇员有更多时间等待水面援救。

但是，若因舱室进水预计导致的高压气层的压强超过 0.6 MPa，而故障又无法及时排除，艇员应尽快转移到可以逃生的舱室，采取进一步措施。

（四）舱内渐进性气压升高

由于邻近舱室破损进水或处于高气压状态下，水或气可能通过隔板渗入，舱室气压逐渐升高。如舱室气压不超过 100 kPa，按上述（一）所述措施处置；若超过 100 kPa，按上述（二）所述措施处置；如舱室内既有水又有高气压层，则按上述（三）所述方法处置。

（五）舱室被海水灌满

由于舱室上部破损，舱室内气体被水驱出，海水最终会灌满舱室。为了避免溺水，艇员应迅速穿着单人脱险装具；若无法排除故障应尽快转移到较安全的舱室，或组织单人脱险。

（六）舱室内大气质量严重恶化

由于火灾产生烟雾、海水进入蓄电池等多种原因，舱室内氯气、CO、CO_2 及其他有毒、有害气体的浓度升高，氧浓度下降，严重威胁艇员生存。首先应该对艇内大气进行持续监测和控制，及时更换氧烛和 CO_2 吸收剂。艇员可使用脱险装具，或者及时转移到较安全的舱室，必要时组织脱险。

（七）舱内温度降低

如潜艇失事于寒冷海域，舱内温度在 24 h 内会降至 4 ℃，甚至更低。如舱室进水，艇员浸泡在海水中，更会引起热量快速丧失。此时应尽量保持身体干燥，加穿保暖衣物，必要时尽早穿着脱险服，穿着抗浸服则更佳。如必要，转移到相对安全的舱室。当艇员不穿抗浸服浸泡在 5～8 ℃的海水中 30 min 时，可导致知觉丧失，而穿着抗浸服可坚持 4～5 h。

（八）舱内发生放射沾染

核潜艇发生反应堆或核泄漏事故时，艇员有可能发生全身和局部急性γ或中子放射损伤，摄入放射性物质并导致内照射损伤，并沾染放射性物质。另外，核武器爆炸后被沾染的海水若进入舱内，也会引起辐射污染。此时，艇员应及时采取防护措施，迅速转移到较安全的舱室。根据艇内情况允许，受沾染的艇员应接受洗消处理，辐射伤员需接受特殊医疗处理。

三、延长艇内等待救援时间的基本措施

当失事艇舱室内压未超过 0.4 MPa、舱内又无海水进入、人员在舱内停留不超过 2～3 个昼夜，并确信有水面救援力量能及时到达时，可采取如下措施以尽可能维护艇员健康，延长艇内等待救援时间。

（1）为避免发生 CO_2 中毒、缺氧或氧中毒，应尽可能使舱室内 CO_2 分压不超过 1.5 kPa，氧分压不低于 18 kPa、不超过 60 kPa。

（2）食品及饮水，按应急标准，以最低标准供给，一般每昼夜每人给水 0.5 L，食品减少到正常供应量的 1/4～1/3。

（3）为避免热能的消耗，节省氧烛和氢氧化锂，禁止不必要的活动，避免过劳和过冷。

（4）水面援救力量到达后，应首先给予新鲜、充足的空气，合适的食品，热饮料及保暖品。

四、潜水疾病预防

（一）二氧化碳中毒

1. 发病原因

潜艇失事后，舱室内 CO_2 分压将随着舱室内气体被压缩或密闭环境丧失了通风换气条件不断蓄积而增高；使用 2-8 型呼吸器时，吸收剂罐内产氧剂已失效或饱和，均会导致 CO_2 中毒。

2. 预防措施

（1）出航前，每套 2-8 型装具必须装填性能良好的产氧剂。新鲜产氧剂中 CO_2 的含量不得超过 30 mL/g。

（2）要保持 2-8 型呼吸器性能良好，防止呼出气不经产氧剂而逆流到呼吸袋内。

（3）正确掌握使用氧烛和氢氧化锂或 2-8 型呼吸器的时机。

（4）水面援救力量到达潜艇失事地点后，应迅速为舱室通风换气。

（二）急性缺氧症

1. 发病原因

舱室大气中氧气被逐渐消耗又无法补充，降低到 16% 以下时，就会导致缺氧症；使用 2-8 型呼吸器脱险时，如因气体消耗、供氧不足，也会导致意识丧失。在极端情况下，潜艇舱室形成过度负压，可使艇员发生急性缺氧。

2. 预防措施

（1）2-8 型呼吸器的氧气瓶，充氧压力不得低于 15 MPa。呼吸器的呼吸自动调节器和供氧装置性能要良好。

（2）按时更换产氧剂，产氧剂含氧量不得少于 100 mL/g。

（3）水面援救力量到达后，应迅速为失事艇舱室通风换气。

（4）为潜艇舱室配装应急自动补气系统。

（三）氧中毒

1. 发病原因

着装减压脱险时，如艇员在 20 m 以深即打开氧气瓶阀；或者在上升出水过程中因氧气减压阀的帽罩未拧紧，以致在 65 m 以深处即开始供氧，都可能导致氧惊厥。长时间停留在压力增高的潜艇内，如氧分压长时间高于 60 kPa，则可能引起肺氧中毒。在上述各种情况下，如呼吸气中 CO_2 浓度又较高时，可加速氧中毒的发生。

2. 预防措施

（1）2-8 型装具使用前必须严格检查，氧气减压阀帽罩必须旋紧。

（2）当失事艇深度大于 20 m，艇员在调压完成前不得打开氧气瓶阀。

（3）呼吸纯氧不得超过规定的深度和时程界限。

（4）呼吸气体中应避免含有高浓度 CO_2。

（四）耳及鼻窦气压伤

1. 发病原因

在单人脱险调压阶段，较快速度的加压可能导致耳及鼻窦气压伤，特别是快速上浮脱险调压时。由于脱险时情况紧急，在调压时以保证完成脱险为原则，所以气压伤的发生可能更大。

2. 预防措施

（1）艇员平时应经常练习加压时的中耳调压动作，要求熟练掌握。

（2）在调压前可用血管收缩剂滴鼻。

（3）快速加压过程及时采取中耳调压动作。

（五）减压病

1. 发病原因

单人减压脱险时，上升过程中如没有或者无法按规定完成减压；快速上浮脱险时，由于调压过慢或有过一定程度的高气压暴露；高气压暴露后经救生钟或救生艇集体救援出水后未经适当减压即回到常压；均可能发生减压病。

2. 预防措施

（1）艇员如采用减压脱险，离艇后必须把装具弹簧钩挂到救生浮标绳上，按预先选定的减压方案沿绳逐站停留减压出水。

（2）艇员在高气压下停留后，如采用集体脱险，当到达救生船后必须在甲板减压舱内按选定的方案减压。

（3）在高气压下停留时间超过不减压极限时，不应采用自由漂浮或快速上浮法脱险。

（六）肺气压伤

1. 发病原因

使用 2-8 型装具，在上升出水过程中，若未打开呼吸袋排气阀，且上升速度过快，或上升时屏气，或呼吸袋受到碰撞等；在自由漂浮脱险时，如没有保持缓慢而连续的呼气；在快速上浮脱险时，如艇员没有掌握呼吸要领，甚至出现屏气，均可引起肺内压过高而发生肺气压伤。

2. 预防措施

（1）使用 2-8 型装具脱险时，调压完成后一定要打开呼吸袋上的排气阀才能离艇上升出水，上升时严禁屏气。上升到第一站的速度，一般规定为 $10 \sim 12$ m/min，不得过快。

（2）上升出水过程中，特别是临近水面时，避免过大的外力作用于呼吸袋。

（3）艇员不应存在影响通气的肺部病变。

（4）在自由漂浮时，应持续缓慢呼气，最初可慢些，越接近水面应逐渐加快。

（5）在快速上浮脱险时，首先应掌握呼吸要领，绝不能屏气；其次上升速率也应有所控制。

（七）体温过低

1. 发生原因

失去动力的潜艇内温度会很快下降；在使用 2-8 型装具时，如呼吸氢氧混合气则进一步加速体热散失；浸泡在海水中又缺乏有效防护，都会导致艇员体温过低。

2. 预防措施

在失事艇内，尽可能加穿防寒衣物和救生服，如有条件，补充高热量食品。脱险到达水面后，正确使用脱险服的抗浸保暖功能，防救部队应及时组织救援。

第二节　海　面　救　援

一、救援兵力到达

失事艇附近任何非敌对舰船都可作为第一时间搜救水面脱险艇员的力量，但专业救援兵力则主要是防险救生船和伞降救援队。

防救船是我军主要是援潜救生装备，可为失事艇创造起浮条件、为艇员提供生存保障、救援艇员出水、救治罹患特殊伤病的脱险艇员。防救船通常装备有救生钟或救生艇和大型加压舱，具有深潜水救援功能。在执行援潜救生时，需要配备援潜救生医疗队。但由于机动速度有限，需要一定时间才能到达失事海域。

采用固定翼或直升机将救援分队和相应的装备空投到失事海域，是援潜救生力量最快速的部署方式。这样的救援分队通常称为潜艇伞降救援组（submarine parachute assistance group，SPAG），由潜水军医、医务兵、通信和救援等专业人员组成。

二、了解失事艇内情况

通过失事浮标内电话等与失事艇内联系，详细了解失事艇内的情况，有助于救援人员和艇员确定采用什么样的方法进行援救和自救，并有针对性地做好救援和防护准备。通常需要了解以下内容。

（1）潜艇沉没时间、深度、损坏部位、毁损程度、纵倾和横倾角度及艇首方向等。

（2）潜艇耐压壳体、压载水柜、起浮设备、耐压壳体上的附加设备、舱内通风和供气系统状况及压缩空气的储备情况等。

（3）可供艇员停留的舱室数量及各舱室人数及艇员的健康与伤亡情况。

（4）舱内有无进水，舱内未进水部分的容积。

（5）舱内大气情况，氧气和 CO_2 浓度，有无大气污染。

（6）舱内压力及在高气压下已暴露的时间。

（7）舱内氧烛和氢氧化锂、食品、饮水、药品等储备数量及需要量。

（8）水下脱险装具是否完备及其需要量。

三、水下救援措施

（一）为失事艇舱室通风换气

舱室大气质量恶化是失事艇员面临的重要威胁。援救船只应及时给失事艇通风换气，使艇内人员尽快获得新鲜空气，防止或纠正艇员缺氧及 CO_2 中毒。

救援潜水员携带供排气管下潜到失事艇外，根据和艇内的敲击信号联系或水面电话指示找到目标舱段围壁，找到潜艇供排气管接头并与水面供排气软管连接，按程序为潜艇舱室通风换气，使舱室内氧浓度不低于 19%，CO_2 浓度不超过 1%。

若失事艇舱室内已处于高气压状态，通风时不得突然降低其舱压，应在排气管出口处安装压力表和截止阀，在稳压条件下进行通风，否则不仅可能导致舱内艇员罹患减压病，更可能因为舱内失压导致灌水或隔板破损等严重后果。如果条件允许，应根据舱内艇员在高气压下暴露的气压值和时间，及时按相应的方案进行减压。

（二）为失事潜艇补充高压气

潜艇失事后，由于抗沉、损管、均衡等大量消耗高压空气，甚至消耗殆尽仍坐沉海底。如果能及时补充，潜艇可能仍能自行恢复不沉性，或者继续用于损管、均衡和脱险等操作。因此，援救船应及时了解失事艇上高压空气储备情况，如需要，应尽快补充，提高其吹除主水柜获得正浮力的能力，同时提高潜艇自行通风换气和组织脱险的能力。

救援潜水员将高压供气软管接到潜艇高压供气接头上，通知潜艇进行反冲，然后艇员打开舱内供气管路各分隔阀（总分隔阀、高压气站分隔阀、气瓶组分隔阀），水面向失事艇输送高压空气。

（三）为失事潜艇吹除主水柜

当失事艇全部或部分舱室进水而失去不沉性时，即使吹除全部主水柜海水也无法使潜艇浮出水面。但当失事艇舱室未进水或进水量较小、仍然保持不沉性时，由于潜艇吹除系统故障或艇内高压气耗尽而使得潜艇坐沉海底，援救船协助吹除主水柜，就可使潜艇恢复浮力，上浮出水。

救援潜水员将供气软管接到中间组压载水舱排水阀接头上，打开中间水舱供气阀，并通知水面供气，水柜里的水不断排除，潜艇正浮力增加，则可脱离海底浮出水面。

（四）为失事潜艇提供应急照明

救援船通过放出的失事浮标电缆为失事潜艇提供应急照明电源。

（五）为失事潜艇输送物品

根据失事艇需要，援救船可向艇内输送应急生命支持物资，包括食品、淡水、氧烛和氢氧化锂、CO_2吸收装置、医疗器材和药品、脱险装具、衣服、工具等。上述物品除单人脱险装具外，通常采用食物筒装载，经鱼雷发射管输送。装载物品的食物筒的浮力应接近于零。鱼雷管外盖打开后，潜水员将食物筒或脱险装具送入发射管内，艇员关闭发射管前盖，排水后打开后盖即可取出食物筒。也可通过尾舱升降口和指挥室升降口输送物品。如果向舱室内输送淡水等液体物品，也可通过舱室排气软管进行。

（六）协助艇员离艇出水

如果失事潜艇舱室基本保持常压，水面又具有良好的保障条件，艇员可借助多种单人脱险法离艇脱险。出现以下一种或一种以上情况时，艇员应尽快脱险逃生。

（1）舱室内进水或着火不能控制。

（2）舱室内CO_2浓度接近6%，缺乏有效措施使其降低；CO_2达到极限程度时再脱险会影响艇员躯体功能，加大脱险难度。

（3）氧浓度接近13%，且缺乏有效措施阻止继续下降。

（4）舱内气压不断升高，短时间内获救无望；应在艇内气压到达1.7 ATA前实施脱险，以尽可能降低脱险后发生严重减压病的风险。

（5）海面有支援保障船只，尤其在寒冷水域，水面船只可将脱险艇及时救捞出水并给予医学处理。

若采用着装减压脱险，一般应在每一离艇部位设置两名救护潜水员，主要完成以下操作。

（1）协助打开脱险通道的舱口上盖，协助第一名脱险艇员系好救生浮标绳。

（2）协助脱险艇员抓住救生浮标绳，钩妥弹簧钩，监视和协助艇员按规定动作离艇和沿浮标绳上升，必要时可将艇员拉出发射管或升降口，并护送到水面。

（3）当艇员忘记敲击脱险信号时，救护潜水员应代发信号。

四、海上捞救

水面救援力量应根据失事艇损伤状况和可能采取的脱险途径和方法，及时估计出水艇员的数量与时间分布及可能的患病情况，以充分装备好需要采用的医疗处置措施。只要条件允许，失事海域附近的各类可用舰船都应参与海上脱险艇员的搜救工作。发现目标艇员后，通常采用救生小艇将艇员捞救出水。捞救者应熟悉艇员穿着的脱险装具的性能特点，首先应能够正确脱卸，同时还应能够识别装具情况，以初步判断艇员可能存在的问题。

捞救到脱险艇员后，立即向防险救生船或后方基地转运。同时应对艇员进行现场初级救治，包括心肺复苏、止血、保暖复温等；特别是对疑似减压病和肺气压伤动脉气栓者，应及时给氧和补液。

救捞或转运上防救船后，立即对脱险艇员进行检伤分类，快速进行医学评估，根据脱险前、脱险过程和脱险后环境暴露情况及病情，及时判断是否患有减压病、气压伤、体温过低、淹溺、海水浸泡等疾病或创伤，并及时给予相应的医学处置。防救船应做好短时间内大批艇员脱险出水的救治准备。若采用集体脱险需要减压时，甲板加压舱应做好对接装备，并预选好减压方案。救生船上要为脱险艇员准备休息室、保暖设备、热饮和食品等。

五、后送救治

当无法及时转运至防救船时，也可根据情况后送至最近的设置有高气压医学中心的岸基医疗救治单位。当防救船上难以处置大量伤病员时，也要及时后送轻症患者。罹患减压病的艇员，除常规救治措施外，在后送过程中应持续吸氧，如有条件，必要时采用便携式加压舱在后送过程即可开展加压治疗。接收伤员的医疗单位应做好相应准备，特别是应备便好加压舱。

第三节 防救船医疗救治的展开

在援潜救生过程中，可能在短时间内出现大批罹患潜水疾病的脱险艇员，对他们的医疗救治首先必须按照卫生勤务学伤情分类原则准确分类，才可能最大程度地利用现场可用资源，提高救治效率。本节介绍的脱险艇员伤情分类及治疗区设置等方法与原则，是基于潜水疾病的专业治疗和常规的伤情分类原则考虑的总体建议，具体救治的展开应根据实际采用的规则、现场伤员情况和医疗条件做调整。

一、准备工作

（1）在防救船上，应该事先划分好医疗救治的功能区域，如伤情分类区、急救区、加压治疗区、简单治疗区、留观区等。

（2）临时上船的援潜救生医疗队可能对船上的实际布局、可用设备及工作规则等了解很少，防救船应指派一名非医疗代表（如副政委或副船长），作为医疗队、船上指挥与控制中心的联络员。

（3）分配任务时应明确：在医疗救治过程中，船上的医务人员应该只参加伤情分类和治疗工作，不能被分派做其他非医疗性工作。

（4）对可能进舱的医务人员进行加压锻炼，适应高气压，熟悉舱内设施的使用和有关的医疗操作。

（5）从船上或上级单位的潜水员中选择数名参加医疗队工作；提前进行简单医疗训练，熟悉加压舱内设施和物品的使用；为陪同伤员进入加压舱内治疗、协助各项操作做好必要的准备。

（6）需要额外增派足够的非医疗人员来担任向导、通信员和监护员等工作，这些人员应提前挑选和训练，以便医疗队能通知他们到达指定位置并恰当地分派任务。

二、伤情分类

（一）常规分类

（1）T_1——立即处理：需给予紧急生命救治处理的伤病员，实施的治疗不过度耗时，且只针对有较高存活机会的幸存者。包括出血性休克、张力性气胸和其他呼吸系统紧急情况、腹部外科急症。

（2）T_2——定时处理：需要进行耗时的医学处理或手术，但不会因延缓治疗而直接危及生命的伤病员。包括二度烧伤面积小于20%、开放性骨折、吸入性肺损伤、严重撕裂伤、中度体温过低症等。

（3）T_3——简单处理：包括所有轻伤者，只需简单处理即能自理者，或者仅需经急救训练过的卫生员简单帮助即可的伤病员。包括血管未受损的非开放性骨折、轻微撕裂伤、一度烧伤、轻度体温过低症；也包括那些虽无明显体征和症状，但需要进行观察者。任何从失事潜艇脱险的无明显症状的艇员或者从高压暴露舱内援救出艇的艇员，均应被视为 T_3 类。

（4）T_4——等待处理：包括那些存在非常严重或多脏器损伤，即使给予现场最好的治疗，其存活的可能性也极小。因此，该分类是基于艇员受伤的严重程度和医疗资源和加压舱的可用情况而定。但是，对这些伤员的处理或治疗不应放弃，可采取姑息治疗，使艇员处于较舒适的状态，包括使用麻醉剂。应有专门医务人员进行监护，定期评估身体状况。如果有足够的医疗资源可供使用，应重新对他们进行评估分类。

（二）加压治疗分类

进行加压治疗分类是为了方便确定失事潜艇伤病员加压治疗的优先程度，考虑到船上加压治疗设备的局限性及严重减压病例延缓加压治疗会造成严重并发症的极大危险，进行治疗分类是非常重要的。

（1）C_1——需要紧急加压治疗：有严重或危及生命的减压性疾病症状，需要在船上加压舱内，或者立即后送至陆上进行加压舱治疗。延缓治疗会明显增加死亡和继后发生永久性损伤的风险，包括严重或快速进展的神经系统症状、心肺系统症状等。如果是后送治疗，时间不能长；若有可能，尽量在压力下转运；进舱治疗前吸氧。

（2）C_2——需要非紧急加压治疗：对这一类伤病员做医学评价时，他们一般仅有轻微和非危及生命的减压性疾病症状。若被救艇员来自饱和暴露压力超过 1.7 ATA 的失事潜艇，所有被救艇员均需要加压治疗，因为他们有发生减压病的危险，他们理所当然属于 C_2 类。这类伤员的加压治疗可延后，但应密切观察病情变化，加压治疗前尽可能给以常压吸纯氧。可以在船上等待加压治疗，也可立即后送至后方加压舱治疗单位。只要船上加压舱有空位，且空位不需要为后面可能接收的更严重伤员预备，应立即进行加压治疗。

（三）综合分类

（1）T_1/C_1 类：在接受紧急加压治疗前需做紧急生命救治处理。某些最初判为 T_1/C_1 类的伤病员，可能随后被确定为按现有医疗资源无法有效救治类（T_4），应根据病情及医疗资源的可用情况而定。

（2）T_2/C_1 类：应先做紧急加压治疗，如需接受紧急的非救命处理，应在 20 min 内完成，以稳定病情，待出舱后进行手术治疗；T_2/C_2 类：为需要做非紧急加压治疗者，加压治疗与手术的先后根据病情发展和现场医疗力量和资源确定。

（3）T_3/C_1 类：应送往加压舱做紧急加压处理；T_3/C_2 类不需要做医学处理，待加压舱空闲时进行加压治疗，也可立即后送进行加压治疗。

已知或怀疑受核辐射污染，应对艇员进行筛查，开展洗消不能影响伤员接受紧急治疗为原则。如已经知道或怀疑受了大剂量照射（大于等于 2 Gy），脱险艇员在 24 h 内或在对严重或危及生命的减压病进行治疗后，应优先后送入医疗实力强的医院治疗。这种情况的艇员至少属于 T_2（表 24-3）。

表 24-3　脱险艇员伤情分类

	C_1	C_2	C_0
T_1	需接受急救处理 需立即加压治疗	需接受急救处理 需接受非紧急加压治疗	需接受急救处理 无加压治疗指征
T_2	需立即加压治疗 需接受不危及生命的重要医学处理（加压前医学处理不应超过 20 min）	需接受不危及生命的重要医学处理 需接受非紧急加压治疗	需接受不危及生命的重要医学处理 无加压治疗指征
T_3	需立即加压治疗需接受较少的医学处理/观察	需接受较少的医学处理/观察 需接受非紧急加压治疗	需接受较少的医学处理/观察 无加压治疗指征
T_4	以现有可用医疗资源无法救治，仅给予姑息治疗		

三、治疗区设置

分类完毕，失事艇员送入相应治疗区，治疗区的设立可参考表 24-4。

表 24-4　防救船上治疗区的设置

分类类别	治疗区
所有 T_1（包括 T_1/C_1）	一级治疗区（急救区）
T_2/C_1（可进行≤20 min 的紧急处理），T_3/C_1	加压舱治疗区（可属于一区）
T_2/C_2，T_2/C_0，有症状的 T_3/C_2	二级治疗区（复杂处理区）
T_3/C_0，无症状的 T_3/C_2，无症状的失事艇员	三级治疗区（简单处理和观察区）
T_4	四区

只要有可能，所有治疗区应设置在同一甲板；伤员接收区（救援区）、分类区和一级治疗区应尽量邻近，尽可能避免通过楼梯和狭窄通道。一级治疗区应紧邻加压舱；二级、三级治疗区应准备足够的常压面罩吸氧设备，这需要救生船上储备有足够的氧源；二级治疗区至少可容纳失事潜艇 10%艇员的担架位置，三级治疗区至少有容纳失事潜艇 20%艇员的担架或座位空间。

四、检伤分类流程

脱险艇员很可能罹患多类疾病，在防救船上必须准确识别、科学分类，遵循以下分类流程，能够有效应对各类情况。

如果脱险艇员遭受了核辐射沾染，应尽快服用碘酸钾片。一旦评估躯体状况并不需要紧急生命处置，则应进行辐射检测，包括惧鼻拭子样本。应尽可能避免脱险艇员污染救生船。需要注意的是，生命救治处置应优先于辐射检测和除沾染处理。艇员辐射检测和除沾染应在辐射医学专业人员指导下进行（图 24-1）。

五、使用加压舱的原则

（1）如果加压舱容量不够，或者有多种减压病患者，治疗压力和时间不能过高过长，尽量使用浅深度吸氧治疗表。

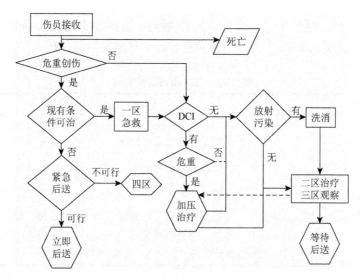

图 24-1 脱险艇员伤情分类流程

（2）可将主舱压力加到 18 m，后接收的需要紧急加压治疗的艇员从过渡舱进入主舱，按 18 m 加压治疗表进行吸氧治疗。

（3）多数情况下，后脱险出水者比先出水者病情重，应保留加压舱以供更严重者使用。

（4）只要加压舱有空间，有发生减压性疾病的可疑就应该进舱治疗。

（5）在某些特殊情况下，允许让症状较轻的减压病患者在完成部分治疗后，通过过渡舱给更严重患者让出治疗空间。

六、疾病救治

脱险艇员可能罹患多种特殊疾病，海上救援力量应尽可能在捞救时即初步判断伤情，在转运途中给予必要的处理。在防救船上，则应综合考虑失事情况、脱险过程和艇员表现，及时识别可能罹患的伤病，根据病情的轻重缓急给予针对性处置。本处简介脱险艇员可能罹患的伤病，具体处置原则参见相关章节。

（1）减压病：如果艇员在脱险前或脱险过程中有过较长时间的高气压暴露，但出水过程或集体救援后没有按要求完成必要的减压，艇员出现相应症状，应怀疑存在减压病，需要接受加压治疗。

（2）气压伤：脱险过程中在艇内的快速调压会导致耳和鼻窦气压伤，但不会影响生命。在艇员上升出水过程中，特别是接近水面处，由于未遵守呼吸要领或肺部存在影响通气的病变，可能导致肺气压伤，得及时识别是否存在动脉气栓和气胸，否则可能危及生命，需要即时处置。

（3）CO_2 中毒和缺氧：根据失事艇内情况及患者意识情况，可初步判断。首先稳定生命体征，及时常压吸氧，如果条件允许应尽早施行高压氧治疗。

（4）氧中毒：由于密闭环境氧气不断被艇员代谢消耗，只有空间大、艇员少、气压高的情况下才可能发生肺氧中毒。穿戴 2-8 型呼吸器时只有未按规定使用氧气才可能发生急性氧中毒，艇员失去意识，漂浮到水面时往往会伴发其他更为致命的问题，如肺气压伤、减压病、淹溺和窒息等。因此，救治时对氧中毒本身不需要特殊关注。

（5）烧伤和有害气体中毒：由于艇内爆炸、火灾、海水进入蓄电池等，艇员可能遭受高温烧伤及氯气、CO 等有害气体中毒。救治气体中毒应适时采用高压氧等治疗措施。

（6）冷冻伤：脱险出艇的艇员在 5 ℃的水中暴露 1 h 即会产生体温过低；如果潜艇在寒冷水域失事后丧失了加热能力，大部分艇员会受低温影响，特别在部分进水的舱室，他们需要复温处置。

（7）淹溺和浸泡：水下脱险和长时间水中浸泡，很易发生淹溺和浸泡性疾病。

（8）产氧剂烧伤：如果装具产氧剂罐破损进水，会产生高温和强碱，引起呼吸道和周围皮肤的化学性烧伤。

（9）海洋生物伤：在水下减压脱险和水面漂浮等待援救过程中，艇员可能受到海洋生物的侵袭。

（10）辐射损伤：核潜艇失事时，可能有核泄露，艇员可能受到核辐射损伤。

（11）晕动病：水中减压、水面漂浮待救、在救生运输船上的后送转运过程中，均可能发生晕动病，需要加以鉴别。

（12）心理创伤：潜艇脱险的幸存者，难以避免出现心理问题，需要及早介入干预。

（13）其他创伤：爆震伤（包括发生在艇内空气介质中的和水中的）、其他各类创伤。

（徐伟刚　王世峰）

第八篇

常用减压表和加压治疗表

　　潜水和潜水医学实践过程中，必须参考一系列减压和加压治疗方案。本篇收集了国内常用的空气潜水减压表、氦氧常规潜水减压表和饱和潜水减压表及减压病加压治疗表。不论是潜水减压表还是减压性疾病的加压治疗表，不仅仅是方案的罗列，更需要有非常详细的说明，以指导使用者正确应用。本篇中减压表和加压治疗表的使用说明，均按照简明、清晰的要求进行了重新编辑，有些表的内容或布局还根据使用习惯进行了优化。

第二十五章

空气潜水减压表

国内早期潜水主要参照前苏联空气潜水减压表执行，后来我国海军研制了我们自己的 60 m 水下阶段减压潜水减压表和水面减压潜水减压表，并在军队和地方潜水作业实践中得到了广泛应用。也有潜水学校和作业公司采用美国标准空气潜水减压表进行空气潜水作业。本章列出上述几个表，供实践中参考。某些与之前章节中重复的基本知识，在表的使用说明中不再复述。

第一节　我国空气潜水减压表

一、60 m 水下阶段减压潜水减压表

本表供 60 m 以浅空气潜水，采用水下阶段减压法（表 25-1）。

（一）基本结构

（1）其共有 14 个深度档（深度间距为 4 m），共有 140 个减压方案。

（2）表中有 6 大纵栏，分别为下潜深度、水下工作时间、从水底上升到第一站的时间、在各停留站停留的时间、各停留站的停留时间总和、减压总时间。

（3）在每一深度级中的"*"表示该深度级内"潜水适宜时间的极限"。在一般情况下水下工作时间不应超过此极限。

（二）注意事项

（1）下潜速度应以水面供气及潜水员中耳平衡等情况而定，通常 10～15 m/min。

（2）从水底上升到第一站的速度为 6～8 m/min。若上升稍快，应将剩余的时间合并到第一站停留时间内。若上升过快，应重新下潜到深于第一停留站 3 m 处停留，停留时间应相当于上升时因过快而剩余的时间，然后再上升到第一站，继续按原方案减压。

（3）站间距为 3 m，用 1 min 移行；若移行过快不足 1 min，剩余时间则应加到停留站的停留时间内。

（4）未经停留减压直接上升到水面时（如放漂），必须在 3 min 内重新下潜到比原计划的第一站深 3 m 处，停留 5 min，然后重新选择方案减压。深度按原作业深度、水下工作时间按如下五段时间之和计算：①原作业的水下工作时间；②直接上升所花时间；③水面耽搁时间；④重新下潜所用时间；⑤在规定深度的停留时间。若还有其他不利因素，应进一步修正延长。若水面耽搁超过 5 min，

必须重新下潜到水底（原作业深度），停留 5 min，选择减压方案的原则同上。

（5）按照 Haldane 的减压理论计算出的每个减压方案，其较浅深度停留站的停留时间肯定比较大深度停留站的停留时间长。然而，本表中有一部分减压方案并非如此，其原因可能与在理论计算时确定领先组织有误有关，在使用到此类方案时请注意。

表 25-1　中国 60 m 水下阶段减压潜水减压表

下潜深度（m）	水下工作时间（min）	从水底上升到第一站时间（min）	33	30	27	24	21	18	15	12	9	6	3	各停留站停留时间 h	各停留站停留时间 min	减压总时间 h	减压总时间 min
			各停留站深度（m）/ 停留时间（min）														
0～12	*240	2															2
	300	2											5		5		8
12～16	90	2											3		3		6
	120	2											5		5		8
	*180	2											8		8		11
	240	2											19		19		22
16～20	30	2										2	3		5		9
	60	2										2	7		9		13
	90	2										3	16		19		23
	*120	2										4	21		25		29
	150	2										13	18		31		35
	180	2										16	25		41		45
20～24	20	3										2	3		5		10
	35	3										4	4		8		13
	50	3										5	9		14		19
	70	3										8	16		24		29
	*90	3										10	22		32		37
	120	2									3	21	20		44		49
	150	2									3	25	29		57	1	2
	180	2									4	29	35	1	8	1	13
24～28	15	3										3	3		6		11
	25	3										5	5		10		15
	35	3									2	5	8		15		21
	45	3									2	8	9		19		25
	55	3									2	11	13		26		32
	65	3									2	12	19		33		39
	75	3									2	13	24		39		45
	*90	3									4	16	26		46		52
	105	3									9	26	20		55	1	1
	120	3									10	27	30	1	7	1	13
28～32	10	4										3	2		5		11
	20	3									2	5	4		11		17
	30	3									3	6	8		17		23
	40	3									4	10	12		26		32
	50	3									5	12	17		34		40
	*60	3									6	13	22		41		47
	75	3								2	11	17	18		48		55
	90	3								3	11	26	22	1	2	1	9
	105	3								4	16	27	30	1	17	1	24
	120	3								5	18	32	33	1	28	1	35
32～36	10	4										4	3		7		13
	20	4									3	6	5		14		21
	30	3								2	4	7	9		22		29
	40	3								2	5	12	14		33		40
	50	3								2	7	13	22		44		51
	*60	3								5	11	20	19		55	1	2
	75	3								7	11	20	28	1	6	1	13
	90	3								9	16	27	30	1	22	1	29
	105	3								10	20	30	35	1	35	1	42
	120	3								10	23	39	35	1	47	1	54

续表

下潜深度（m）	水下工作时间（min）	从水底上升到第一站时间（min）	33	30	27	24	21	18	15	12	9	6	3	各停留站停留时间 h	min	减压总时间 h	min
36～40	10	4									2	3	3		8		15
	15	4								2	2	5	5		14		22
	20	4								2	3	6	7		18		26
	25	4								2	5	7	12		26		34
	30	4								2	6	10	9		27		35
	35	4								3	5	13	9		30		38
	40	4								4	6	13	12		35		43
	45	4								4	8	13	15		40		48
	50	4								4	9	13	17		43		51
	55	4								5	10	16	16		47		55
	*60	4								5	11	18	25		59	1	7
	75	4							3	10	16	27	33	1	29	1	38
	90	4							5	9	20	31	36	1	41	1	50
	105	4							5	12	22	41	35	1	55	2	4
	120	4							6	15	22	49	35	2	7	2	16
40～44	10	4									3	4	6		13		20
	15	4								2	3	6	9		20		28
	20	4								2	5	6	17		30		38
	25	4								3	5	9	18		35		43
	30	4							2	3	5	12	24		46		55
	35	4							2	4	7	12	28		53	1	2
	40	4							2	4	9	13	30		58	1	7
	45	4							4	6	11	20	26	1	7	1	16
	*50	4							4	8	11	24	33	1	20	1	29
	55	4						2	3	9	12	24	36	1	26	1	36
	60	4						2	4	9	12	28	39	1	34	1	44
	75	4						2	6	9	20	29	50	1	56	2	6
	90	4						2	7	12	22	38	48	2	9	2	19
	105	4						2	8	17	22	48	49	2	26	2	36
	120	4						3	9	18	26	51	48	2	36	2	46
44～48	5	6										4	4		8		16
	10	5								2	2	5	5		14		23
	15	5								2	4	7	10		23		32
	20	5							2	2	5	8	17		34		44
	25	5							2	3	5	12	23		45		55
	30	5							2	4	7	13	27		53	1	3
	*35	5							3	4	9	13	32	1	1	1	11
	40	5							3	5	10	15	33	1	6	1	16
	50	4						2	5	10	11	27	38	1	33	1	43
	60	4						3	7	9	17	27	47	1	50	2	0
	75	4						3	8	12	22	40	50	2	15	2	25
	90	4						6	8	17	22	48	48	2	29	2	39
48～52	5	6									3	4	4		10		19
	10	5							2	2	3	7	6		20		30
	15	5							2	3	6	9	9		29		39
	20	5						2	2	4	6	13	16		43		54
	25	5						2	3	5	8	14	24		56	1	7
	*30	5						2	4	5	11	16	26	1	4	1	15
	35	4					2	4	4	10	12	26	20	1	18	1	29
	40	4					3	4	6	10	12	18	36	1	29	1	40
	50	4					3	5	8	11	21	34	36	1	58	2	9
	60	4					4	7	8	14	24	45	36	2	18	2	29
	75	4				2	4	8	9	20	26	54	36	2	39	2	51
	90	4				2	6	7	16	20	37	56	35	2	59	3	11
52～56	5	6									4	4	5		13		22
	10	6							2	2	5	7	8		24		35
	15	5						2	2	3	6	10	13		36		47
	20	5						2	3	5	7	14	19		50	1	1
	*25	5					2	2	2	5	11	14	26	1	2	1	14
	30	4					2	2	4	7	11	20	26	1	12	1	24
	35	4				2	2	4	6	10	12	30	21	1	27	1	39
	40	4				2	2	4	8	10	18	29	27	1	40	1	52
	50	4				2	4	5	9	11	25	39	36	2	12	2	24
	60	4				2	5	8	9	17	24	49	36	2	30	2	42
	75	4				3	7	7	14	20	30	56	36	2	53	3	5
	90	4				5	7	9	18	20	45	56	36	3	16	3	28

注：各停留站深度（m）下为停留时间（min）。

续表

下潜深度（m）	水下工作时间（min）	从水底上升到第一站时间（min）	33	30	27	24	21	18	15	12	9	6	3	各停留站停留时间 h	各停留站停留时间 min	减压总时间 h	减压总时间 min
								停留时间（min）									
56～60	5	6								3	2	5	5		15		25
	10	6							3	3	4	7	9		26		37
	15	6						2	2	5	5	12	13		39		51
	*20	5					2	2	3	5	7	13	23		55	1	7
	25	5					2	3	4	5	11	18	26	1	9	1	21
	30	5					2	4	4	8	11	24	27	1	20	1	32
	35	5				2	4	4	8	10	18	30	30	1	46	1	59
	40	5				3	3	6	8	10	22	33	36	2	1	2	14
	50	5			2	2	4	8	9	14	24	44	36	2	23	2	37
	60	5			2	2	7	7	10	20	24	54	36	2	42	2	56
	75	5			2	5	6	8	17	20	36	56	36	3	6	3	20
	90	5			2	6	7	14	18	22	45	56	36	3	26	3	40
60～64	5	6								3	3	5	5		16		26
	10	6						2	2	3	5	8	10		30		42
	15	6						3	2	5	6	13	18		47		59
	*20	6					2	2	4	5	10	14	25	1	2	1	15
	25	6					2	4	4	7	11	19	28	1	15	1	28
	30	5				3	3	4	7	10	14	30	25	1	36	1	49
	35	5				4	3	7	9	10	19	30	32	1	52	2	5
	40	5			2	3	5	7	9	10	23	35	36	2	8	2	22
	50	5			2	3	6	8	9	17	24	50	34	2	33	2	47
	60	5			3	5	6	8	12	20	28	56	36	2	54	3	8
	75	5			4	6	9	12	17	20	41	55	36	3	17	3	31
	90	5			5	6	9	14	18	27	45	56	36	3	36	3	50

二、水面减压潜水减压表

（一）适用范围

此潜水减压表（表 25-2），既适用于实际潜水作业（最大深度 60 m），也适用于加压锻炼（最高舱压 6 kgf/cm²）。各减压方案按表中规定可分别采用：①水下阶段减压法，吸用压缩空气（水下）；②水面减压法，吸用压缩空气（水面）；③水面减压法，舱内减压阶段吸用氧气（水面吸氧）。

（二）基本结构

本表列出了 12～45 m 范围的减压表，经过实践验证。48～66 m 方案只经过理论计算，本处未予列出。每 3 m 一档，共 12 个深度级。每个深度有若干个时间档，共 82 个方案。其中，有"*"标记者是该深度下最适时间极限。在水面减压方案中，"☆"表示无水中停留站。

（三）注意事项

（1）根据作业任务预先选定适当的减压方案。在水下作业即将结束时，还应根据实际潜水深度和水下工作时间，结合水下劳动强度、环境条件、潜水员状况等因素，最后确定应采用的减压方法和方案。

（2）离底上升前，潜水员感觉良好才可采用水面减压法，否则应选用水下减压法。当采用水面减压法上升，在水中停留减压过程中出现减压引起的某些不适，应及时确定改用水下减压。

（3）潜水员在加压舱内应尽可能采用吸氧减压。

（4）潜水员采用水面减压法减压完毕后，原则上不能进行反复潜水。如必须，应在第一次潜水出水后面罩吸氧 1 h，并至少再休息 1 h。反复潜水仍可采用水面减压，方案不需延长。

（5）水面减压步骤：潜水员按规定上升到第一站完成各站停留，或者直接按 8 m/min 上升出水（"☆"标记方案）；卸装、进舱、加压到规定深度，完成停留减压。间隔时间不得超过 6 min。

（6）在水中和舱内减压过程中，潜水员在各停留站之间的移行时间均规定为 1 min，不计入各站停留时间内，而已计入减压总时间内。

（7）如在减压过程中潜水员出现皮肤瘙痒或肢体疼痛，可延长其在该站的停留时间，直到症状消失，后续采用水面阶段减压。如后续减压中症状再次出现，潜水员应立即下潜一个停留站，停留到症状消失为止。如在水面间隔期间出现症状，继续尽快进舱加压，但改用延长方案；如症状严重或不消失，应按治疗方案处理。

（8）潜水员若在水底工作过程中或在水中停留减压时"放漂"出水，且不能再下潜时，应迅速出水、卸装（情况紧急时，可仅卸除头盔、压铅和潜水鞋），进舱加压。根据"放漂"深度、水面间隔时间及有无减压病症状等确定加压深度。为防发生减压病，可直接加压到该次潜水最大深度，将处理"放漂"所用的时间一并计入水下工作时间内，选择相应减压方案进行减压。如已出现减压病症状，应按治疗原则处理。

表 25-2　我国水面减压潜水减压表

方案编号	潜水深度(m)	水下工作时间(min)	上升到第一停留站或水面		减压方法	各停留站的深度(m)及其停留时间(min)(每站间减压移行时间均为 1 min)												减压总时间	
			时间(min)	速率(m/min)		水中停留站						间隔时间(min)	水面舱内停留站						
						18	15	12	9	6	3		12	9	6	3	h	min
1	12	240	2	6	水下水面水面吸氧													2
2		100	2	7.5	水下水面水面吸氧													2
3		145	2	6	水下水面水面吸氧						10 ☆ ☆	6 6				10 (5)	13 19	14
4	15	*180	2	6	水下水面水面吸氧						14 ☆ ☆	6 6				14 (7)	17 23	16
5		240	2	6	水下水面水面吸氧						18 ☆ ☆	6 6				18 (9)	21 27	18
6		45	3	6	水下水面水面吸氧													3
7		60	2	7.5	水下水面水面吸氧						5 ☆ ☆	6 6				5 (3)	8 14	12
8		80	2	7.5	水下水面水面吸氧						14 ☆ ☆	6 6				14 (7)	17 23	16
9	18	105	2	7.5	水下水面水面吸氧						19 ☆ ☆	6 6				19 (10)	22 28	19
10		145	2	7.5	水下水面水面吸氧						28 ☆ ☆	6 6				28 (14)	31 37	23
11		*180	2	7.5	水下水面水面吸氧						34 ☆ ☆	6 6				34 (17)	37 43	26
12		240	2	7.5	水下水面水面吸氧						46 ☆ ☆	6 6				46 (23)	49 55	32
13	21	35	3	7	水下水面水面吸氧													3

续表

方案编号	潜水深度(m)	水下工作时间(min)	上升到第一停留站或水面		减压方法	各停留站的深度(m)及其停留时间(min)（每站间减压移行时间均为1 min）											减压总时间	
			时间(min)	速率(m/min)		水中停留站						间隔时间(min)	水面舱内停留站					
						18	15	12	9	6	3		12	9	6	3	h	min
14		45	3	6	水下						5							9
					水面						☆	6				5		15
					水面吸氧						☆	6				(3)		13
15		60	3	6	水下						17							21
					水面						☆	6				17		27
					水面吸氧						☆	6				(9)		19
16		80	3	6	水下						24							28
					水面						☆	6				24		34
					水面吸氧						☆	6				(12)		22
17	21	105	2	7.5	水下					11	28							43
					水面					☆	0	6			11	28		49
					水面吸氧					☆	0	6			(6)	(14)		30
18		145	2	7.5	水下					16	35							55
					水面					☆		6			16	35	1	01
					水面吸氧					☆		6			(8)	(18)		36
19		*180	2	7.5	水下					19	46						1	09
					水面					☆		6			19	46	1	15
					水面吸氧					☆		6			(10)	(23)		43
20		240	2	7.5	水下					26	62						1	32
					水面					☆		6			26	62	1	38
					水面吸氧					☆		6			(13)	(31)		54
21		25	3	8	水下													3
					水面													
					水面吸氧													
22		35	3	7	水下						6							10
					水面						☆	6				6		16
					水面吸氧						☆	6				(3)		13
23		45	3	7	水下						26							30
					水面						☆	6				26		36
					水面吸氧						☆	6				(13)		23
24	24	60	3	7	水下						34							38
					水面						☆	6				34		44
					水面吸氧						☆	6				(17)		27
25		80	3	6	水下					16	25							46
					水面					☆		6			16	25		52
					水面吸氧					☆		6			(8)	(13)		32
26		105	3	6	水下					22	32							59
					水面					☆		6			22	32	1	05
					水面吸氧					☆		6			(11)	(16)		38
27		*145	3	6	水下					34	43						1	22
					水面					☆		6			34	43	1	28
					水面吸氧					☆		6			(17)	(22)		50
28		180	2	7.5	水下				9	34	59						1	47
					水面				9	0		6		10	34	59	2	03
					水面吸氧				9	0		6		(5)	(17)	(30)	1	12
29		20	4	6.8	水下													4
		27			水面													
					水面吸氧													
30		25	3	8	水下						3							7
					水面						☆	6				3		13
					水面吸氧						☆	6				(2)		12

续表

方案编号	潜水深度(m)	水下工作时间(min)	时间(min)	速率(m/min)	减压方法	18	15	12	9	6	3	间隔时间(min)	12	9	6	3	h	min
31	27	35	3	8	水下						12							16
					水面						☆	6				12		22
					水面吸氧						☆	6				(6)		16
32		45	3	8	水下						34							38
					水面						☆	6				34		44
					水面吸氧						☆	6				(17)		27
33		60	3	7	水下				16	26								47
					水面				☆			6			16	26		53
					水面吸氧				☆			6			(8)	(13)		32
34		80	3	7	水下				25	28								58
					水面				☆			6			25	28	1	04
					水面吸氧				☆			6			(13)	(14)		38
35		*105	3	6	水下			15	23	40							1	24
					水面			15				6		10	23	40	1	40
					水面吸氧			15				6		(5)	(127)	(20)	1	04
36		145	3	6	水下			21	33	58							1	58
					水面			21				6		10	33	58	2	14
					水面吸氧			21				6		(5)	(17)	(29)	1	24
37	30	15	4	7.5	水下													4
					水面													
					水面吸氧													
38		20	4	6.8	水下						3							8
					水面						☆	6				3		14
					水面吸氧						☆	6				(2)		13
39		25	4	6.8	水下						5							10
					水面						☆	6				5		16
					水面吸氧						☆	6				(3)		14
40		35	4	6.8	水下					19								24
					水面					☆		6				19		30
					水面吸氧					☆		6				(10)		21
41		45	3	8	水下				14	24								43
					水面				☆			6			14	24		49
					水面吸氧				☆			6			(7)	(12)		30
42		60	3	8	水下				25	26								56
					水面				☆			6			25	26	1	02
					水面吸氧				☆			6			(13)	(13)		37
43		*80	3	7	水下			13	26	36							1	21
					水面			13				6		10	26	36	1	37
					水面吸氧			13				6		(5)	(13)	(18)	1	01
44		105	3	7	水下			25	28	48							1	47
					水面			25				6		10	28	48	2	03
					水面吸氧			25				6		(5)	(14)	(24)	1	20
45	33	15	5	6.6	水下													5
					水面													
					水面吸氧													
46		20	4	7.5	水下						4							9
					水面						☆	6				4		15
					水面吸氧						☆	6				(2)		13
47		25	4	7.5	水下						10							15
					水面						☆	6				10		21
					水面吸氧						☆	6				(5)		16
48		35	4	6.8	水下				9	22								37
					水面				☆			6			9	22		43
					水面吸氧				☆			6			(5)	(11)		28

表头说明：上升到第一停留站或水面；各停留站的深度(m)及其停留时间(min)（每站间减压移行时间均为1 min）；水中停留站；间隔时间(min)；水面舱内停留站；减压总时间。

续表

方案编号	潜水深度(m)	水下工作时间(min)	时间(min)	速率(m/min)	减压方法	18	15	12	9	6	3	间隔时间(min)	12	9	6	3	h	min
49		45	4	6.8	水下					21	24							51
					水面					☆		6			21	24		57
					水面吸氧					☆		6			(11)	(12)		35
50	33	60	3	8	水下			18	21	30							1	15
					水面			18				6		10	21	30	1	31
					水面吸氧			18				6		(5)	(11)	(15)	1	01
51		*80	3	8	水下			24	27	40							1	37
					水面			24				6		10	27	40	1	53
					水面吸氧			24				6		(5)	(14)	(20)	1	15
52		105	3	7	水下		19	21	34	58							2	19
					水面		19	21				6		10	34	58	2	35
					水面吸氧		19	21				6		(5)	(17)	(29)	1	44
53		10	5	7.2	水下													5
					水面													
					水面吸氧													
54		15	5	6.6	水下						3							9
					水面						☆	6				3		15
					水面吸氧						☆	6				(2)		14
55		20	5	6.6	水下						7							13
					水面						☆	6				7		19
					水面吸氧						☆	6				(4)		16
56	36	25	4	7.5	水下					3	17							26
					水面					☆		6			3	17		32
					水面吸氧					☆		6			(2)	(9)		23
57		35	4	7.5	水下					16	23							45
					水面					☆		6			16	23		51
					水面吸氧					☆		6			(8)	(12)		32
58		45	4	6.8	水下				14	19	25						1	05
					水面				14			6		10	19	25	1	21
					水面吸氧				14			6		(5)	(10)	(13)		55
59		*60	4	6	水下			5	20	22	34						1	29
					水面			5	20			6		10	22	34	1	45
					水面吸氧			5	20			6		(5)	(11)	(17)	1	12
60		80	3	8	水下			18	21	29	47						2	02
					水面			18	21			6		10	29	47	2	18
					水面吸氧			18	21			6		(5)	(15)	(24)	1	36
61		10	6	6.5	水下													6
					水面													
					水面吸氧													
62		15	5	7.2	水下						6							12
					水面						☆	6				6		18
					水面吸氧						☆	6				(3)		15
63	39	20	5	7.2	水下						9							15
					水面						☆	6				9		21
					水面吸氧						☆	6				(5)		17
64		25	5	6.6	水下					6	23							36
					水面					☆		6			6	23		42
					水面吸氧					☆		6			(3)	(12)		28
65		35	4	7.5	水下				8	17	24							56
					水面				8	0		6		10	17	24	1	12
					水面吸氧				8	0		6		(5)	(9)	(12)		47
66		45	4	7.5	水下				21	20	28						1	16
					水面				21	0		6		10	20	28	1	32
					水面吸氧				21	0		6		(5)	(10)	(14)	1	03

上升到第一停留站或水面

各停留站的深度(m)及其停留时间(min)（每站间减压移行时间均为1 min）

水中停留站　水面舱内停留站　减压总时间

续表

方案编号	潜水深度(m)	水下工作时间(min)	时间(min)	速率(m/min)	减压方法	18	15	12	9	6	3	间隔时间(min)	12	9	6	3	h	min
			上升到第一停留站或水面			各停留站的深度(m)及其停留时间(min)（每站间减压移行时间均为1min）— 水中停留站						间隔时间	水面舱内停留站				减压总时间	
67	39	*60	4	6.8	水下		20	21	25	41							1	55
					水面		20	21				6		10	25	41	2	11
					水面吸氧		20	21				6		(5)	(13)	(21)	1	34
68	39	80	3	8	水下		10	20	230	33	51						2	25
					水面		10	20				6	10	23	33	51	2	41
					水面吸氧		10	20				6	(5)	(12)	(17)	(26)	1	44
69	42	10	6	7	水下													6
					水面													
					水面吸氧													
70	42	15	6	6.5	水下						9							16
					水面						☆	6				9		22
					水面吸氧						☆	6				(5)		18
71	42	20	5	7.8	水下						19							25
					水面						☆	6				19		31
					水面吸氧						☆	6				(10)		22
72	42	25	5	7.2	水下				16	23								46
					水面				☆			6			16	23		52
					水面吸氧				☆			6			(8)	(12)		33
73	42	35	5	6.6	水下			17	18	26							1	09
					水面			17				6		10	18	26	1	25
					水面吸氧			17				6		(5)	(9)	(13)		58
74	42	*45	5	6	水下			4	21	24	32						1	30
					水面			4	21			6		10	24	32	1	46
					水面吸氧			4	21			6		(5)	(12)	(16)	1	13
75	42	60	4	6.8	水下		7	20	23	29	48						2	16
					水面		7	20				6	10	23	29	48	2	32
					水面吸氧		7	20				6	(5)	(12)	(15)	(24)	1	38
76	45	10	6	7.5	水下													6
					水面													
					水面吸氧													
77	45	15	6	7	水下						12							19
					水面						☆	6				12		25
					水面吸氧						☆	6				(6)		19
78	45	20	6	7	水下					22								29
					水面					☆		6				22		35
					水面吸氧					☆		6				(11)		24
79	45	25	5	7.2	水下			2	19	24								53
					水面			2				6		10	19	24	1	09
					水面吸氧			2				6		(5)	(10)	(12)		43
80	45	35	5	7.2	水下			19	21	30							1	18
					水面			19				6		10	21	30	1	34
					水面吸氧			19				6		(5)	(11)	(15)	1	04
81	45	*45	5	6.6	水下			17	22	25	38						1	51
					水面			17	22			6		10	25	38	2	07
					水面吸氧			17	22			6		(5)	(13)	(19)	1	31
82	45	60	5	6	水下		17	18	26	35	55						2	40
					水面		17	18				6	10	26	35	55	2	56
					水面吸氧		17	18				6	(5)	(13)	(18)	(28)	1	54

三、轻潜水减压表

本表适用于自携式潜水减压。在 12h 内多次反复潜水，按最大深度与几次水下工作时间总和粗略计算；由水底到 3 m 停留站时间按每 3 m/10 s 速度上升；由 3 m 停留站上升到水面亦用 10 s；上升过程中严禁屏气（表 25-3）。

表 25-3 我国轻潜水减压表

方案	潜水深度（m）	水下工作时间（min）	由水底到 3 m 停留站时间（s）	3 m 处停留时间（min）	由水底到水面减压总时间	
					min	s
1	10～12	200 以内				40
2		100 以内				50
3	12～15	101～120	40	5	5	50
4		121～140	40	10	10	50
5		60 以内			1	
6	15～18	61～70	50	2	3	
7		71～80	50	7	8	
8		50 以内			1	10
9	18～21	51～60	60	8	9	10
10		61～70	60	14	15	10
11		40 以内			1	20
12	21～24	41～50	70	10	11	20
13		51～60	70	17	18	20
14	24～27	30 以内			1	30
15		31～40	80	7	8	30
16		25 以内			1	40
17	27～30	26～30	90	3	4	40
18		31～40	90	15	16	40
19		20 以内			1	50
20	30～33	21～25	100	3	4	50
21		26～30	100	7	8	50
22		15 以内			2	
23	33～36	16～20	110	2	4	
24		21～25	110	6	8	
25		26～30	110	14	16	
26		10 以内			2	10
27	36～39	11～15	120	1	3	10
28		16～20	120	4	6	10
29		21～25	120	10	12	10
30		10 以内			2	20
31	39～42	11～15	130	2	4	20
32		16～20	130	6	8	20

第二节　美国海军空气潜水减压表

美国海军空气潜水减压表包括空气不减压潜水极限及反复潜水分组符号表、空气潜水减压表、余氮时间表、海平面等价深度表、初到高海拔地区时反复潜水分组符号表、潜水后登高间隔时间表。每个减压表均有其特定的使用条件，主要包括潜水深度和水下工作时间、海拔高度、有无加压舱、是否可吸氧，以及海况、水温等环境条件。

一、通用规则

（1）减压方案的选择：以作业时间和最大潜水深度查表找到对应方案；若表中无相应深度或时间，则选择比实际深度略深一档或者作业时间略长一档的方案。

（2）测深仪深度修正：需要将空气测深仪测得的深度进行修正，须使测深管开口与胸口同高（表 25-4）。

表 25-4　测深计修正系数

测深计读数	修正因子
0～100 fsw	+1 fsw
101～200 fsw	+2 fsw
201～300 fsw	+4 fsw
301～400 fsw	+7 fsw

（3）下潜和上升速率：下潜速率并不关键，但不要超过 75 fsw/min。从水底上升至第一站、站间移行及从最后一站出水的速率均为 30 fsw/min（每 20 s 上升 10 fsw）。上升速率允许有一定的变化，但应控制在 20～40 fsw/min。如果进行水面减压，那么从 40 fsw 上升出水的速率应当为 40 fsw/min。

（4）减压停留时间：第一站的停留时间从潜水员抵达第一站时起、到其离开时止。其余各站的停留时间从潜水员离开上一站时起、到其离开本站时止。水下吸氧减压从开始吸氧时起计。

二、空气不减压潜水极限及反复潜水分组符号表

（一）不减压潜水极限表

表 25-5 给出了潜水员在某一深度不减压潜水的最长允许时间。在 20 fsw 以浅深度，水下工作时间不受限制。在 20 fsw 以深，只要水下工作时间超过表中规定最长不减压时间，均应采用空气潜水减压表选择减压方案。

（二）反复潜水分组符号表

此表也给出了潜水员在不减压潜水极限内的反复潜水分组符号。当潜水员需要进行反复潜水时，根据上次潜水深度和时间从表中查出反复潜水分组符号，进入余氮时间表查出反复潜水深度处的余氮时间，然后根据反复潜水方案确定要求继续回到本表或空气减压表中查得反复潜水减压方案。

表 25-5　空气不减压潜水极限及反复潜水分组符号表

深度		不减压极限	反复潜水分组符号															
fsw	m	min	A	B	C	D	E	F	G	H	I	J	K	L	M	N	O	Z
10	3.0	不限	57	101	158	245	426	*										
15	4.6	不限	36	60	88	121	163	217	297	449	*							
20	6.1	不限	26	43	61	82	106	133	165	205	256	330	461	*				
25	7.6	595	20	33	47	62	78	97	117	140	166	198	236	285	354	469	595	
30	9.1	371	17	27	38	50	62	76	91	107	125	145	167	193	223	260	307	371
35	10.7	232	14	23	32	42	52	63	74	87	100	115	131	148	168	190	215	232
40	12.2	163	12	20	27	36	44	53	63	73	84	95	108	121	135	151	163	
45	13.7	125	11	17	24	31	39	46	55	63	72	82	92	102	114	125		
50	15.2	92	9	15	21	28	34	41	48	56	63	71	80	89	92			
55	16.7	74	8	14	19	25	31	37	43	50	56	63	71	74				
60	18.2	60	7	12	17	22	28	33	39	45	51	57	60					
70	21.3	48	6	10	14	19	23	38	32	37	42	47	48					
80	24.4	39	5	9	12	16	20	24	28	32	36	39						
90	27.4	30	4	7	11	14	17	21	24	28	30							
100	30.5	25	4	6	9	12	15	18	21	25								
110	33.5	20	3	6	8	11	14	16	19	20								
120	36.6	15	3	5	7	10	12	15										
130	39.6	10	2	4	6	9	10											
140	42.7	10	2	4	6	8	10											
150	45.7	5	2	3	5													
160	48.8	5		3	5													
170	51.8	5				4	5											
180	54.8	5				4	5											
190	57.9	5				3	5											

*在此深度的最高反复潜水分组符号，不论时间多长

（三）扩展的浅水不减压表

在 30～50 fsw 深度范围内，潜水深度的微小变化可能造成不减压极限的较大不同。表 25-6 以每 1 fsw 为一档列出了该深度范围的不减压极限和分组符号。

表 25-6　扩展的浅水不减压表

深度		不减压极限	反复潜水分组符号															
fsw	m	min	A	B	C	D	E	F	G	H	I	J	K	L	M	N	O	Z
30	9.1	371	17	27	38	50	62	76	91	107	125	145	167	193	223	260	307	371
31	9.4	334	16	26	37	48	60	73	87	102	119	138	158	182	209	242	282	334
32	9.7	304	15	25	35	46	58	70	83	98	114	131	150	172	197	226	261	304
33	10.0	281	15	24	34	45	56	67	80	94	109	125	143	163	186	212	243	281

续表

深度		不减压极限	反复潜水分组符号															
fsw	m	min	A	B	C	D	E	F	G	H	I	J	K	L	M	N	O	Z
34	10.3	256	14	23	33	43	54	65	77	90	104	120	137	155	176	200	228	256
35	10.6	232	14	23	32	42	52	63	74	87	100	115	131	148	168	190	215	232
36	10.9	212	14	22	31	40	50	61	72	84	97	110	125	142	160	180	204	212
37	11.2	197	13	21	30	39	49	59	69	81	93	106	120	136	153	172	193	197
38	11.5	184	13	21	29	38	47	57	67	78	90	102	116	131	147	164	184	
39	11.8	173	12	20	28	37	46	55	65	76	87	99	112	126	141	157	173	
40	12.1	163	12	20	27	36	44	53	63	73	84	95	108	121	135	151	163	
41	12.4	155	12	19	27	35	43	52	61	71	81	92	104	117	130	145	155	
42	12.8	147	11	19	26	34	42	50	59	69	79	89	101	113	126	140	147	
43	13.1	140	11	18	25	33	41	4	58	67	76	87	98	109	122	135	140	
44	13.4	134	11	18	25	32	40	48	56	65	74	84	95	106	118	130	134	
45	13.7	125	11	17	24	31	39	46	55	63	72	82	92	102	114	125		
46	14.0	116	10	17	23	30	38	45	53	61	70	79	89	99	110	116		
47	14.3	109	10	16	23	30	37	44	52	60	68	77	87	97	107	109		
48	14.6	102	10	16	22	29	36	43	51	58	67	75	84	94	102			
49	14.9	97	10	16	22	28	35	42	49	57	65	73	82	91	97			
50	15.2	92	9	15	21	28	34	41	48	56	63	71	80	89	92			

三、空气潜水减压表

（一）简介

表 25-14 是 30～300 fsw（9.1～91 m）标准空气潜水减压表，共有 25 个深度档，集成了水下空气减压、水下吸氧减压和水面吸氧减压三种不同的减压模式。

如果某深度实际作业时间短于表中所列，可不需停留直接以 30 fsw/min 上升出水。表最后一栏为反复潜水分组符号，适用于相应深度-时间档所有减压方式；未列出者表示不可进行反复潜水，须在减压后 18 h 方可再次潜水。

例外暴露潜水易发生减压病和氧中毒，而且减压时间很长。因此只在应急情况下使用。例外暴露通常事先无计划，但个别异常作业可能有计划，但必须先得到海军作战部的批准，必须有充分理由并且应精心准备。

（二）基本用法

（1）表中左边两栏为潜水作业深度和时间，每一深度/时间档有两行减压方案，第一行供水下空气减压使用、第二行供水下吸氧减压使用。采用水下减压时忽略倒数第二栏的"舱内吸氧轮数"。

（2）水下吸氧在 30 和 20 fsw 进行，吸氧时间用粗体数字显示，从到达吸氧站并完全切换成氧气时起计。每呼吸 30 min 氧气，须间歇呼吸 5 min 空气；空气间歇时间未计入吸氧时间内。若某一站剩余吸氧时间超过 30 min 但不超过 35 min，不必空气间歇。

（3）进行水面吸氧减压时，如果在 40 fsw 处有停留站，则完成 40 fsw 停留后直接出水；若无则直接以 40 fsw/min 上升出水。潜水员卸装后进入加压舱，再以最大 100 fsw/min 的速率加压至 50 fsw。从离开水下 40 fsw 至在水面加压舱内加压至 50 fsw 的时间不得超过 5 min。

潜水员进舱后立即按照"舱内吸氧轮数"进行吸氧。吸氧 30 min 为 1 轮，须间歇 5 min 空气。第 1 轮吸氧分 2 个深度进行，先在 50 fsw 下吸氧 15 min，再在 40 fsw 吸氧 15 min；第 2～4 轮均在 40 fsw 进行；后续各轮均在 30 fsw 进行。

在舱内的所有减压速率均为 30 fsw/min。从 50 fsw 到 40 fsw 的移行以吸氧进行，包括在第一轮内；从 40 fsw 到 30 fsw 的移行在空气间歇时进行。完成最后一轮吸氧后，呼吸空气减至常压出舱。

四、反复潜水

确定反复潜水方案的方法如下。

（1）根据前次潜水末得到的反复潜水分组符号和水面间隔时间，结合本次潜水的作业深度，从表 25-7 或表 25-8 中查得余氮时间。

（2）将余氮时间与本次潜水作业时间相加，获得等价单次潜水作业时间。

（3）以反复潜水的深度和等价单次潜水作业时间从所用的减压表中选择反复潜水减压方案。

表 25-7 中下半部分，在 10 fsw、15 fsw 和 20 fsw 处，有一些较高的反复潜水分组没有给出余氮时间（以"**"表示），是因为分组表示的余氮量高于在这些深度处氮的饱和量，潜水员可以在该深度下进行反复潜水，不必考虑余氮时间。

表 25-8 是浅水余氮时间表，配合表 25-6 使用，查询方法与表 25-7 相同。

五、高海拔潜水

高海拔潜水时，先根据海拔高度判断是否需要进行作业深度和减压站深度修正。如需要，查阅表 25-9，获得修正后的潜水深度和各减压站深度，再代入空气潜水减压表中获得实际减压方案。如采用气压测深，需要按每增加 1000 ft 海拔高度、深度增加 1 fsw 进行修正。

由于移行高海拔地区时体内出现余氮，在到达高海拔地区 12 h 内进行的初次潜水即可视为反复潜水，前次潜水就是从海平面上升至高海拔地区。表 25-10 列出了刚到达高海拔地区时的反复潜水分组符号。潜水前应根据此符号和到达高原地区的时间从反复潜水余氮时间表中查到新的反复潜水分组符号，从表 25-9 中查出海平面等价潜水深度，再回到余氮时间表中确定余氮时间。余氮时间加实际作业时间为等价水下工作时间。选择高海拔反复潜水方案的方法与海平面的相似，只是以海平面等价深度替代实际深度。

六、潜水后登高或飞行

表 25-11 列出了潜水后低气压暴露前的地面间隔时间，该时间取决于预计上升高度和此前 24 h 内最高反复潜水分组符号。民航飞机舱内压通常为 8000 ft 海拔气压。如果潜水地点的海拔高于 8000 ft，那么潜水员在潜水后登高或飞行就不需等待。在非饱和氦氧潜水后登高或飞行，若该次潜水为不减压潜水，潜水员须等待 12 h；为减压潜水，则须等待 24 h。例外暴露后潜水员须经 48 h 后方可登高或飞行。

表 25-7　余氮时间表

1. 从表上部斜行部分查到前次潜水结束时反复潜水分组符号，水平向右查到水面间隔时间所在列；2. 垂直向下读取新的反复潜水分组符号；继续向下查到与反复潜水深度的交叉点，该值为余氮时间，将该值与反复潜水作业时间相加，即获得反复潜水等偶单次潜水时间

* 水面间隔超过某行给出的最长时间的不作为反复潜水，可直接使用空气减压表

** 不可根据本表确定余氮时间

† 向下取 30 fsw 深度处的余氮时间，并使用空气减压表的 30 fsw 方案减压

上部斜行部分（水面间隔时间，上行/下行）

分组	Z	O	N	M	L	K	J	I	H	G	F	E	D	C	B	A
A⇒																0:10 / 2:20*
B⇒															0:10 / 1:16	1:17 / 3:36*
C⇒														0:10 / 0:55	0:56 / 2:11	2:12 / 4:31*
D⇒													0:10 / 0:52	0:53 / 1:47	1:48 / 3:03	3:04 / 4:31*
E⇒												0:10 / 0:52	0:53 / 1:44	1:45 / 2:39	2:40 / 3:55	3:56 / 6:15*
F⇒											0:10 / 0:52	0:53 / 1:44	1:45 / 2:37	2:38 / 3:31	3:32 / 4:48	4:49 / 7:08*
G⇒										0:10 / 0:52	0:53 / 1:44	1:45 / 2:37	2:38 / 3:29	3:30 / 4:23	4:24 / 5:40	5:41 / 8:00*
H⇒									0:10 / 0:52	0:53 / 1:44	1:45 / 2:37	2:38 / 3:29	3:30 / 4:21	4:22 / 5:16	5:17 / 6:32	6:33 / 8:52*
I⇒								0:10 / 0:52	0:53 / 1:44	1:45 / 2:37	2:38 / 3:29	3:30 / 4:21	4:22 / 5:13	5:14 / 6:08	6:09 / 7:24	7:25 / 9:44*
J⇒							0:10 / 0:52	0:53 / 1:44	1:45 / 2:37	2:38 / 3:29	3:30 / 4:21	4:22 / 5:13	5:14 / 6:06	6:07 / 7:00	7:01 / 8:16	8:17 / 10:36*
K⇒						0:10 / 0:52	0:53 / 1:44	1:45 / 2:37	2:38 / 3:29	3:30 / 4:21	4:22 / 5:13	5:14 / 6:06	6:07 / 6:58	6:59 / 7:52	7:53 / 9:09	9:10 / 11:29*
L⇒					0:10 / 0:52	0:53 / 1:44	1:45 / 2:37	2:38 / 3:29	3:30 / 4:21	4:22 / 5:13	5:14 / 6:06	6:07 / 6:58	6:59 / 7:50	7:51 / 8:44	8:45 / 10:01	10:02 / 12:21*
M⇒				0:10 / 0:52	0:53 / 1:44	1:45 / 2:37	2:38 / 3:29	3:30 / 4:21	4:22 / 5:13	5:14 / 6:06	6:07 / 6:58	6:59 / 7:50	7:51 / 8:42	8:43 / 9:37	9:38 / 10:53	10:54 / 13:13*
N⇒			0:10 / 0:52	0:53 / 1:44	1:45 / 2:37	2:38 / 3:29	3:30 / 4:21	4:22 / 5:13	5:14 / 6:06	6:07 / 6:58	6:59 / 7:50	7:51 / 8:42	8:43 / 9:34	9:35 / 10:29	10:30 / 11:45	11:46 / 14:05*
O⇒		0:10 / 0:52	0:53 / 1:44	1:45 / 2:37	2:38 / 3:29	3:30 / 4:21	4:22 / 5:13	5:14 / 6:06	6:07 / 6:58	6:59 / 7:50	7:51 / 8:42	8:43 / 9:34	9:35 / 10:27	10:28 / 11:21	11:22 / 12:37	12:38 / 14:58*
Z⇒	0:10 / 0:52	0:53 / 1:44	1:45 / 2:37	2:38 / 3:29	3:30 / 4:21	4:22 / 5:13	5:14 / 6:06	6:07 / 6:58	6:59 / 7:50	7:51 / 8:42	8:43 / 9:34	9:35 / 10:27	10:28 / 11:19	11:20 / 12:13	12:14 / 13:30	13:31 / 15:50*

新的反复潜水分组符号（⇓）及余氮时间（min）

反复潜水深度 fsw	m	Z	O	N	M	L	K	J	I	H	G	F	E	D	C	B	A
10	3.0	**	**	**	**	**	**	**	**	**	**	**	427	246	159	101	58
15	4.5	**	**	**	**	**	**	**	**	450	298	218	164	122	89	61	37
20	6.1	**	**	**	**	**	462	331	257	206	166	134	106	83	62	44	27
25	7.6	†	†	470	354	286	237	198	167	141	118	98	79	63	48	34	21
30	9.1	372	308	261	224	194	168	146	126	108	92	77	63	51	39	28	18
35	10.6	245	216	191	169	149	132	116	101	88	75	64	53	43	33	24	15
40	12.2	188	169	152	136	122	109	97	85	74	64	55	45	37	29	21	13
45	13.7	154	140	127	115	104	93	83	73	64	56	48	40	32	25	18	12
50	15.2	131	120	109	99	90	81	73	65	57	49	42	35	29	23	17	11
55	16.7	114	105	96	88	80	72	65	58	51	44	38	32	26	20	15	10
60	16.2	101	93	86	79	72	65	58	52	46	40	35	29	24	19	14	9
70	21.3	83	77	71	65	59	54	49	44	39	34	29	25	20	16	12	8
80	24.4	70	65	60	55	51	46	42	38	33	29	25	22	18	14	10	7
90	27.4	61	57	52	48	44	41	37	33	29	26	22	19	16	12	9	6
100	30.5	54	50	47	43	40	36	33	30	26	23	20	17	14	11	8	5
110	33.5	48	45	42	39	36	33	30	27	24	21	18	16	13	10	7	5
120	36.6	44	41	38	35	32	30	27	24	22	19	17	14	12	9	7	5
130	39.6	40	37	35	32	30	27	25	22	20	18	15	13	11	9	6	4
140	42.7	37	34	32	30	27	25	23	21	19	16	14	12	10	8	6	4
150	45.7	34	32	30	28	26	23	21	19	17	15	13	11	9	8	6	4
160	48.8	32	30	28	26	24	22	20	18	16	14	12	11	9	7	5	4
170	51.8	30	28	26	24	22	21	19	17	15	14	12	10	8	7	5	3
180	54.8	28	26	25	23	21	19	18	16	14	13	11	9	8	6	5	3
190	59.9	26	25	23	22	20	18	17	15	14	12	11	9	8	6	5	3

余氮时间（min）

表 25-8　浅水余氮时间表

现分组	Z	O	N	M	L	K	J	I	H	G	F	E	D	C	B	A
A⇒																0:10/2:20*
B⇒															0:10/1:16	1:17/3:36*
C⇒														0:10/0:55	0:56/2:11	2:12/4:31*
D⇒													0:10/0:52	0:53/1:47	1:48/3:03	3:04/4:31*
E⇒												0:10/0:52	0:53/1:44	1:45/2:39	2:40/3:55	3:56/6:15*
F⇒											0:10/0:52	0:53/1:44	1:45/2:37	2:38/3:31	3:32/4:48	4:49/7:08*
G⇒										0:10/0:52	0:53/1:44	1:45/2:37	2:38/3:29	3:30/4:23	4:24/5:40	5:41/8:00*
H⇒									0:10/0:52	0:53/1:44	1:45/2:37	2:38/3:29	3:30/4:21	4:22/5:16	5:17/6:32	6:33/8:52*
J⇒								0:10/0:52	0:53/1:44	1:45/2:37	2:38/3:29	3:30/4:21	4:22/5:13	5:14/6:06	6:07/7:00	7:01/8:16	8:17/10:36*
K⇒							0:10/0:52	0:53/1:44	1:45/2:37	2:38/3:29	3:30/4:21	4:22/5:13	5:14/6:06	6:07/6:58	6:59/7:52	7:53/9:09	9:10/11:29*
L⇒						0:10/0:52	0:53/1:44	1:45/2:37	2:38/3:29	3:30/4:21	4:22/5:13	5:14/6:06	6:07/6:58	6:59/7:50	7:51/8:44	8:45/10:01	10:02/12:21*
M⇒					0:10/0:52	0:53/1:44	1:45/2:37	2:38/3:29	3:30/4:21	4:22/5:13	5:14/6:06	6:07/6:58	6:59/7:50	7:51/8:42	8:43/9:37	9:38/10:53	10:54/13:13*
N⇒				0:10/0:52	0:53/1:44	1:45/2:37	2:38/3:29	3:30/4:21	4:22/5:13	5:14/6:06	6:07/6:58	6:59/7:50	7:51/8:42	8:43/9:34	9:35/10:29	10:30/11:45	11:46/14:05*
O⇒			0:10/0:52	0:53/1:44	1:45/2:37	2:38/3:29	3:30/4:21	4:22/5:13	5:14/6:06	6:07/6:58	6:59/7:50	7:51/8:42	8:43/9:34	9:35/10:27	10:28/11:21	11:22/12:37	12:38/14:58*
Z⇒	0:10/0:52	0:53/1:44	1:45/2:37	2:38/3:29	3:30/4:21	4:22/5:13	5:14/6:06	6:07/6:58	6:59/7:50	7:51/8:42	8:43/9:34	9:35/10:27	10:28/11:19	11:20/12:13	12:14/13:30	13:31/15:50*

新的反复潜水分组符号

反复潜水深度 fsw	m	Z ⇓	O ⇓	N ⇓	M ⇓	L ⇓	K ⇓	J ⇓	I ⇓	H ⇓	G ⇓	F ⇓	E ⇓	D ⇓	C ⇓	B ⇓	A ⇓
30	9.1	372	308	261	224	194	168	146	126	108	92	77	63	51	39	28	18
31	9.4	324	282	243	210	183	159	139	120	103	88	74	61	49	38	27	17
32	9.7	305	262	227	198	173	151	132	115	99	85	71	59	47	36	26	17
33	10.0	282	244	213	187	164	144	126	110	95	81	69	57	46	35	25	16
34	10.3	262	229	201	177	156	138	121	105	91	78	66	55	44	34	25	16
35	10.6	245	216	191	169	149	132	116	101	88	75	64	53	43	33	24	15
36	10.9	231	204	181	161	143	126	111	98	85	73	62	51	41	32	23	15
37	11.2	218	194	173	154	137	122	107	94	82	70	60	50	40	31	23	14
38	11.5	207	185	165	148	132	117	103	91	79	68	58	48	39	30	22	14
39	11.8	197	177	158	142	127	113	100	88	77	66	56	47	38	29	21	14
40	12.1	188	169	152	136	122	109	97	85	74	64	55	45	37	29	21	13
41	12.4	180	163	146	132	118	105	93	82	72	62	53	44	36	28	20	13
42	12.8	173	156	141	127	114	102	91	80	70	61	52	43	35	27	20	13
43	13.1	166	150	136	123	110	99	88	78	68	59	50	42	34	26	19	12
44	13.4	160	145	131	119	107	96	85	75	66	57	49	41	33	26	19	12
45	13.7	154	140	127	115	104	93	83	73	64	56	48	40	32	25	18	12
46	14.0	149	136	123	111	101	90	81	71	63	54	46	39	32	25	18	12
47	14.3	144	131	119	108	98	88	78	70	61	53	45	38	31	24	18	11
48	14.6	139	127	116	105	95	85	76	68	60	52	44	37	30	24	17	11
49	14.9	135	123	112	102	92	83	74	66	58	51	43	36	30	23	17	11
50	15.2	131	120	109	99	90	81	73	65	57	49	42	35	29	23	17	11

余氮时间（min）

表 25-9　海平面等价深度表

实际深度（fsw）	海拔高度（ft）									
	1000	2000	3000	4000	5000	6000	7000	8000	9000	10000
10	10	15	15	15	15	15	15	15	15	15
15	15	20	20	20	20	20	20	25	25	25
20	20	25	25	25	25	25	30	30	30	30
25	25	30	30	30	35	35	35	35	35	40
30	30	35	35	35	40	40	40	45	45	45
35	35	40	40	45	45	45	50	50	50	60
40	40	45	45	50	50	50	55	55	60	60
45	45	50	55	55	55	60	60	70	70	70
50	50	55	60	60	70	70	70	70	70	80
55	55	60	70	70	70	70	80	80	80	80
60	60	70	70	70	80	80	80	90	90	90
65	65	70	80	80	80	90	90	90	100	100
70	70	80	80	90	90	90	100	100	100	110
75	75	90	90	90	100	100	100	110	110	110
80	80	90	90	100	100	100	110	110	120	120
85	85	100	100	100	110	110	120	120	120	130
90	90	100	110	110	110	120	120	130	130	140
95	95	110	110	110	120	120	130	130	140	140
100	100	110	120	120	130	130	130	140	140	150
105	105	120	120	130	130	140	140	150	150	160
110	110	120	130	130	140	140	150	150	160	160
115	115	130	130	140	140	150	150	160	170	170
120	120	130	140	140	150	150	160	170	170	180
125	125	140	140	150	160	160	170	170	180	190
130	130	140	150	160	160	170	170	180	190	190
135	135	150	160	160	170	170	180	190	190	200
140	140	160	160	170	170	180	190	190	200	210
145	145	160	170	170	180	190	190	200	210	
150	160	170	170	180	190	190	200	210		
155	170	170	180	180	190	200	210			
160	170	180	180	190	200	200				
165	180	180	190	200	200					
170	180	190	190	200						
175	190	190	200							
180	190	200	210							
185	200	200								
190	200									
减压站（fsw）	等价深度（fsw）									
10	10	9	9	9	8	8	8	7	7	7
20	19	19	18	17	17	16	15	15	14	14
30	29	28	27	26	25	24	23	22	21	21
40	39	37	36	35	33	32	31	30	29	28
50	48	47	45	43	42	40	39	37	36	34
60	58	56	54	52	50	48	46	45	43	41

黑色粗线以下的区域为例外暴露

表 25-10　初到高海拔地区反复潜水分组符号表

海拔高度		反复潜水分组符号
ft	m	
1000	305	A
2000	610	A
3000	914	B
4000	1219	C
5000	1524	D
6000	1829	E
7000	2134	F
8000	2438	G
9000	2743	H
10000	3048	I

表 25-11　潜水后登高间隔时间表

反复潜水分组符号	上升高度（ft）和间隔时间（h:min）									
	1000	2000	3000	4000	5000	6000	7000	8000	9000	10000
A	0:00	0:00	0:00	0:00	0:00	0:00	0:00	0:00	0:00	0:00
B	0:00	0:00	0:00	0:00	0:00	0:00	0:00	0:00	0:00	1:42
C	0:00	0:00	0:00	0:00	0:00	0:00	0:00	0:00	1:48	6:23
D	0:00	0:00	0:00	0:00	0:00	0:00	0:00	1:45	5:24	9:59
E	0:00	0:00	0:00	0:00	0:00	0:00	1:37	4:39	8:18	12:54
F	0:00	0:00	0:00	0:00	0:00	1:32	4:04	7:06	10:45	15:20
G	0:00	0:00	0:00	0:00	1:19	3:38	6:10	9:13	12:52	17:27
H	0:00	0:00	0:00	1:06	3:10	5:29	8:02	11:04	14:43	19:18
I	0:00	0:00	0:56	2:45	4:50	7:09	9:41	12:44	16:22	20:58
J	0:00	0:41	2:25	4:15	6:19	8:39	11:11	14:13	17:52	22:27
K	0:30	2:03	3:47	5:37	7:41	10:00	12:33	15:35	19:14	23:49
L	1:45	3:18	5:02	6:52	8:56	11:15	13:48	16:50	20:29	25:04
M	2:54	4:28	6:12	8:01	10:06	12:25	14:57	18:00	21:38	26:14
N	3:59	5:32	7:16	9:06	11:10	13:29	16:02	19:04	22:43	27:18
O	4;59	6:33	8:17	10:06	12:11	14:30	17:02	20:05	23:43	28:19
Z	5:56	7:29	9:13	11:03	13:07	15:26	17:59	21:01	24:40	29:15

七、特殊情况处理

（一）水下工作时间超过减压表范围

空气减压表在不同的深度包含了一些较长时间的方案，专门应对水下长时间停留情况。在空气减压表中找到深度更深、作业时间等于或大于实际停留时间的方案。

（二）水下供氧故障

1. 无法在 30 fsw 或 20 fsw 时切换到纯氧

（1）在故障排除过程中，继续呼吸空气。

（2）如果问题快速解决，在恢复后立即纯氧通风。忽略呼吸空气的时间，按照减压方案中的吸氧时间完成吸氧。

（3）如果问题无法解决，那么启动水面减压程序或者继续在水下呼吸空气减压。此时，水面减压的水面间隔时间应该从离开水下减压站起计。

2. 在 30 fsw 或 20 fsw 吸氧过程中发生供氧故障

（1）切换回呼吸空气。

（2）如果问题快速解决，重新纯氧通风，继续按照原方案减压。忽略全部呼吸空气的时间。

（3）如果问题无法解决，水面加压舱可用，启动水面减压程序。将剩余吸氧时间乘以 1.1，然后除以 30 再按 0.5 向上取整，得出舱内吸氧轮数。舱内吸氧至少进行 0.5 轮（50 fsw 下吸氧 15 min）。

（三）纯氧中混进空气

（1）发现纯氧中混进空气，重新正确设置供氧装置。

（2）给每名潜水员重新进行 20 s 的氧气通风。

（3）重新计时吸氧时间，将所有混入空气的吸氧时间视为无效。

（四）氧中毒

1. 在水下 30 fsw 或 20 fsw 出现中枢神经系统氧中毒

（1）如果现场可使用加压舱，启动水面减压程序，上升出水期间转换为呼吸空气。将剩余吸氧时间乘以 1.1 再除以 30 min，按 0.5 向上取整，算出吸氧轮数。至少吸氧 0.5 轮。

（2）如果现场无加压舱可供使用且症状发生在 30 fsw，让潜水员上升 10 fsw，并转为呼吸空气。到达 20 fsw 后空气通风，完成吸空气减压，停留时间计算方法如下：将剩余 30 fsw 下的吸氧时间与该深度下空气/纯氧呼吸时间的比值相乘，得到余下的等价空气减压停留时间。将这一时间加到 20 fsw 空气减压停留时间上。

（3）如果现场无加压舱可用且症状发生在 20 fsw，则转为呼吸空气并通风，同上计算余下的等价空气减压停留时间。

2. 在采取了上述措施后仍出现氧惊厥，或者在无征兆的情况下发生了氧惊厥

（1）若惊厥尚未发作，立即为 2 名潜水员切换为呼吸空气。

（2）未患病潜水员自己通风，然后给患病潜水员通风。

（3）如果水下只有一名潜水员，马上派备便潜水员下水协助进行通风。

（4）将潜水员保持在其所在深度，直到强直阵挛期结束，通常持续 1～2 min。

（5）潜伴或后备潜水员检查患病潜水员呼吸。如没有呼吸，尝试通过调整其头部位置来开放气道，气道堵塞是潜水员无法呼吸造成意识丧失的最常见原因。如有呼吸，稳定其姿势，进行水面减压。将剩余吸氧时间乘以 1.1 再除以 30，然后按 0.5 向上取整，得出吸氧轮数。至少吸氧 0.5 轮。

（6）如不能水面减压，继续进行水下空气减压。算出并完成该站剩余的空气减压时间，继续完成下一站空气减压（如有）。

（7）如果无法确定是否有呼吸，以 30 fsw/min 带出水面。在上升过程中应维持气道开放姿势。出水后，行心肺复苏后，立即按照动脉气栓进行加压治疗。

3. 潜水员在加压舱内出现氧中毒症状

患者自己除去面罩并呼吸空气，等所有症状完全消失 15 min 后，从中断的时间点恢复吸氧。如果症状再次出现，或首发症状即是惊厥，按以下步骤处理：①除去面罩。②等所有症状完全消失 15 min 后，以 1 fsw/min 的速率减压 10 fsw，如果患者已经发生惊厥，应等患者身体完全松弛，恢复呼吸后，才能开始减压。③在该较浅深度恢复被中断的吸氧过程。④如果在减压 10 fsw 后出现更多症状，呼吸空气完成舱内减压。如症状发生在 40 fsw，剩余空气呼吸时间分配为 40 fsw 下 10%，30 fsw 下 20%，20 fsw 下 70%；如症状发生在 30 fsw，剩余空气呼吸时间分配为 30 fsw 下 30%，20 fsw 下 70%。

（五）水面间隔超过 5 min

如果离开 40 fsw 到进入舱内加压到 50 fsw 的时间超过 5 min：①如不超过 7 min，增加 0.5 轮舱内吸氧，加在 50 fsw 进行。②如超过 7 min，则将舱压升至 60 fsw。如原减压方案舱内吸氧不大于 2 轮，则按照治疗表 5 处置，如不少于 2.5 轮则按照治疗表 6 处置。③在少数情况下，由于不能平衡中耳而不能加压到 50 fsw，则采用水面吸氧减压替代方案。将潜水员加压到他所能耐受最大压力，通常小于 20 fsw，在该深度呼吸氧气；在吸氧过程中尝试逐渐加压。若水下减压有 30 fsw 的停留站，则尝试将潜水员加压到 30 fsw。以上任一种情况下，将减压表中规定的吸氧轮数增加一倍。一旦吸上氧就开始计吸氧时间，每吸 60 min 氧气，间歇 15 min 空气。采用这种方式后不允许进行反复潜水。

（六）减压病

在极少数情况下，可能在上升到第一站时或者减压到较浅停留站时发生减压病。再好的水下环境，水下发生减压病时的处理也很困难，须尽早请潜水医师指导，本处给出基本处理原则。

1. 水下出现症状，但能留在水中

（1）派备便潜水员下水协助。

（2）如患病潜水员在 30 fsw 或 20 fsw 呼吸空气减压，如允许，切换成纯氧。

（3）让患病潜水员下潜 10 fsw，如症状无明显缓解，再下潜 10 fsw，但如果在呼吸纯氧，不能超过 40 fsw。

（4）在治疗深度停留至少 30 min。

（5）如果呼吸的是空气，后面停留站呼吸空气或纯氧的时间乘以 1.5。如果治疗深度超过最初的潜水深度，将第一站增加 10 fsw，原第一站停留时间和后续站一样延长 1.5 倍。

（6）如果在 40 fsw 或 30 fsw 吸氧治疗，减压过程中将后续停留站吸氧时间乘以 1.5。

（7）如果在出水前症状消除，呼吸常压氧并转送至最近的加压舱，按照治疗表 5 处理；如果潜水点偏远不能接受加压治疗，此步骤可以省略。如出水后症状仍未消除，尽快以治疗表 6 处理。

（8）如果水面有加压舱，可选择让潜水员出水后进舱加压，或者先在水下停留 30 min 以缓解症状后再出水治疗。无论哪种情况，水面间隔应小于 5 min。即便为 I 型症状，也应按 II 型减压病处理。完成加压治疗后，至少观察 6 h。如果症状复发，按 II 型减压病复发处理。

2. 水下出现症状，且不能继续安全地留在水中

（1）使患病潜水员以不超过 30 fsw/min 上升出水。

（2）立刻加压治疗。

3. 水面减压期间发生减压病

从 40 fsw 出水或在水面脱卸装具时发生Ⅰ型减压病，应按水面减压程序将潜水员加压到 50 fsw，吸氧，然后进行神经系统功能检查。如吸氧 15 min 内症状缓解、水面间隔未超过 5 min 且无神经系统症状，将 50 fsw 吸氧时间由 15 min 延长到 30 min，继续按照正常方案减压。如吸氧 15 min 内症状未缓解，或虽缓解但水面间隔超过 5 min，继续加压到 60 fsw 吸氧；如原方案吸氧轮数不超过 2 轮，按治疗表 5 处理，如原方案吸氧轮数超过 2 轮，按治疗表 6 处理，治疗时间从压力达到 60 fsw 时开始。

如果在间隔期间潜水员出现Ⅱ型减压病，或者在 50 fsw 检查出神经系统功能异常，加压到 60 fsw 吸氧，按治疗表 6 处理（表 25-12）。

表 25-12　水面间隔超时和出现Ⅰ型症状的处理原则

水面间隔	无症状	有Ⅰ型减压病症状
<5 min	按原方案减压	将 50 fsw 的吸氧时间从 15 min 延长到 30 min[①]
5～7 min	将 50 fsw 的吸氧时间从 15 min 延长到 30 min	若吸氧轮数不超过 2 轮，按治疗表 5 治疗
≥7 min	若吸氧轮数不超过 2 轮，按治疗表 5 治疗 若吸氧轮数超过 2 轮，按治疗表 6 治疗	若吸氧轮数超过 2 轮，按治疗表 6 治疗

①50 fsw 吸氧 15 min 内，Ⅰ型症状应当完全缓解，且神经系统功能检查无异常。如 15 min 内症状未缓解，按治疗表 5 或 6 处理

（七）舱内供氧故障

如果舱内减压时纯氧供应故障，先呼吸舱内空气。如果故障及时排除，重新切换回呼吸纯氧，呼吸空气的时间忽略不计。

如果故障无法排除，则最好呼吸 50%氮氧混合气（简称 50/50）完成减压，将剩余的舱内吸氧时间延长一倍，不需要空气间歇，忽略所有呼吸空气的时间。如果只能呼吸空气，将剩余的舱内吸氧时间转换为等价吸空气时间。将呼吸 50/50 或者空气时间的 10%分配到 40 fsw，20%分配到 30 fsw，70%分配到 20 fsw。如果在 50 fsw 出现故障，减压到 40 fsw，开始计时；如果故障发生在 30 fsw，将呼吸 50/50 或者空气时间的 30%分配到 30 fsw，70%分配到 20 fsw。

（八）减压不足

如果潜水员以大于 30 fsw/min 意外出水，但仍处于不减压潜水极限内，密切观察 1 h，出现症状及时处理。如在 30 fsw 或 20 fsw 停留时间不足或者直接错过了停留，采取下列措施。

（1）在出水后 1 min 内，将潜水员送回减压不足的停留站，延长停留 1 min 后按原方案减压。

（2）出水后 1～5 min，水面有加压舱，潜水员进舱按水面减压方案处理。如在水下减压不足的站呼吸纯氧，将剩余几站的吸氧总时间乘以 1.1 再除以 30 min，再按 0.5 向上取整得到舱内吸氧轮数；如呼吸空气，先计算等价剩余吸氧时间。舱内吸氧至少要进行 0.5 轮。

（3）出水后 5～7 min，水面有加压舱，同上按水面减压处理，50 fsw 吸氧时间延长为 30 min。

（4）出水已超过 7 min，水面有加压舱，如吸氧轮数不超过 2 轮，按治疗表 5 处理；如超过 2 轮，按治疗表 6 处理。

（5）如果出水超过 1 min，且水面无加压舱，将潜水员送回减压不足的站，将水中 30 fsw 或 20 fsw 下呼吸空气或纯氧的时间乘以 1.5。

如果潜水员在 40 fsw 或更深的减压站停留不足或者跳过停留站，且水面有加压舱，按治疗表 6 处理。如水面无加压舱，将潜水员送回第一站，按原方案减压至 30 fsw，如允许切换呼吸纯氧；将 30 fsw 和 20 fsw 停留时间乘以 1.5，完成减压（表 25-13）。

表 25-13 无症状减压不足的处理

错过的最大停留深度	水面间隔	采取措施	
		有加压舱①	无加压舱
无	任何时长	水面观察 1 h	
20 fsw 或 30 fsw	<1 min	回到错过的停留站，增加停留 1 min，按原方案减压	回到错过的停留站，将 30 fsw 和/或 20 fsw 的空气或氧气停留时间乘以 1.5
	1～7 min	启用水面减压程序②	
	≥7 min	如舱内吸氧轮数不超过 2 轮，采用治疗表 5；如吸氧轮数超过 2 轮，采用治疗表 6	
大于 30 fsw	任何时长	按照治疗表 6 处理③	下潜至第一站，按原方案减压至 30 fsw，如允许切换为纯氧。将 30 fsw 和 20 fsw 停留时间乘以 1.5

①强烈建议进舱重新加压而非下潜，加压速率越快越好，但不超过 100 fsw/min；②水面间隔超过 5 min 但不足 7 min 的情况，将 50 fsw 的吸氧时间从 15 min 延长到 30 min；③如果错过了比 50 fsw 更深的停留站，应将其加压到 165 fsw，按治疗表 6A 处理

表 25-14 空气潜水减压表

深度 (fsw/m)	水下工作时间 (min)	上升到第一站时间 (min:s)	减压停留站深度（fsw/m）及停留时间（min）（除第一站外，停留时间包括站间移行时间）									总上升时间 (min:s)	舱内吸氧轮数	反复潜水分组符号
			100	90	80	70	60	50	40	30	20			
			30.4	27.4	24.3	21.3	18.2	15.2	12.1	9.1	6.0			
30/9.1	371	1:00									0	1:00	0	Z
											0	1:00		
	380	0:20									5	6:00	0.5	Z
											1	2:00		
		推荐吸氧减压（水下或水面）												
	420	0:20									22	23:00	0.5	Z
											5	6:00		
	480	0:20									42	43:00	0.5	
											9	10:00		
	540	0:20									71	72:00	1	
											14	15:00		
		要求吸氧减压（水下或水面），空气减压属于例外暴露												
	600	0:20									92	93:00	1	
											19	20:00		
	660	0:20									120	121:00	1	
											22	23:00		
	720	0:20									158	159:00	1	
											27	28:00		

续表

深度（fsw/m）	水下工作时间（min）	上升到第一站时间（min:s）	减压停留站深度（fsw/m）及停留时间（min）（除第一站外，停留时间包括站间移行时间）									总上升时间（min:s）	舱内吸氧轮数	反复潜水分组符号
			100	90	80	70	60	50	40	30	20			
			30.4	27.4	24.3	21.3	18.2	15.2	12.1	9.1	6.0			
			要求吸氧减压（水下或水面），空气减压属于例外暴露											
	232	1:10										0	1:10	0	Z
												0	1:10		
	240	0:30										4	5:10	0.5	Z
												2	3:10		
			推荐吸氧减压（水下或水面）											
	270	0:30										28	29:10	0.5	Z
												7	8:10		
	300	0:30										53	54:10	0.5	Z
												13	14:10		
	330	0:30										71	72:10	1	Z
												18	19:10		
	360	0:30										88	89:10	1	
35/10.6												**22**	23:10		
			要求吸氧减压（水下或水面），空气减压属于例外暴露											
	420	0:30										134	135:10	1.5	
												29	30:10		
	480	0:30										173	174:10	1.5	
												38	44:10		
	540	0:30										228	229:10	2	
												45	51:10		
	600	0:30										277	278:10	2	
												53	59:10		
	660	0:30										314	315:10	2.5	
												63	69:10		
	720	0:30										342	343:10	3	
												71	82:10		
	163	1:20										0	1:20	0	O
												0	1:20		
	170	0:40										6	7:20	0.5	O
												2	3:20		
	180	0:40										14	15:20	0.5	Z
												5	6:20		
			推荐吸氧减压（水下或水面）											
	190	0:40										21	22:20	0.5	Z
												7	8:20		
	200	0:40										27	28:20	0.5	Z
												9	10:20		
40/12.1	210	0:40										39	40:20	0.5	Z
												11	12:20		
	220	0:40										52	53:20	0.5	Z
												12	13:20		
	230	0:40										64	65:20	1	Z
												16	17:20		
	240	0:40										75	76:20	1	Z
												19	20:20		
			要求吸氧减压（水下或水面），空气减压属于例外暴露											
	270	0:40										101	102:20	1	Z
												26	27:20		
	300	0:40										128	129:20	1.5	

续表

深度（fsw/m）	水下工作时间（min）	上升到第一站时间（min:s）	减压停留站深度（fsw/m）及停留时间（min）（除第一站外，停留时间包括站间移行时间）									总上升时间（min:s）	舱内吸氧轮数	反复潜水分组符号
			100	90	80	70	60	50	40	30	20			
			30.4	27.4	24.3	21.3	18.2	15.2	12.1	9.1	6.0			
	要求吸氧减压（水下或水面），空气减压属于例外暴露													
40/12.1											**33**	34:20		
	330	0:40									160	161:20	1.5	
											38	44:20		
	360	0:40									184	185:20	2	
											44	50:20		
	420	0:40									248	249:20	2.5	
											56	62:20		
	480	0:40									321	322:20	2.5	
											68	79:20		
	要求水面减压，水下减压均属于例外暴露													
	540	0:40									372	323:20	3	
											80	91:20		
	600	0:40									410	411:20	3.5	
											93	104:20		
	660	0:40									439	440:20	4	
											103	119:20		
	均属于例外暴露													
	720										461	462:20	4.5	
											112	128:20		
45/13.7	125	1:30									0	1:30	0	N
											0	1:30		
	130	0:50									2	3:30	0	O
											1	2:30		
	140	0:50									14	15:30	0.5	O
											5	6:30		
	推荐吸氧减压（水下或水面）													
	150	0:50									25	26:30	0.5	Z
											8	9:30		
	160	0:50									34	35:30	0.5	Z
											11	12:30		
	170	0:50									41	42:30	1	Z
											14	15:30		
	180	0:50									59	60:30	1	Z
											17	18:30		
	190	0:50									75	76:30	1	Z
											19	20:30		
	要求吸氧减压（水下或水面），空气减压属于例外暴露													
	200	0:50									89	90:30	1	Z
											23	24:30		
	210	0:50									101	102:30	1	Z
											27	28:30		
	220	0:50									112	113:30	1.5	Z
											30	31:30		
	230	0:50									121	122:30	1.5	Z
											33	34:30		
	240	0:50									130	131:30	1.5	Z
											37	43:30		
	270	0:50									173	174:30	2	
											45	51:30		
	300	0:50									206	207:30	2	

续表

深度（fsw/m）	水下工作时间（min）	上升到第一站时间（min:s）	100 / 30.4	90 / 27.4	80 / 24.3	70 / 21.3	60 / 18.2	50 / 15.2	40 / 12.1	30 / 9.1	20 / 6.0		总上升时间（min:s）	舱内吸氧轮数	反复潜水分组符号
			要求吸氧减压（水下或水面），空气减压属于例外暴露									**51**	57:30		
	330	0:50										243	244:30	2.5	
												61	67:30		
	360	0:50										288	289:30	3	
												69	80:30		
45/13.7			要求水面减压，水下减压均属于例外暴露												
	420	0:50										373	374:30	3.5	
												84	95:30		
	480	0:50										431	432:30	4	
												101	117:30		
			均属于例外暴露												
	540	0:50										473	474:30	4.5	
												117	133:30		
	92	1:40										0	1:40	0	M
												0	1:40		
	95	1:00										2	3:40	0.5	M
												1	2:40		
	100	1:00										4	5:40	0.5	N
												2	3:40		
	110	1:00										8	9:40	0.5	O
												4	5:40		
			推荐吸氧减压（水下或水面）												
	120	1:00										21	22:40	0.5	O
												7	8:40		
	130	1:00										34	35:40	0.5	Z
												12	13:40		
	140	1:00										45	46:40	1	Z
												16	17:40		
	150	1:00										56	57:40	1	Z
												19	20:40		
	160	1:00										78	79:40	1	Z
												23	24:40		
50/15.2			要求吸氧减压（水下或水面），空气减压属于例外暴露												
	170	1:00										96	97:40	1	Z
												26	27:40		
	180	1:00										111	112:40	1.5	Z
												30	31:40		
	190	1:00										125	126:40	1.5	Z
												35	36:40		
	200	1:00										136	137:40	1.5	Z
												39	45:40		
	210	1:00										147	148:40	2	Z
												43	49:40		
	220	1:00										166	167:40	2	
												47	53:40		
	230	1:00										183	184:40	2	
												50	56:40		
	240	1:00										198	199:40	2	
												53	59:40		
	270	1:00										236	237:40	2.5	
												62	68:40		

深度 （fsw/m）	水下工 作时间 （min）	上升到 第一站 时间 （min:s）	减压停留站深度（fsw/m）及停留时间（min） （除第一站外，停留时间包括站间移行时间）									总上升 时间 （min:s）	舱内 吸氧 轮数	反复 潜水 分组 符号
			100	90	80	70	60	50	40	30	20			
			30.4	27.4	24.3	21.3	18.2	15.2	12.1	9.1	6.0			
50/15.2	要求吸氧减压（水下或水面），空气减压属于例外暴露													
	300	1:00									285	286:40	3	
											74	85:40		
	要求水面减压，水下减压均属于例外暴露													
	330	1:00									345	346:40	3.5	
											83	94:40		
	360	1:00									393	394:40	3.5	
											92	103:40		
	均属于例外暴露													
	420	1:00									464	465:40	4.5	
											113	129:40		
55/16.7	74	1:50									0	1:50	0	L
											0	1:50		
	75	1:10									1	2:50	0.5	L
											1	2:50		
	80	1:10									4	5:50	0.5	M
											2	3:50		
	90	1:10									10	11:50	0.5	N
											5	6:50		
	推荐吸氧减压（水下或水面）													
	100	1:10									17	18:50	0.5	O
											8	9:50		
	110	1:10									34	35:50	0.5	O
											12	13:50		
	120	1:10									48	49:50	1	Z
											17	18:50		
	130	1:10									59	60:50	1	Z
											22	23:50		
	140	1:10									84	85:50	1	Z
											26	27:50		
	要求吸氧减压（水下或水面），空气减压属于例外暴露													
	150	1:10									105	106:50	1.5	Z
											30	31:50		
	160	1:10									123	124:50	1.5	Z
											34	35:50		
	170	1:10									138	139:50	1.5	Z
											40	46:50		
	180	1:10									151	152:50	2	Z
											45	51:50		
	190	1:10									169	170:50	2	
											50	56:50		
	200	1:10									190	191:50	2	
											54	60:50		
	210	1:10									208	209:50	2.5	
											58	64:50		
	220	1:10									224	225:50	2.5	
											62	68:50		
	230	1:10									239	240:50	2.5	
											66	77:50		
	240	1:10									254	255:50	3	
											69	80:50		

深度 （fsw/m）	水下工 作时间 （min）	上升到 第一站 时间 （min:s）	减压停留站深度（fsw/m）及停留时间（min） （除第一站外，停留时间包括站间移行时间）									总上升 时间 （min:s）	舱内 吸氧 轮数	反复 潜水 分组 符号
			100 30.4	90 27.4	80 24.3	70 21.3	60 18.2	50 15.2	40 12.1	30 9.1	20 6.0			
			要求水面减压，水下减压均属于例外暴露											
55/16.7	270	1:10									313	314:50	3.5	
											83	94:50		
	300	1:10									380	381:50	3.5	
											94	105:50		
	330	1:10									432	433:50	4	
											106	122:50		
			均属于例外暴露											
	360	1:10									474	475:50	4.5	
											118	134:50		
60/18.2	60	2:00									0	2:00	0	K
											0	2:00		
	65	1:20									2	4:00	0.5	L
											1	3:00		
	70	1:20									7	9:00	0.5	L
											4	6:00		
	80	1:20									14	16:00	0.5	N
											7	9:00		
			推荐吸氧减压（水下或水面）											
	90	1:20									23	25:00	0.5	O
											10	12:00		
	100	1:20									42	44:00	1	Z
											15	17:00		
	110	1:20									57	59:00	1	Z
											21	23:00		
	120	1:20									75	77:00	1	Z
											26	28:00		
			要求吸氧减压（水下或水面），空气减压属于例外暴露											
	130	1:20									102	104:00	1.5	Z
											31	33:00		
	140	1:20									124	126:00	1.5	Z
											35	37:00		
	150	1:20									143	145:00	2	Z
											41	48:00		
	160	1:20									158	160:00	2	Z
											48	55:00		
	170	1:20									178	180:00	2	
											53	60:00		
	180	1:20									201	203:00	2.5	
											59	66:00		
	190	1:20									222	224:00	2.5	
											64	71:00		
	200	1:20									240	242:00	2.5	
											68	80:00		
	210	1:20									256	258:00	3	
											73	85:00		
	220	1:20									278	280:00	3	
											77	89:00		
			要求水面减压，水下减压均属于例外暴露											
	230	1:20									300	302:00	3.5	
											82	94:00		

续表

深度 (fsw/m)	水下工作时间 (min)	上升到第一站时间 (min:s)	100 / 30.4	90 / 27.4	80 / 24.3	70 / 21.3	60 / 18.2	50 / 15.2	40 / 12.1	30 / 9.1	20 / 6.0	总上升	总上升时间 (min:s)	舱内吸氧轮数	反复潜水分组符号
60/18.2			要求水面减压，水下减压均属于例外暴露													
	240	1:20										321	323:00	3.5	
												88	100:00		
	270	1:20										398	400:00	4	
												102	119:00		
			均属于例外暴露													
	300	1:20										456	458:00	4.5	
												115	132:00		
70/21.3	48	2:20										0	2:20	0	K
												0	2:20		
	50	1:40										2	4:20	0.5	K
												1	3:20		
	55	1:40										9	11:20	0.5	L
												5	7:20		
	60	1:40										14	16:20	0.5	M
												8	10:20		
			推荐吸氧减压（水下或水面）													
	70	1:40										24	26:20	0.5	N
												13	15:20		
	80	1:40										44	46:20	1	O
												17	19:20		
	90	1:40										64	66:20	1	Z
												24	26:20		
	100	1:40										88	90:20	1.5	Z
												31	33:20		
			要求吸氧减压（水下或水面），空气减压属于例外暴露													
	110	1:40										120	122:20	1.5	Z
												38	45:20		
	120	1:40										145	147:20	2	Z
												44	51:20		
	130	1:40										167	169:20	2	Z
												51	58:20		
	140	1:40										189	191:20	2.5	
												59	66:20		
	150	1:40										219	221:20	2.5	
												66	78:20		
	160	1:20									1	244	247:00	3	
											1	**72**	85:00		
			要求水面减压，水下减压均属于例外暴露													
	170	1:20									2	265	269:00	3	
											1	**78**	91:00		
	180	1:20									4	289	295:00	3.5	
											2	**83**	97:00		
	190	1:20									5	316	323:00	3.5	
											3	**88**	103:00		
	200	1:20									9	345	356:00	4	
											5	**93**	115:00		
	210	1:20									13	378	393:00	4	
											7	**98**	122:00		

续表

深度 （fsw/m）	水下工 作时间 （min）	上升到 第一站 时间 （min:s）	减压停留站深度（fsw/m）及停留时间（min） （除第一站外，停留时间包括站间移行时间）									总上升 时间 （min:s）	舱内 吸氧 轮数	反复 潜水 分组 符号
			100 30.4	90 27.4	80 24.3	70 21.3	60 18.2	50 15.2	40 12.1	30 9.1	20 6.0			
70/21.3			均属于例外暴露											
	240	1:20								25	454	481:00	5	
										13	**110**	140:00		
	39	2:40									0	2:40	0	J
											0	2:40		
	40	2:00									1	3:40	0.5	J
											1	3:40		
	45	2:00									10	12:40	0.5	K
											5	7:40		
			推荐吸氧减压（水下或水面）											
	50	2:00									17	19:40	0.5	M
											9	11:40		
	55	2:00									24	26:40	0.5	M
											13	15:40		
	60	2:00									30	32:40	1	N
											16	18:40		
	70	2:00									54	56:40	1	O
											22	24:40		
	80	2:00									77	79:40	1.5	Z
											30	32:40		
			要求吸氧减压（水下或水面），空气减压属于例外暴露											
	90	2:00									114	116:40	1.5	Z
											39	46:40		
80/24.3	100	1:40								1	147	150:20	2	Z
										1	**46**	54:20		
	110	1:40								6	171	179:20	2	Z
										3	**51**	61:20		
	120	1:40								10	200	212:20	2.5	
										5	**59**	71:20		
	130	1:40								14	232	248:20	3	
										7	**67**	86:20		
			要求水面减压，水下减压均属于例外暴露											
	140	1:40								17	258	277:20	3.5	
										9	**73**	94:20		
	150	1:40								19	285	306:20	3.5	
										10	**80**	102:20		
	160	1:40								21	318	341:20	4	
										11	**86**	114:20		
	170	1:40								27	354	383:20	4	
										14	**90**	121:20		
			均属于例外暴露											
	180	1:40								33	391	426:20	4.5	
										17	**96**	130:20		
	210	1:40								50	474	526:20	5	
										26	**110**	158:20		
	30	3:00									0	3:00	0	I
											0	3:00		
90/27.4	35	2:20									4	7:00	0.5	J
											2	5:00		
	40	2:20									14	17:00	0.5	L
											7	10:00		

续表

深度 (fsw/m)	水下工作时间 (min)	上升到第一站时间 (min:s)	减压停留站深度（fsw/m）及停留时间（min）（除第一站外，停留时间包括站间移行时间）									总上升时间 (min:s)	舱内吸氧轮数	反复潜水分组符号
			100 / 30.4	90 / 27.4	80 / 24.3	70 / 21.3	60 / 18.2	50 / 15.2	40 / 12.1	30 / 9.1	20 / 6.0			
90/27.4	推荐吸氧减压（水下或水面）														
	45	2:20									23	26:00	0.5	M
											12	15:00		
	50	2:20									31	34:00	1	N
											17	20:00		
	55	2:20									39	42:00	1	O
											21	24:00		
	60	2:20									56	59:00	1	O
											24	27:00		
	70	2:20									83	86:00	1.5	Z
											32	35:00		
	要求吸氧减压（水下或水面），空气减压属于例外暴露														
	80	2:00								5	125	132:40	2	Z
										3	**40**	50:40		
	90	2:00								13	158	173:40	2	Z
										7	**46**	60:40		
	100	2:00								19	185	206:40	2.5	
										10	**53**	70:40		
	110	2:00								25	224	251:40	3	
										13	**61**	86:40		
	要求水面减压，水下减压均属于例外暴露														
	120	1:40							1	29	256	288:20	3.5	
									1	**15**	**70**	98:40		
	130	1:40							5	28	291	326:20	3.5	
									5	**15**	**78**	110:40		
	140	1:40							8	28	330	368:20	4	
									8	**15**	**86**	126:40		
	均属于例外暴露														
	150	1:40							11	34	378	425:20	4.5	
									11	**17**	**94**	139:40		
	160	1:40							13	40	418	473:20	4.5	
									13	**21**	**100**	151:40		
	170	1:40							15	45	451	513:20	5	
									15	**23**	**106**	166:40		
	180	1:40							16	51	479	548:20	5.5	
									16	**26**	**112**	176:40		
	240	1:40							42	68	592	704:20	7.5	
									42	**34**	**159**	267:00		
100/30.4	25	3:20									0	3:20	0	H
											0	2:20		
	30	2:40									3	6:20	0.5	J
											2	5:20		
	35	2:40									15	18:20	0.5	L
											8	11:20		
	推荐吸氧减压（水下或水面）														
	40	2:40									26	29:20	1	M
											14	17:20		
	45	2:40									36	39:20	1	N
											19	22:20		
	50	2:40									47	50:20	1	O

续表

深度（fsw/m）	水下工作时间（min）	上升到第一站时间（min:s）	减压停留站深度（fsw/m）及停留时间（min）（除第一站外，停留时间包括站间移行时间）									总上升时间（min:s）	舱内吸氧轮数	反复潜水分组符号
			100	90	80	70	60	50	40	30	20			
			30.4	27.4	24.3	21.3	18.2	15.2	12.1	9.1	6.0			
100/30.4			推荐吸氧减压（水下或水面）											
											24	27:20		
	55	2:40									65	68:20	1.5	Z
											28	31:20		
	60	2:40									81	84:20	1.5	Z
											33	35:20		
			要求吸氧减压（水下或水面），空气减压属于例外暴露											
	70	2:20								11	124	138:00	2	Z
										6	**39**	53:00		
	80	2:20								21	160	184:00	2.5	Z
										11	**45**	64:00		
	90	2:00							2	28	196	228:40	2.5	
									2	**15**	**52**	82:00		
			要求水面减压，水下减压均属于例外暴露											
	100	2:00							9	28	241	280:40	3	
									9	**14**	**66**	102:00		
	110	2:00							14	28	278	322:40	3.5	
									14	**15**	**75**	117:00		
	120	2:00							19	28	324	373:40	4	
									19	**15**	**84**	136:00		
			均属于例外暴露											
	150	1:40						3	26	46	461	538:20	5	
								3	26	**24**	**108**	183:40		
110/33.5	20	3:40									0	3:40	0	H
											0	3:40		
	25	3:00									3	6:40	0.5	I
											2	5:40		
	30	3:00									14	17:40	0.5	K
											7	10:40		
			推荐吸氧减压（水下或水面）											
	35	3:00									27	30:40	1	M
											14	17:40		
	40	3:00									39	42:40	1	N
											20	23:40		
	45	3:00									50	53:40	1	O
											26	29:40		
	50	3:00									71	74:40	1.5	Z
											31	34:40		
			要求吸氧减压（水下或水面），空气减压属于例外暴露											
	55	2:40								5	85	93:20	1.5	Z
										3	**33**	44:20		
	60	2:40								13	111	127:20	2	Z
										7	**36**	51:20		
	70	2:40								26	155	184:20	2.5	Z
										13	**43**	64:20		
	80	2:20							9	28	200	240:00	2.5	
									9	**15**	**53**	90:20		
			要求水面减压，水下减压均属于例外暴露											
	90	2:20							17	29	248	297:00	3.5	
									17	**15**	**67**	112:20		
	100	2:20							25	28	295	351:00	3.5	

续表

深度（fsw/m）	水下工作时间（min）	上升到第一站时间（min:s）	减压停留站深度（fsw/m）及停留时间（min）（除第一站外，停留时间包括站间移行时间）									总上升时间（min:s）	舱内吸氧轮数	反复潜水分组符号
			100 / 30.4	90 / 27.4	80 / 24.3	70 / 21.3	60 / 18.2	50 / 15.2	40 / 12.1	30 / 9.1	20 / 6.0			
110/33.5	要求水面减压，水下减压均属于例外暴露													
									25	**15**	**78**	131:20		
	110	2:00						5	26	28	353	414:40	4	
								5	26	**28**	**90**	154:00		
	均属于例外暴露													
	120	2:00						10	26	35	413	486:40	4.5	
								10	26	**18**	**101**	173:00		
	180	1:40					3	23	47	68	593	736:20	7.5	
							3	23	47	**34**	**159**	298:00		
120/36.5	15	4:00									0	4:00	0	F
											0	4:00		
	20	3:20									2	6:00	0.5	H
											1	5:00		
	25	3:20									8	12:00	0.5	J
											4	8:00		
	推荐吸氧减压（水下或水面）													
	30	3:20									24	28:00	0.5	L
											13	17:00		
	35	3:20									38	42:00	1	N
											20	24:00		
	40	3:20									51	55:00	1	O
											27	31:00		
	45	3:20									72	76:00	1.5	Z
											33	37:00		
	要求吸氧减压（水下或水面），空气减压属于例外暴露													
	50	3:00								9	86	98:40	1.5	Z
										5	**33**	46:40		
	55	3:00								19	116	138:40	2	Z
										10	**35**	53:40		
	60	3:00								27	142	172:40	2	Z
										14	**39**	61:40		
	70	2:40							12	29	189	233:20	2.5	
									12	**15**	**50**	85:40		
	要求水面减压，水下减压均属于例外暴露													
	80	2:40							24	28	246	301:20	3	
									24	**14**	**67**	118:40		
	90	2:20						7	26	28	303	367:00	3.5	
								7	26	**15**	**79**	140:20		
	100	2:20						14	26	28	372	443:00	4	
								14	26	**15**	**94**	167:20		
	均属于例外暴露													
	110	2:20						21	25	38	433	520:00	5	
								21	25	**20**	**104**	188:20		
	120	2:00					3	23	25	47	480	580:40	5.5	
							3	23	25	**24**	**113**	211:00		
130/39.6	10	4:20									0	4:20	0	E
											0	4:20		
	15	3:40									1	5:20	0.5	G
											1	5:20		
	20	3:40									4	8:20	0.5	I
											2	6:20		

续表

深度 (fsw/m)	水下工作时间 (min)	上升到第一站时间 (min:s)	减压停留站深度（fsw/m）及停留时间（min）（除第一站外，停留时间包括站间移行时间） 100 / 30.4	90 / 27.4	80 / 24.3	70 / 21.3	60 / 18.2	50 / 15.2	40 / 12.1	30 / 9.1	20 / 6.0	总上升时间 (min:s)	舱内吸氧轮数	反复潜水分组符号
			推荐吸氧减压（水下或水面）											
130/39.6	25	3:40									17	21:20	0.5	K
											9	13:20		
	30	3:40									34	38:20	1	M
											18	22:20		
	35	3:40									49	53:20	1	N
											26	30:20		
	40	3:20								3	67	74:00	1.5	Z
										2	31	37:00		
			要求吸氧减压（水下或水面），空气减压属于例外暴露												
	45	3:20								12	84	100:00	1.5	Z
										6	**33**	48:00		
	50	3:20								22	116	142:00	2	Z
										11	**35**	55:00		
	55	3:00							4	28	145	180:40	2	Z
									4	**15**	39	67:00		
	60	3:00							12	28	170	213:40	2.5	Z
									12	**15**	45	81:00		
			要求水面减压，水下减压均属于例外暴露												
	70	2:40						1	26	28	235	293:20	3	
								1	26	**14**	63	117:40		
	80	2:40						12	26	28	297	366:20	3.5	
								12	26	**15**	78	144:40		
	90	2:40						21	26	28	374	452:20	4	
								21	26	**15**	94	174:40		
			均属于例外暴露												
	100	2:20					6	23	26	38	444	540:00	5	
							6	23	26	**20**	106	204:20		
	120	2:20					17	23	28	57	533	661:00	6	
							17	23	28	**29**	130	255:20		
	180	2:00				13	21	45	57	94	658	890:40	9	
						13	21	45	57	**46**	198	417:20		
140/42.6	10	4:40									0	4:40	0	E
											0	4:40		
	15	4:00									2	6:40	0.5	H
											1	5:40		
	20	4:00									7	11:40	0.5	J
											4	8:40		
			推荐吸氧减压（水下或水面）												
	25	4:00									26	30:40	1	L
											14	18:40		
	30	4:00									44	48:40	1	N
											23	27:40		
	35	3:40								4	59	67:20	1.5	O
										2	30	36:20		
			要求吸氧减压（水下或水面），空气减压属于例外暴露												
	40	3:40								11	80	95:20	1.5	Z
										6	**33**	48:20		
	45	3:20							3	21	113	141:00	2	Z
									3	**11**	34	57:20		

续表

深度（fsw/m）	水下工作时间（min）	上升到第一站时间（min:s）	减压停留站深度（fsw/m）及停留时间（min）（除第一站外，停留时间包括站间移行时间）									总上升时间（min:s）	舱内吸氧轮数	反复潜水分组符号
			100	90	80	70	60	50	40	30	20			
			30.4	27.4	24.3	21.3	18.2	15.2	12.1	9.1	6.0			
140/42.6	要求吸氧减压（水下或水面），空气减压属于例外暴露													
	50	3:20							7	28	145	184:00	2	Z
									7	**14**	**40**	70:20		
	55	3:20							16	28	171	219:00	2.5	Z
									16	**15**	**45**	85:20		
	要求水面减压，水下减压均属于例外暴露													
	60	3:00						2	23	28	209	265:40	3	
								2	23	**15**	**55**	109:00		
	70	3:00						14	25	28	276	346:40	3.5	
								14	25	**15**	**74**	142:00		
	80	2:40					2	24	25	29	362	445:20	4	
							2	24	25	**15**	**91**	175:40		
	均属于例外暴露													
	90	2:40					12	23	26	38	443	545:20	5	
							12	23	26	**19**	**107**	210:40		
150/45.7	5	5:00									0	5:00	0	C
											0	5:00		
	10	4:20									1	6:00	0.5	F
											1	6:00		
	15	4:20									3	8:00	0.5	H
											2	7:00		
	20	4:20									14	19:00	0.5	K
											8	13:00		
	推荐吸氧减压（水下或水面）													
	25	4:20									35	40:00	1	M
											19	24:00		
	30	4:00								3	51	58:40	1.5	O
										2	**26**	32:40		
	35	4:00								11	72	87:40	1.5	Z
										6	**31**	46:40		
	要求吸氧减压（水下或水面），空气减压属于例外暴露													
	40	3:40							4	18	102	128:20	2	Z
									4	**9**	**34**	56:40		
	45	3:40							10	25	140	179:20	2	Z
									10	**13**	**39**	71:40		
	50	3:20						3	15	28	170	220:00	2.5	Z
								3	15	**15**	**45**	87:20		
	要求水面减压，水下减压均属于例外暴露													
	55	3:20						6	22	28	211	271:00	3	
								6	22	**15**	**56**	113:00		
	60	3:20						11	26	28	248	317:00	3	
								11	26	**15**	**66**	132:20		
	70	3:00					3	24	25	28	330	413:40	4	
							3	24	25	**15**	**84**	170:00		
	均属于例外暴露													
	80	3:00					15	23	26	35	430	532:40	4.5	
							15	23	26	**18**	**104**	205:00		
	90	2:40				3	22	23	26	47	496	620:20	5.5	
						3	22	23	26	**24**	**118**	239:40		
	120	2:20			3	20	22	23	50	75	608	804:00	8	

续表

深度 （fsw/m）	水下工作时间 （min）	上升到第一站时间 （min:s）	减压停留站深度（fsw/m）及停留时间（min） （除第一站外，停留时间包括站间移行时间）									总上升时间 （min:s）	舱内吸氧轮数	反复潜水分组符号
			100 30.4	90 27.4	80 24.3	70 21.3	60 18.2	50 15.2	40 12.1	30 9.1	20 6.0			
			均属于例外暴露											
150/45.7					3	20	22	23	50	**37**	**168**	355:40		
	180	2:00		2	19	20	42	48	79	121	694	1027:40	10.5	
				2	19	20	42	48	79	**58**	**222**	537:20		
	5	5:20									0	5:20	0	C
											0	5:20		
	10	4:40									1	6:20	0.5	F
											1	6:20		
	15	4:40									5	10:20	0.5	I
											3	8:00		
			推荐吸氧减压（水下或水面）											
	20	4:40									22	27:20	0.5	L
											12	17:20		
	25	4:20								3	41	49:00	1	N
										2	**21**	28:00		
	30	4:00							1	8	60	73:40	1.5	O
									1	**5**	**28**	39:00		
			要求吸氧减压（水下或水面），空气减压属于例外暴露											
	35	4:00							4	14	84	106:40	1.5	Z
									4	**8**	**32**	54:00		
160/48.7	40	4:00							12	20	130	166:40	2	Z
									12	**11**	**37**	70:00		
	45	3:40						5	13	28	164	214:20	2.5	Z
								5	13	**14**	**44**	85:40		
			要求水面减压，水下减压均属于例外暴露											
	50	3:40						10	19	28	207	268:20	3	
								10	19	**15**	**54**	112:40		
	55	3:20					2	12	26	28	248	320:00	3	
							2	12	26	**14**	**67**	135:20		
	60	3:20					5	18	25	29	290	371:00	3.5	
							5	18	25	**15**	**77**	154:20		
			均属于例外暴露											
	70	3:20					15	23	26	29	399	496:00	4.5	
							15	23	26	**15**	**99**	197:20		
	80	3:00				6	21	24	25	44	482	605:40	5.5	
						6	21	24	25	**23**	**114**	237:00		
	5	5:40									0	5:40	0	D
											0	5:40		
	10	5:00									2	7:40	0.5	G
											1	6:40		
	15	5:00									7	12:40	0.5	J
170/51.8											**4**	9:40		
			推荐吸氧减压（水下或水面）											
	20	4:40								1	29	35:20	1	L
										1	**15**	21:20		
	25	4:20							1	6	46	58:00	1	N
									1	**4**	**23**	33:20		

续表

续表

深度（fsw/m）	水下工作时间（min）	上升到第一站时间（min:s）	减压停留站深度（fsw/m）及停留时间（min）（除第一站外，停留时间包括站间移行时间）									总上升时间（min:s）	舱内吸氧轮数	反复潜水分组符号
			100	90	80	70	60	50	40	30	20			
			30.4	27.4	24.3	21.3	18.2	15.2	12.1	9.1	6.0			
170/51.8	要求吸氧减压（水下或水面），空气减压属于例外暴露													
	30	4:20							5	11	72	93:00	1.5	Z
									5	**6**	**29**	45:20		
	35	4:00						2	9	17	113	145:40	2	Z
								2	9	**9**	**35**	65:00		
	40	4:00						6	13	23	155	201:40	2.5	Z
								6	13	**12**	**43**	84:00		
	要求水面减压，水下减压均属于例外暴露													
	45	4:00						12	16	28	194	254:40	2.5	
								12	16	**15**	**51**	109:00		
	50	3:40					5	12	23	28	243	315:20	3	
							5	12	23	**15**	**65**	134:40		
	55	3:40					9	16	25	28	287	369:20	3.5	
							9	16	25	**15**	**76**	155:40		
	60	3:20				2	11	21	26	28	344	436:00	4	
						2	11	21	26	**15**	**87**	181:20		
	均属于例外暴露													
	70	3:20				7	19	24	25	39	454	572:00	5	
						7	19	24	25	**20**	**109**	228:20		
	80	3:20				17	22	23	26	53	525	670:00	6	
						17	22	23	26	**27**	**128**	267:20		
	90	3:00			7	20	22	23	37	66	574	752:40	7	
					7	20	22	23	37	**33**	**148**	318:20		
	120	2:40		9	19	20	22	42	60	94	659	928:20	9	
				9	19	20	22	42	60	**46**	**198**	454:00		
	180	2:20	10	18	19	40	43	70	97	156	703	1159:00	11.5	
			10	18	19	40	43	70	97	**75**	**228**	648:00		
180/54.8	5	6:00									0	6:00	0	D
											0	6:00		
	10	5:20									3	9:00	0.5	G
											2	8:00		
	15	5:20									11	17:00	0.5	J
											6	12:00		
	推荐吸氧减压（水下或水面）													
	20	5:20								4	34	43:40	1	M
										2	**18**	25:40		
	25	4:40							4	7	54	70:20	1.5	O
									4	**4**	**26**	39:40		
	要求吸氧减压（水下或水面），空气减压属于例外暴露													
	30	4:20						2	7	14	83	111:00	1.5	Z
								2	7	**7**	**31**	57:20		
	35	4:20						5	13	19	138	180:00	2	Z
								5	13	**10**	**40**	78:20		
	要求水面减压，水下减压均属于例外暴露													
	40	4:00					2	11	12	28	175	232:40	2.5	Z
							2	11	12	**14**	**47**	96:00		
	45	4:00					7	11	20	28	231	301:40	3	
							7	11	20	**15**	**61**	129:00		
	50	3:40				1	11	13	25	28	276	358:20	3.5	

续表

深度 （fsw/m）	水下工作时间 （min）	上升到第一站时间 （min:s）	100 30.4	90 27.4	80 24.3	70 21.3	60 18.2	50 15.2	40 12.1	30 9.1	20 6.0	总上升时间 （min:s）	舱内吸氧轮数	反复潜水分组符号
					减压停留站深度（fsw/m）及停留时间（min） （除第一站外，停留时间包括站间移行时间）									
180/54.8			要求水面减压，水下减压均属于例外暴露												
						1	11	13	25	**15**	74	153:40		
	55	3:40				5	11	19	26	28	336	429:20	4	
						5	11	19	26	**14**	87	181:40		
			均属于例外暴露												
	60	3:40				8	13	24	25	31	405	510:20	4.5	
						8	13	24	25	**16**	100	205:40		
	70	3:20			3	13	21	24	25	48	498	636:00	5.5	
					3	13	21	24	25	**25**	118	253:20		
190/57.9	5	6:20									0	6:20	0	D
											0	6:20		
	10	5:40									4	10:20	0.5	H
											2	8:20		
			推荐吸氧减压（水下或水面）												
	15	5:40									17	23:20	0.5	K
											9	15:20		
	20	5:00								1	7	37	50:40	1	N
										1	**4**	19	30:00		
	25	4:40							2	6	9	67	89:20	1.5	Z
									2	6	**5**	28	46:40		
			要求吸氧减压（水下或水面），空气减压属于例外暴露												
	30	4:40							6	8	14	111	144:20	2	Z
									6	8	**8**	35	67:40		
	35	4:20						3	8	13	22	160	211:00	2.5	Z
								3	8	13	**12**	44	90::20		
			要求水面减压，水下减压均属于例外暴露												
	40	4:20					7	12	14	29	210	277:00	3	
							7	12	14	**15**	56	119:20		
	45	4:00				2	11	12	23	28	262	342:40	3.5	
						2	11	12	23	**15**	70	148:00		
	50	4:00					7	11	16	26	28	321	413:40	4	
							7	11	16	26	**15**	83	178:00		
			均属于例外暴露												
	55	3:40				2	10	10	24	25	30	396	501:20	4.5	
						2	10	10	24	25	**16**	98	204:40		
	60	3:40				5	10	16	24	25	40	454	578:20	5	
						5	10	16	24	25	**21**	108	233:40		
	90	3:20		11	19	20	21	28	51	83	626	863:00	8.5	
				11	19	20	21	28	51	**42**	177	408:40		
	120	3:00	15	17	19	20	37	46	79	113	691	1040:40	10.5	
			15	17	19	20	37	46	79	**55**	219	550:20		
200/60.9			均属于例外暴露												
	5	6:00									1	7:40	0.5	
											1	7:40		
	10	6:00									2	8:40	0.5	
											1	7:40		
	15	5:40								2	22	30:20	0.5	
										1	**11**	18:20		
	20	5:20							5	6	43	60:00	1	
									5	4	**21**	36:20		

续表

深度 （fsw/m）	水下工 作时间 （min）	上升到 第一站 时间 （min:s）	减压停留站深度（fsw/m）及停留时间（min） （除第一站外，停留时间包括站间移行时间）									总上升 时间 （min:s）	舱内 吸氧 轮数	反复 潜水 分组 符号
			100 30.4	90 27.4	80 24.3	70 21.3	60 18.2	50 15.2	40 12.1	30 9.1	20 6.0			
							均属于例外暴露							
200/60.9	25	5:00							5	6	11	78	105:40	1.5	
									5	6	**6**	**29**	52:00		
	30	4:40					4	5	11	18	136	179:20	2	
							4	5	11	**9**	**40**	79:40		
	35	4:20				1	6	10	13	26	179	240:00	2.5	
						1	6	10	13	**13**	**49**	102:20		
	40	4:20				3	10	12	18	28	243	319:00	3	
						3	10	12	18	**15**	**65**	138:20		
	45	4:20				8	11	12	26	28	300	390:00	3.5	
						8	11	12	26	**15**	**79**	166:20		
	50	4:00			3	10	11	20	26	28	377	479:40	4.5	
					3	10	11	20	26	**15**	**95**	200:00		
							均属于例外暴露							
210/64.0	5	6:20									1	8:00	0.5	
											1	8:00		
	10	6:20									5	12:00	0.5	
											3	10:00		
	15	6:00								5	26	37:40	1	
										3	**13**	22:40		
	20	5:20						2	6	7	50	71:00	1.5	
								2	6	**4**	**24**	42:20		
	25	5:00						2	6	7	13	94	127:40	1.5	
								2	6	7	**7**	**32**	65:00		
	30	4:40				2	5	6	13	21	156	208:20	2	
						2	5	6	13	**11**	**43**	90:40		
	35	4:40				5	6	12	14	28	214	284:20	3	
						5	6	12	14	**14**	**58**	124:40		
	40	4:20			2	6	11	12	22	28	271	357:00	3.5	
					2	6	11	12	22	**15**	**74**	157:20		
	45	4:20			4	10	11	16	25	29	347	447:00	4	
					4	10	11	16	25	**15**	**89**	190:20		
	50	4:20			9	10	11	23	26	35	426	545:00	4.5	
					9	10	11	23	26	**18**	**104**	221:20		
							均属于例外暴露							
220/67.0	5	6:40									2	9:20	0.5	
											1	8:20		
	10	6:40									8	15:20	0.5	
											4	11:20		
	15	6:00							1	7	30	44:40	1	
									1	**4**	**15**	27:00		
	20	5:40						5	6	7	63	87:20	1.5	
								5	6	**4**	**27**	48:40		
	25	5:20						5	6	8	14	119	158:00	2	
								5	6	8	**7**	**38**	75:20		
	30	5:00					5	5	8	13	24	174	234:40	2.5	
							5	5	8	13	**13**	**47**	102:00		
	35	4:40				3	5	9	11	18	28	244	323:20	3	
						3	5	9	11	18	**15**	**66**	142:40		
	40	4:20			1	4	9	11	11	26	28	312	407:00	4	
					1	4	9	11	11	26	**15**	**82**	179:20		

续表

深度 (fsw/m)	水下工作时间 (min)	上升到第一站时间 (min:s)	减压停留站深度（fsw/m）及停留时间（min）（除第一站外，停留时间包括站间移行时间）									总上升时间 (min:s)	舱内吸氧轮数	反复潜水分组符号
			100 / 30.4	90 / 27.4	80 / 24.3	70 / 21.3	60 / 18.2	50 / 15.2	40 / 12.1	30 / 9.1	20 / 6.0			
			均属于例外暴露											
250/76.2	5	7:40									3	11:20	0.5	
											2	10:20		
	10	7:20								2	15	25:00	0.5	
										1	**8**	17:00		
	15	6:40						3	7	7	41	65:20	1	
								3	7	**4**	**21**	42:40		
	20	6:00				2	6	5	7	12	106	144:40	2	
						2	6	5	7	**6**	**35**	73:00		
	25	5:40			4	5	5	7	13	24	175	239:20	2.5	
					4	5	5	7	13	**13**	**47**	105:40		
	30	5:20		4	4	5	9	11	20	28	257	344:00	3.5	
				4	4	5	9	11	20	**14**	**70**	153:20		
	35	5:00	2	5	4	10	11	14	25	29	347	452:40	4	
			2	5	4	10	11	14	25	**15**	**89**	196:00		
			均属于例外暴露											
300/91.4	5	9:20									6	16:00	0.5	
											3	13:00		
	10	8:20						2	5	7	32	55:00	1	
								2	5	**4**	**16**	36:20		
	15	7:20			1	4	5	6	6	10	102	142:00	1.5	
					1	4	5	6	6	**5**	**35**	75:20		
	20	6:40	1	4	5	5	5	6	14	28	196	271:20	2.5	
			1	4	5	5	5	6	14	**15**	**52**	124:40		
	25	6:40	7	4	5	5	10	12	25	29	305	409:00	3.5	
			7	4	5	5	10	12	25	**15**	**80**	180:20		

第三节 前苏联空气潜水减压表

一、空气潜水减压表

（1）表 25-15 供 80 m 以浅潜水减压使用。每一减压方案都允许采用：水下空气减压、水下氧气减压、水面空气减压和水面氧气减压，并可由一种方法转换为另一种。方案中未加括号的时间数值为呼吸压缩空气的减压时间，括号内数值为吸氧时间，在 15 m 及以浅深度进行。

（2）下潜和上升：下潜的平均速率为 15 m/min，可依据潜水员感觉调节。潜水员从水底上升到第 1 站（或水面）的平均速率为 7～8 m/min，应按减压表规定的时间上升。如过快上升到第 1 站，则应回到比第 1 站深 3 m 处将多出的时间停留完。如未在第 1 站停留、而直接上升到水面，必须回到比第 1 站深 3 m 处，停留 5 min，然后按延长方案减压（计算水下工作时间应包括上浮及回到水下所用时间）。如潜水员在水面耽搁超过 3 min，则应重新回到水底停留 5 min，然后按延长方案减压。水下工作时间应加上上浮及回到水底的总时间。

（3）氧气减压的注意事项：潜水员在水中吸氧减压的深度不超过 15 m。开始吸氧时应先用氧气通风。如采用通风式装具，可提前一站接通氧气，并按该站的空气减压时间停留，以节约氧气，后续各站仍按括号内时间减压。

在特殊情况下（如海面风浪较大），可在不大于 12 m 的某一停留站上将后续各站时间集中一次停留完毕，然后再按每站停留 3 min 的方式上升出水。

（4）采用水面减压时，潜水员可从 12 m 或浅于 12 m 的任何一站直接上升出水，转到加压舱内完成减压。但出水前必须在最后那个站停留完毕。如水底停留时间不长，第 1 站深度不超过 6 m，则在水中不需停留，可直接上升出水，进入加压舱内完成减压。水面间隔时间不得超过 6 min。潜水员转入加压舱后，舱内压应立即升至相当于水下最后 1 站深度的压力。在该压力下，若用空气减压，一律停留 10 min，再按原定水面空气减压有关时间减压；若用氧气减压，则在该深度一律停留 5 min，再按原定吸氧水面减压时间减压。

（5）水面减压法只适用于在 45 m 以浅深度进行的潜水。深于 45 m 时只在进行紧急情况和水下停留条件不利的时候采用。凡易发减压病，或咽鼓管通过性不良影响在加压舱内快速加压的潜水员，不应选用水面减压法。

潜水员采用水面减压法减压，如果在水面卸装时发现有皮肤瘙痒或肌肉关节疼痛时，在舱内减压时应按延长方案处理。如在减压过程中发生症状，则按当时的深度改用"应急情况潜水减压表"的相应方案实施减压。如上述症状仍不消失，则应按"减压病治疗表"进行加压治疗。

（6）潜水员在减压时，若感到有任何不适，应及时向水面人员报告。潜水医师查明情况后，按下列原则采取必要的措施：①皮肤瘙痒，应延长在该站的停留，直到瘙痒消失，然后在该站按减压表规定的时间重复停留 1 次；②在后续减压时如瘙痒复发，或开始出现肌肉关节疼痛，须回到较深停留站，按延长方案实施减压；③如果在后续减压期间，疼痛复发，则应按减压病进行处理。

表 25-15　前苏联空气潜水减压表

下潜深度(m)	水下工作时间(min)	上升到第1站时间(min)	各停留站深度(m)及停留时间(min)														减压总时间			
			42	39	36	33	30	27	24	21	18	15	12	9	6	3	空气减压		氧气减压	
			呼吸空气									呼吸空气(氧气)					h	min	h	min
12	360	2																2		
15	105	2																2		
	145	2														10(5)		12		07
	180	2														14(7)		16		09
	240	2												3(2)		15(8)		20		12
	300	2												10(5)		16(8)		28		15
18	45	2																03		
	60	2														5(3)		07		05
	80	2														14(7)		16		09
	105	2												3(2)		16(8)		21		12
	145	2												8(4)		20(10)		30		16
	180	2												8(4)		26(13)		36		19
	240	2											5(3)	18(9)		23(12)		48		26
21	35	3																03		
	45	3														5(3)		08		06
	60	3														17(9)		20		12
	80	2												8(4)		17(9)		27		15
	105	2											7(4)*	11(6)		21(11)		41		23
	145	2											8(4)*	14(7)		29(15)		53		28
	180	2										3(2)*	12(6)	19(10)		31(6)	1	07		36
	240	2										10(5)*	18(9)	24(12)		36(18)	1	30		46
24	25	3																03		
	35	3														6(3)		09		06
	45	3													6(3)	20(10)		16		10
	60	3													10(5)	24(12)		29		16
	80	2											7(4)*		10(5)	25(13)		37		20
	105	2											10(5)*	18(9)		27(14)		44		24
	145	2										9(5)*	12(6)	23(12)		34(17)		57		30
	180	2									4(2)	13(7)*	18(9)	28(14)		39(20)	1	20		42
	240	2									4(2)	19(10)	29(15)	32(16)		50(25)	1	44	1	54
																	2	16	1	10

续表

下潜深度(m)	水下工作时间(min)	上升到第1站时间(min)	42	39	36	33	30	27	24	21	18	15	12	9	6	3	空气减压 h	空气减压 min	氧气减压 h	氧气减压 min
			呼吸空气									呼吸空气(氧气)								
27	20	4																04		
	25	3														2(1)		05		04
	35	3														12(6)		15		09
	45	3													12(6)	22(11)		37		20
	60	3												7(4)*	12(6)	23(12)		45		25
	80	3												9(5)*	20(10)	24(12)		56		30
	105	2										2(1)	11(6)*	15(8)	22(11)	29(15)	1	21		43
	145	2										9(5)	12(6)*	21(11)	28(14)	43(22)	1	55	1	00
	180	2										12(6)	16(8)*	25(13)	33(17)	51(26)	2	19	1	12
30	15	4																04		
	20	4														1(1)		05		05
	25	4														4(2)		08		06
	35	3													5(3)	15(8)		23		14
	45	3												2(1)*	13(7)	23(12)		41		23
	60	3											2(1)*	10(5)	15(8)	25(12)		54		29
	80	2										2(1)	10(5)*	14(7)	22(11)	28(14)	1	18		40
	105	2										5(3)	14(7)*	18(9)	28(14)	39(20)	1	46		55
	145	2									10	13(7)	15(8)*	25(13)	36(18)	52(26)	2	33	1	24
	180	2									14	19(10)	21(11)*	30(15)	40(20)	61(31)	3	07	1	43
33	15	5																05		
	20	4														3(2)		07		06
	25	4														10(5)		14		09
	35	3											5(3)*		10(5)	16(8)		34		19
	45	3										8(4)*		14(7)	24(12)		49		26
	60	3										12(6)*	14(7)	17(9)	26(13)		1	12		38
	80	2									6(3)	12(6)*	16(8)	25(13)	32(16)	1	34		49
	105	2								8	12(6)	19(10)*	20(10)	33(17)	41(21)	2	15	1	14
	145	2							9	13	15(8)	20(10)*	30(15)	42(21)	65(33)	3	16	1	51
	180	2							16	19	22(11)	24(12)*	39(20)	60(30)	73(37)	4	15	2	27
36	10	5																05		
	15	5														3(2)		08		07
	20	5														4(2)		09		07
	25	4											2(1)*	6(3)	12(6)		24		14
	35	4											10(5)*	12(6)	17(9)		43		24
	45	4										5(3)*	12(6)	18(9)	24(12)		1	02		33
	60	3									4(2)	14(7)*	16(8)	18(9)	30(15)	1	25		44
	80	3								4	10(5)	18(9)*	21(11)	27(14)	35(18)	1	58	1	04
	105	3							7	11	14(7)	19(10)*	24(12)	37(19)	47(24)	2	42	1	33
	145	2						11	13	15	17(9)	24(12)*	37(19)	48(24)	72(36)	3	59	2	21
39	10	6																06		
	15	5														6(3)		11		08
	20	5														9(5)		14		10
	25	4											6(3)*	10(5)	14(7)		34		19
	35	4										3(2)*	12(6)	16(8)	18(9)		53		29
	45	4										6(3)*	16(8)	20(10)	27(14)	1	13		39
	60	3								4	10(5)	18(9)*	22(11)	24(12)	30(15)	1	51		59
	80	2						5	10	14(7)	20(10)*	23(12)	28(14)	38(19)	2	26	1	19
	105	2					6	10	14	18(9)	21(11)*	31(16)	47(24)	57(29)	3	26	2	01
	145	2				8	13	16	18	20(10)	30(15)*	44(22)	59(30)	85(43)	4	55	2	57
42	10	6																06		
	15	6														9(5)		15		11
	20	5													4(2)	15(8)		24		15
	25	5											9(5)*	14(7)	16(8)		44		25
	35	4										9(5)*	14(7)	17(9)	22(11)	1	06		36
	45	4									4(2)	10(5)*	19(10)	22(11)	27(14)	1	26		46
	60	3							2	9	16(8)	20(10)*	23(12)	26(13)	32(16)	2	11	1	13
	80	3						12	14	17(9)	22(11)*	25(13)	32(16)	42(21)	2	47	1	39
	105	3						15	18	20(10)	23(12)*	34(17)	53(27)	76(38)	4	02	2	20
	145	2				12	14	18	19	26(13)	39(20)*	49(25)	75(38)	105(53)	5	59	2	34
45	10	6																06		
	15	6														12(6)		18		12
	20	6													6(3)	16(8)		28		17
	25	5											3(2)*	9(5)	15(8)	18(9)		50		

续表

表中"呼吸空气"对应各停留站深度 42~18 m，"呼吸空气(氧气)"对应各停留站深度 15~3 m。

下潜深度 (m)	水下工作时间 (min)	上升到第1站时间 (min)	42	39	36	33	30	27	24	21	18	15	12	9	6	3	空气减压 (h)	空气减压 (min)	氧气减压 (h)	氧气减压 (min)
45	35	5											11(6)*	16(8)	20(10)	23(12)	1	15		29
	45	4										10(5)	17(9)*	22(11)	25(13)	29(15)	1	47		41
	60	3								11	13	17(9)	20(10)*	24(12)	30(15)	37(19)	2	35	1	57
	80	3							14	15	16	18(9)	19(10)*	25(13)	38(19)	52(26)	3	20	2	05
	105	3						12	14	16	18	21(11)	28(14)*	39(20)	61(31)	79(40)	4	51	2	59
	145	2					13	15	16	19	20	32(16)	48(24)*	59(30)	86(43)	113(57)	7	03	4	15
48	5	7																07		07
	10	6														2(1)		08		07
	15	6													3(2)	12(6)		21		14
	20	6												4(2)*	7(4)	17(9)		34		21
	25	5											6(3)*	10(5)	16(8)	20(10)		57		31
	35	5										6(3)	15(8)*	18(9)	22(11)	29(14)	1	35		50
	45	4								4	12	15(8)	19(10)*	23(12)	26(13)	33(17)	2	16	1	10
	60	3						1	8	12	16	18(9)	21(11)*	26(13)	37(19)	44(22)	3	06	1	54
	80	3						11	13	16	19	21(11)	23(12)*	38(19)	49(25)	66(33)	4	19	2	42
	105	3					12	14	15	17	20	26(13)	33(17)*	45(23)	70(35)	94(47)	5	49	3	36
	145	3				12	14	16	17	19	22	40(20)	56(28)*	72(36)	90(45)	136(68)	8	17	5	00
51	5	7																07		10
	10	7														5(3)		12		10
	15	6													9(5)	14(7)		29		18
	20	6											5(3)*	8(4)	18(9)	18(9)		49		28
	25	6											10(5)*	13(7)	12(6)	21(11)	1	08		38
	35	5										12(6)	19(10)*	20(10)	24(12)	31(16)	1	51		59
	45	4								10	13	14(7)	22(11)*	27(14)	30(15)	39(20)	2	41	1	36
	60	3						10	12	14	17	21(11)	24(12)*	35(18)	39(20)	49(25)	3	44	2	22
	80	3					12	14	15	18	21	24(12)	29(15)*	49(25)	57(29)	77(38)	5	19	3	22
	105	3				11	13	14	15	19	22	29(15)	38(19)*	56(28)	80(40)	111(56)	6	51	4	15
54	5	8																08		11
	10	7													7(4)			14		11
	15	7													10(5)	17(9)		34		21
	20	6											7(4)*	10(5)	14(7)	18(9)		55		31
	25	6										4(2)	11(6)*	13(7)	19(10)	22(11)	1	15		42
	35	5										14(7)	17(9)*	21(11)	29(15)	39(20)	2	16	1	18
	45	4								8	12	17(9)	19(10)*	23(12)	37(19)	47(24)	3	17	2	01
	60	4				6	12	12	14	16	20	23(12)	27(14)*	37(19)	48(24)	65(33)	4	32	2	54
	80	3			12	13	16	16	17	20	24	29(15)	35(18)*	58(29)	64(32)	84(42)	6	15	4	01
	105	3		12	13	14	14	14	16	21	26	32(16)	42(21)*	62(31)	92(46)	124(62)	7	51	4	55
57	5	8																08		13
	10	7													1(1)	10(5)		18		13
	15	7												4(2)	11(6)	18(9)		40		24
	20	6											10(5)*	12(6)	16(8)	19(10)	1	03		35
	25	5										9(5)	12(6)*	14(7)	20(10)	24(12)	1	24		45
	35	5								8	13	15(8)	18(9)*	24(12)	34(17)	43(22)	2	40	1	34
	45	4						7	12	14	18	21(11)	26(13)*	35(18)	44(22)	56(28)	3	57	2	27
	60	4					12	14	16	18	21	27(14)	32(16)*	45(23)	55(28)	72(36)	5	16	3	22
	80	3				14	15	17	18	23	28	34(17)	42(21)*	64(32)	79(40)	93(47)	7	10	4	35
60	5	9																09		16
	10	8													3(2)	11(6)		22		16
	15	7												7(4)*	12(6)	19(10)		45		27
	20	6										4(2)	10(5)*	13(7)	15(8)	20(10)	1	08		38
	25	6									4	10(5)	14(7)*	16(8)	22(11)	24(12)	1	36		53
	35	5								12	15	16(8)	19(10)*	28(14)	40(20)	52(26)	3	07	1	50
	45	5						12	14	18	20	24(12)	29(15)*	39(20)	48(24)	60(30)	4	29	2	50
	60	4				12	14	16	18	20	24	29(15)	36(18)*	49(25)	69(35)	80(40)	6	09	3	59
	80	4			13	15	16	17	19	26	32	39(20)	29(25)*	70(35)	90(45)	105(53)	8	15	5	20
63	5	9																09		17
	10	8													5(3)	12(6)		25		17
	15	8												9(5)*	14(7)	20(10)		51		30
	20	7										6(3)	10(5)*	13(7)	17(9)	21(11)	1	14		42

续表

说明：各停留站深度栏中，42～18 m 为“呼吸空气”，15～3 m 为“呼吸空气（氧气）”。总时间栏分“空气减压”与“氧气减压”，各含 h 与 min。

下潜深度(m)	水下工作时间(min)	上升到第1站时间(min)	42	39	36	33	30	27	24	21	18	15	12	9	6	3	空气减压 h	min	氧气减压 h	min
63	25	6									11	13(7)J	15(8)*	18(9)	24(12)	26(13)	1	53	1	06
	35	6							9	13	16	18(9)	22(11)*	32(16)	47(24)	58(29)	3	41	2	13
	45	5					12	14	15	19	22	27(14)	33(17)*	44(22)	53(27)	71(36)	5	15	3	23
	60	4			11	14	15	17	18	22	29	32(16)	41(21)*	54(27)	70(35)	95(48)	7	02	4	37
	80	3		12	24	16	17	18	21	28	35	44(22)	56(28)*	80(40)	96(48)	119(60)	9	19	6	02
66	5	9																09		
	10	9													7(4)	13(7)		29		20
	15	8											12(6)*	19(10)	21(11)		1	00		35
	20	7									3	7(4)	12(6)*	14(7)	19(10)	21(11)	1	23		48
	25	6								4	12	14(7)	17(9)*	20(10)	27(14)	29(15)	2	09	1	17
	35	6						6	10	14	16	19(10)	24(12)*	36(18)	52(26)	65(33)	4	08	2	31
	45	5					13	15	18	20	24	29(15)	37(19)*	49(25)	57(29)	75(38)	5	51	3	50
	60	4			11	13	16	18	20	25	35	42(21)	51(26)*	59(30)	74(37)	100(50)	8	03	5	21
69	5	10																10		
	10	9													9(5)	14(7)		32		21
	15	8											4(2)*	12(6)	20(10)	22(11)	1	06		37
	20	7									8	10(5)	14(7)*	15(8)	20(10)	24(12)	1	38		57
	25	7							4	6	13	14(7)	16(8)*	22(11)	30(15)	35(18)	2	27	1	31
	35	6					10	12	14	17	21(11)	27(14)*	40(20)	58(29)	70(35)		4	35	2	48
	45	5					15	18	21	26	32(16)	46(23)*	58(29)	74(37)	92(46)		6	37	4	06
	60	4			14	16	17	19	29	39	47(24)	55(28)*	62(31)	89(45)	115(58)		7	05	6	03
72	5	10																10		
	10	9												11(6)	15(8)			35		23
	15	8										10(5)*	15(8)	20(10)	23(12)		1	16		43
	20	7								3	8	10(5)	15(8)*	16(8)	22(11)	26(13)	1	47	1	03
	25	7						5	11	13	16(8)	21(11)*	28(14)	33(17)	39(20)		2	03	1	46
	35	6			11	12	14	16	19	23(12)	30(15)*	44(22)	65(33)	75(38)			5	15	3	18
	45	5			13	15	16	17	19	22	28	35(18)	46(23)*	59(30)	80(40)	93(47)	5	28	4	53
75	5	10														1(1)		11		11
	10	9											2(1)*	12(6)	16(8)			39		24
	15	8									1	6(3)	12(6)*	15(8)	21(11)	24(12)	1	16		49
	20	8							6	8	12(6)	16(8)*	18(9)	23(12)	28(14)		1	59	1	11
	25	7						10	12	14	17(9)	23(12)*	31(16)	37(19)	44(22)		3	15	2	01
	35	7			9	12	14	15	18	21	26(13)	33(17)*	49(25)	62(31)	87(44)		5	53	3	46
	45	5		8	14	15	16	18	20	24	30	38(19)	50(25)*	65(33)	86(43)	103(52)	8	12	5	22
78	5	11														5(3)		16		14
	10	10											4(2)*	14(7)	18(9)			46		28
	15	8									3	9(5)	14(7)*	16(8)	22(11)	26(13)	1	38		55
	20	8							2	8	10	13(7)	17(9)*	19(10)	25(13)	30(15)	2	11	1	21
	25	7						6	11	12	15	18(9)	25(13)*	34(17)	40(20)	51(26)	3	39	2	16
	35	6			8	13	14	15	16	19	23	29(15)	37(19)*	54(27)	70(35)	94(47)	6	38	4	17
	45	6		14	15	16	17	18	21	26	32	42(21)	55(28)*	72(36)	96(48)	119(60)	9	09	5	58
80	5	10													2(1)	6(3)		18		14
	10	10											6(3)*	16(8)	20(10)			52	1	02
	15	9									6	10(5)	15(8)*	18(9)	23(12)	26(13)	1	47	1	02
	20	8							6	9	12	14(7)	18(9)*	20(10)	25(13)	32(16)	2	24	1	30
	25	7					5	7	14	15	19(10)	27(14)*	36(18)	45(23)	53(27)		4	04	2	36
	35	6			13	14	16	17	18	19(10)	31(16)	41(21)*	59(30)	76(38)	100(50)		7	13	4	40
	45	5	15	15	13	16	17	18	19	22	28	45(23)	59(30)*	80(40)	100(50)	123(62)	9	56	6	34

*表示在本站或浅于本站的各深度停留完毕后，可直接出水转入舱内完成减压过程；各停留站间移行时间均为 1 min，未计入“减压总时间”内

二、应急（失事）情况潜水减压表

（1）表 25-16 供潜水员和失事潜艇人员在高压下停留时间过长（达到 6 h），和（或）下潜深度超过 80 m 的情况下使用。

（2）潜水员按照本表内的方案上升时，必须使用下潜式加压舱和甲板加压舱系统。

（3）氧气减压时，吸氧总时间不应超过 6 h。减压过程中，必要时可以间歇地以空气代替氧气，但必须相应地增加 1 倍停留时间。

表 25-16　应急（失事）情况潜水减压表

下潜深度(m)	水下工作时间(min)	上升到第1站时间(min)	51	48	45	42	39	36	33	30	27	24	21	18	15	12	9	6	3	空气减压 h	空气减压 min	氧气减压 h	氧气减压 min
			各停留站深度(m)及时间(min) — 呼吸空气													呼吸空气(氧气)				减压总时间			
15	360	2																	29(15)		31		17
18	360	2																	67(34)	1	09		36
21	360	2															37(19)	85(43)		2	04	1	04
24	360	2															20(10)	63(32)	140(70)	3	27	1	45
27	360	2															46(23)	85(43)	122(61)	4	33	2	18
30	360	3														50(25)	61(31)	98(49)	180(90)	5	42	2	53
33	360	3													25	50(25)	86(43)	126(63)	209(105)	8	19	4	24
36	360	3												11	49	62(31)	96(48)	151(76)	252(126)	10	24	5	44
39	360	3											7	34	56	81(41)	114(57)	189(95)	300—	13	4	9	53
42	360	3											30	47	67	93(47)	126(63)	226(113)	338—	15	30	11	48
45	360	3										24	35	58	79	108(54)	144(72)	234(117)	383—	17	47	13	44
48	360	3										43	49	65	87	121(61)	168(84)	245(123)	403—	19	44	15	18
51	360	3									28	46	56	70	94	132(66)	204(102)	288—	410—	22	11	19	23
54	360	3								24	35	50	60	81	105	144(72)	220(110)	304—	418—	24	04	21	02
57	360	3							16	31	43	53	70	90	115	158(79)	232(116)	318—	418—	25	47	22	32
60	360	3						10	29	34	49	65	76	96	128	178(89)	252(126)	332—	418—	27	50	24	15
63	360	4						29	31	45	54	69	84	109	139	198(99)	260(130)	346—	418—	29	46	25	57
66	360	4					22	30	36	54	66	75	93	116	153	216(108)	274(137)	353—	418—	31	50	27	45
69	360	4				16	26	34	45	60	81	89	99	126	168	222(111)	288(144)	353—	418—	33	49	29	34
72	360	4			13	22	28	40	53	68	87	99	107	139	173	232(116)	302(151)	353—	418—	35	38	31	11
75	360	4		8	21	25	32	43	61	77	96	109	116	148	180	250(125)	308(154)	353—	418—	37	29	32	50
78	360	4	3	21	25	28	34	48	69	82	104	118	126	154	186	268(134)	317(159)	353—	418—	39	18	34	26
80	360	4	13	24	29	34	40	50	78	90	112	126	140	164	192	279(140)	317(159)	353—	418—	41	03	36	06
85	25	8									12	15	17	18	22	30(15)	39(20)	353—	80(40)	4	56	3	15
90	25	9								12	13	15	18	20	25	34(17)	46(23)	353—	92(46)	5	53	3	53
95	25	9							10	13	14	16	19	23	28	39(20)	54(27)	80(40)	105(53)	6	50	4	32
100	25	9						11	13	14	16	17	20	25	31	44(22)	62(31)	90(45)	120(60)	7	52	5	14

（徐伟刚　王晔炜）

第二十六章

氦氧常规潜水减压表

氦氧常规潜水减压表指导水面供气式氦氧潜水实践，可以通过入水绳直接下潜，也可采用潜水钟下潜。与空气潜水减压类似，我国早期采用苏联减压表，后参照研制了我们自己的减压表。而美军氦氧潜水减压表也有很多可借鉴处，在此也一并列出以供参考。

第一节 我国氦氧常规潜水减压表

一、概述

本表由海军医学研究所研制。表 26-2 是 60～120 m 氦氧常规潜水减压表，根据实验室模拟实验及现场实践验证基础上制定的，可供穿着氦氧重潜水装具的潜水员进行潜水作业。表 26-3 是 130～150 m 氦氧潜水应急减压方案，是根据 Haldane 的原理计算拟定，各深度 30 min 方案通过模拟潜水进行了验证，20 min 方案未验证，可供应急情况下参考使用。

在减压中，潜水员依次呼吸氦氧、氦氮氧（应急方案换吸含氧 20% 的氦氧）、空气和纯氧，采用多种气体轮换方式，以促进惰性气体脱饱和，达到缩短减压时间的目的。

为充分利用氧气促进惰性气体脱饱和的作用，以及限制氧的毒性作用，减压中呼吸纯氧阶段，在 20～14 m 各站停留时间稍短，在 12～10 m 各站停留时间稍长。吸氧减压时间长的方案，为防止氧中毒，提高机体对氧的耐力，在吸氧时，采用间歇性吸氧法，即在吸氧期间增加短时间呼吸空气。

二、结构

60～120 m 氦氧常规潜水减压表有 6 个深度档，即 60～70 m、80 m、90 m、100 m、110 m 及 120 m；每一深度档有 4 个水下工作时间，即 20 min、30 min、40 min、60 min，共计 24 个减压方案。应急减压方案有 130 m、140 m、150 m 深度档，每档有 20 min、30 min 水下工作时间档，共 6 个方案。

20 m 以深每 5 m 一站、20 m 以浅每 2 m 一站设置停留。各站停留时间系潜水员到达停留站深度起，至离开该站为止的一段时间，不包括 1 min 移行时间。表中所列减压总时间未计各站间移行时间。吸氧减压阶段有分数线的时间，分子为吸纯氧气时间，分母为吸空气时间。呼吸气体的顺序是先氧气后空气。

三、混合气成分及气体转换

（一）呼吸气成分

水底呼吸的氦氧混合气的氧分压大致控制在 1.6～1.8 ATA，故氦氧混合气中的氧含量百分比，随下潜深度的增加而降低。下潜深度大，减压时间相应地较长，为防止氧中毒，混合气中的氧分压应取较低值。以下面公式计算不同深度氦氧混合气中的氧浓度，也可查表 26-1。减压时的氦氮氧三元混合气，含氧 20%，氦 50%～46%，氮 30%～34%。

$$氧含量百分浓度（\%）：\frac{安全氧分压(ATA)\times10}{深度(m)+10}\times100\%$$

表 26-1　各深度呼吸气中氧浓度

深度（m）	气体成分及浓度（%）	
	氧	氦
60～70	18～20	80～82
80	18	82
90	16	84
100	14	86
110	13	87
120	11	89

（二）呼吸气体的转换

潜水深度小于 100 m 时，可直接在水面换气。即潜水员着装完毕后，呼吸空气浮于水面，待气密检查完成后，即停止供给空气；与此同时，命令潜水员排除潜水服内多余气体，而后供以氦氧混合气。如下潜深度大于 100 m，因混合气中氧浓度较低，为防止缺氧，则在 20 m 水深处换气，换气完成后继续下潜。

下潜时换吸氦氧混合气是否奏效的标志是语音的变化，由空气转吸氦氧混合气后，一般 2～3 min 即开始呈现"氦语音"，表示换气已完成。换气后下潜，水底停留及上升至第一停留站前均呼吸同一浓度的氦氧混合气。然后按表中规定转换呼吸相应的气体成分。

转换气体时，潜水员应将前压重物的供气开关放在中位或右位，在 3～5 kgf/cm² 的供气余压下，通风 2～4 min，换气即可完成。减压到达 20 m 时（应急方案为减至 16 m 时），用氧气通风 2 min，使头盔内保持一个高氧浓度的氮-氧混合气，16 m 减压站应大量通风，力求头盔内转为纯氧环境。在 20 m 及 18 m 站吸氧时应尽量减少体力活动。

（三）供气余压

下潜时采用中位或右位供气，余压 3～5 kgf/cm²；水底停留期间，可根据劳动负荷及个体差异，掌握供气量。一般情况下左位供气余压应为 5～8 kgf/cm²，中位 3～5 kgf/cm²，右位 2～4 kgf/cm²。上升减压时供气开关可置中、左位，供气余压亦可减低。

四、减压方案的选择

减压方案的选择主要依据潜水员下潜的实际深度和水下工作时间两个条件，同时参照水底劳动强度、水温和流速诸因素综合考虑。如水下进行中等强度劳动、水温、流速适宜、水底停留时间在规定的时间范围内，可选用基本方案实施减压。

如下潜深度超过表上相应的深度，或水底停留时间超过表中规定的时间，则应采用下一档潜水深度或停留时间的方案实施减压。

水温低、水流急、劳动强度大或潜水技术不熟练及好发减压病的潜水员，应采用延长方案减压，即取下潜深度或停留时间的下 1 档方案。

五、呼吸气体的替代

在 70 m、80 m、90 m 深度诸方案及 100 m 的 30 min、40 min 方案中，如氦氮氧气源不足，可继

表 26-2　60～120m 氦氧常规潜水减压表

下潜深度 (m)	水下工作时间 (min)	上升到第一站时间 (min)	各停留站深度 (m) 及停留时间 (min) 呼吸氦氧混合气								呼吸空气								呼吸氧气						呼吸各种气体时间 (min) 氦氧	氦氮氧	空气	氧气	减压总时间 (min)
			80	75	70	65	60	55	50	45	40	35	30	25	20	18	16	14	12	10	8	6	4	2					
60～70	20	4											3	7	7	7	7	7	12	12	9	9	7	7	4	—	10	84	98
	30	4										4	10	19	10	10	11	11	14	14	11	11	10	10	4	—	33	112	149
	40	4							2		2	6	12	23	11	11	12	12	15/4	15	13	13	11	11	4	—	43	124/4	175
	60	4					3	4		5	5	9	16	28	14	14	14/5	14	19/5	19	16	16/5	14	14	4	—	64	154/15	237
80	20	4							2		6	4	7	17	8	8	8	8	11	14	10	10	8	8	4	—	28	90	122
	30	4								5	7	7	12	20	10	11	11	11	14/4	14	12	12	11	11	4	—	45	116/4	169
	40	4				3	2		4	8	10	10	18	28	12	13	13	14	16/7	16	14	14	13	13	4	—	70	136/7	217
	60	4			6		5	7	9	15	14	20	32	50	16	16	16/8	19/5	21/8	21	19/5	19	16	16	4	7	131	176/21	339
90	20	5						2	4	2	3	6	10	20	9	9	9	9	13	13	11	11	9	9	5	—	41	102	148
	30	5					2	6	4	8	8	12	18	30	15	13	13	14	15/7	15	14	14	14	12	5	—	77	132/7	221
	40	5		3		4	7	9	8	12	14	14	25	35	18	15/5	15/5	16/5	18/5	18	16/5	16	14	14	5	4	96	156/15	276
	60	5		6	8	5	8	15	15	20	30	24	40	55	24	18	18/7	20/7	24/7	24	20/7	20	18	18	5	14	168	196/21	404
100	20	5					2	3	3	5	5	7	13	25	15	10	10	10	12	15	12	12	10	10	5	2	55	114	174
	30	5				4	6	5	5	9	9	11	20	31	18	13	13/5	13	18/5	18	15/5	15	12	12	5	2	81	142/15	245
	40	5			7	7	8	8	12	15	15	17	23	45	22	17	17/5	17	22	22/10	19	19/10	17	15	5	10	120	184/30	349
	60	5		6	10	5	9	17	18	24	30	38	50	62	25/10	18/5	18/5	18	25	25/10	22/10	22/10	18	18	5	22	210	202/30	469
110	20	6					2	4	3	6	6	8	15	27	12	12	12/5	13/5	15/5	15	13/5	13	12	12	6	2	63	128/15	214
	30	6			5	5	7	12	9	12	15	18	20	40	16	16	16/5	18/5	20/5	20	18	18	16	16	6	10	113	172/15	316
	40	6	6	5	8	7	10	15	15	24	24	30	42	55	23	20/5	18	18/5	23	23/10	20/10	20	18	18	6	19	175	194/30	424
	60	6	4	6	10	8	12	18	18	28	28	40	50	68	25/10	20/5	20	20	25	25/10	22/10	22	20	20	6	36	217	214/30	503
120	20	6				2	3	5	6	8	8	12	23	35	18	14	14/5	14	18/5	18	16/5	16	14	14	6	5	89	152/15	267
	30	8		4	5	3	6	6	6	15	19	28	28	50	25/10	17/5	17	17/5	25	25/10	22/10	22/10	18	18	8	14	127	198/30	377
	40	8	4	6	8	5	10	16	24	28	35	45	60	92	25/10	20/8	20	20	25	25/10	22/10	22/10	20	20	8	28	208	214/36	494
	*60	8	4	6	10	10	15	17	24	28	35	49	92	92	25/10	20/8	20	20	25	25/10	22/10	22/10	20	20	8	56	298	214/36	612

* 系备用应急方案

表 26-3　130～150m 氦氧常规潜水减压表

下潜深度 (m)	水下工作时间 (min)	上升到第一站时间 (min)	各停留站深度 (m) 及停留时间 (min) 氦氧 90%~10%		氦氧 80%~20%														空气									氧气							呼吸各种气体时间 (min) 氦氧	空气	氧气	减压总时间 (min)
			90	85	80	75	70	65	60	55	50	45	40	35	30	25	20	18	16	14	12	10	8	6	4	2				
130	20	7			2	2	3	4	4	5	6	7	10	15	24	38	36	36	18	18/5	20	20/10	18	18/5	18	18	25	192	148	365
	30	7	7		2	3	3	5	7	9	10	12	18	23	33	56	50	40	25	25/10	25	25/10	20	20/5	20	20	36	267	180	483
140	20	7	7		2	3	3	4	5	7	8	9	11	17	28	46	45	40	20	25/5	25	25/10	20	20/5	20	20	32	224	175	431
	30	8	8	3	3	4	5	7	10	12	13	14	21	28	43	74	55	40	25	25/10	30	25/10	25	20/5	20	20	52	313	190	555
150	20	8	8		3	4	4	5	9	10	10	11	13	16	31	50	50	40	25	25/10	25	25/10	25	20/5	20	20	41	246	185	472
	30	8	8	3	5	6	7	9	12	14	15	17	24	34	53	84	60	50	25	25/10	30	25/10	25	20/5	20	20	68	362	190	620

续呼吸水底呼吸的氦氧混合气，不必转换氦氮氧；也可以呼吸 18%～20%氧浓度的氦氧混合气。在减压总时间少于 400 min 的方案中，在 40 m～25 m 各站也可以用 35%氧浓度的氮氧混合气替代空气，以促进惰性气体的脱饱和。

吸氧减压阶段，如出现氧中毒症状，改吸空气，但其停留时间应为吸氧时间的 2 倍。减压时间较长的方案，为预防氧中毒，在 20 m 及 18 m 站可呼吸空气替代氧气，其停留时间也应比吸氧时间延长 1 倍。

在 70 m、80 m、90 m、100 m 深度，水底停留时间为 20 min、30 min 的方案中，最后 3 站的吸氧时间可合并于 6 m 站处一次完成，然后用 2 min 时间边吸氧，边上升出水。

六、水面减压

本表原则上只适用于水下阶段减压或借助潜水钟减压。但在特殊情况下，当深度小于 80 m，停留时间为 20 min、30 min 的方案，也可考虑采用水面减压法，具体实施方法如下。

（1）按相应减压方案减至水中 12 m 站并在该站停留完毕，然后以 8 m/min 上升出水。

（2）卸装后，潜水员进入甲板加压舱内，迅速加至 1.4 kgf/cm² 。水面间隔时间不得超过 6 min。

（3）在 1.4 kgf/cm² 压力下停留 10 min，然后减至 12 m，按表中规定完成后续吸氧减压。

第二节　前苏联氦氧重潜水减压表

本表分两大部分：表 26-5 供实际氦氧重潜水作业时应用，表 26-6 供训练时应用。两表适用的深度范围（60～200 m）、规定的用氧浓度、气体转换、减压程序等均相同。

一、混合气氧浓度

混合气氧浓度依深度不同而不同，具体见表 26-4。

表 26-4　不同深度使用的混合气氧浓度

深度（m）	60～80	90～100	110～130	140～160	170～180	190～200
氧深度（%）	17～20	14～16	11～13	9～10	8～9	7～8

二、停留站间距

（1）自第一停留站到 20 m 之间，每个停留站间距为 5 m。

（2）自 20 m 吸纯氧减压以后，每个停留站间距为 2 m。

三、实施步骤

（1）按实际潜水深度，确定该次潜水的氦氧混合气氧浓度。

（2）用压缩空气以 15 m/min 速度下潜到 50 或 60 m，将呼吸气缓慢地转换成氦氧混合气，转换成功后（以潜水员语音变化为指标），继续下潜，直至水底。

（3）按预定时间在水底停留。

（4）按实际潜水深度和水下工作时间，从表中选择适当的减压方案。如表中没有相同于实际的深度和时间，则应选深度较大、时间较长的下一级深度和时间。

（5）以 9～10 m/min 由水底匀速上升到第一站，按规定时间停留。

（6）逐站上升和停留减压。各站间的移行时间均为 1 min。表中某些停留站停留时间用分数表示，

表 26-5 氦氧重潜水减压表（作业时用）

下潜深度(m)	水下工作时间(min)	上升到第一停留站的时间(min)	115	110	105	100	95	90	85	80	75	70	65	60	55	50	45	40	35	30	25	20	18	16	14	12	10	8	6	4	2	氦氧	空气	氧气/空气	减压总时间(min)
各停留站深度(m)及停留时间(min) / 减压各阶段呼吸不同气体的时间(min) 标注			氦氧混合气														空气					氧气/空气													
60~70	20	4																		3	7	9	9	9	9	9	9	9	9	9	9	4	10	90	104
	30	4																		10	22	11	11	11	11	11	11	11	11	11	11	4	36	110	150
80	20	5																	3	7	17	9	9	9	9	9	9	9	9	9	9	5	27	90	122
	30	4															5	7	14	24	12	12	12	12	12	12	12	12	12	12	4	54	120	178
90	20	5															3	6	10	20	10	10	10	10	10	10	10	10	10	10	5	41	100	146
	30	4													4	7	9	13	18	28	13	13	13	13	13	13	13	13	13	13	4	71	130	205
100	20	5													2	3	6	7	13	25	11	11	11	11	11	11	11	11	11	11	5	55	110	170
	30	5											3	5	6	9	13	20	35	15	15	15	15	15	15	15	15	15	15	5	91	150	246
110	20	5											2	3	4	6	8	15	27	13	13	13	13	13	13	13	13	13	13	5	65	130	200
	30	5									3	5	6	8	12	15	24	41	17	17	17	17	17	17	17	17	17	17	5	114	170	289
120	20	6									2	3	4	8	12	23	35	14	14	14	14	14	14	14	14	14	14	6	94	140	240
	30	6							3	5	6	8	15	19	28	48	19	19	19	19	19	19	19	19	19	19	10	138	190	338
130	20	6						2	3	5	6	11	15	25	38	16	16	16	16	16	16	16	16	16	16	11	109	160	280
	30	6					3	5	7	9	19	19	31	55	21	21	21	21	21/20	21	21	21	21	16	159	210/20	405
140	20	7				4	5	7	9	11	16	30	40	19	19	19	19	19	19	19	19	19	19	16	122	190	328
	30	6			3	5	7	9	10	13	21	27	48	71	21	21	21	21	21/20	21	21	21	21	25	205	210/20	460
150	20	7		2	3	5	6	9	10	14	16	32	45	21	21	21	21	21/20	21	21	21	21	21	135	210/20	386
	30	7	2	3	5	6	8	11	13	17	33	52	80	21/30	21	21	21	21/20	21	21	21	21	37	237	210/50	534
160	20	7	3	4	5	6	9	11	16	18	20	37	52	21	21	21	21	21/20	21	21	21	21	37	163	210/20	430
170	20	8	2	3	5	8	11	12	17	22	27	55	60	21	21	21	21	21/20	21	21	21	21	52	202	210/20	484
180	20	8	3	4	6	8	10	12	15	21	29	36	62	80	21	21	21	21/20	21	21	21	21	57	259	210/20	546
190	20	8	2	4	5	6	10	12	14	17	18	24	36	41	69	98	21/60	21	21	21	21	21	71	303	210/50	634
200	15	9	3	4	5	5	6	7	8	8	9	10	13	16	18	20	26	36	45	69	115	21	21	21	21	21	21	21/20	21	21	85	345	210/100	740

表 26-6　氦氧重潜水减压表（训练时用）

下潜深度（m）	水下工作时间（min）	上升到第一停留站的时间（min）	各停留站深度（m）及停留时间（min）																													减压各阶段呼吸气体时间（min）			减压总时间（min）
			115	110	105	100	95	90	85	80	75	70	65	60	55	50	45	40	35	30	25	20	18	16	14	12	10	8	6	4	2				
			氦氧混合气											空气								氧气/空气										氦氧	空气	氧气/空气	
60～70	20	3																		3	6	7	7	7	20	6	6	7	7	7	7	3	9	81	93
	30	3																	5	9	15	12	9	9	25	7	7	8	8	8	8	3	29	101	133
	40	3																	8	12	19	15	10	10	25	10	10	10	10	10	10	3	39	120	162
	50	3																6	10	16	23	15	10	10	30	11	11	11	11	12	12	3	55	133	191
	60	3																8	12	20	29	15	10	10	35	10/10	10	10	11	11	11	3	69	133/10	215
80	20	3																	2	3	9	8	8	8	20	6	5	6	7	7	7	3	14	83	100
	30	3																4	7	13	16	10	8	8	25	8	8	8	8	8	8	3	40	99	142
	40	3																8	10	15	25	15	10	10	25	8	8	10	10	10	10	3	58	116	177
	50	3															4	10	12	21	29	15	10	10	30	10	10	11	11	11	11	3	76	120	208
	60	3															5	12	14	26	33	15	10	10	35	10/10	10	10	10	11	11	3	90	132/10	235
90	20	3																2	3	5	12	10	8	8	20	6	7	7	7	7	7	3	22	87	112
	30	3															5	6	10	12	21	14	9	9	25	8	8	8	8	8	8	3	54	105	162
	40	3															6	9	14	19	28	15	10	10	25	9	10	10	10	10	10	3	76	119	198
	50	3														5	7	12	16	26	33	15	10	10	30	11/10	12	12	12	12	12	3	99	136/10	248
	60	3														6	8	14	20	30	40	15	12	12	35	15/10	15	15	15	15	15	3	118	164/10	295
100	20	4															2	3	5	8	15	14	8	8	20	6	6	7	7	7	7	4	33	90	126
	30	4														5	6	9	11	16	18	15	10	10	20	8	8	8	9	9	9	4	65	106	176
	40	4														6	8	10	16	22	30	17	12	12	25	12	12	12	12	14	14	4	92	142	238
	50	4													6	8	10	14	17	28	37	20	12	12	30	15/10	15	15	15	16	16	4	120	166/10	300
	60	4													8	10	12	17	22	34	45	20	14	14	35	16/10	17	17	17	17	17/10	4	148	184/20	356
110	20	4													2	3	4	6	7	10	17	10	8	8	25	6	6	6	6	7	7	4	49	89	142
	30	4												4	4	5	7	9	17	23	29	15	10	10	25	6	9	10	10	10	10	4	98	118	220
	40	4												5	6	7	11	13	18	29	33	17	12	12	30	14/10	14	14	14	15	15	4	122	157/10	293
	50	4											6	8	10	12	14	16	24	33	45	17	12	12	35	17/10	17	17	17	17	17	10	162	178/10	360
	60	4											8	10	12	14	16	20	26	37	47	20	15	15	40	17/10	17	17	18	18	0/35	12	182	177/45	416
120	20	4												2	3	4	5	6	8	12	20	10	10	10	25	10	10	10	10	10	10	4	60	115	179
	30	4											4	5	6	7	8	10	18	25	32	16	10	10	25	12/10	12	12	12	13	13	8	111	134/10	263
	40	4											8	9	10	12	14	20	23	32	46	17	12	12	30	16/10	16	16	16	17	17	12	166	169/10	357
	50	4										8	10	12	13	14	16	22	28	38	50	20	12	12	32	18/10	18	18	19	19	0/30	22	193	168/10	423
	60	4										11	14	15	16	17	21	27	31	38	50	20	15	15	40	18/10	19	19	19	19	0/40	29	215	184/10	478
130	20	4											3	4	5	6	7	10	12	16	28	15	10	11	25	11	11	11	11	11	11	7	88	127	222
	30	4										6	6	7	8	9	10	19	19	26	35	15	12	12	30	16/10	16	16	16	16	16	16	133	165/10	324
	40	4										7	8	9	10	12	14	20	23	32	40	20	12	12	32	20/10	21	21	21	21	0/40	19	160	180/50	409
	50	4									6	8	10	12	13	14	16	22	28	38	50	20	12	12	37	20/10	20	21	21	21	0/70	28	193	184/80	485
	60	4									6	11	14	15	16	17	21	27	31	38	50	25	15	15	40	20/10	20	20	21	21	0/100	35	215	197/110	557

续表

下潜深度(m)	水下工作时间(min)	上升到第一停留站的时间(min)	115	110	105	100	95	90	85	80	75	70	65	60	55	50	45	40	35	30	25	20	18	16	14	12	10	8	6	4	2	氦氧	空气	氧气/空气	减压总时间(min)
			各停留站深度(m)及停留时间(min)																													减压各阶段呼吸气体时间(min)			
			氦氧混合气								空气															氧气/空气									
140	20	5									2	3	4	5	6	7	8	10	14	22	35	15	12	10	28	16	16	16	16	16	16	14	107	161	282
	30	5								3	5	6	7	8	9	10	12	15	22	32	42	15	15	12	34	19/10	19	20	20	20	20	26	150	94/10	380
	40	5								4	6	7	9	12	13	14	16	21	26	38	50	20	15	12	35	20/10	20	21	21	21	0/50	31	190	85/60	466
	50	5							4	5	9	10	11	13	14	15	17	24	38	45	60	20	15	15	36	20/10	21	21	21	21	0/80	44	226	90/90	550
150	20	5								2	3	4	6	7	8	9	10	11	16	25	40	15	12	10	33	17/10	17	17	17	18	18	20	126	174/10	330
	30	5							3	5	6	7	8	10	11	12	14	22	27	32	47	24	12	14	35	19/10	19	20	20	20	0/40	34	175	179/50	438
	40	5						4	5	6	7	11	14	15	16	17	21	27	32	42	55	25	12	15	40	20/10	20	20	20	21	0/50	48	225	188/60	521
160	20	6					2	3	3	6	7	9	11	11	12	14	15	16	21	30	35	15	10	10	40	17/10	17	17	18	18	18	40	154	180/10	384
	30	6					4	5	5	8	10	11	12	12	14	15	15	17	27	38	45	20	15	12	40	19/10	20	20	20	20	0/50	56	184	191/60	491
170	20	6				4	3	4	4	6	8	10	11	11	16	16	17	18	22	32	32	15	15	12	44	18/10	19	19	19	19	0/30	50	170	180/40	440
	30	6				4	5	5	6	7	9	11	12	12	16	17	18	19	29	40	50	20	15	15	46	20/10	20	20	21	21	0/70	64	201	198/80	543
180	20	6				2	4	5	5	5	8	10	11	12	16	17	18	19	23	36	45	20	15	12	40	21/10	21	21	22	22	0/50	54	186	199/60	494
190	20	6			2	3	4	5	5	6	8	10	11	12	16	17	19	21	25	37	53	20	15	12	40	21/10	21	21	22	22	0/85	60	200	194/95	549
200	20	6	2	2	3	3	4	5	5	6	8	10	11	12	17	18	22	25	30	40	55	20	15	12	40	21/10	21	21	21	21	0/110	65	219	192/120	596

是指除呼吸氧气的时间（分子）外，还应再增加呼吸空气的时间（分母）。

（7）当上升至 60 m 时，缓慢地将呼吸气转换为压缩空气，继续按表减压。

（8）当上升至 20 m 时，将呼吸气转换为纯氧，继续减压直至出水。

第三节　美军氦氧常规潜水减压表

水面供气式氦氧潜水减压表（表 26-8）深度范围 60～380 fsw。黑线框内为例外暴露。使用四种气体：水底混合气、50∶50 氦氧混合气、100%氧气和空气。氦氧混合气氧含量需精确控制于±0.5%内。作业时，潜水员必须携带应急混合气，使用水底混合气，但氧浓度不得低于 15%～17%。每一深度档中都给出了水底混合气的氧浓度范围，尽可能采用接近最大氧浓度的混合气。

一、基本程序

（一）下潜和上升

（1）速度：下潜速度不超过 75 fsw/min，上升（包括站间移行）速度 30 fsw/min，允许在 20~40 fsw/min 变动。水面减压时，从 40 fsw 到水面的上升速度为 40 fsw/min。

（2）停留站：第一站的停留时间从到达该站时开始，后面各站从离开上一站时开始，即包括站间移行时间。但在 30 fsw 吸氧站，从确定吸氧开始。

（二）气体转换

（1）下潜过程：混合气氧浓度大于 16%时，在水面即切换为混合气；低于 16%时，先呼吸空气下潜到 20 fsw 再切换为混合气，并通风 20 s。从水面下潜到 20 fsw、转换混合气及完成密闭性检查，总时间不超过 5 min，水下工作时间从离开 20 fsw 时起计；如超过 5 min，从 5 min 结束时起计。

（2）减压过程：减压到 90 fsw 切换为 50%氧浓度的混合气，减压到 30 fsw 后切换呼吸纯氧。首次切换呼吸气均需要通风 20 s。水下每吸氧 30 min 应间隔 5 min 空气，呼吸空气不计入减压时间，切换时不需通风。如果最终吸氧时间为 35 min 或更短，则不必间隔空气，直接呼吸纯氧出水。如采用水面减压，从 40 fsw 上升过程仍呼吸 50∶50 氦氧混合气。

（三）水面减压

完成 40 fsw/min 停留后以 40 fsw 上升出水、卸装、进舱，以不超过 100 fsw/min 的速度尽快加压到 50 fsw，面罩吸氧，每 30 min 间隔 5 min 空气（具体轮数见表 26-8 最右栏）。第 1 轮吸氧由在 50 fsw 吸氧 15 min 和 40 fsw 吸氧 15 min 组成，第 2、3、4 轮吸氧在 40 fsw 进行，第 5、6、7、8 轮在 30 fsw 进行，完成吸氧后改吸空气减压出舱。水面间隔时间不超过 5 min。

如果需要，可以在水下 30 fsw 和 20 fsw 任一吸氧阶段启动水面减压。一旦进入舱内，潜水员就需要完成减压表规定的所有舱内吸氧轮数。

（四）上升速度变更

（1）提前到达第一站：在第一站增加提前的时间；如在第一站需要气体转换，到达即可转换通风，但停留时间仍只能从规定到达时间开始计算。

（2）延迟到达第一站：延迟 1 min 以内可忽略。超过 1 min，将延迟时间进位取整并计入水底停留时间后重新选择减压方案；如方案需要有更深的停留站，不再增加深度，只需在当前深度完成所有错过的减压停留时间。

（3）延迟到达 90 fsw 以深停留站：延迟 1 min 以内可忽略。超过 1 min，将延迟时间计入水底停留时间后重新选择减压方案；如方案需要改变，在当前站或下一站调整为新方案，所有已经错过的更大深度的停留均忽略。

（4）延迟到达 90 fsw 或以浅停留站：待问题处理完后继续按原方案减压。如果在 90～70 fsw 呼吸 50∶50 混合气时间延迟超过 5 min，改吸空气，问题处理完后继续原方案，将呼吸空气的时间加入水下作业时间，重选减压方案，如需要调整，在当前站或下一站开始执行新方案，已错过的更大深度停留时间均忽略不计。离开 30 fsw 延迟超过 1 min，应从 20 fsw 停留时间中扣除延迟时间。

（5）水面减压时从 40 fsw 上升延迟：如水面间隔时间未超过 5 min，不必处理。如超过 5 min 但不超过 7 min，在舱内 50 fsw 增加半轮吸氧。如超过 7 min，进舱加压至 60 fsw，如原方案要求舱内吸氧不大于 2 轮，以治疗表 5 处理，否则按治疗表 6 处理。

二、供气故障的处理

（1）水底氦氧混合气供气故障：终止作业，启用应急气，上升到 90 fsw，转换为 50∶50 混合气，按原方案完成减压。若此过程中应急气消耗完毕，供给空气。

（2）转换到 50∶50 混合气故障：转换为空气，按原计划减压，一旦故障排除，转换回 50∶50 混合气，呼吸空气时间计入减压时间。如不能排除，到达 50 fsw 后，转换为纯氧，按减压表 50 fsw 和 40 fsw 时间进行吸氧，但在 50 fsw 吸氧时间不能超过 16 min，超过部分并入 40 fsw 处完成，然后进行水面减压。

（3）水下减压时供氧故障：如果在 30 fsw 不能转换为纯氧，或在 30 fsw 或 20 fsw 水下吸氧时氧供中断，转换回呼吸 50∶50 混合气，如不能则转换为空气；如很快排除故障，转换回氧气通风并在原来中断处恢复吸氧减压，呼吸混合气或空气时间忽略不计；如故障不能很快排除，进行水面减压；若无法水面减压，应呼吸 50∶50 混合气（时间翻倍）或空气（时间延长为 3 倍）完成减压。

（4）舱内供氧故障：呼吸舱内空气。故障很快排除，重新吸氧，空气时间忽略。故障无法排除，呼吸空气完成减压，停留时间延长为原来的 3 倍；如能使用 50∶50 混合气，时间翻倍。如供氧中断发生 50 fsw 或 40 fsw，在此两站需要呼吸 50∶50 混合气或空气的时间应分配在 40 fsw、30 fsw 和 20 fsw 进行，分配比例为 1∶2∶7；如中断发生在 30 fsw，应分配在 30 fsw 和 20 fsw 进行，分配比例为 3∶7。

三、氧中毒的处理

（一）在水下 90~60 fsw 发生中枢神经系统氧中毒

上升 10 ft 并立即转换呼吸空气并通风，完成上一站错过的停留时间，继续按原计划呼吸空气完成当前深度停留；上升到下一更浅停留站时，恢复 50∶50 混合气，已错过的呼吸 50∶50 混合气时间忽略。

如果采取以上措施后仍继续恶化，并发展成氧惊厥，由同伴或备便潜水员给患病潜水员空气通风，保持当前深度，直到惊厥平息。检查是否有呼吸，如无，协助患病潜水员变换头位，以打开呼吸道；如有，按原方案呼吸空气减压，到 50 fsw 后转换为 50∶50 混合气，完成 40 fsw 停留后进行水面减压；如无法确认是否有呼吸，以 30 fsw/min 的速度上升出水，上升过程中继续协助打开呼吸道，按减压不足或动脉气栓处置。

（二）在水下 50 fsw 和 40 fsw 站发生中枢神经系统氧中毒

上升 10 ft 并立即转换为空气，通风，以 50 fsw 和 40 fsw 站错过时间的 2 倍呼吸空气后水面减压。如不能水面减压，继续吸氧，上升到或维持在 30 fsw，根据情况选用以下方法：①呼吸 10 min 空气，然后转换为纯氧按原方案完成水下减压；②将原定方案中在 30 fsw 和 20 fsw 错过的吸氧时间乘以 3，在 20 fsw 呼吸空气完成减压；③在 30 fsw 呼吸空气完成减压，时间为在该站吸氧时间的 3 倍，然后到达 20 fsw 后转换呼吸氧气。

若采取以上措施后仍然发展为氧惊厥，或者直接发生惊厥，转换为空气，通风，维持当前深度，惊厥停止后检查呼吸，如有，选用以下两个方法之一处理：①如在 50 fsw 错过减压，则维持在该深度呼吸 2 或 3 倍时间的空气后行水面减压，均把水下 40 fsw 停留时间加入舱内 50 fsw 吸氧时间内；②如在 50 fsw 未错过减压，直接进行水面减压，水下 40 fsw 错过的时间加入舱内 50 fsw 吸氧时间内。若水面减压不可行，在水下呼吸空气完成减压，时间为剩余 50：50 混合气时间的 2 倍或纯氧时间的 3 倍。若潜水员无呼吸，以 30 fsw/min 的速度上升出水，按动脉气栓处置。

（三）在水下 30 fsw 和 20 fsw 站发生中枢神经系统氧中毒

如现场有加压舱，立刻上升水面减压，期间转换为呼吸空气。如水面减压不可行，潜水员上升或维持在 20 fsw，转为呼吸空气，通风，完成空气减压，停留时间为 30 fsw 及 20 fsw 剩余吸氧时间的 3 倍。

如果采取以上措施后仍发展为氧惊厥或直接发生惊厥，如潜水员有呼吸，在当前深度停留，等发作停止后上升出水；如现场无加压舱可用，在水下完成空气减压。如无呼吸，以 30 fsw/min 的速度上升出水，按照动脉气栓处理。

（四）在加压舱内发生氧中毒

首先除去面罩并呼吸空气，等症状完全消失 15 min 后，恢复吸氧；如症状再次出现，或首发即是惊厥，除去面罩后等症状完全消失 15 min 后，以 1 fsw/min 速度减压 10 ft，恢复吸氧；如症状复现，呼吸空气完成减压。

四、减压不足的处理

（一）无症状减压不足

50 fsw 以深的减压不足，如果超过 60 min，属于非常紧急的情况。潜水员应尽可能快地返回最大潜水深度，或者进入加压舱。如为非饱和舱，以空气加压到潜水深度，最大 225 ft；当加压深度超过 165 ft 时，在最大深度停留 30 min，否则至少停留 2 h。然后按治疗表 8 处理。如条件允许，当压力超过 165 ft 时通过面罩呼吸含氧 16%～21%的氦氧混合气。

如饱和舱可用，先用空气快速加压到 60 fsw，然后用纯氦加压到潜水深度，如果有减压病征兆还需加到更大深度。如可能，加压期间面罩呼吸 84/16 氦氧混合气，以避免因加压舱气体混合不均匀而导致的缺氧。在饱和深度至少停留 2 h，呼吸治疗气，使用非向上巡潜饱和减压方案减压（表 26-8）。

（二）有症状减压不足

如果在再加压前出现减压病或动脉气栓症状，立刻选择适当的治疗表进行加压治疗。患病潜水员应尽早寻求潜水医师的具体指导。

五、减压病的处理

即便是最好的水下环境，对水下发生减压病的处理也很困难。本处只给出基本原则，应尽快请潜水医师指导。

（一）在 30 fsw 以深发生减压病

潜水员下潜 10 fsw，如果深度是从 90 fsw 增加到 100 fsw，可以继续呼吸 50∶50 混合气。将当前深度下的停留时间延长为原方案中停留时间的 1.5 倍，如果原方案中不包括该停留站，则以较浅站时间的 1.5 倍停留。如果症状缓解或稳定在可接受水平，以 1.5 倍时间完成减压直到 40 fsw。可以根据病情进一步延长部分站的停留时间。如果未呼吸 50∶50 混合气，可在 90 fsw 转换为 50∶50 混合气。在 40 fsw 转换为呼吸纯氧 30 min 后上升出水，以治疗表 6 处理。在上述过程中，如症状恶化无法继续在水下停留，可直接上升出水，按有症状减压不足处理。

（二）在 30 fsw 或以浅发生减压病

潜水员继续呼吸纯氧下潜 10 fsw，停留 30 min。如症状缓解，停留结束后上升出水，以治疗表 6 处理；如未缓解，但稳定在可接受水平，逐站停留出水，时间延长为原方案的 1.5 倍。可根据病情进一步延长部分站的停留时间。出水后以治疗表 6 处理。在上述过程中，如症状恶化无法继续在水下停留，可直接上升出水，按有症状减压不足处理。

（三）在水面间隔期间发生减压病

潜水员发生 I 型减压病时，按正常水面减压程序加压到 50 fsw，吸氧，进行神经系统检查。如在 50 fsw 吸氧 15 min 内 I 型症状缓解，且水面间隔时间未超过 5 min，同时也未出现任何神经系统症状，将 50 fsw 吸氧时间增加为 30 min，继续按正常方案减压。

如在 50 fsw 吸氧 15 min I 型症状未缓解，或者虽缓解但水面间隔超过 5 min，则继续吸氧并进一步加压到 60 fsw。如原方案要求舱内吸氧不超过 2 轮，以治疗表 5 处理；如超过 2 轮，以治疗表 6 处理。

发生 II 型减压病或者在舱内 50 fsw 检查发现神经系统异常，应吸氧加压到 60 fsw，以治疗表 6 处理。

六、眩晕和意识丧失的处理

（一）眩晕

潜水员停止工作，通风，水面检查供气中氧浓度。如症状没有缓解，转换为备用混合气，并持续通风。如查明污染，使用备用混合气减压出水；如怀疑全部气体被污染，呼吸应急气按规定减压出水。

如持续通风、更换呼吸气体后眩晕症状仍未缓解，应在潜伴或备用潜水员的协助下中止潜水。

（二）意识丧失

检查呼吸的气体是否正确，潜水员是否正常呼吸，检查供气压和氧浓度是否正确；检查其他潜水员的状态。使潜伴或备用潜水员协助通风，并确保氧浓度正确。如果怀疑气体污染，转换为备用气体，并通风。完成通风后检查是否有呼吸，如无，尝试变动头位以打开呼吸道。检查意识状态，如已经恢复，短时间稳定后终止潜水；有呼吸但反应迟钝，将潜水员转移到减压架；如呼吸停止，保持气道畅通,迅速转移到减压架。在减压架上再次快速检查意识,如恢复,适当稳定后开始减压;如仍未恢复,以 30 fsw/min 的速度上升到第一站(如不需要停留,则直接上升出水)。在第一站,如意识恢复或虽未恢复但有呼吸,按正常方案进行水面减压;如意识未恢复,经反复调整头位呼吸也未恢复,只要仍有存在呼吸的可能,则在水下完成正常减压。如果完全确认已停止呼吸,以 30 fsw/min 的速度升至水面,出水后按规定治疗。

七、特殊情况潜水

(一)水底停留时间超过减压表范围

一旦发现水下作业时间有超过 120 min 的迹象,如未得到及时的专业指导,则选择该次潜水最大深度 120 min 方案减压,在 40 fsw 转换为呼吸纯氧 30 min 后采用水面减压方式,在加压舱内快速加压到 60 fsw,以治疗表 6 延长方案处理,分别在 60 fsw 和 30 fsw 延长吸氧 2 个周期。

(二)反复潜水

水面供气式氦氧不减压潜水,必须间隔 12 h 后才能实施下一次潜水;减压潜水,必须间隔 18 h 后才能实施下一次潜水。为了避免发生肺氧中毒,连续 4 天氦氧潜水后,必须休息 1 天。

(三)潜水后飞行

水面供气式氦氧不减压潜水后,必须间隔 12 h 后才能飞行或登高;减压潜水,必须间隔 24 h。

(四)高海拔潜水

水面供气式氦氧混合气潜水也可用于高海拔地区潜水,以与空气潜水相同的方法查出等价作业深度和减压站深度。混合气氧浓度与等价深度无关,因此应以实际深度来确定。水面减压程序也相同,舱内停留站深度并未为高海拔调整。潜水员在到达高海拔地区后需要等待 12 h 后才能潜水,不能用空气潜水相同的方式来修正水下作业时间。

表 26-7 无症状减压不足的处理

错过的最大深度停留站	减压状况	水面间隔	处理
无	不需要减压停留	任意	水面观察 1 h
20 fsw 或 30 fsw	需要减压停留	<1 min	返回原深度,增加停留时间 1 min,按原方案恢复减压
		1~7 min	采用水面减压(注)
		>7 min	若舱内吸氧不超过 2 轮则以治疗表 5 处理,否则按治疗表 6 处理
40 fsw 或 50 fsw	需要减压停留	任意	按治疗表 6 处理
50 fsw 以深	需要减压停留,错过时间<60 min	任意	按治疗表 6A 处理
	错过时间≥60 min	任意	按治疗表 8 处理,加压至潜水深度,不超过 225 fsw;若有饱和系统,加压到潜水深度,使用非向上巡潜饱和减压方案减压

对于水面间隔时间大于 5 min 小于 7 min 的情况,在 50 fsw 吸氧时间从原来的 15 min 增加至 30 min

表 26-8　水面供气式氦氧潜水减压表

深度（fsw）	水下工作时间（min）	上升到第一站时间（min:s）	190	180	170	160	150	140	130	120	110	100	90	80	70	60	50	40	30	20	舱内吸氧轮数
			减压停留站（fsw）																		
			混合气										50%氧						100%氧		
60 最高氧浓度 40% 最低氧浓度 14.00%	10	2:00																		0	0
	20	2:00																		0	0
	30	2:00																		0	0
	40	2:00																		0	0
	60	0:40																10	11	16	1
	80	0:40																10	13	22	2
	100	0:40																10	16	27	2
	120	0:40																10	17	28	2
70 最高氧浓度 40% 最低氧浓度 14.00%	10	2:20																		0	0
	20	2:20																		0	0
	30	2:20																		0	0
	40	1:00																10	10	16	1
	60	1:00																10	14	24	2
	80	1:00																10	18	30	2
	100	1:00																10	19	34	2
	120	1:00																10	21	37	2
80 最高氧浓度 38% 最低氧浓度 14.00%	10	2:40																		0	0
	20	2:40																		0	0
	25	2:40																		0	0
	30	1:20																10	11	16	1
	40	1:20																10	13	21	2
	60	1:20																10	18	32	2
	80	1:20																10	21	38	2
	100	1:20																10	24	42	3
	120	1:20																10	25	45	3
90 最高氧浓度 34% 最低氧浓度 14.00%	10	3:00																		0	0
	20	3:00																		0	0
	30	1:40																10	13	21	2
	40	1:40																10	16	26	2
	60	1:40																10	21	38	2
	80	1:40																10	25	45	3
	100	1:40																10	28	50	3
	120	1:40																10	29	52	3
100 最高氧浓度 32.30% 最低氧浓度 14.00%	10	3:20																		0	0
	15	3:20																		0	0
	20	2:00																10	11	17	1
	30	2:00																10	15	24	2
	40	2:00																10	18	32	2
	60	2:00																10	25	44	3
	80	2:00																10	28	52	3
	100	2:00																10	31	56	3
	120	2:00																10	32	58	3

续表

深度（fsw）	水下工作时间（min）	上升到第一站时间（min:s）	190	180	170	160	150	140	130	120	110	100	90	80	70	60	50	40	30	20	舱内吸氧轮数
			减压停留站（fsw）																		
			混合气										50%氧						100%氧		
110 最高氧浓度 30% 最低氧浓度 14.00%	10	2:20																10	8	11	1
	20	2:20																10	12	20	1
	30	2:20																10	17	28	2
	40	2:20																10	20	36	2
	60	2:20																10	27	49	3
	80	2:20																10	31	58	3
	100	2:20																10	33	62	4
	120	2:20																10	35	64	4
120 最高氧浓度 28% 最低氧浓度 14.00%	10	2:40																10	9	13	1
	20	2:40																10	14	23	2
	30	2:40																10	19	33	2
	40	2:40																10	23	42	3
	60	2:40																10	30	55	3
	80	2:40																10	34	63	4
	100	2:40																10	36	66	4
	120	2:40															10	10	35	65	4
130 最高氧浓度 26.30% 最低氧浓度 14.00%	10	2:40															10	10	6	8	1
	20	2:40															10	10	12	19	1
	30	2:40															10	10	18	30	2
	40	2:20														7	10	10	22	40	3
	60	2:20														7	10	10	29	52	3
	80	2:20														7	10	10	33	60	3
	100	2:20														7	10	10	35	64	4
	120	2:20														7	11	11	35	66	4
140 最高氧浓度 24.80% 最低氧浓度 14.00%	10	3:00															10	10	6	8	1
	20	3:00															10	10	12	19	1
	30	3:00															10	10	18	30	2
	40	2:40														7	10	10	22	40	2
	60	2:40														7	10	10	29	52	3
	80	2:40														7	10	10	33	60	3
	100	2:40														7	10	10	35	64	4
	120	2:40														7	11	11	35	66	4
150 最高氧浓度 23.40% 最低氧浓度 14.00%	10	3:20															10	10	7	8	1
	20	3:00														7	10	10	14	22	2
	30	3:00														7	10	10	19	34	2
	40	3:00														7	10	10	24	44	3
	60	3:00														7	10	10	31	56	3
	80	3:00														7	10	10	35	64	4
	100	3:00														7	13	13	36	66	4
	120	3:00														9	16	16	36	66	5

续表

深度（fsw）	水下工作时间（min）	上升到第一站时间（min:s）	减压停留站（fsw） 190	180	170	160	150	140	130	120	110	100	90	80	70	60	50	40	30	20	舱内吸氧轮数
			混合气										50%氧						100%氧		
160 最高氧浓度 22.20% 最低氧浓度 14.00%	10	3:20													7	10	10		8	10	1
	20	3:20													7	10	10		15	24	2
	30	3:20													7	10	10		21	37	2
	40	3:20													7	10	10		26	47	3
	60	3:00													7	6	10	10	30	56	3
	80	3:00													7	9	10	10	35	66	4
	100	3:00													7	13	14	14	35	66	5
	120	3:00													7	17	17	17	36	66	5
170 最高氧浓度 21.10% 最低氧浓度 14.00%	10	3:20												7	0	10	10		8	12	1
	20	3:20												7	0	10	10		16	28	2
	30	3:20												7	1	10	10		23	42	3
	40	3:20												7	4	10	10		28	52	3
	60	3:20												7	10	10	10		33	62	4
	80	3:20												9	14	14	14		35	66	4
	100	3:00												5	18	18	18		36	66	5
	120	3:00											7	9	21	21	21		36	66	5
180 最高氧浓度 20.10% 最低氧浓度 14.00%	10	3:40												7	0	10	10		9	14	1
	20	3:40												7	0	10	10		17	30	2
	30	3:40												7	4	10	10		25	45	3
	40	3:20											7	0	8	10	10		30	54	3
	60	3:20											7	5	11	11	11		35	64	4
	80	3:20											7	9	15	15	15		36	66	4
	100	3:20											7	13	19	19	19		36	66	5
	120	3:20											7	17	23	23	23		36	66	6
190 最高氧浓度 19.20% 最低氧浓度 14.00%	10	4:00												7	0	10	10		10	15	1
	20	3:40											7	0	2	10	10		19	34	2
	30	3:40											7	0	7	10	10		26	46	3
	40	3:40											7	4	9	10	10		31	56	3
	60	3:40											7	9	13	13	13		34	62	4
	80	3:20										7	3	13	18	18	18		36	66	5
	100	3:20										7	6	16	21	21	21		36	66	6
	120	3:20										7	8	20	23	23	23		36	66	7
200 最高氧浓度 18.40% 最低氧浓度 14.00%	10	4:00											7	0	0	10	10		11	17	1
	20	4:00											7	0	4	10	10		20	36	2
	30	3:40										7	0	3	7	10	10		27	50	3
	40	3:40										7	0	7	10	10	10		31	58	3
	60	3:40										7	4	10	14	14	14		35	66	4
	80	3:40										7	8	14	18	18	18		36	66	5
	100	3:40										7	12	17	23	23	23		36	66	6
	120	3:40										8	15	21	23	23	23		36	66	7

续表

深度（fsw）	水下工作时间（min）	上升到第一站时间（min:s）	190	180	170	160	150	140	130	120	110	100	90	80	70	60	50	40	30	20	舱内吸氧轮数
		减压停留站（fsw）										混合气					50%氧			100%氧	
210 最高氧浓度 17.70% 最低氧浓度 10.00%	10	4:20											7	0	0		10	10	12	19	1
	20	4:00											7	0	1	6	10	10	22	38	2
	30	4:00											7	0	6	7	10	10	29	53	3
	40	4:00											7	3	9	10	10	10	33	60	3
	60	3:40										7	0	9	11	17	17	17	35	66	5
	80	3:40										7	3	11	15	20	20	20	36	66	6
	100	3:40										7	6	14	19	23	23	23	36	66	7
	120	3:40										7	8	18	23	23	23	23	36	66	7
220 最高氧浓度 17.00% 最低氧浓度 10.00%	10	4:40											7	0	2		10	10	13	20	1
	20	4:20											7	0	3	7	10	10	23	41	3
	30	4:20											7	2	6	9	10	10	30	54	3
	40	4:00										7	0	6	9	11	11	11	34	62	4
	60	4:00										7	4	9	12	18	18	18	36	66	5
	80	4:00										7	8	12	17	21	21	21	36	66	6
	100	4:00										7	12	15	20	23	23	23	36	66	7
	120	4:00										8	14	19	23	23	23	23	36	66	8
230 最高氧浓度 16.30% 最低氧浓度 10.00%	10	4:40											7	0	0	3	10	10	14	22	2
	20	4:20										7	0	3	4	7	10	10	24	44	3
	30	4:20										7	0	5	7	10	10	10	31	57	3
	40	4:00									7	0	3	7	9	13	13	13	34	64	4
	60	4:00									7	0	8	10	14	18	18	18	36	66	6
	80	4:00									7	3	10	14	18	23	23	23	36	66	7
	100	4:00									7	6	12	17	23	23	23	23	36	66	7
	120	4:00									7	7	16	19	23	23	23	23	36	66	8
240 最高氧浓度 15.70% 最低氧浓度 10.00%	10	4:40											7	0	3	4	10	10	14	24	2
	20	4:40										7	0	3	5	7	10	10	25	46	3
	30	4:20									7	0	3	6	7	10	10	10	32	58	4
	40	4:20									7	0	5	8	9	14	14	14	35	64	4
	60	4:20									7	4	8	11	14	19	19	19	36	66	6
	80	4:20									7	7	11	16	18	23	23	23	36	66	7
	100	4:20									7	10	14	19	23	23	23	23	36	66	8
	120	4:00								7	3	12	17	19	23	23	23	23	36	66	8
250 最高氧浓度 15.20% 最低氧浓度 10.00%	10	5:00										7	0	0	3	4	10	10	15	25	2
	20	4:40									7	0	0	3	7	7	10	10	26	47	3
	30	4:40									7	0	4	6	8	10	10	10	32	60	4
	40	4:40									7	2	5	9	9	14	14	14	35	64	4
	60	4:20								7	0	7	9	12	16	21	21	21	36	66	6
	80	4:20								7	3	9	13	15	21	23	23	23	36	66	7
	100	4:20								7	6	11	14	19	23	23	23	23	36	66	8
	120	4:20								7	8	13	19	20	23	23	23	23	36	66	8

续表

深度（fsw）	水下工作时间（min）	上升到第一站时间（min:s）	190	180	170	160	150	140	130	120	110	100	90	80	70	60	50	40	30	20	舱内吸氧轮数
			混合气										50%氧						100%氧		
260 最高氧浓度14.60% 最低氧浓度10.00%	10	5:00									7	0	0	0	4	4	10	10	16	27	2
	20	5:00									7	0	3	4	6	7	10	10	27	50	3
	30	4:40								7	0	2	5	6	9	10	10	10	33	62	4
	40	4:40								7	0	3	8	9	10	15	15	15	35	64	5
	60	4:40								7	3	7	10	14	16	21	21	21	36	66	6
	80	4:40								7	6	10	13	17	23	23	23	23	36	66	7
	100	4:20							7	2	9	13	16	20	23	23	23	23	36	66	8
	120	4:20							7	4	11	14	19	20	23	23	23	23	36	66	8
270 最高氧浓度14.20% 最低氧浓度10.00%	10	5:20									7	0	0	3	3	3	10	10	17	28	2
	20	5:00								7	0	0	3	6	6	8	10	10	29	52	3
	30	5:00								7	0	3	6	6	9	13	13	13	34	62	4
	40	5:00							7	0	2	5	8	8	12	16	16	16	35	66	5
	60	4:40							7	0	6	8	10	14	20	23	23	23	36	66	6
	80	4:40							7	3	8	11	14	17	23	23	23	23	36	66	7
	100	4:40							7	5	11	13	16	20	23	23	23	23	36	66	8
	120	4:40							7	8	12	16	19	20	23	23	23	23	36	66	8
280 最高氧浓度13.70% 最低氧浓度10.00%	10	5:40									7	0	0	3	3	4	10	10	18	31	2
	20	5:20								7	0	0	4	6	7	7	10	10	30	54	3
	30	5:00							7	0	1	5	5	9	9	12	12	12	35	64	4
	40	5:00							7	0	4	6	8	9	12	17	17	17	35	66	5
	60	5:00							7	4	6	8	12	15	18	23	23	23	36	66	7
	80	4:40						7	0	7	9	11	15	17	23	23	23	23	36	66	8
	100	4:40						7	2	9	11	15	17	20	23	23	23	23	36	66	8
	120	4:40						7	4	11	13	16	19	20	23	23	23	23	36	66	8
290 最高氧浓度13.30% 最低氧浓度10.00%	10	5:40								7	0	0	0	4	3	4	10	10	19	33	2
	20	5:20							7	0	0	2	6	6	6	9	10	10	30	56	3
	30	5:20							7	0	2	5	5	9	9	14	14	14	34	63	5
	40	5:20							7	0	5	7	8	11	13	17	17	17	35	66	5
	60	5:00						7	0	6	7	9	12	15	20	23	23	23	36	66	7
	80	5:00						7	2	8	10	12	16	19	23	23	23	23	36	66	8
	100	5:00						7	5	10	12	15	19	20	23	23	23	23	36	66	8
	120	5:00						7	8	11	16	17	19	20	23	23	23	23	36	66	8
300 最高氧浓度12.90% 最低氧浓度10.00%	10	6:00								7	0	0	0	4	3	4	10	10	19	33	2
	20	5:40							7	0	0	2	6	6	6	9	10	10	30	56	3
	30	5:40							7	0	2	5	5	9	9	14	14	14	34	63	5
	40	5:40							7	0	5	7	8	11	13	17	17	17	35	66	6
	60	5:20						7	0	6	7	9	12	15	20	23	23	23	36	66	7
	80	5:20						7	2	8	10	12	16	19	23	23	23	23	36	66	8
	100	5:20						7	5	10	12	15	19	20	23	23	23	23	36	66	8
	120	5:20						7	8	11	16	17	19	20	23	23	23	23	36	66	8
310 最高氧浓度12.50% 最低氧浓度10.00%	10	6:00							7	0	0	0	3	3	3	7	10	10	21	36	2
	20	5:40						7	0	0	2	4	5	6	7	10	10	10	31	57	4
	30	5:40						7	0	2	4	5	7	8	11	15	15	15	35	66	5
	40	5:20					7	0	1	4	6	7	8	12	15	19	19	19	36	66	7
	60	5:20					7	0	5	6	9	11	13	17	20	23	23	23	36	66	8
	80	5:20					7	3	7	9	11	13	17	20	23	23	23	23	36	66	8
	100	5:20					7	5	9	11	13	16	17	20	23	23	23	23	36	66	8
	120	5:20					7	7	12	13	16	17	19	20	23	23	23	23	36	66	8

深度（fsw）	水下工作时间（min）	上升到第一站时间（min:s）	减压停留站（fsw） 190	180	170	160	150	140	130	120	110	100	90	80	70	60	50	40	30	20	舱内吸氧轮数
			混合气										50%氧						100%氧		
320 最高氧浓度 12.20% 最低氧浓度 10.00%	10	6:20							7	0	0	0	4	3	3	7	10	10	21	38	2
	20	6:00						7	0	0	3	5	5	6	8	10	10	10	32	59	4
	30	5:40					7	0	0	4	4	6	7	9	11	17	17	17	35	66	5
	40	4:40					7	0	4	4	6	7	9	12	16	20	20	20	36	66	6
	60	5:20				7	0	2	6	8	9	11	14	17	23	23	23	23	36	66	8
	80	5:20				7	0	6	8	8	13	14	19	20	23	23	23	23	36	66	8
	100	5:20				7	2	7	10	13	16	17	19	20	23	23	23	23	36	66	8
	120	5:20				7	4	9	12	13	16	17	19	20	23	23	23	23	36	66	8
330 最高氧浓度 11.80% 最低氧浓度 10.00%	10	6:20						7	0	0	0	2	3	3	4	7	10	10	22	40	2
	20	6:00					7	0	0	2	3	4	6	5	10	10	10	10	33	60	4
	30	6:00					7	0	1	4	5	6	8	8	13	17	17	17	35	66	6
	40	5:40					7	0	1	4	5	7	10	12	17	22	22	22	36	66	7
	60	5:40				7	0	5	6	8	9	11	15	20	23	23	23	23	36	66	8
	80	5:40				7	2	7	8	10	13	15	19	20	23	23	23	23	36	66	8
	100	5:40				7	5	9	9	13	16	17	19	20	23	23	23	23	36	66	8
	120	5:20			7	1	7	10	13	15	16	17	19	20	23	23	23	23	36	66	8
340 最高氧浓度 11.50% 最低氧浓度 10.00%	10	6:40						7	0	0	0	3	3	3	4	7	10	10	23	41	3
	20	6:20					7	0	0	2	4	5	7	8	9	10	10	10	33	60	5
	30	6:00				7	0	0	3	5	5	6	8	9	13	18	18	18	35	66	6
	40	6:00				7	0	2	4	6	7	8	10	13	16	22	22	22	36	66	7
	60	5:40				7	0	3	5	6	9	10	13	16	18	21	23	23	36	66	8
	80	5:40				7	0	7	8	11	13	15	19	20	23	23	23	23	36	66	8
	100	5:40			7	2	8	8	12	13	16	17	19	20	23	23	23	23	36	66	8
	120	5:40			7	4	9	11	13	15	16	17	19	20	23	23	23	23	36	66	8
350 最高氧浓度 11.20% 最低氧浓度 10.00%	10	6:40					7	0	0	0	2	2	3	3	5	7	10	10	24	43	3
	20	6:20					7	0	0	0	4	5	5	7	9	13	13	13	33	63	5
	30	6:20				7	0	1	4	4	5	7	8	11	13	18	18	18	36	66	6
	40	6:00				7	0	1	3	5	6	7	8	11	14	17	23	23	36	66	7
	60	6:00				7	0	5	5	8	8	11	12	16	19	23	23	23	36	66	8
	80	6:00			7	2	7	7	10	11	13	17	19	20	23	23	23	23	36	66	8
	100	5:40		7	0	6	8	9	11	15	16	17	19	20	23	23	23	23	36	66	8
	120	5:40		7	1	7	9	12	14	15	16	17	19	20	23	23	23	23	36	66	8
360 最高氧浓度 10.90% 最低氧浓度 10.00%	10	7:00					7	0	0	0	2	2	3	3	7	7	10	10	25	44	3
	20	6:40				7	0	0	2	3	4	5	5	8	10	13	13	13	34	63	5
	30	6:20			7	0	0	3	3	5	6	7	8	11	13	19	19	19	36	66	7
	40	6:20			7	0	2	4	5	7	7	9	10	14	20	23	23	23	36	66	8
	60	6:20			7	2	5	6	7	9	11	14	16	19	23	23	23	23	36	66	8
	80	6:00		7	0	6	6	8	11	12	14	16	19	20	23	23	23	23	36	66	8
	100	6:00		7	2	7	8	11	13	14	16	17	19	20	23	23	23	23	36	66	8
	120	6:00		7	4	8	10	12	14	15	16	17	19	20	23	23	23	23	36	66	8

续表

深度（fsw）	水下工作时间（min）	上升到第一站时间（min:s）	减压停留站（fsw）																		舱内吸氧轮数
			190	180	170	160	150	140	130	120	110	100	90	80	70	60	50	40	30	20	
			混合气										50%氧						100%氧		
370 最高氧浓度 10.60% 最低氧浓度 10.00%	10	7:00				7	0	0	0	0	3	3	3	3	7	7	10	10	25	46	3
	20	6:40			7	0	0	0	3	4	4	5	5	8	10	13	13	13	34	63	5
	30	6:20		7	0	0	2	3	4	4	7	7	8	11	16	19	19	19	36	66	7
	40	6:20		7	0	0	4	4	5	6	8	10	11	14	20	23	23	23	36	66	8
	60	6:20		7	0	4	5	7	8	9	11	13	17	20	23	23	23	23	36	66	8
	80	6:00	7	0	3	6	7	9	10	12	15	17	19	20	23	23	23	23	36	66	8
	100	6:00	7	0	6	7	9	10	14	15	16	17	19	20	23	23	23	23	36	66	8
	120	6:00	7	1	7	9	11	13	14	15	16	17	19	20	23	23	23	23	36	66	8
380 最高氧浓度 10.40% 最低氧浓度 10.00%	10	7:20				7	0	0	0	0	3	3	3	3	7	7	10	10	25	46	3
	20	7:00			7	0	0	0	3	4	4	5	5	8	10	13	13	13	34	63	6
	30	6:40		7	0	0	2	3	4	4	7	7	8	11	16	19	19	19	36	66	7
	40	6:40		7	0	0	4	4	5	6	8	10	11	14	20	23	23	23	36	66	8
	60	6:20		7	0	4	5	7	8	9	11	13	17	20	23	23	23	23	36	66	8
	80	6:20	7	0	3	6	7	9	10	12	15	17	19	20	23	23	23	23	36	66	8
	100	6:20	7	0	6	7	9	10	14	15	16	17	19	20	23	23	23	23	36	66	8
	120	6:20	7	1	7	9	11	13	14	15	16	17	19	20	23	23	23	23	36	66	8

黑色粗框内的为例外暴露

（徐伟刚　王晔炜）

第二十七章

饱和潜水减压表

国内开展的饱和潜水海上实潜均采用氦氧混合气，早期主要采用英军减压表。近十年来有机构开始采用法国和美军减压表，其均在实践中得到了良好应用。2010 年，我国海军研制了自己的氦氧饱和潜水减压表，并成功应用于海上训练。本章收集上述三表，可供实践中对照应用。

第一节　英国海军氦氧饱和潜水减压表

本表深度范围 50～305 m，采用氦氧混合气。表 27-1 饱和潜水减压表主表，表 27-2、表 27-3 是对表 27-1 的归纳，便于查考和理解。

一、使用要点

（一）确定饱和深度和巡潜

根据潜水作业的实际深度与在那一深度进行作业所需的时间，选择最佳的饱和深度，使该深度尽可能最小，以便从这一深度通过一系列的巡回潜水即可直接开展水下作业。根据饱和深度，按表 27-4 列出的各饱和深度适用的巡潜深度范围，根据作业深度需要，确定巡潜深度。

（二）加压和减压

以 1 m/min 加压，具体操作时可先在 1 min 内加压 10 m，然后停留 9 min。如潜水员感到不适，速率可减半。每 5 m 一档设置停留站，站间移行时间为 5 min（1 min/m），包括在下一站停留时间之内。如果饱和深度不是 5 m 的倍数，可按 1 min/m 的速率上升至邻近的 5 的倍数深度，然后按照表 27-1 规定的每站停留时间要求，逐站减压。可从任何指定的 5 m 停留站开始减压。

（三）操作要点

（1）每次减压前 15～30 min，开始向舱内输入氧气，在到达下一停留站时，使氧浓度达到该站要求的值。开始减压前 5 min，如果潜水员入睡，应叫醒，并要求在减压开始后的 15 min 内不得入睡。

（2）氧分压应始终维持在 40 kPa，但在 5 m 停留站除外。从 5 m 至水面，氧浓度不得超过 23%。

（3）CO_2 浓度不应超过相当于常压下的 0.5%。

（4）氧气纯度应≥99.5%，符合英国药典氧气检验表中规定的各项标准。氦气纯度应符合美国矿务局的 A 级标准（99.995%）。

（5）表 27-1 中 0～250 m 部分，已经过充分验证，并多次安全应用。而 250～305 m 部分，据英国皇家海军生理实验室建议，各停留站的停留时间最好由 2 h 延长为 3 h。

二、巡潜时程和最大极限

潜水员从饱和深度进行巡潜时遵守以下规定：①上升或下潜速率不超过 10 m/min；②呼吸气中的氧分压范围 40～60 kPa；③巡潜时程不受限制。时程不限的巡回潜水幅度，最好不超过 6.5 m（包括向上或向下巡潜），此种巡潜也不受次数的限制。巡潜深度越接近工作深度就越节省气体。因此，饱和深度一般均选定在小于巡潜工作深度的 5 m 处。

当然，巡潜深度也可按表 27-4 选择。此表不限巡潜时程，只限深度。经过一次较长的巡潜返回饱和深度后，必须停满 18 h 后才可以开始饱和减压。另外，在一次饱和潜水期间，只允许进行一次最大极限的巡回潜水。

三、减压病的治疗

如潜水员在饱和减压过程中发生减压病，则以 2 m/min 的速率加压至症状消失的深度，仅有肢体疼痛者不超过 20 m；重型减压病、特别是有前庭症状者不超过 30 m。在症状消失的深度至少停留 2 h，最长 6 h。然后从治疗深度开始饱和减压。但各停留站的间距应减为 2.5 m，停留时间亦减少一半，减压总时间不变。

在巡潜后发生减压病者，立即加压至症状消失的深度，可以小于巡潜深度；但对于重型病例来说，至少加压到比饱和深度大 30 m，至少停留 2 h，最长 24 h，以症状消失为准。然后从治疗深度重新开始饱和减压，各停留站的间距亦减为 2.5 m，停留时间减半，减压总时间不变。

饱和潜水减压结束后发生减压病者，可按常规治疗表进行治疗。

在治疗过程中，每呼吸 20 min 治疗混合气（氧分压 150～200 kPa），间歇呼吸舱内气体 5 min 为 1 个周期，最多可以呼吸 6 个周期。

表 27-1　50～305 m 氦氧饱和潜水减压表

深度（m）	减压累计时间（d:h）	停留时间（h）	允许氧浓度（%）	允许 CO_2 浓度（%）	减压总时间（h:min）
305		2	1.27	0.016	239:05
300	0:02	2	1.29	0.016	237:05
295	0:04	2	1.31	0.016	235:00
290	0:06	2	1.33	0.017	233:00
285	0:08	2	1.36	0.017	231:00
280	0:10	2	1.38	0.017	229:00
275	0:12	2	1.40	0.018	227:00
270	0:14	2	1.43	0.018	225:00
265	0:16	2	1.45	0.018	223:00
260	0:18	2	1.48	0.018	221:00
255	0:20	2	1.51	0.019	219:00
250	0:23	3	1.54	0.019	216:05
245	1:2	3	1.57	0.020	213:00
240	1:5	3	1.60	0.020	210:00
235	1:8	3	1.63	0.020	207:00
230	1:11	3	1.67	0.021	204:00
225	1:14	3	1.70	0.021	201:00
220	1:17	3	1.74	0.022	198:00
215	1:20	3	1.78	0.022	195:00
210	1:23	3	1.82	0.023	192:00
205	2:2	3	1.86	0.023	189:00
200	2:5	3	1.90	0.024	186:05

续表

深度（m）	减压累计时间（d:h）	停留时间（h）	允许氧浓度（%）	允许 CO_2 浓度（%）	减压总时间（h:min）
195	2:8	3	1.95	0.024	183:00
190	2:11	3	2.00	0.025	180:00
185	2:14	3	2.05	0.026	177:00
180	2:17	3	2.10	0.026	174:00
175	2:20	3	2.16	0.027	171:00
170	3:00	4	2.22	0.028	167:00
165	3:4	4	2.28	0.028	163:00
160	3:8	4	2.35	0.029	159:00
155	3:12	4	2.42	0.030	155:00
150	3:16	4	2.50	0.031	151:05
145	3:20	4	2.58	0.032	147:00
140	4:0	4	2.67	0.033	143:00
135	4:4	4	2.76	0.034	139:00
130	4:8	4	2.86	0.036	135:00
125	4:12	4	2.96	0.037	131:00
120	4:16	4	3.08	0.038	127:00
115	4:20	4	3.20	0.040	123:00
110	5:0	4	3.33	0.042	119:00
105	5:5	5	3.48	0.043	114:00
100	5:10	5	3.64	0.045	109:05
95	5:15	5	3.81	0.048	104:00
90	5:20	5	4.00	0.050	99:00
85	6:1	5	4.21	0.053	94:00
80	6:6	5	4.44	0.056	89:00
75	6:11	5	4.70	0.059	84:00
70	6:16	5	5.00	0.062	79:00
65	6:21	5	5.33	0.067	74:00
60	7:2	5	5.71	0.071	69:00
55	7:7	5	6.15	0.077	64:00
50	7:12	5	6.67	0.083	59:05
45	7:18	6	7.27	0.091	53:00
40	8:0	6	8.00	0.100	47:05
35	8:6	6	8.89	0.111	41:00
30	8:12	6	10.00	0.125	35:05
25	8:19	7	11.43	0.143	28:00
20	9:2	7	13.33	0.167	21:05
15	9:9	7	16.00	0.200	14:00
10	9:16	7	20.00	0.250	7:05
5	9:23	7	25.00	0.333	0:00
0			减压完毕		

表 27-2 不同深度的减压停留时间

深度（m）	停留时间（h/5 m）	平均时间（min/m）
305～255	2	24
250～175	3	36
170～110	4	48
105～50	5	60
45～30	6	72
25～0	7	84

表 27-3　各档减压总时间

深度	各档减压总时间	
（m）	（h:min）	（d:h:min）
50	59:05	2:11:05
100	109:05	4:13:05
150	151:05	6:07:05
200	186:05	7:18:05
250	216:05	9:00:05
300	237:05	9:21:05
305	239:05	9:23:05

表 27-4　50～305 m 氦氧饱和潜水单次巡潜最大深度

向上巡回潜水		饱和深度（m）	向下巡回潜水	
允许深度（m）	巡潜距离（m）		巡潜距离（m）	允许深度（m）
28	22	50	30	80
32	23	55	30	85
35	25	60	31	91
39	26	65	32	97
42	28	70	32	102
46	29	75	33	108
50	30	80	33	113
55	30	85	34	119
59	31	90	34	124
64	31	95	35	130
68	32	100	36	136
73	32	105	36	141
77	33	110	37	147
82	33	115	37	152
86	34	120	38	158
91	34	125	38	163
95	35	130	39	169
100	35	135	39	174
104	36	140	40	180
109	36	145	41	186
113	37	150	41	191
118	37	155	42	197
122	38	160	42	202
127	38	165	43	208
131	39	170	43	213
136	39	175	44	219
140	40	180	45	225
145	40	185	45	230
149	41	190	46	236
154	41	195	46	241
158	42	200	47	247
162	43	205	47	252
167	43	210	48	258
171	44	215	48	263
176	44	220	49	269
180	45	225	50	275
185	45	230	50	280
189	46	235	51	286
194	46	240	51	291
198	47	245	52	297
203	47	250	52	302
207	48	255	53	308
212	48	260	54	314
216	49	265	54	319
221	49	270	55	325
225	50	275	55	33
230	50	280	56	336
234	51	285	56	341
239	51	290	57	347
243	52	295	58	353
248	52	300	58	358
252	53	305	59	364

第二节 美国海军氦氧饱和潜水减压表

一、确定饱和深度

饱和深度主要根据潜水作业需要确定。可根据预计作业深度参考不减压巡潜表（表27-6、表27-7）估算饱和深度。如果潜水作业深度范围很小，甲板加压舱饱和深度应选择在作业深度范围中线附近，以节约潜水钟加减压用气量。当预期潜水作业深度范围较大或需要完成不同深度的多个潜水作业任务，则应设置几种不同的饱和深度，根据不减压巡潜极限由深及浅逐渐减小饱和深度完成作业任务。

二、供气和环境控制

（一）供气要求

必须严格控制甲板加压舱和潜水钟中各种气体成分，氧分压控制在 $44\sim48$ kPa，CO_2 分压须低于 0.5 kPa（3.8 mmHg），氦气和氮气用于平衡总压。巡潜用气氧分压在 $44\sim125$ kPa。当甲板加压舱或潜水钟大气污染时，氧分压为 $16\sim125$ kPa 的应急气应可即时用于内置应急呼吸供气系统，应急呼吸气的量应足以供应潜水员在纠正甲板加压舱大气成分期间的呼吸需要，当呼吸的应急气氧分压低于 42 kPa 时，禁止向上巡潜或减压。

（二）环境控制

舒适的环境温度为 $29.5\sim34$ ℃，应该保持为感觉最温暖潜水员感到舒适的最低温度，感觉最冷的潜水员必要时可以增加衣服保暖。潜水员感觉、CO_2 吸收剂最佳工作和消防对相对湿度的要求都在 $50\%\sim70\%$，因此，相对湿度应保持在 $30\%\sim80\%$。

三、加压

（一）调整舱室氧分压

在加压到饱和深度前，应首先将加压舱氧分压从 21 kPa 升高到 $44\sim48$ kPa。有两种调整方法：①用空气中速将加压舱加压到 11 m，舱内氧分压达到 44 kPa，如需要，可通过补氧系统将氧分压进一步调整到 48 kPa；②用氧浓度低于21%的氦氧混合气给加压舱中速加压。用以下公式计算达到预计氧分压的深度：

$$加压深度（m）=10\times（目标氧分压-21）/混合气氧浓度$$

（二）加压至饱和深度

为避免 HPNS 和加压性关节痛，应在符合饱和深度加压速度规定的基础上，尽量选用最慢速的加压。表27-5 列出了各个深度加压速度的规定。

表27-5 各深度的加压速度

深度范围（m）	加压速度（m/min）
0~18	0.15~9
18~76	0.15~3
76~28	0.15~0.9
228~305	0.15~0.6

如果作业需要，122 m 以浅的饱和深度，加压可按照上表所示的最大加压速度实施，发生 HPNS 的风险很小。超过 122 m 饱和深度，如果仍按照最大加压速度直接加压，部分潜水员将会出现 HPNS，发生 HPNS 的潜水员 24～48 h 内将无法有效工作。加压过程设置驻留站的深度和时程可根据潜水作业的潜水员舒适度的需要进行调整。

加压过程中，应仔细监测舱室大气，当加压速度较快时，容易出现舱室大气混合不充分现象，导致局部氧分压过低，应予以考虑。

（三）加压中止

少数情况下可能需要中断加压过程，应先咨询饱和潜水军医。如果深度和停留时间均未超过水面供气式氦氧潜水减压表的最大深度和停留时间限制，则以水面供气式氦氧潜水减压。如果起始阶段使用空气加压，12 m 以浅 60 min 以内的加压时间，不计入作业时间；如起始阶段使用氦气加压，作业时间从开始加压时起算。通过面罩呼吸氧分压为 150～280 kPa 的氦氧混合气，每呼吸 25 min 间隔呼吸氧分压为 16～125 kPa 的混合气 5 min，5 min 间隔计入停留时间。减压出舱后密切观察至少 24 h。

如果中断时暴露的深度或时间超过水面供气式氦氧潜水减压表的最大深度和停留时间，可参考饱和潜水紧急中止程序实施。

四、巡潜

使用表 27-7 时，饱和深度是按照巡潜前 48 h 内所到达的最大深度来确定的。当完成某一深度潜水作业，需要增大饱和深度，一旦调整，向下不减压巡潜的极限就应根据新饱和深度确定，但进行不减压向上巡潜时，须 48 h 后才能按照新饱和深度执行。巡潜过程中上升速度不得超过 18 m/min，一旦超过，应立即停止，直到补足时间才能继续。如果饱和深度在表 27-6 所列深度之间，则使用下一较小深度；如果饱和深度在表 27-6 所列深度之间，则使用下一较大深度。

表 27-6　不减压向下巡潜深度极限

饱和深度		最大巡潜距离		最大巡潜深度		饱和深度		最大巡潜距离		最大巡潜深度	
(fsw)	(m)	(ft)	(m)	(fsw)	(m)	(fsw)	(m)	(ft)	(m)	(fsw)	(m)
0	0	29	9	29	9	160	49	70	21	230	70
10	3	33	10	43	13	170	52	72	22	242	74
20	6	37	11	57	17	180	55	73	22	253	77
30	9	40	12	70	21	190	58	75	23	265	81
40	12	43	13	83	25	200	61	77	23	277	84
50	15	46	14	96	29	210	64	78	24	288	88
60	18	48	15	108	33	220	67	80	24	300	91
70	21	51	16	121	37	230	70	82	25	312	95
80	24	53	16	133	41	240	73	83	25	323	98
90	27	56	17	146	45	250	76	85	26	335	102
100	30	58	18	158	48	260	79	86	26	346	105
110	34	60	18	170	52	270	82	88	27	358	109
120	37	62	19	182	55	280	85	89	27	369	112
130	40	64	20	194	59	290	88	90	27	380	116
140	43	66	20	206	63	300	91	92	28	392	119
150	46	68	21	218	66	310	94	93	28	403	123

饱和深度		最大巡潜距离		最大巡潜深度		饱和深度		最大巡潜距离		最大巡潜深度	
(fsw)	(m)	(ft)	(m)	(fsw)	(m)	(fsw)	(m)	(ft)	(m)	(fsw)	(m)
320	98	95	29	415	126	590	180	126	38	716	218
330	101	96	29	426	130	600	183	127	39	727	222
340	104	97	30	437	133	610	186	128	39	738	225
350	107	98	30	448	137	620	189	129	39	749	228
360	110	100	30	460	140	630	192	130	40	760	232
370	113	101	31	471	144	640	195	131	40	771	235
380	116	102	31	482	147	650	198	132	40	782	238
390	119	103	31	493	150	660	201	133	41	793	242
400	122	105	32	505	154	670	204	133	41	803	245
410	125	106	32	516	157	680	207	134	41	814	248
420	128	107	33	527	161	690	210	135	41	825	251
430	131	108	33	538	164	700	213	136	41	836	255
440	134	109	33	549	167	710	216	137	42	847	258
450	137	111	34	561	171	720	219	138	42	858	262
460	140	112	34	572	174	730	223	139	42	869	265
470	143	113	34	583	178	740	226	140	43	880	268
480	146	114	35	594	181	750	229	141	43	891	272
490	149	115	35	605	184	760	232	142	43	902	275
500	152	116	35	616	188	770	235	143	44	913	278
510	155	117	36	627	191	780	238	144	44	924	282
520	158	118	36	638	194	790	241	144	44	934	285
530	162	119	36	649	198	800	244	145	44	945	288
540	165	120	37	660	201	810	247	146	45	956	291
550	168	122	37	672	205	820	250	147	45	967	295
560	171	123	37	683	208	830	253	148	45	978	298
570	174	124	38	694	212	840	256	149	45	989	301
580	177	125	38	705	215	850	259	150	46	1000	305

表 27-7　不减压向上巡潜深度极限

饱和深度		最大巡潜距离		最浅巡潜深度		饱和深度		最大巡潜距离		最浅巡潜深度	
(fsw)	(m)	(ft)	(m)	(fsw)	(m)	(fsw)	(m)	(ft)	(m)	(fsw)	(m)
						100	30	47	14	53	16
29	9	29	9	0	0	110	34	49	15	61	19
30	9	29	9	1	0.3	120	37	51	16	69	21
40	12	32	10	8	2.5	130	40	53	16	77	23
50	15	35	11	15	4.5	140	43	55	17	85	26
60	18	37	11	23	7	150	46	56	17	94	29
70	21	40	12	30	9	160	49	58	18	102	31
80	24	42	13	38	12	170	52	60	18	110	34
90	27	44	13	46	14	180	55	62	19	118	36

续表

饱和深度		最大巡潜距离		最浅巡潜深度		饱和深度		最大巡潜距离		最浅巡潜深度	
(fsw)	(m)	(ft)	(m)	(fsw)	(m)	(fsw)	(m)	(ft)	(m)	(fsw)	(m)
190	58	63	19	127	39	600	183	115	35	485	148
200	61	65	20	135	41	610	186	116	35	494	151
210	64	67	20	143	44	620	189	117	36	503	153
220	67	68	21	152	46	630	192	118	36	512	156
230	70	70	21	160	49	640	195	119	36	521	159
240	73	71	22	169	52	650	198	119	36	531	162
250	76	73	22	177	54	660	201	120	37	540	165
260	79	74	23	186	57	670	204	121	37	549	167
270	82	76	23	194	59	680	207	122	37	558	170
280	85	77	23	203	62	690	210	123	37	567	173
290	88	79	24	211	64	700	213	124	38	576	176
300	91	80	24	220	67	710	216	125	38	585	178
310	94	81	25	229	70	720	219	126	38	594	181
320	98	83	25	237	72	730	223	127	39	603	184
330	101	84	26	246	75	740	226	128	39	612	187
340	104	85	26	255	78	750	229	129	39	621	189
350	107	87	27	263	80	760	232	130	40	630	192
360	110	88	27	272	83	770	235	131	40	639	195
370	113	89	27	281	86	780	238	131	40	649	198
380	116	90	27	290	88	790	241	132	40	658	201
390	119	92	28	298	91	800	244	133	41	667	203
400	122	93	28	307	94	810	247	134	41	676	206
410	125	94	29	316	96	820	250	135	41	685	209
420	128	95	29	325	99	830	253	136	41	694	212
430	131	96	29	334	102	840	256	137	42	703	214
440	134	97	30	343	105	850	259	137	42	713	217
450	137	99	30	351	107	860	262	138	42	722	220
460	140	100	30	360	110	870	265	139	42	731	223
470	143	101	31	369	112	880	268	140	43	740	226
480	146	102	31	378	115	890	271	141	43	749	228
490	149	103	31	387	118	900	274	142	43	758	231
500	152	104	32	396	121	910	277	142	43	768	234
510	155	105	32	405	123	920	280	143	44	777	237
520	158	106	32	414	126	730	223	144	44	786	240
530	162	107	33	423	129	940	287	145	44	795	242
540	165	108	33	432	132	950	290	146	45	804	245
550	168	110	34	440	134	960	293	146	45	814	248
560	171	111	34	449	137	970	296	147	45	823	251
570	174	112	34	458	140	980	299	148	45	832	254
580	177	113	34	467	142	990	302	149	45	841	256
590	180	114	35	476	145	1000	305	150	46	850	259

五、减压

饱和减压有两种方式，一种是按照不减压巡回潜水限度，先直接减压到向上巡潜极限深度，然后按照规定的减压速度继续减压，这种方法能有效减少减压总时间，在实践中广泛应用。第二种方法是以适当速度从饱和深度开始逐渐减压。

向上巡潜最小深度在理论上是根据潜水员 48 h 前曾到达的最大深度从表 27-7 中查出，但需要综合考虑环境、潜水员劳动强度和潜水员身体状况等因素，由潜水医师和潜水长决定并经潜水总监同意后才能实施。从饱和深度直接减压到向上巡潜深度极限的减压速度是 0.6 m/min（2 fsw/min）。从 61 m 以浅的饱和深度直接减压到向上巡潜最浅深度后，继续减压容易引起减压病。此时需要在该深度停留 2 h 后才能继续减压。

表 27-8 列出了饱和减压的速度。实际应用时，尤其是在潜水减压操作方案中，减压速度常用每 1 fsw 或 2 fsw 需要的减压时间来表示。例如，减压速度为 6 fsw/h 时，按照 1 fsw/10 min 操作。减至常压前设定最后 4 fsw 减压停留站，一是避免发生减压结束太早的情况；二是使大气检测设备维持一定的检测气流。在该 4 fsw 站停留 80 min，然后以 1 fsw/min 的速度减到常压。

表 27-8　饱和减压速度

深度		速度	
（fsw）	（m）	（fsw/h）	（m/h）
1600～200	488～61	6	1.83
200～100	61～30	5	1.52
100～50	30～15	4	1.22
50～0	15～0	3	0.91

减压过程中，每 24 h 减压 16 h，停留休息 8 h，并且这 8 h 至少要分为两个阶段。具体休息停留时间取决于日常作息习惯和作业时间。向上巡潜后驻留 2 h 可算作休息停留时间。

表 27-9　减压作息表

常规作息		备选作息	
时间	活动	时间	活动
2400～0600	停留休息	2300～0500	减压
0600～1400	减压	0500～0700	停留休息
1400～1600	停留休息	0700～0900	减压
1600～2400	减压	0900～1500	停留休息
		1500～2300	减压

表 27-9 常规作息的规定尽可能减少了潜水员在正常睡眠时间的减压，但并非绝对，可以更改为在其他时段减压，也可允许在潜水员睡眠时间减压，但 24 h 内包含两次停留休息时间的规定不能改变。总之，减压停留时间的选择主要根据操作的需要，停留站间减压速度不能超过 1 fsw/min。

饱和潜水甲板加压舱内氧分压应保持在 44～48 kPa，但存在两种例外情况：①采取向上巡潜减压法前 1 h，应把氧分压增加至 60 kPa，但也应防止氧分压在向上巡潜减压结束后超过 48 kPa。在从 61 m 以浅采取向上巡潜减压后，虽然在减压前氧分压提高到了 60 kPa，但仍可能会在向上巡潜结束时降低到不足 44 kPa；即便如此，减压前氧分压也只能增加至 60 kPa，但是减压后应立刻把氧分压提高到超过 44 kPa。②饱和减压最后阶段，基于防火考虑，允许氧分压是 19～23 kPa，以降低氧浓度。

六、减压病处置

饱和潜水中向上巡潜或标准饱和减压均可导致减压病，症状往往不明显。在怀疑有潜水员罹患减压病时，应询问全体潜水员是否有类似症状，减压病治疗可根据图 27-1 进行。

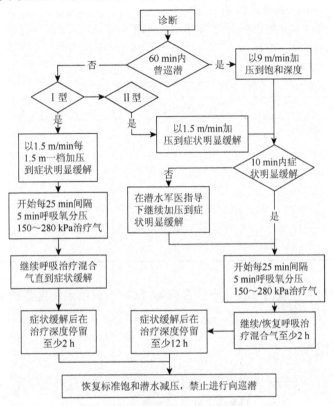

图 27-1　饱和潜水减压病治疗流程

（一）Ⅰ型减压病

通常表现为逐步加重的肌肉与关节痛，其中最常见于膝关节。向上巡潜过程或向上巡潜结束 60 min 内出现的Ⅰ型减压病，因为常有恶化的趋势，应按Ⅱ型减压病处理。出现Ⅰ型减压病应进行加压治疗，以 1.5 m/min 每次增加 1.5 m，直到症状明显改善，确定为治疗深度，通常不超过 9 m。面罩呼吸治疗混合气 25 min，间歇 5 min 舱室气体。症状消退后，在治疗深度继续停留 2 h 以上，然后以标准饱和减压方案减压，禁止该潜水员再次向上巡潜。

（二）Ⅱ型减压病

饱和潜水中Ⅱ型减压病通常由向上巡潜引起，症状出现常比较早，多在向上巡潜过程或向上巡潜 1 h 内出现，属于急症，应立即以 9 m/min 的速度加压到开始巡潜的深度。如果不是由向上巡潜引起，应以 1.5 m/min 的速度加压到症状明显缓解的深度，同上通过面罩呼吸治疗气并间歇呼吸舱室气体。症状完全消退后，在此治疗深度继续间隔呼吸治疗气 2 h，并继续停留到总时间 12 h 后，以标准饱和减压方案减压。禁止该潜水员再次向上巡潜。

第三节　我国海军氦氧饱和潜水减压表

本表范围 48～500 m，通常比作业深度浅 5～10 m。一次饱和潜水过程中，设置多个饱和深度时，应当以由深及浅的顺序进行。一次饱和潜水高气压总暴露时间不应超过 28 天。

一、加压

先以氧浓度为 20%的氦氧混合气加压到 10 m，也可以空气加压到 7 m 再纯氧补充至 40 kPa 氧分压。后续加压使用纯氦，用纯氧补充代谢氧的消耗。

加压通常不应超过表 27-10 推荐的速率要求。根据潜水员反应，必要时可在加压过程中设立停留站。饱和深度大于 180 m、需要更快速率的加压时，应有 HPNS 的医学监护设施。

表 27-10 氦氧饱和潜水的加压速度

深度范围（m）	推荐加压速度（m/min）	最大加压速率（m/min）
0～20	1	9.14
20～80	1	3.05
80～120	1	0.92
121～200	0.44	0.91
201～300	0.21	0.61
301～400	0.11	—
401～500	0.05	—

加压过程中监测饱和居住舱内气体分布是否均匀，随时询问潜水员主观感觉，观察客观生命指征，应避免缺氧等情况发生。

二、气体和环境控制

潜水钟以氧分压为 50～60 kPa 的氦氧混合气加压，必要时可用巡潜气代替，控制钟内氧分压符合要求即可。巡潜气采用氧分压为 60～120 kPa 的氦氧混合气。在氧分压为 150～250 kPa 范围内，配制若干不同氧浓度的治疗混合气以备从巡潜深度至 18 m 减压阶段使用，各深度阶段治疗气至少应满足每人 120 min 用量。饱和居住舱使用的应急气允许临时配制，要求氧分压 30～60 kPa，必要时先以浓度合适的治疗气替代；潜水钟外应急气应根据作业深度和应急预案预先配置，允许氧分压 40～200 kPa。

高气压暴露全过程饱和居住舱气压波动应小于所处压力的 1%，以纯氧补充氧耗、纯氦稳压。加压、饱和停留阶段氧分压维持在 38～42 kPa；减压阶段舱内氧分压调高至 55 kPa，但最高氧浓度不得超过 24%。舱内 CO_2 分压低于 0.5 kPa，按照 CO_2 监测结果每日更换 2～3 次钠石灰与活性炭。居住舱室温度以舱内潜水员感觉适宜为准，通常为 30～32 ℃。相对湿度维持在 50%～80%。

潜水员水下巡潜呼吸气体温度以潜水员感觉舒适为准，通常不应低于表 27-11 规定的最低温度。

表 27-11 潜水员呼吸气最低温度

深度（m）	最低温度（℃）
100	−3.1
120	1.2
150	7.5
180	11.7
210	14.9
250	17.3
275	19.2
300	20.7
330	22.0

续表

深度（m）	最低温度（℃）
366	23.0
396	23.9
427	24.7
457	25.4

三、巡回潜水

根据饱和深度查表 27-12，确定向下或向上巡潜的极限。若实际向下巡潜超过极限，可查该表确定此最大巡潜深度下的相应饱和深度，将饱和深度提高即可。向上巡潜时，此前 36 h 内如果进行过超出 60 min 的向下巡潜，要以该向下巡潜深度作为饱和深度确定向上巡潜的深度极限。每次巡潜作业时间不大于 4 h，不得超过 6 h。下潜速率小于 18 m/min，上升速率控制在 3～9 m/min。

从第一次巡潜开始到第二次巡潜开始，需间隔 6 h 以上；若第一次巡潜时间超过 100 min，第二次巡潜时程应限制在允许时程的一半以内。向下巡潜应安排在向上巡潜之后，两次巡潜之间无需时间间隔。若巡潜深度距饱和深度不大于 6.5 m，巡潜时程和次数不受限制。

表 27-12　48～300 m 氦氧饱和单次巡潜到达深度极限表

向上巡回潜水		饱和深度（m）	向下巡回潜水	
允许深度（m）	巡潜距离（m）		巡潜距离（m）	允许深度（m）
31	17	48	21	69
36	18	54	22	76
41	19	60	23	83
46	20	66	24	90
51	21	72	25	97
56	22	78	26	104
61	23	84	27	111
66	24	90	28	118
71	25	96	28	124
76	26	102	29	131
82	26	108	30	138
87	27	114	31	145
92	28	120	31	151
98	28	126	32	158
103	29	132	33	165
108	30	138	34	172
113	31	144	34	178
119	31	150	35	185
124	32	156	36	192
129	33	162	36	198
135	33	168	37	205
140	34	174	37	211
146	34	180	38	218
151	35	186	39	225
156	36	192	39	231

续表

向上巡回潜水		饱和深度（m）	向下巡回潜水	
允许深度（m）	巡潜距离（m）		允许深度（m）	巡潜距离（m）
162	36	198	40	238
167	37	204	40	244
173	37	210	41	251
178	38	216	42	258
184	38	222	42	264
189	39	228	43	271
195	39	234	43	277
200	40	240	44	284
205	41	246	44	290
211	41	252	45	297
216	42	258	45	303
222	42	264	39	303
227	43	270	33	303
233	43	276	27	303
238	44	282	21	303
244	44	288	15	303
249	45	294	9	303
255	45	300	3	303

进行向上巡回潜水时，饱和深度以 36 h 内曾到达过的最大深度计；饱和深度超过 258 m 时，巡潜所允许达到的最大深度仍为 303 m

四、饱和减压

如果进行过向下巡潜，先确定最后一次巡潜结束与开始饱和减压之间的时间间隔，间隔时间按表 27-13 规定执行，待停留完毕后方许进行饱和减压。向下巡潜结束后也可以立即进行饱和减压，但要求从饱和深度开始每 1 m 一站减压。

表 27-13　最后一次巡潜结束与开始饱和减压前的间隔时间

大于饱和深度（m）	巡潜时间（h）	间隔时间（h）
任何深度	<1	4
<15	<2	4
	2～4	12
	>4	24
15～30	1～2	16
	>2	36
>30	1～2	30
	>2	48

第一停留站深度按以下公式计算：

$$P_{1st} = \left\lceil D - 4 \times \left(\frac{D+10}{14} \right)^{1/3} \right\rceil$$

式中：P_{1st}——第一停留站深度，单位为 m；D——饱和深度，单位为 m。

减压前将舱内氧分压提高到达到下一停留站氧分压 55 kPa 的氧浓度，然后开始减压，站间减压速率 1 m/min，计入停留站停留时间。减压期间应保证 8 h 的睡眠时间，睡眠期间不减压。饱和减压全程禁止剧烈运动和屏气。

减至常压后，潜水员应在饱和居住舱门全开的状态下自然通风待氦语音完全消失后方可出舱（表 27-14）。

表 27-14　500 m 氦氧饱和潜水减压表

减压停留站（m）	停留时间（min/m）	减压停留站（m）	停留时间（min/m）	减压停留站（m）	停留时间（min/m）
487~442	33	88~79	48	15~14	62
441~391	34	78~71	49	13	63
390~346	35	70~63	50	12	65
345~307	36	62~57	51	11	68
306~273	37	56~51	52	10	70
272~243	38	50~45	53	9	73
242~217	39	44~40	54	8	76
216~194	40	39~36	55	7	79
193~173	41	35~31	56	6	82
172~155	42	30~28	57	5	86
154~138	43	27~24	58	4	90
137~124	44	23~21	59	3	94
123~111	45	20~19	60	2	99
110~99	46	18~16	61	1	105
98~89	47				

五、异常情况处置

（一）居住舱内 CO_2 过高

若 CO_2 分压超过 0.5 kPa，应及时更换钠石灰；持续 4 h 超出 1.5 kPa 应通过面罩呼吸应急气体。

（二）居住舱内氧分压过高

氧分压暂时超过 50 kPa，可待其自然消耗或充以氦气稀释，此时应计算肺氧中毒剂量单位（UPTD），累加每日 UPTD，包括巡回潜水，不得超过 600，连日不得超过 300 UPTD/d。

（三）舱压波动超过 1%

舱压升高不大于所在停留站压强 5%，允许直接减回停留站压强，波动时间不计入减压站停留时间；升高超过 5%，需重新从升高到达的压强开始按方案减压。舱压下降 5% 以内，可不补压，将越过的减压停留站时间一并停留后继续减压；下降超过 5%，需立即补压。

（四）应急饱和减压

紧急情况下，为使潜水员尽快脱离高压环境，可以采用应急饱和减压。在任一深度下停留时间在 4 h 以内的，可以 3 m/min 减压到向上巡潜的极限深度，以此为第一停留站，再按表 27-15 继续饱和减压。减压过程中维持氧分压于（60±1）kPa；从 15 m 至水面，氧浓度控制在 23%～24%。

表 27-15　氦氧应急饱和减压表

深度（m）	每米减压时间（min）
300→240	20
240→160	25
160→80	30
80→20	35
20→10	40
10→5	45
5→0	50

各减压站间距均为 1 m，移行时间 1 min 包括在停留时间内

（五）人员中途进舱

人员中途进舱，短时逗留后按调整的氦氧常规潜水减压方案减压。调整原则：根据饱和环境下实际惰性气体浓度换算成相应的惰性气体分压，推算出相当于常规潜水减压表的工作深度，然后据此选取相应的减压方案。

（六）发生减压病

参考美军饱和潜水减压病处置措施。

（徐伟刚　陈锐勇）

第二十八章

加压治疗表

国内早期（20 世纪 60～70 年代）主要使用苏联加压治疗表，自 20 世纪 80 年代开始使用我国自己的加压治疗表，2000 年后有单位使用美国海军加压治疗表。本章介绍上述加压治疗表，以供实践参考应用。

第一节　我国加压治疗表

一、第二军医大学治疗表

（1）本表由第二军医大学海军医学系研制，共 8 个压力档，分 2 组 22 个治疗方案。第一组为 11 个吸氧治疗方案（列于表 28-1），第二组 11 个为吸空气治疗方案（列于表 28-2）。治疗方案的选择须考虑下列基本要素。①发病前潜水的深度、特别是上升出水时减压的情况（例如，是减压不足或选择减压方案不妥，还是根本没有减压，甚至是"放漂"出水等）；②疾病症状的性质及其发展；③急性或慢性，延迟治疗或治疗不彻底；④当升压时症状消失（或显著减轻）的压力；⑤有无供氧设备及患者能否耐受高压氧。

具体治疗方案的选择依据如下。

1）急性减压病

A. 方案 Ⅰ、Ⅱ、Ⅲ：用于潜水深度在 45 m 以内，基本遵守减压规则或减压方案选择不妥以致减压不足的轻型减压病患者。临床表现仅为瘙痒、皮疹或肌肉、关节轻度疼痛。若加压到 0.15 MPa 时症状消失者，可用方案 Ⅰ；若加压到 0.25 MPa 时症状消失者，用方案 Ⅱ；若加压到 0.35 MPa 时症状消失者，则可用方案Ⅲ。如果加压到 0.4 MPa 症状仍不消失，选用本表其他治疗方案。

B. 方案Ⅳ和Ⅴ：用于潜水深度在 45 m 以内，减压严重不足或根本没有减压甚至"放漂"出水的中型减压病患者，临床表现为肌肉、关节中度或剧烈疼痛，有轻度呼吸、循环系统功能障碍。若加压到 0.4 MPa 时症状明显好转，在 0.5 MPa 停留 10 min 内症状消失者，可用方案Ⅳ；若加压到 0.5 MPa 时症状明显好转，在 0.6 MPa 停留 10 min 内症状消失者，可用方案Ⅴ。

C. 方案Ⅵ～Ⅶ：用于潜水深度超过 45 m，减压严重不足或根本没有减压甚至"放漂"出水的重型减压病患者。临床表现为中枢神经系统损伤，心血管和呼吸系统功能严重障碍者。当加压到 0.6 MPa 症状明显好转，在 0.7 MPa 停留期间症状消失者，可用方案Ⅵ；若加压到 0.6～0.7 MPa 时无效，而在 0.8 MPa 时症状有好转，在 0.9 MPa 停留期间症状消失者，用方案Ⅶ。

表 28-1　第二军医大学减压病吸氧加压治疗表

治疗方案	治疗表压(MPa)	高压下停留时间(min)	减到第一站所需时间(min)	81	78	75	72	69	66	63	60	57	54	51	48	45	42	39	36	33	30	27	24	21	18	15	12	9	6	3	吸氧总时间(min)	治疗总时间(min)
I	0.2	20	2																							(30)	(30)	(30)	(30)	(30)	(150)	177
II	0.3	20	3																					3	(30)	5 (30)	5 (30)	5 (30)	5 (30)	5 (30)	(180)	234
III	0.4	20	4																					3	(30)	5 (30)	5 (30)	5 (30)	5 (30)	5 (60)	(210)	269
IV	0.5	30	3															1	4	7	7	13	17	24	(30)	5 (30)	5 (30)	5 (60)	5 (60)	5 (60)	(270)	414
V	0.6	30	3														5	5	6	10	14	15	30	40	(30)	5 (30)	5 (30)	5 (60)	5 (60)	5 (60)	(270)	470
VI	0.7	30	4										1	2	2	5	5	8	12	13	14	30	34	60	(30)	5 (30)	5 (60)	5 (60)	5 (60)	5 (60)	(300)	571
VII	0.9	20	6		1	1	1	2	4	4	5	5	6	9	10	10	12	13	22	22	28	40	55	70	5 (30)	5 (60)	5 (60)	5 (60)	5 (60)	5 (60)	(330)	734
VIII	1.0	15	6	1	1	3	3	4	4	4	5	5	5	7	7	7	10	20	25	25	40	60	60	75	5 (60)	5 (60)	5 (60)	5 (60)	5 (60)	5 (60)	(360)	816
IX	0.5	30	5																			4	5	6	(30)	5 (30)	5 (30)	5 (30)	5 (30)	5 (30)	(180)	264
X	0.6	30	5																2	4	4	8	10	12	(30)	5 (30)	5 (30)	5 (30)	5 (30)	5 (60)	(210)	322
XI	0.7	30	5													2	2	4	4	6	12	12	12	30	(30)	5 (30)	5 (30)	5 (30)	5 (60)	5 (60)	(240)	401

各停留站深度(m)和停留时间(min)

①括号内数字为吸氧分钟数；各站间减压移行时间均用 1min（已包括在"治疗总时间"内）；②"治疗总时间"未包括加压时间

表28-2　第二军医大学减压病空气加压治疗表

治疗方案	治疗表压（MPa）	高压下停留时间（min）	减到第一站所需时间（min）	各停留站深度（m）和停留时间（min）																														减压总时间（min）
				81	78	75	72	69	66	63	60	57	54	51	48	45	42	39	36	33	30	27	24	21	18	16	14	12	10	8	6	4	2	
I	0.2	20	2																							2	4	4	6	9	15	25	35	130
II	0.3	20	3																						4	4	7	7	10	14	26	45	75	224
III	0.4	20	4																					3	6	6	9	12	12	20	30	65	90	287
IV	0.5	30	3															1	4	7	7	13	13	14	20	20	25	45	55	65	80	95	120	633
V	0.6	30	3													2	5	5	6	10	14	15	30	35	35	50	50	60	70	70	90	110	150	858
VI	0.7	30	4									5	1	2	5	5	5	8	12	13	14	30	34	55	55	55	60	66	70	75	100	120	160	100
VII	0.9	20	6				1	2	2	5	5	5	6	9	10	10	12	13	22	22	28	40	60	55	55	60	60	70	80	100	120	150	180	1247
VIII	1.0	15	6		1	1	3	4	4	4	4	5	5	7	7	7	10	20	25	25	40	60	60	70	70	80	80	80	100	100	130	160	200	1414
IX	0.5	30	5																			4	5	6	12	12	20	25	40	55	65	80	110	481
X	0.6	30	5																2	4	4	8	10	12	18	20	30	40	55	65	70	95	120	603
XI	0.7	30	5													2	4	4	4	6	12	12	12	30	30	36	50	50	60	70	85	100	130	750

①各站间减压移行时间均用1min（已包括在"治疗总时间"内）；②"治疗总时间"未包括加压时间

D. 方案Ⅷ：用于潜水深度超过 45 m，水下停留时间较长，"放漂"或紧急提拉出水而发生的减压病，或用于按Ⅵ、Ⅶ方案治疗后复发的患者，也可用于加压到 0.9 MPa 时虽有好转，但未完全恢复的严重减压病患者。

2）慢性减压病

A. 慢性减压病系指经常不遵守减压规则，一次或多次患急性减压病后，由于种种原因未能及时进行加压治疗，长期存在头疼、头晕、肌肉、关节疼痛、四肢无力等症状。

B. 慢性减压病一般采用Ⅸ～Ⅺ。如加压到 0.5 MPa 的过程中症状消失者，用方案Ⅸ；加压到 0.6 MPa 的过程中症状消失者，用方案Ⅹ；加压到 0.7 MPa 的过程中症状消失者，用方案Ⅺ。

（2）采用吸氧方案减压时间较短，治疗效果好。因此，应尽量采用吸氧方案。若在吸氧过程中出现氧中毒，可改用吸空气方案，如无吸空气的相应深度可转换时，可转换至较深一站的吸空气深度，在该站吸空气完成全部停留时间，以后各站按空气方案进行停留。

（3）减压过程中患者宜取卧位，注意保暖。在治疗危重患者时，应有医护人员陪舱，及时给予血容量扩充剂或其他药物。

（4）如果患者在减压过程中（或减压结束后）症状复发，应停止减压，升高舱内压力，待症状消失后，按具体情况采用时间更长的方案减压。

（5）在所有治疗方案中，升压速率一般不应小于 0.1 MPa/min。加压所需时间不计入高压下停留时间。但如果采用方案Ⅳ～Ⅵ，加压时间超过 20 min，所超过的时间应折半计入高压下停留时间；采用方案Ⅶ、Ⅷ时，加压时间超过 30 min，所超过的时间也应折半计入高压下停留时间。

（6）对慢性减压病，如果经一次加压治疗后仍残留某些轻微症状，除给予理疗等对症处理外也可采用隔日反复多次加压治疗，并充分采用吸氧。

（7）加压治疗结束后，患者应在加压舱旁观察至少 6 h。

（8）在舱压超过 0.7 MPa 时，如有条件，应用氢氧混合气，其氧浓度为 19%～21%。

（9）本治疗表已经过长期实践应用，效果良好。

二、海研所治疗表

（1）表 28-3 由海军医学研究所研制。

（2）方案选择依据

1）急性减压病

A. Ⅰ氧、Ⅱ氧方案属于治疗减压病的最低压力吸氧方法，在高压氧治疗舱内也可实施。若仅有肢体疼痛的轻型减压病在 18 m 吸氧 10 min 内症状解除者，可采用Ⅱ氧方案；如上述症状在 18 m 吸氧 10 min 内没有明显改善，应继续用空气加压，选用本表其他治疗方案。

B. Ⅲ方案适用于轻型减压病。当加压到 0.3 MPa 时症状完全消失，则在停留 15～20 min 后按该治疗方案减压；如果症状有明显好转，则在高压下停留所规定的时间后实施减压。

C. Ⅳ方案适用于中度减压病。当加压到 0.5 MPa 时症状完全消失，则再停留 15～20 min 后实施减压；如果症状有明显好转，则在高压下停足所规定的时间后实施减压。

D. Ⅴ方案适用于重型减压病（临床表现为胸闷、胸骨后疼痛、咳嗽、脉搏细弱、血压波动或明显头晕、头疼者）。当加压到 0.7 MPa 时症状完全消失，则再停留 15～20 min 后实施减压；如果症状有明显好转，则在高压下停留所规定的时间后实施减压。

E. Ⅵ方案适用于在水中作业时间较长（超过 2 h），而患轻型或重型减压病病例；或在治疗其他常规空气潜水减压病时引起的重型减压病，在高压下停留所规定的时间，症状未消失或在减压过程中有症状复发的病例。

F. Ⅶ方案适用于重型减压病例（临床表现为中枢神经损伤，呼吸、循环系统功能严重紊乱；或处于昏迷状态的患者），当加压到 0.7 MPa 效果不明显，加压到 0.8 MPa 时有好转，而加压到 0.9 MPa

时症状消失的患者。上述重型减压患者，当加压到 0.9 MPa 时症状虽有好转，但未完全恢复的患者，亦可采用Ⅷ方案。

表 28-3　海军医学研究所减压病加压治疗表

治疗方案	治疗表压(MPa)	高压下停留时间(min)	减到第一站所需时间(min)	720	660	600	540	480	420	360	300	240	210	180	160	140	120	100	80	60	40	20	治疗总时间(min)
Ⅰ氧														(20) 5 (30)	5	(30)	5	(30)	5	(5)	(5)	(5)	154
Ⅱ氧														(30) 5 (30) 10	(30) 5 (30) 10	(30) 5	(30) 10	(60)	5	(10)	(10)	(10)	329
Ⅲ	0.3	30	2									2	5	10	10	15	15	20	30	45	100	120	415
Ⅲ氧	0.3	30	2									2	5	(30)	(30)	(30)	(5)	5	(5)	5	(5)		170
Ⅳ	0.5	30	2						3	12	12	12	15	20	20	20	30	50	75	80	120	150	668
Ⅳ氧	0.5	30	2						3	12	12	12	15	(30)	5 (30)	5 (30)	5 (60)	5	(5)	5	(5)	5 (5)	298
Ⅴ	0.7	30	5						6	10	15	30	30	35	35	40	50	60	80	100	120	150	863
Ⅴ氧	0.7	30	5						6	10	15	30	30	(30)	5 (30) 10 (30)	10 (45) 10 (45)	10 (30)	5	(5)	5	(5)	5 (5)	473
Ⅵ	0.7 0.5	30 20~80	2						10	40	40	60	60	180	180	180	600	120 (60) 或 180	120 (60) 或 180	120 (60) 或 180	120 (60) 或 180	120 (60) 或 180	2319~2379
Ⅶ	0.9	20	8		3	3	3	6	10	25	30	40	50	60	70	80	90	100	100	120	150	180	1173
Ⅶ氧	0.9	20	8		3	3	3	6	10	25	30	40	10 (20)	10 (25)	10 (25)	10 (30)	10 (35)	10 (35)	10 (35)	10 (45)	10 (55)		618
Ⅷ	1.0	15	10	3	5	5	5	6	15	35	35	70	70	80	90	90	100	120	150	180	180		1436
Ⅷ氧	1.0	15	10	3	5	5	5	6	15	35	70	70		(25)	10 (30)	10 (30)	10 (35)	10 (35)	10 (35)	10 (45)	10 (55)	10 (55)	771

注：各停留站压力(kPa) · 停留时间(min)

①24 m 以深各停留站上升移行时间为 2 min，24 m 以浅各停留站上升移行时间为 1 min，均已计入治疗总时间内；②方案Ⅵ在 0.7 MPa 下停留 30 min 后，用 10 min 减至 0.5 MPa，在该压力下可视病情停留 20~80 min；③"高压下停留时间"从开始加压时算起；④表中括弧内的数字为吸氧的分钟数

2）慢性减压病

A. 系指患有轻型的减压病症状，由于条件有限，因而延误了治疗时间，症状长期存在者。

B. 采用Ⅳ、Ⅴ两种方案。如加压到 0.5 MPa 症状消失，则用方案Ⅳ；如加压到 0.5 MPa 症状无明显改善，而当加压到 0.7 MPa 时症状消失者，则用方案Ⅴ。

（3）上述有些治疗方案中有吸氧和吸空气两个部分。采用吸氧方案减压，时间较短，疗效较好。若在吸氧阶段患者需要用膳的，可暂停吸氧，待用膳后再继续吸氧，但用膳时间不计入吸氧治疗时间内；如没有吸氧条件，可采用吸空气减压方案治疗。

（4）如在吸氧过程中，因故中断吸氧而改用吸空气方案减压时，其改用方法为中断吸氧的那个减压站按空气治疗方案的停留时间停留，然后按空气治疗方案逐站减压。

（5）若重型减压病患者的症状、体征在所选治疗方案的治疗下未有好转（在高压下停留所规定的时间后，病情仍不消失者），可按该治疗方案逐站减压至 0.5 MPa，然后在 0.5 MPa 压力下再停留较长时间（20～80 min），然后按Ⅶ治疗方案实施减压。

（6）在抢救危重患者时，应在加压治疗同时，采用相应的临床综合治疗措施。

（7）如患者在减压过程中症状复发，应立即提高舱压（升高 6～9 m），待症状缓解后再停留 15～20 min，然后按所选方案的下一档吸氧方案进行延长减压。

（8）当压力超过 0.7 MPa 时，为减轻患者的氮麻醉影响，宜改用氦氧混合气体，其氧浓度为（20±1）%。

三、海科院治疗表

（1）本表由海洋水下工程科学研究院（原属交通部，2002 年并入上海交通大学）研制。

（2）方案选择依据

治疗方案 1 和 2 属于治疗急性减压病的最低压力吸氧方案。轻度急性减压病在 0.18 MPa 吸氧 15 min 内症状和体征消失者，可采用治疗方案 1；中度或重度急性减压病在 0.18 MPa 吸氧 15 min 内症状和体征消失者，可采用治疗方案 2。

轻度急性减压病加压到 0.20 MPa 症状和体征消失或明显好转，或在 0.30 MPa 停留期间症状和体征消失者，可采用治疗方案 3 或 5。

中度或重度急性减压病、肺气压伤加压到 0.40 MPa 症状和体征消失或明显好转，或在 0.50 MPa 停留期间症状和体征消失者，可采用治疗方案 4 或 6。

重度急性减压病或肺气压伤加压到 0.50 MPa 症状和体征虽有缓解，但在 80 min 停留时间内未完全消失者，可延长停留时间至 120 min。减压程序可依据治疗方案 7 或修正治疗方案 7 以延长减压时间。

（3）特殊情况的处理

1）在吸氧过程中，如因治疗、饮水、用膳等暂时中断吸氧，中断的停留时间不得计入规定的吸氧时间内。如果在吸氧过程中出现氧中毒先兆表现，应即改吸空气，至氧中毒症状和体征完全消除后继续按原方案减压。如氧中毒先兆表现再度出现，则改吸空气，至氧中毒症状和体征完全消失后继续呼吸空气减压，其停留时间较吸氧时间延长 1 倍。

2）如果治疗过程中症状和体征出现反复，应立即停止减压，把压力升高到较出现症状和体征反复的停留站压力高 1～3 站处，停留到症状消失后，再在该深度停留 10 min，然后按原治疗方案继续减压。

3）重度减压病加压到 0.50 MPa，虽延长停留时间至 120 min，症状和体征仍无明显好转，或采用表 28-4 治疗方案过程中症状和体征反复，虽经升高治疗压力仍不能消失者，可采用表 28-5 中的治疗方案。采用表 28-5 中治疗方案时，治疗压力停留期间应使用面罩呼吸氧浓度为（20±1）%的氦氧混合气。

4）加压治疗结束后，患者应在加压舱附近至少停留 8 h，注意观察，一旦出现症状和体征复发，立即进行再加压治疗。

表 28-4　海科院减压病加压治疗表 A

治疗方案	治疗表压(kPa)	高压下停留时间(min)	减到第一站所需时间(min)	各停留站压力(kPa)														治疗总时间(min)
				420	360	300	240	210	180	160	140	120	100	80	60	40	20	
				停留时间(min)														
1	180								(20) 5 (30)	5	(30)	5	(30)	5	(5)	(5)	(5)	145
2	180								(20) 5 (30)	(30) 5 (30) 10	(30) 5	(30)	(30) 5 (30) 5	(10)	(10)	(5)	(5)	305

续表

治疗方案	治疗表压(kPa)	高压下停留时间(min)	减到第一站所需时间(min)	420	360	300	240	210	180	160	140	120	100	80	60	40	20	治疗总时间(min)
				各停留站压力(kPa) 停留时间(min)														
3	300	30	2				3	6	(30)5	(30)5	(30)5	(5)	(5)	(5)	(5)	(5)	(5)	176
4	500	30	2	5	14	14	14	16	(30)5	(30)5	(30)5	(30)5(30)5	(5)	(5)	(5)	(5)	(5)	295
5	300	30	2				3	6	10	10	15	15	20	30	45	100	120	406
6	500	30	2	5	14	14	14	16	20	20	20	30	50	75	80	120	150	660
7	500	30~80	2	10	40	40	60	60	180	180	180	600	120(60)或180	120(60)或180	120(60)或180	120(60)或180	120(60)或180	2282~2332

①各站间的移行时间仅考虑减压到第一停留站所需的时间；②停留时间栏括弧内数字为吸氧分钟数；③治疗总时间未包括加压时间

表28-5　海科院减压病加压治疗表 B

治疗方案	治疗表压(MPa)	高压下停留时间(min)	减到第一站所需时间(min)	720	660	600	540	480	420	360	300	240	210	180	160	140	120	100	80	60	40	20	治疗总时间(min)
				各停留站压力(kPa) 停留时间(min)																			
1	0.7	30	5				8	8	12	17	32	32	36	(30)5	(30)5(30)5	(30)5(30)5	(30)5	(30)5	(30)5	(5)	(5)	(5)	475
2	0.9	20	8		5	5	8	8	12	27	32	42	50	(30)5	(30)5(30)5	(30)5(30)5	(30)5(30)5	(30)5		(10)	(10)	(10)	597
3	1.0	15	10	5	7	7	8	12	17	37	70	70	80	(30)5	(30)5(30)5	(30)5(30)5	(30)5(30)5	(30)5		(10)	(10)	(10)	718
4	0.7	30	5				8	8	12	17	32	32	36	36	40	40	50	60	80	100	120	150	856
5	0.9	20	8		5	5	8	8	12	27	32	42	50	60	70	80	90	100	100	120	150	180	1167
6	1.0	15	10	5	7	7	8	12	17	37	70	70	80	80	90	90	100	100	120	150	180	180	1428

①各站间的移行时间仅考虑减压到第一停留站所需的时间；②停留时间栏括弧内数字为吸氧分钟数；③治疗总时间未包括加压时间

第二节　美国海军加压治疗表

　　"美国海军减压病加压治疗表"最早发表于1924年的《美国海军潜水手册》中，后经不断修改和广泛应用，现已成为最为系统的加压治疗表。本表引自2008年4月最新修订的《美国海军潜水手册》第6版。

一、治疗方案的选择

（1）方案 1A：适用于 Ⅰ 型减压病（其疼痛在加压至 200 kPa 以浅即消失者）。

（2）方案 2A：适用于 Ⅰ 型减压病（其疼痛在加压至 200 kPa 以深才消失者）。

（3）方案 3：适用于 Ⅱ 型减压病和肺气压伤。要求加压速度尽可能快，其症状和体征在 500 kPa 停留 30 min 以内消失者。

（4）方案 4：适用于 Ⅱ 型减压病和肺气压伤，当在 180 kPa 首次吸氧时病情恶化、用方案 3 治疗在 500 kPa 停留 30 min 病情仍不改善，以及用方案 6A 治疗病情无改善时使用。用本方案减压至 180 kPa 时，如具备吸氧条件应安排间歇吸氧。必须保证生命保障系统运转正常，舱温应低于 29.5 ℃。如果是从方案 6A 或 3 转入本治疗方案，必须在 500 kPa 停满 120 min 后方可减压。

（5）方案 5：适用于 Ⅰ 型减压病。如果因故需中断吸氧，最长不得超过 15 min。如果中断吸氧的深度在 180 kPa，减压至 90 kPa 时须改用方案 6 完成后续减压过程。

（6）方案 6：适用于 Ⅱ 型减压病及 Ⅰ 型减压病用方案 5 治疗延长者。如果因故中断吸氧，不得超过 15 min。根据病情需要可在 180 kPa 或 90 kPa 再增加两个吸氧周期或分别都增加。

（7）方案 6A：适用于 Ⅱ 型减压病和肺气压伤（在 500 kPa，症状明显减轻者）。如果因故中断吸氧，不得超过 15 min。根据病情需要可在 180 kPa 或 90 kPa 再增加两个吸氧周期或分别都增加。

（8）方案 7：适用于特别严重的减压病、肺气压伤或用其他治疗方案（6、6A、4）治疗威胁生命的症状和体征无明显改善甚至恶化者。舱内氧浓度不得低于 19%，CO_2 分压不得高于 1.5 kPa，舱温应低于 29.5 ℃。用本方案，必须确保生命保障系统运转正常。

（9）方案 8：适用于潜水时从大深度"放漂"、减压时间不足超过 60 min 者；或者在使用方案 7 的基础上，因病情需要又进一步加压的。在新的治疗压力下，如需作较长时间停留，可按本表相应深度的最长停留时间停留，然后按本表减压到 180 kPa，至少停留 12 h，再按方案 7 减压出舱。

（10）方案 9：属于高压氧治疗方案，适用于有动脉气栓或减压病残留症状的病例，也有人建议此表用于治疗那些延误治疗的严重减压病患者（图 28-1）。

二、操作要点

（1）加压速率：除方案 8 要尽可能快以外，其他各方案均以 60 kPa/min 的速率加压。

（2）减压速率：方案 6A 要求，压力超过 180 kPa 时减压速率不超过 9 kPa/min；在 180 kPa 以浅，以 3 kPa/min 的速率减压。方案 7 规定站间移行时间为 40 s。方案 8 规定站间移行时间为 30 s。方案 9 规定减压速率既可以为 60 kPa/min，也可以为 3 kPa/min，视情况而定。其他方案的减压速率一律为 3 kPa/min。

（3）最高压下停留时间：除方案 1A、2A、3、4 和 8 包括加压时间外，其余各方案均不包括加压时间。

（4）治疗中出现中枢神经系统氧中毒的处理：患者应立刻停止吸氧，改吸舱内空气，等所有症状平息 15 min 后再重新吸氧。如果症状重现或者如果首发症状即为惊厥，依如下步骤处理。

1）当采用治疗表 5、6 和 6A 时：摘下面罩；所有症状消失后，以 10 min 时间减压 30 kPa；如果是惊厥，则当患者全身放松并正常呼吸后减压；继续吸氧；如又发生氧中毒症状，联系潜水医师，根据需要修改吸氧方案。

2）当采用治疗表 4、7 和 8 时：摘下面罩；咨询潜水医师确定如何用氧（这几个表不能因为吸氧中断而延长时间）。

（5）饮食和睡眠：治疗期间患者唯一必须保持清醒的时间是 90 kPa 以深阶段吸氧。采用治疗表 4、7 和 8，站间移行时患者可以睡眠。患者睡眠时，应根据病情，按时监测生命体征。发生任何异常变化，应唤醒患者，弄清原因。舱内人员进食时间不受限制。

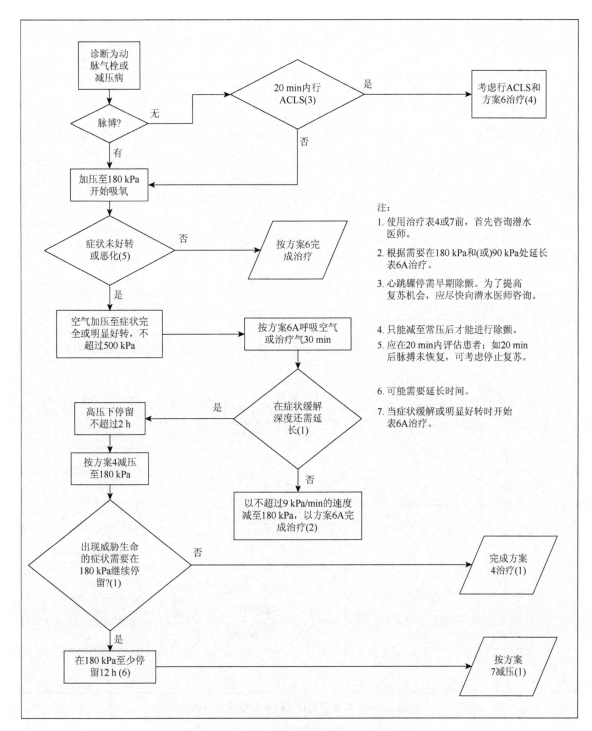

图 28-1　动脉气栓或减压病加压治疗指导流程

注：ACLS：advanced cardiac life support（高级生命支持）

（6）对复发病例的处理

1）在加压治疗过程中症状复发：升压直到症状消失，如不到 180 kPa，则继续加到 180 kPa，然后按方案 6 减压；如超过 180 kPa，在该压力下停留 30 min，然后按方案 6A 减压。如复发时出现以前没有过的重症症状，应将压力加到 180 kPa，按方案 6 减压；或将压力加到 500 kPa，按方案 4 减压。

2）治疗结束后复发的处理：按动脉气栓或重症减压病治疗（表 28-6）（图 28-2）。

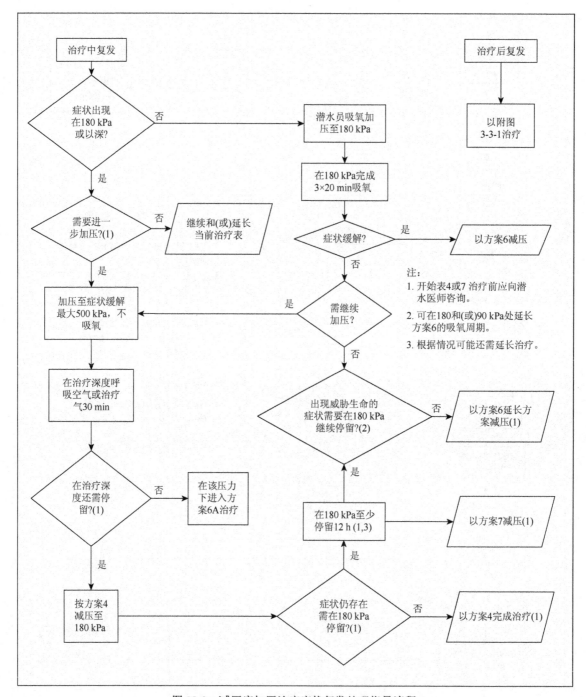

图 28-2　减压病加压治疗症状复发处理指导流程

表 28-6　美国海军减压病加压治疗表

治疗方案	治疗压力和减压停留站压力（kPa）及停留站停留时间（min）													总时间 (h:min:s)
	680	500	420	360	300	240	180	150	135	120	90	60	30	12	
1A	-	-	-	-	30	12	30	30	-	30	60	60	120	-	07:52
2A	-	30	12	12	12	12	30	30	-	30	120	120	240	-	13:33
3	-	30	12	12	12	12	30	30	-	30	720	120	120		21:33
4	-	30~120	30	30	30	30	360	360	-	360	720	120	120		39:06~40:36
5	-	-	-	-	-	-	(20)+5+(20)	←—(30)—→			5+(20)+5	←—(30)—→			02:15
6	-	-	-	-	-	-	[(20)+5]×3	←—(30)—→			[15+(60)]×2	←—(30)—→			04:45

续表

治疗方案	治疗压力和减压停留站压力（kPa）及停留站停留时间（min）														总时间（h:min:s）
	680	500	420	360	300	240	180	150	135	120	90	60	30	12	
6A	-	30	←— 35 —→				[(20)+5]×3		←— (30) —→		[15+(60)]×2	←— (30) —→			05:50
7	-	-	-	-	-	-	≥720		←— (360) —→		←— (600) —→		(960)	(240)	>48:00
8	30	180	300	480	660	900	不限	-	-	不限	-	不限	-	-	36:00~56:29
9	-	-	-	-	-	-	-	-	[(30)+5]×2+(30)		-	-	-	-	01:42:15

①（ ）内为吸氧时间，其余为吸空气时间；各停留站间的移行时间计入总时间。②方案 7 在 180 kPa 的停留时间包括之前用方案 4、6 或 6A 在 180 kPa 的停留时间。尽管在 180 kPa 停留时间不受限制，但超过 12 h，必须由潜水医师根据患者对治疗的反应和设备情况决定。减压速度随着压力的降低而减慢：120 kPa 前 9.15 kPa/h，60 kPa 前 6.1 kPa/h，12 kPa 前 3 kPa/h，在 12 kPa 停留 4 h 后以 3 kPa/h 减至常压。③方案 8 所列的 240 kPa 及以深各压力下的时间为该压力下最长停留时间。减压是以 6 kPa 为一站，各站上的停留时间随着压力的降低而增加：5 min（>500 kPa）、12 min（>420 kPa）、15 min（>360 kPa）、20 min（>300 kPa）、25 min（>240 kPa）、30 min（>180 kPa），180 kPa 以后与方案 7 相同

第三节　前苏联加压治疗表

此表引自 1977 年前苏联国防部出版的《潜水员手册》，共有 5 个治疗方案（表 28-7）。

一、治疗减压病

（一）潜水深度不超过 100 m 者

（1）方案 I：治疗轻型减压病。加压到 3 kgf/cm² 过程中症状完全消失者。

（2）方案 II：治疗轻型减压病。加压到 5 kgf/cm² 过程中症状完全消失者。

（3）方案 III：治疗中度型减压病（表现为持续骨关节及肌肉疼痛，而四肢无明显运动功能障碍；脉搏和呼吸明显增快）。

（4）方案 IV：治疗重型减压病（表现为梅尼埃病、意识丧失、轻瘫及瘫痪；有明显心血管系统和呼吸系统功能障碍等）。

（5）方案 V：治疗特别严重型减压病（表现为中枢神经、心血管和呼吸功能活动严重障碍）。在 10 kgf/cm²（方案 IV）压力下，停留 15 min 以内无明显治疗效果者；失事情况下出水后，罹患轻型减压病者。

（二）潜水深度超过 100 m 者

方案 III 治疗轻型和中度型减压病；方案 IV 和 V 治疗重型和特别严重型减压病。

（三）对复发病例的治疗

凡用方案 I、II、III 和 IV 治疗后又复发者，重新加压治疗的减压都按方案 V。若复发症状表现为关节和肌肉疼痛者，患者进入加压舱，先将舱内压力加到 1 kgf/cm²，停留观察 5~10 min。若症状无好转，舱内压再升高 1 kgf/cm²，仍停留观察 5~10 min。按此升压幅度和停留观察时间期限，直至症状开始明显好转，然后将舱内压加到邻近更深一个停留站。患者在该停留站停留 60 min，然后按方案 V 规定减压。

举例：某潜水员潜水 60 m 后，发生两膝关节剧烈持续性疼痛，按方案 IV 加压治疗，压力升至 80 m，

表 28-7　前苏联减压病加压治疗表

治疗方案	治疗表力 MPa	高压下停留时间 (min)	减至第一站的时间 (min)	81	78	75	72	69	66	63	60	57	54	51	48	45	42	39	36	33	30	27	24	21	18	16	14	12	10	8	6	4	2	治疗总时间 (h:min)
				停留深度 (m) — 停留站停留时间 (min)，各站间减压移行时间均为 1min（未记入减压总时间内）																														
I	0.5	15	3															1	2	2	3	5	8	10	10	15	20	30	40	60	110	180	270	13:20
II	0.5	30	5												3	3	5	3	3	5	8	15	15	30	40	50	70	160	190	210	220	240	270	26:20
III	0.7	30	5		5	5	5	5	5	5	5	3	3	3	3	3	3	5	10	15	20	25	40	60	70	110	160	180	190	210	220	240	270	31:38
IV	1.0	15	10	5	5	5	5	5	5	5	5	5	10	10	10	10	15	20	25	30	40	60	90	145	160	160	170	180	190	210	220	240	270	39:19
V	1.0	60	15	20	25	30	35	40	50	60	70	90	100	120	130	150	160	180	180	200	200	250	300	300	250	250	270	270	270	270	270	300	300	87:25

治疗总时间未包括加压时间

疼痛消失，至减压终了一切正常。出舱后 30 min，左膝关节又出现疼痛，脉搏、呼吸增快，决定重新加压治疗。

处理：舱内压加到 1 kgf/cm^2，在该压力下停留 5 min，症状无明显好转，继续升压到 2 kgf/cm^{2}时，患者自觉症状减轻，停止升压。在 2 kgf/cm^2 压力下停留 10 min，疼痛消去，左膝关节仅留有不适酸感，脉搏、呼吸正常。舱压升到 2.1 kgf/cm^2，并在该压力下停留 60 min，治疗效果完全满意，按方案Ⅴ规定减压出舱。

二、治疗肺气压伤

治疗肺气压伤只能使用该表的Ⅲ、Ⅳ、Ⅴ方案。迅速将患者送入加压舱，立即升压，在升到 7 kgf/cm^{2}过程中或在 7 kgf/cm^2 压力下停留 15 min 以内，症状消失，则用方案Ⅲ治疗；如果在 7 kgf/cm^2 压力下停留 15 min，症状没有消失，则把舱压升到 10 kgf/cm^2，并在该压力下停留 15 min，如病情好转，按方案Ⅳ治疗；若病情无好转，则按方案Ⅴ治疗。

三、其他事项

（1）在舱压高至 7～10 kgf/cm^2 时，若有条件，舱内人员应呼吸氦氧混合气体。

（2）为加强治疗效果，在减压至 2 kgf/cm^2 时，间歇性给患者呼吸纯氧。吸氧时，若呼出气体直接排在舱内，为防止氧浓度升高（不得超过 25%），应加强通风。

（徐伟刚）

附　录

常用潜水医学词汇英汉对照

（以英语字母顺序排列）

A

AB（Arteria Bubble）Model	动脉气泡模型
absolute pressure	绝对压
actual first station	实际第一停留站
additional pressure	附加压
adipose tissue	多脂组织
aerogenous quantity	产气量
AGE（Arterial Gas Embolism）	动脉气栓
air accumulator	储气瓶
air-breathing buoyant fast ascent	快速漂浮
air compressor	空气压缩机
air control valve	腰节阀
air cushion	气垫
air cylinder	空气瓶
air diving	空气潜水
air filter	空气过滤器
air hose	潜水软管
air reservoir	储气瓶
allowed value of supersaturation difference	过饱和允许压差
ambient pressure	周围压力；外界气压
auxiliary chamber	辅舱
apparatus of oxygen supply	供氧装置
aqualung	水肺
aquanaut	海底观察员，轻潜水员
aqueous tissue	多水组织
armored diving suit；armorplated diving suits	铠甲式潜水服
arterial gas embolism	动脉气栓
artificial gills	人工鳃
ascent and surfacing	上升出水

aseptic necrosis of bone；aseptic osteonecrosis	无菌性骨坏死
ASTM（asymmenic tissue model）	不对称组织模型
asymptomatic gas bubble	无症状气泡
atelectasis	肺不张
atmosphere absolute；atm abs	绝对大气压
atmospheric pressure	大气压
aural barotrauma	耳气压伤
auripuncture	鼓膜穿刺
autochthonous bubble	原地生成气泡

B

back lead weight	后压重
barotitis	气压损伤性中耳炎
barotrauma	气压伤
bathyscaph（e）	深潜器
bends	屈肢症，减压病
blood-gas interface	血气界面
blow up	放漂
body squeeze	全身挤压伤，身体挤压伤
bottom chamber	海底舱
bottom sojourn	水底逗留
bounce diving	邦司潜水
Boyle-Mariotte law	波-马定律
breast lead weight	前压重
breastplate	领盘
breath-hold diving	屏气潜水
breathing apparatus	呼吸器
breathing bag	呼吸袋
breathing mask	呼吸面罩
breathing medium	呼吸介质
breathing resistance	呼吸阻力
breathing tube（snorkel）	呼吸管
BSAC（British Sub-Aqua Club）	英国水下俱乐部
bubble detection	气泡探测
buddy diving	结伴潜水
buoy line	浮标绳

C

caisson disease	沉箱病
carbon dioxide absorbent canister	二氧化碳吸收罐
carbon dioxide poisoning	二氧化碳中毒

charge of gas	充气
chokes	气哽
clearing ears	中耳调压
closed-circuit breathing apparatus	闭式呼吸器
coefficient of safe supersaturation	过饱和安全系数
commander compartment	指挥舱
complete saturation	完全饱和
compressed air	压缩空气
compression arthralgia	加压性关节痛
compression chamber	加压舱
compression exercise	加压锻炼
compression pump	压气泵
compression system	加压系统
control compartment	领先组织
control panel of gas supply；console；panel	供气控制台
control valve of gas supply	供气控制阀
controlled quantity of flow	额定流量
conventional diving	常规潜水
conversion valve	转换阀
convulsive type of oxygen poisoning	惊厥型氧中毒
core temperature	核心温度
counterdiffussion supersaturation	逆向扩散过饱和
cumulative oxygen dose	累积吸氧量

D

DAN（Diver's Alert Network）	潜水员警报网
deck compression chamber；DCC	甲板加压舱
deck decompression chamber；DDC	甲板减压舱
deck habitat chamber	甲板居住舱
decompression schedule	减压方案
decompression sickness；DCS	减压病
decompression stage	减压架
decompression station（stop）	减压站
decompression table	减压表
deep diving system；DDS	深潜系统
deep submergence rescue vehicle；DSRV	深潜救生器
demand regulator	供需调节器
demand valve；regulator of gas supply	供需阀，供气调节器
dental barotrauma	牙齿气压伤
descending line	入水绳

descent time	下潜时间
distance line	行动绳
dive；diving	潜水
diver	潜水员，潜水者
diver's boat ladder	潜水梯
diver's boots	潜水鞋，潜水靴
diver's log book	潜水日志
diver's knife	潜水刀
diver's squeeze	潜水员挤压伤
diver's staggers	潜水员眩晕症
diver's wrist compass	水下指北针
diver's wrist depth gauge	水深表
diver's wrist watch	潜水手表
diving accident	潜水事故
diving air pipe；diving hose	潜水软管
diving bell	潜水钟
diving breathing apparatus	潜水呼吸器
diving decompression table	潜水减压表
diving disease	潜水疾病
diving dress	潜水衣
diving equipment；diving gear；diving rig	潜水装具
diving facility	潜水设备
diving lead	压铅
diving suit	潜水衣；潜水服
diving tender	潜水照料员
DM（diffusion model）	扩散模型
Donald Duck effect	唐老鸭效应（氦语音）
double dive	水面减压
downward excursion	向下巡潜
dry chamber	干式加压舱
dry suit	干式潜水服
bottom time	水底逗留时程
stop time	停留站停留时程
duration of underwater working	水下工作时间
dysbaric osteonecrosis	减压性骨坏死
dysbarism	气压病

E

ear squeeze	耳挤压伤
EBA（Emergency Breathing Apparatus）	急救呼吸器

EEC（Emergency Evacuation Chamber） 紧急后送舱

EGS（Emergency Gas Supply） 应急供气

emergency cylinder 应急气瓶

entering water；water entry 入水

entry lock；EL 过渡舱

equal application of pressure 均匀受压

equalizing valve 平衡阀

excess pressure 供气余压

excursion（diving） 巡回潜水

exhalation valve 呼气阀

exhaust valve 排气阀

explosion injury（blast injury） 爆炸伤（爆震伤）

extravascular bubble 血管外气泡

eye-nose mask 眼鼻面罩

F

face mask 面罩

faceplate 面窗

face squeeze 面部挤压伤

fast ascent 快速漂浮

fast tissue 快组织

fat/water solubility ratio 脂水溶比

fsw（feet of sea water） 英尺海水深度

flexible corrugated tube 波形管

fouling 绞缠

free ascent 自由漂浮

free escape 自由漂浮脱险

full face mask 全面罩

full or complete saturation 完全饱和

G

gas-blood interface 气-血界面

gas embolism 气栓

gaseous mixture；mixture gas 混合气体

tank 储气柜，气囤

gasping response 浸水屏气反射

gastrointestinal barotrauma 胃肠气压伤

gauge pressure 表压

H

habitat 居住舱

half-saturation time unit 半饱和时间单位

hypothetical time unit	假定时间单位
hatch	升降口
heavy weight diving	重装潜水
heliox diving	氦氧潜水
helium speech/voice	氦语音
helium syncope	氦昏厥
helium tremor/trembling	氦气性颤抖
helmet-hose dive	头盔供气管式潜水
HELP（heat escape lessening position）	减少散热姿势
high pressure nervous syndrome；HPNS	高压神经综合征
holding period	留驻期
hood inflation	头罩充气系统
Hookah diving	管供式潜水
hybrid diving breathing apparatus	混合式潜水呼吸器
hybrid full face mask	混合式全面罩
hydrophobic surface	疏水性表面
hydrostatic pressure	静水压
hyperbaric arthralgia	高压性关节痛
hyperbaric diuresis	高压性多尿
hyperbaric oxygen；HBO	高压氧
hyperbaric oxygen therapy；HBOT	高压氧治疗
hyperbaric therapy	高气压治疗
hypercapnia	高碳酸血症
hyperoxic convulsion	高氧性惊厥
hypothetical tissues	理论组织

I

immersion diuresis	浸泡性利尿
inadequate decompression	减压不当，不适当减压
indifferent gas	中性气体
individual escape	单人脱险
inert gas narcosis	惰性气体麻醉
injecto-regenerative diving equipment	喷射再生式潜水装具
inner ear barotrauma	内耳气压伤
inner lock	主舱
intermittent oxygen breathing	间歇性吸氧
isobaric gas counter diffusion supersaturation	等压气体逆向扩散过饱和
isobaric gas counter diffusion syndrome	等压气体逆向扩散综合征

L

lead cushion	铅垫

Leading compartment	领先组织
leave bottom	离底
leave surface	入水
LEPM（Liner-exponential Phase Model）	线性指数相模型
LEM（Linear-exponential Model）	线性指数模型
life line	安全绳
light weight diving	轻装潜水
light weight diving equipment	轻潜水装具
limited supersaturation	极限过饱和
lock-in-lock-out submersible；LILOS	调压进出式可潜器
Lorraine Smith effect	史密斯效应（肺氧中毒）

M

main chamber；main lock	主舱
manifold	多歧管阀组
manned submersible	载人潜器
manual exhaust valve	人工排气阀
marbling	大理石样斑纹
mass escape	集体脱险
medical lock	递物筒（舱）
medical support	医学保障
metastable limit	亚稳极限
middle ear barotrauma	中耳气压伤
missed decompression	错过减压站
msw（meters of sea water）	米海水深度
MTM（Multi-tissue Model）	多组织模型
multiple diving	多次潜水
M value（maximum value of inert gas pressure）	M 值；最大耐受惰性气体压值

N

NAUI（National Association of Underwater Instructor）	国家潜水教练协会
nasal-sinus barotrauma	鼻窦气压伤
NDL（no decompression limits）	不减压时间限制
NEDU（Navy Experimental Diving Unit）	海军试验潜水部
nitrogen narcosis	氮麻醉
nitrox	氮氧混合气
noble gas	惰性气体
no decompression diving	不减压潜水
non-return valve	单向阀、止回阀、逆止阀
normobaric diving suit	常压潜水服
normoxic helium	常氧氦

normoxic mixture	常氧混合气
normoxic nitrogen	常氧氮

O

one man escape chamber；OMEC	单人脱险舱
open-circuit breathing apparatus	开式呼吸器
otic barotrauma	耳气压伤
outer lock	外舱、过渡舱
oxygen debt	氧债
oxygen dump system	排氧系统
oxygen poisoning；oxygen toxicity	氧中毒
oxygen susceptibility test	氧敏感试验
oxygen tolerance test	氧耐受试验
oxygen toxicity	氧中毒
oxygen window	氧窗

P

PADI（Professional Association of Diver Instructor）	专业潜水教练协会
Paul Bert Effect	贝尔特效应（神经系统氧中毒）
personnel transfer capsule；PTC	人员运载舱
PFD（personal flotation devices）	个人漂浮装置
physiologically inert gas	生理的惰性气体
portable recompression chamber；PRC	便携式加压舱
pressure difference resistance	压差阻力
pressure reducer	减压器、减压阀
pulmonary barotrauma	肺气压伤
pulmonary oxygen toxicity	肺氧中毒

R

rapture of the deep	深水狂欢（氮麻醉）
recompression chamber	加压（治疗）舱
recompression therapy；recompression treatment	加压治疗
regenerative cartridge	产氧罐
regulator of gas supply	供气调节器
release buoy	应急信号浮标、失事浮标
relief valve	安全阀
repetitive dive	反复潜水
rescue bell	救生钟
rescue vessel	救生船
rescue trunk	救生闸套
residual nitrogen time	余氮时间
reversed ear syndrome	外耳气压伤（翻耳综合征）

remotely operated vehicles（ROV）	遥控潜器
RGBM（Reduced Gradient Bubble Model）	缩减梯度气泡模型
RNPL（Royal Navy Physiological Laboratory）	英国海军生理实验室

S

safe coefficient of supersaturation	过饱和安全系数
saturation diving	饱和潜水
self-contained underwater breathing apparatus；SCUBA	自携式水下呼吸器
semi-closed-circuit SCUBA	自携半闭式水下呼吸器
separate face mask	眼鼻面罩
shallow water blackout	浅水黑视
shot rope	入水绳
signal line	信号绳
silent bubble	隐性气泡
simulated diving	模拟潜水
skin diving	裸潜
slow tissue	慢组织
SPGM（Split Phase Gradient Model）	分相梯度模型
stage decompression	阶段减压法
standby air source	备用气源
step decompression	阶梯式减压法
stop valve	截止阀、瓶阀
strike signal	敲击信号
subclinical bubble	亚临床气泡
subcutaneous emphysema	皮下气肿
submarine accident	潜艇失事
submarine escape	潜艇脱险
submarine escape immersion suit；SEIS	潜艇脱险抗浸服
submarine rescue chamber	救生钟
submersible compression chamber；SCC	下潜式加压舱
submersible decompression chamber；SDC	下潜式减压舱
sub saturation diving	亚饱和潜水
surface decompression	水面减压
surfacing	出水
surface interval	水面间隔时间
surface-supplied diving	水面供气式潜水

T

air/gas tank	储气柜；储气瓶
TBDM（tissue bubble diffusion model）	组织气泡扩散模型
technical atmosphere	工程大气压

test first station	试验性第一停留站
tethered submersible	系索式潜水器
TM（thermodynamic model）	热力学模型
theoretical tissues	理论组织
thoracic squeeze	胸廓挤压伤
torpedo tube	鱼雷发射管
total decompression time；TDT	减压总时间
total time of diving；TTD	潜水总时间
transfer lock	过渡舱
trapped bubble	禁锢气泡
trimix	三元混合气（氦氮氧）

U

UBA（underwater breathing apparatus）	水下呼吸器
umbilical diving	脐带式潜水
underwater habitat chamber	水下居住舱
underwater stage decompression	水下阶段减压法
unequal application of pressure	不均匀受压
uniform decompression	等速减压法
unit pulmonary toxic dose；UPTD	肺氧中毒剂量单位
unmanned submersible	无人潜器
unsaturation diving	非饱和潜水
upward excursion	向上巡潜

V

Valsalva manoeuvre	瓦萨尔瓦氏捏鼻鼓气法
ventilative diving	通风式潜水
VPM（Varying Permeability Model）	可变通透性模型

W

waist line	腰绳
weight	压重物
wet chamber	湿式加压舱
wet suit	湿式潜水衣
window of recurrent	巡回口
working pressure	工作压
wreck salvage	防险救生

（徐伟刚　季春华）

主要参考文献

[1] Abraini J H, Gardette-Chauffour M C, Martinez E, et al. Psychophysiological reactions in humans during an open sea dive to 500 m with a hydrogen-helium-oxygen mixture. J Appl Physiol, 1994, 76(3): 1113-1118.

[2] Bloom J D. Some considerations in establishing divers' breathing gas purity standards for carbon monoxide. Aerosp Med, 1972, 43(6): 633-636.

[3] Brubakk A O, Neuman T S, Eds. Physiology and Medicine of Diving(5th edition). Edinburgh: WB Saunders, 2003.

[4] Bühlmann A A, Eds. Decompression–decompression sickness. Berlin New York: Springer-Verlag, 1984.

[5] Camporesi E M, Bosco G. Mechanisms of action of hyperbaric oxygen therapy. Undersea Hyperb Med, 2014, 41(3): 247-252.

[6] Clark J E. Moving in extreme environments: inert gas narcosis and underwater activities. Extrem Physiol Med, 2015, 4: 1.

[7] Costigan M G. Hydrogen sulfide: UK occupational exposure limits. Occup Environ Med, 2003, 60: 308-312.

[8] Dean J B, Mulkey D K, Garcia A J III, et al. Neuronal sensitivity to hyperoxia, hypercapnia and inert gases at hyperbaric pressurs. J Appl Physiol, 2003, 95: 883-909.

[9] Edmonds C, Bennett M, Lippmann J, et al. Diving and subaquatic medicine(5th edition). Boca Raton: Taylor & Francis Group, 2015.

[10] Fan D, Liu K, Xu W, et al. Hyperbaric oxygen preconditioning reduces the incidence of decompression sickness in rats via nitric oxide. Undersea Hyperb Med, 2010, 37(3): 185-192.

[11] Henning R A, Sauter S L, Lanphier E H, et al. Behavioral effects of increased CO_2 load in divers. Undersea Biomed Res, 1990, 17(2): 109-120.

[12] Huang G Y, Xu J J, Xu L, et al. Hyperbaric oxygen preconditioning induces tolerance against oxidative injury and oxygen-glucose deprivation by up-regulating heat shock protein 32 in rat spinal neurons. PLOS ONE, 2014, 9(1): e85967.

[13] Hugon J. Decompression models: review, relevance and validation capabilities. Undersea Hyperb Med, 2014, 41(6): 531-556.

[14] Joiner J T, Eds. NOAA diving manual: diving for science and technology(4th Edition). XXX: Best Publishing Co., 2001.

[15] Kayar S R, Axley M J, Homer L D, et al. Hydrogen gas is not oxidized by mammalian tissues under hyperbaric conditions. Undersea Hyperb Med, 1994, 21(3): 265-275.

[16] Kayar S R, Miller T L, Wolin M J, et al. Decompression sickness risk in rats by microbial removal of dissolved gas. Am J Physiol, 1998, 275(3 Pt 2): R677-682.

[17] Lillo R S, Parker E C, Porter W R. Decompression comparison of helium and hydrogen in rats. J Appl Physiol(1985), 1997, 82(3): 892-901.

[18] Liu W, Zhang J, Ma C, et al. Dual effects of hyperbaric oxygen on proliferation and cytotoxic T lymphocyte activity of rat splenic lymphocytes. Undersea Hyperb Med, 2009, 36(3): 155-160.

[19] Moon R E. Hyperbaric oxygen treatment for air or gas embolism. Undersea Hyperb Med, 2014, 41(2): 159-166.

[20] Moon R E. Hyperbaric oxygen treatment for decompression sickness. Undersea Hyperb Med, 2014, 41(2): 151-157.

[21] Naval Sea Systems Command. US Navy Diving Manual(R6). Washington: 2008.

[22] Ni X, Ni M, Fan D, et al. HSP70 is involved in hyperbaric oxygen preconditioning on decompression sickness in rats. Exp Biol Med, 2013, 238: 12-22.

[23] Papadopoulou V, Eckersley R J, Balestra C, et al. A critical review of physiological bubble formation in hyperbaric decompression. Adv Colloid Interface Sci, 2013, 191-192: 22-30.

[24] Papadopoulou V, Tang M X, Balestra C, et al. Circulatory bubble dynamics: from physical to biological aspects. Adv Colloid Interface Sci, 2014, 206: 239-249.

[25] Pendergast D R, Moon R E, Krasney J J, et al. Human physiology in an aquatic environment. Compr Physiol, 2015, 5(4): 1705-1750.

[26] Rostain J C, Balon N. Recent neurochemical basis of inert gas narcosis and pressure effects. Undersea Hyperb Med, 2006, 33: 197-204.

[27] Sharareh B, Schwarzkopf R. Dysbaric osteonecrosis: a literature review of pathophysiology, clinical presentation, and management. Clin J Sport Med, 2015, 25(2): 153-161.

[28] Swanepoel A, Eds. Deep and safety stops, including ascent speed and gradient factors. California: Createspace, 2015.

[29] Szpilman D, Bierens J J, Handley A J, et al. Drowning. N Engl J Med, 2012, 366(22): 2102-2110.

[30] Thom S R. Hyperbaric oxygen: its mechanisms and efficacy. Plast Reconstr Surg, 2011, 127 Suppl 1: 131S-141S.

[31] Thom S R. Oxidative stress is fundamental to hyperbaric oxygen therapy. J Appl Physiol, 2009, 106(3): 988-995.

[32] Vaernes R J, Aarli J A, Kløve H, et al. Differential neuropsychological effects of diving to 350 meters. Aviat Space Environ Med, 1987, 58(2): 155-165.

[33] Vann R D, Butler F K, Mitchell S J, et al. Decompression illness. Lancet, 2011, 377(9760): 153-164.

[34] Wienke B R, Eds. Diving physics with bubble mechanics and decompression theory in depth. Arizona: Best Publishing Company, 2008.

[35] Wienke B R, Eds. Reduced gradient bubble model in depth. Arizona: Best Publishing Company, 2003.

[36] Xu W, Liu W, Huang G, et al. Decompression illness: Clinical aspects of 5278 consecutive cases treated in a single hyperbaric unit. PLosOne, 2012, 7(11): e50079.

[37] Xu W B, Zhang W, Xu W G. Treatment experiences of pulmonary barotrauma with a fatal case report. J Clin Case Rep, 2013, 3(8): 295. doi: 10.4172/2165-7920.1000295(no).

[38] Xu W G, Tao H Y, Liu Y, et al. Immune function in rats following repetitive exposures to 7 ATA air. Aviat Space Environ Med, 2007, 78(4): 368-373.

[39] 范丹峰, 张荣佳, 郑娟, 等. 运动和一氧化氮对减压病的预防作用. 职业与健康, 2009, 25 (7): 755-756.

[40] 季春华, 刘文武, 鲜林峰, 等. 潜水减压模型发展简介. 中国职业医学, 2015, 42 (5): 582-585.

[41] 龚锦涵. 潜水医学. 北京: 人民军医出版社, 1985.

[42] 顾靖华, 陈锐勇. 潜水呼吸器的人因素设计要求. 人类工效学, 2012, 18 (2): 80-82.

[43] 李温仁, 倪国坛. 高压氧医学. 上海: 上海科学技术出版社, 1998.

[44] 马明辉, 倪敏, 徐伟刚. 气泡探测在减压病诊断和预防中的应用. 中国职业医学, 2010, 37 (1): 61-62.

[45] 倪国坛. 潜水实践的生理学原理和医学问题. 人民卫生出版社, 1987.

[46] 陶恒沂. 潜水医学 (修订第七版). 北京: 高等教育出版社, 2005.

[47] 徐伟刚, 陶恒沂, 蒋春雷. 高气压对免疫机能的影响. 中华航海医学与高气压医学杂志, 2004, 11 (3): 191-193.

[48] 徐伟刚. 休闲潜水. 上海: 上海科学普及出版社, 2008.

[49] 徐伟刚. 新型潜水装备的维护和使用. 上海: 第二军医大学出版社, 2012.

[50] 徐伟刚. 饱和潜水医学保障. 上海: 第二军医大学出版社, 2016.

[51] 徐伟刚. 美军潜水和载人高气压系统安全认证手册. 天津: 海司航海保证部, 2009.

[52] 徐伟刚. 美军潜水高气压设备设计、建造和维修通用规范. 天津: 海司航海保证部, 2009.

[53] 中国国家标准: 甲板减压舱 (GB 16560-2011), 2011.

[54] 中国国家标准: 潜水呼吸气体及检测方法 (GB 18435-2007), 2007.

[55] 中国国家标准: 医用空气加压氧舱 (GB 12130-2005), 2005.

[56] 中国国家标准: 职业潜水员体格检查要求 (GB 20827-2007), 2007.

[57] 中国国家标准: 职业潜水员心理选拔方法及评价 (GB 24557-2009), 2009.

[58] 中国国家军用标准: 氢氧潜水技术保障要求 (GJB 5917-2007), 2007.

（徐伟刚　张　坤）